**Regionale Aspekte der Bevölkerungsentwicklung
unter den Bedingungen des Geburtenrückganges**

CIP-Kurztitelaufnahme der Deutschen Bibliothek

Regionale Aspekte der Bevölkerungsentwicklung unter den Bedingungen des Geburtenrückganges. —
Hannover: Vincentz, 1983.

(Veröffentlichungen der Akademie für Raumforschung und Landesplanung:
Forschungs- und Sitzungsberichte; Bd. 144)
ISBN 3-87870-505-0

NE: Akademie für Raumforschung und Landesplanung [Hannover]: Veröffentlichungen der Akademie für Raumforschung und Landesplanung / Forschungs- und Sitzungsberichte

VERÖFFENTLICHUNGEN
DER AKADEMIE FÜR RAUMFORSCHUNG UND LANDESPLANUNG

Forschungs- und Sitzungsberichte
Band 144

Regionale Aspekte der Bevölkerungsentwicklung unter den Bedingungen des Geburtenrückganges

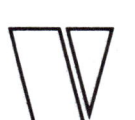

CURT R. VINCENTZ VERLAG · HANNOVER · 1983

Zu den Autoren dieses Bandes

Karl Schwarz, Dr. rer. pol., Direktor und Professor i. R., Wiesbaden, Ordentliches Mitglied der Akademie für Raumforschung und Landesplanung.

Friedrich Putz, Dipl.-Soziologe, Referent im Statistischen Bundesamt, Wiesbaden.

Gerhard Gröner, Dr. rer. pol., apl. Professor an der Universität Hohenheim, Regierungsdirektor im Statistischen Landesamt Baden-Württemberg, Stuttgart.

Ewald Kutzenberger, Mag. Dr., Oberrat, Amt der Oberösterreichischen Landesregierung — Statistischer Dienst, Linz.

Ernst Fürst, Mag., Amt der Oberösterreichischen Landesregierung — Statistischer Dienst, Linz.

François Höpflinger, Dr. phil., Forschungsassistent, Twickenham/England, früher Zürich.

Tadeusz Stpiczyński, Statistisches Hauptamt, Warschau.

Gerhard Stiens, Dr. rer. nat., Dipl.-Geogr., Wiss. Direktor, Referatsleiter in der Bundesforschungsanstalt für Landeskunde und Raumordnung, Bonn.

Reinhold Koch, Dr. phil., Dipl.-Geogr., Oberregierungsrat, Referent im Bayerischen Staatsministerium für Landesentwicklung und Umweltfragen, München.

Wolfgang Schwartz, Dipl.-Geogr., Wiss. Mitarbeiter im Bundesinstitut für Bevölkerungsforschung, Wiesbaden.

Christel Bals, Dr. rer. pol., Wiss. Oberrätin, Bundesforschungsanstalt für Landeskunde und Raumplanung, Bonn.

Werner Schramm, Dr.-Ing., Professor, Wiss. Leiter im Institut für Entwicklungsplanung und Strukturforschung an der Universität Hannover.

Clemens Geißler, Dr.-Ing., Professor, Direktor des Instituts für Entwicklungsplanung und Strukturforschung GmbH, Hannover, Korrespondierendes Mitglied der Akademie für Raumforschung und Landesplanung.

Gerd Markus, Dipl.-Vw., M. Soc. Sc. (NEP), Regierungsdirektor, Planungsbeauftragter des Senators für Soziales, Jugend und Sport, Bremen.

Hansjörg Bucher, Dr. rer. pol., Dipl.-Vw., Wissenschaftlicher Rat, Bundesforschungsanstalt für Landeskunde und Raumordnung, Bonn.

Best.-Nr. 505
ISBN 3-87870-505-0
ISSN 0344-0311

Alle Rechte vorbehalten: Curt R. Vincentz Verlag, Hannover 1983
© Akademie für Raumforschung und Landesplanung, Hannover
Gesamtherstellung: Hahn-Druckerei, Hannover
Auslieferung durch den Verlag

INHALTSVERZEICHNIS

		Seite
Karl Schwarz, Wiesbaden	Vorwort	VII
Friedrich Putz, Wiesbaden	Über die im Arbeitskreis geführten Diskussionen	1

Bestandsaufnahme

Karl Schwarz, Wiesbaden	Untersuchungen zu den regionalen Unterschieden der Geburtenhäufigkeit	7
Gerhard Gröner, Stuttgart	Regionale Unterschiede der Geburtenhäufigkeit in den Gemeinden Baden-Württembergs 1962 bis 1976	31
Ewald Kutzenberger/ Ernst Fürst, Linz	Die regionalen Unterschiede der Geburtenhäufigkeit in Oberösterreich (1969—1978)	51
François Höpflinger, Zürich	Regionale Unterschiede der Geburtenhäufigkeit in der Schweiz	67
Tadeusz Stpiczyński, Warschau	Demographische und räumliche Unterschiede der Geburtenhäufigkeit in Polen	81

Zusammenhänge zwischen demographischer und räumlicher Entwicklung

Gerhard Stiens, Bonn	Räumlicher Wandel unter der Rahmenbedingung rückläufiger Bevölkerungszahlen — Anregungen zum Thema aus raumbezogenen Szenarien der Ressortforschung des Bundes	87
Reinhold Koch, München	Die langfristige regionale Bevölkerungsentwicklung in der Bundesrepublik Deutschland — Modellrechnungen für fünf Regionstypen bis zum Jahre 2030	99
Wolfgang Schwartz, Wiesbaden	Bevölkerungsbezogene Aspekte der raumordnungspolitischen Diskussion im Spiegel parlamentarischer Debatten	125
Christel Bals, Bonn	Literaturauswertung und Aussagen zu den Konsequenzen des Bevölkerungsrückganges	159

Wirkungsanalysen und Anpassungsstrategien

Werner Schramm, Hannover	Geburtenrückgang und Regionalentwicklung — Auswirkungen der absehbaren Bevölkerungsentwicklung auf regionale Infrastrukturversorgung und Flächennutzung	183

Clemens Geißler, Hannover	Bevölkerungsentwicklung und schulische Infrastruktur	203
Gerd Markus, Bremen	Auswirkungen der Bevölkerungsentwicklung auf die Infrastrukturpolitik in Ballungsgebieten — am Beispiel Bremens	253
Hansjörg Bucher, Bonn-Bad Godesberg	Auswirkungen des Geburtenrückganges auf den Wohnungsmarkt in Agglomerationen	273
Karl Schwarz, Wiesbaden	Zusammenfassung und Fazit	293

Mitglieder des Arbeitskreises
„Regionale Aspekte der Bevölkerungsentwicklung
unter den Bedingungen des Geburtenrückganges"

Professor Dr. K. Schwarz (Leiter)
Professor Dr. K. Ganser (Stellv. Leiter)
Dipl.-Soziologe F. Putz (Geschäftsführer)
Professor Dr. G. Gröner
Professor Dr. H.-J. Hoffmann-Nowotny
Dr. P. Jost
Professor Dr. H. Linde
Dr. U. Mammey
Dr. W. Selke

Der Arbeitskreis stellt sich seine Aufgaben und Themen und diskutiert die einzelnen Beiträge mit den Autoren. Die wissenschaftliche Verantwortung für jeden Beitrag trägt der Autor allein.

Vorwort

Der Arbeitskreis „Regionale Aspekte der Bevölkerungsentwicklung unter den Bedingungen des Geburtenrückganges", bestehend aus den Herren

Prof. Dr. Ganser, Düsseldorf (stellv. Vorsitzender)
Prof. Dr. Gröner, Stuttgart
Prof. Dr. Hoffmann-Nowotny, Zürich
Dr. Jost, Saarbrücken
Prof. Dr. Linde, Karlsruhe
Dr. Mammey, Wiesbaden
Dipl.-Soziologe Putz, Wiesbaden (Geschäftsführer)
Prof. Dr. Schwarz, Wiesbaden (Vorsitzender)
Dr. Selke, Bonn

und zahlreichen Gästen, hatte sich der Aufgabe zugewandt, sich mit den Konsequenzen des Geburtenrückganges für die Regionale Bevölkerungsentwicklung zu beschäftigen und Überlegungen darüber anzustellen, wie den daraus für die räumliche Planung zu erwartenden Risiken begegnet werden könne. Eingeleitet wurde die Tätigkeit des Arbeitskreises durch eine Ausarbeitung der Herren Mammy und Selke, welche die Akademie für Raumforschung und Landesplanung als Arbeitsmaterial Nr. 15/1978 veröffentlicht hat.

In der dreijährigen Tätigkeit von 1978 bis 1981 haben sechs Sitzungen stattgefunden, über die in der Einleitung zu diesem Forschungsbericht Näheres zu lesen ist. Weitere 14 Beiträge beschäftigen sich in einer Bestandsaufnahme mit den regionalen Unterschieden der Geburtenhäufigkeit (fünf Beiträge), mit den Zusammenhängen zwischen demographischer und räumlicher Entwicklung (vier Beiträge) und mit Wirkungsanalysen und Anpassungsstrategien (vier Beiträge). In einem Schlußbeitrag wird versucht, die Forschungsergebnisse zusammenzufassen und ein Fazit zu ziehen.

Ob der Arbeitskreis die in ihn gesetzten Erwartungen erfüllt hat, werden die Leser entscheiden. Wie auch viele Mitglieder des Arbeitskreises mögen sie gelegentlich den Eindruck haben, daß raumordnerische Probleme des Bevölkerungswachstums leichter zu bewältigen seien als Probleme des Bevölkerungsrückganges. Aber gerade deshalb müssen wir uns damit beschäftigen. Das fällt nicht immer leicht, weil es sich um neue Probleme handelt, über die wir kaum Erfahrungen besitzen. Die Schwierigkeiten werden noch dadurch erhöht, daß die Überlegungen zukunftsorientiert angesetzt werden müssen. Der Arbeitskreis hofft, daß er gerade zu dieser Gedankenrichtung wichtige Anregungen geben konnte.

Ein für allemal gültige Aussagen waren nicht möglich. Das Thema sollte aber auch aus anderen Gründen so bald nicht aus dem Auge verloren werden. Im Arbeitskreis setzte sich immer mehr die Auffassung durch, daß neben den Fragen des generativen Verhaltens den Fragen der räumlichen Bevölkerungsbewegung sowohl in bezug auf den Umfang als auch auf die daraus resultierenden Strukturen der Bevölkerung (z. B. Alter, Ausländerquote) wachsende Bedeutung zukommt. Eine weitere wichtige Aufgabe könnte daher darin bestehen, sich nunmehr mit den Anpassungsstrategien zu beschäftigen, die sich aus diesem regionalpolitisch wichtigen demographischen Strukturwandel ergeben.

Karl Schwarz

Über die im Arbeitskreis geführten Diskussionen

von

Friedrich Putz, Wiesbaden

Die Verminderung der jährlichen Zahl der Lebendgeborenen ist für die Bundesrepublik Deutschland alles andere als ein neuartiges demographisches Phänomen. Ausgedrückt in der Zahl der Lebendgeborenen auf 1 000 Einwohner, erreichte diese sogenannte Geburtenziffer ihren höchsten Stand mit 40,9 vor mehr als hundert Jahren (1876). Seitdem ist dieser Indikator rückläufig und erreichte mit 9,4 im Jahr 1978 einen vorläufigen Tiefstpunkt. Aufgrund der Eigenart des Verlaufs demographischer Prozesse sowie auch von „Störungen" dieses Verlaufs durch räumliche Umschichtungen der Bevölkerung hat es fast hundert Jahre gedauert, ehe im Bundesgebiet seit 1972 erstmals in Friedenszeiten eine längere Phase des Geburtendefizits eintrat.

Dieses Faktum löste eine anfänglich zum Teil recht heftig geführte Diskussion über die möglichen Ursachen dieser Erscheinung aus, über deren Inhalte an anderer Stelle berichtet wird. Es ist nun nicht so, daß der Geburtenrückgang damit zum ersten Male öffentliches Interesse hervorgerufen hätte, derartige Debatten lassen sich bereits in den Protokollen des Deutschen Reichstages in den neunziger Jahren des vorigen Jahrhunderts nachlesen, aber der Mitte der siebziger Jahre erstmals zu verzeichnende leichte Bevölkerungsrückgang in Verbindung mit dem Negativsaldo aus Geburten und Sterbefällen gab dieser Diskussion neue Nahrung. Es wurden Beiräte berufen, Resolutionen verabschiedet, Gutachten erarbeitet und Programme entworfen. Erste Modellrechnungen, die weniger an den Bevölkerungswissenschaften als an einer Art Bevölkerungsmechanik orientiert zu sein schienen, entwarfen Bilder von einem sterbenden Volk. Der Ruf nach wissenschaftlicher Durchleuchtung des wiederentdeckten Jahrhundertproblems erscholl, einschlägige Institute wurden errichtet, ein erster (!) Lehrstuhl für Bevölkerungswissenschaft an einer deutschen Universität wurde geschaffen.

Im Forschungsausschuß „Raum und Bevölkerung" der AKADEMIE FÜR RAUMFORSCHUNG UND LANDESPLANUNG wurden die demographischen Prozesse von Anfang an wissenschaftlich verfolgt und aufgearbeitet. Nach der Neuorganisation der wissenschaftlichen Tätigkeit der Akademie im Jahre 1973 wurde diese Arbeit in der Sektion IV „Siedlungsräume" vom Arbeitskreis „Soziale Entwicklung und regionale Bevölkerungsprognose" fortgesetzt. Dieser Arbeitskreis beendete seine Tätigkeit im Juli 1977 und gab die Stafette an den Arbeitskreis „Regionale Aspekte der Bevölkerungsentwicklung unter den Bedingungen des Geburtenrückgangs" weiter, der sich im April 1978 konstituierte und mit der Veröffentlichung des vorliegenden Bandes seine Tätigkeit abschließt.

Im folgenden soll berichtet werden, in welcher Weise sich durch die Diskussion in den insgesamt sechs Arbeitssitzungen das Thema des Arbeitskreises und vor allem der Forschungsansatz gewandelt haben. Damit soll versucht werden, den darin zum Ausdruck kommenden Lernprozeß, den die Mitglieder des Arbeitskreises durchgemacht haben, möglichst sichtbar zu machen und damit — wenn diese Absicht nicht zu unbescheiden wäre — ein Dokument wissenschaftlicher Selbstbescheidung vorzulegen.

Der interdisziplinären Arbeitsweise der Akademie entsprechend, setzte sich der Arbeitskreis im wesentlichen aus Vertretern der Disziplinen Volkswirtschaft, Soziologie und Geographie zusammen, deren berufliche Tätigkeit sich auf die Bereiche Landes- und Regionalplanung, Statistik und Bevölkerungswissenschaft erstreckte und die an wissenschaftlichen Forschungseinrichtungen und Universitäten sowie in Fachbehörden oder Ministerien des Bundes und der Länder tätig sind. Aus dieser Vielfalt der Fach- bzw. Tätigkeitsbereiche ergab sich die Notwendigkeit, das Thema des Arbeitskreises vorzustrukturieren. Damit sollte vermieden werden, daß bei der zu erwartenden Vielfalt der — durch unterschiedliche Tätigkeiten bedingten — speziellen Sichtweisen für die Strukturierung des Themas im Verlaufe der Arbeitssitzungen zuviel Zeit verlorengeht. Die in den relativ wenigen Arbeitssitzungen zur Verfügung stehende Zeit sollte vielmehr der Diskussion der Forschungsansätze und -ergebnisse vorbehalten sein.

Aufgrund dieser Überlegungen wurde ein Konzept für die wissenschaftliche Behandlung des Themas des Arbeitskreises erarbeitet[1], das in der ersten Arbeitssitzung eingehend erörtert wurde. Hieraus ergab sich folgendes Arbeitsprogramm:

1. Darstellung und Analyse des derzeitigen Forschungsstandes zum Thema des Arbeitskreises. (In diesem ersten Arbeitsschritt sollten auch Modellrechnungen der Bevölkerungsentwicklung und ihrer Komponenten für einzelne (prototypische) Regionen durchgeführt werden.)
2. Analyse der aus diesen Modellrechnungen zu ziehenden Konsequenzen für einzelne Politikbereiche, insbesondere Bewertung in bezug auf die raumordnungspolitischen Zielvorstellungen.
3. Analyse der regionalen Unterschiede der Geburtenentwicklung und Ausarbeitung eines zur Erklärung dieser Unterschiede geeigneten Modells.
4. Überprüfung, Darstellung und Bewertung bevölkerungspolitischer Maßnahmen hinsichtlich ihrer Auswirkung auf die Raumordnung („Raumverträglichkeitsprüfung der Bevölkerungspolitik").
5. Darstellung und Analyse möglicher bevölkerungspolitisch relevanter Folge- bzw. Nebenwirkungen der Raumordnungspolitik („Bevölkerungsverträglichkeitsprüfung der Raumordnungspolitik").
6. Zusammenfassende Darstellung der Ergebnisse und mögliche Formulierung von Empfehlungen für Zwecke der Politikberatung.

Dieses Programm war von Anfang an nicht als ein Optimalprogramm gedacht. Denn es war allen Beteiligten von vornherein klar, daß es von einem ehrenamtlichen Gremium nicht voll einzulösen sein würde. Stellt man aber dieser ursprünglichen Disposition den Inhalt des vorliegenden Forschungsberichtes gegenüber, so zeigt sich, daß es doch möglich war, ein Gutteil dessen zu verwirklichen und an einigen Stellen darüber hinauszugehen. Dies gilt insbesondere für die vorgenannten Punkte 1. und 2. (Bestandsaufnahme, Modellrechnungen und Konsequenzanalyse).

Hinsichtlich des 3. Punktes stellte sich sehr schnell heraus, daß die Analyse der regionalen Unterschiede der Geburtenhäufigkeit zwar ohne Schwierigkeiten durchführbar war, aber die Ausarbeitung eines Erklärungsmodells dieser regionalen Unterschiede letztlich nicht zu leisten sein würde. Ursache hierfür war nicht nur die Erkenntnis, daß immer mehr verfeinerte Analysemethoden die vorgefundenen Zusammenhänge zwar immer deutlicher hervortreten lassen, die Begründung für diese Zusammenhänge jedoch schuldig bleiben, sondern auch die Feststellung, daß zu den wesentlichen Bestimmungsgründen regionaler Unterschiede der Geburtenhäufigkeit historisch gewachsene Einstellungen gehören, die zumindest mit den Mitteln der amtlichen Statistik nicht quantifizierbar sind und eher in den Bereich der historischen Mentalitätsforschung gehören.

---

[1] MAMMEY, U. / SELKE, W.: Regionale Aspekte der Bevölkerungsentwicklung unter den Bedingungen des Geburtenrückganges. ARL: Arbeitsmaterial Nr. 15/1978, Hannover 1978.

Ähnliche Überlegungen führten dazu, den Stellenwert der Verträglichkeitsprüfungen stark zurückzunehmen. Die Schwierigkeiten lagen hier vor allen Dingen darin, daß es unumgänglich gewesen wäre, Bevölkerungspolitik zu instrumentarisieren, diese sich aber nur in Randbereichen als eindeutig festlegbar herausstellte. Das heißt, auch hier stellte sich das Quantifizierungsproblem der Untersuchung in den Weg.

Diese Verschiebung der Gewichte ist jedoch nicht allein darauf zurückzuführen, daß das vorhandene Material bzw. die Arbeitskapazität der Beteiligten nicht für die Ausführung des ursprünglich geplanten Programms ausgereicht hätten.

Ein wesentlicher Grund für diese Verschiebung waren nicht zuletzt die aus den Diskussionen in den Arbeitssitzungen gewonnenen Einsichten bezüglich des Stellenwertes einzelner Aspekte im gesellschaftlichen Gesamtzusammenhang.

Der Arbeitskreis hatte zunächst von der vorgefundenen Situation auszugehen: Die jährliche Zahl der Geburten war seit zehn Jahren rückläufig. Das Faktum war seit Mitte der siebziger Jahre in das Blickfeld der Öffentlichkeit geraten, und man begann, sich Gedanken um die Finanzierbarkeit der Renten nach dem Jahr 2000 zu machen. Die sich daraus entwickelnde Diskussion wurde in der Öffentlichkeit nicht immer problemadäquat geführt, und der daraus resultierende Ruf nach der Behandlung des Problems durch die Wissenschaft wurde u. a. vom Arbeitskreis aufgenommen. Damit war dessen Aufgabe festgelegt: Der Geburtenrückgang wird bei abnehmender Bevölkerung zu einer Überalterung führen, und es galt nun festzustellen, welche Auswirkungen auf das staatlich-gesellschaftliche Gefüge sich hieraus ergeben, und wie Staat und Gesellschaft reagieren sollten, um sich der Entwicklung anzupassen bzw. den Trend möglicherweise umzukehren.

Die Diskussionen in den Arbeitssitzungen führten dazu, diesen Ansatz deutlich zu relativieren. Dieser Prozeß vollzog sich in zwei Richtungen: Einmal in bezug auf die Außenwirkung des Themas und zum anderen auf seinen Stellenwert. Um das letztere vorwegzunehmen: Es stellte sich sehr schnell heraus, daß der quantitative Aspekt relativ uninteressant war. Vielmehr ergab sich die ausschlaggebende Bedeutung des qualitativ-strukturellen Aspekts der Bevölkerungsentwicklung. Das heißt: Eine bestimmte Einwohnerzahl ist an sich kein Wert bzw. es kann keine Begründung für eine pronatalistische Bevölkerungspolitik sein, z. B. den Ausnutzungsgrad einer vorgegebenen Infrastruktur zu halten oder zu erhöhen. Einfache Ableitungen, wie weniger Kinder = weniger Auslastung schulischer Infrastruktur, wurden — zumindest auf längere Sicht — als unzutreffend erkannt, da Infrastruktureinrichtungen heute vielfach überbelastet sind. Aber selbst wenn sie es nicht sind, so gilt doch, daß die Menschen nicht für diese Einrichtungen, sondern die Einrichtungen für die Menschen da sind.

Das Gleiche gilt auch bei regionaler Differenzierung. Zum Beispiel führt die Sanierung überalterter städtischer Wohngebiete erfahrungsgemäß zu einer Verringerung der Siedlungsdichte. Es besteht aber auch weitgehend Einigkeit darüber, daß eine Revitalisierung ohne sanierenden Eingriff in die Bausubstanz nicht möglich ist. Folglich führt die Revitalisierung alter Stadtviertel zwangsläufig zu einer Verminderung der Einwohnerzahl. Die Kernstädte werden also weitere Bevölkerungsverluste hinzunehmen haben, gleichgültig, ob diese durch Verslumung oder Sanierung entstehen, wobei wohl die letztere Ursache vorzuziehen wäre. Die Siedlungsdichte wird aber trotz des Bevölkerungsrückgangs immer noch relativ hoch sein, und für die Lebensqualität in den Städten wird nicht die Zahl, sondern die soziale Struktur der Einwohner entscheidend sein. Als Resultat der Diskussion kann zweierlei festgehalten werden: Erstens ist die Auslastung der Infrastruktur eine Frage des Maßstabs, und zweitens kann es keineswegs als selbstverständlich angesehen werden, daß die nach der Jahrhundertwende erwarteten Probleme nur durch die Erhöhung der Geburtenziffern zu lösen sind; was aber noch nicht den Abschied von einer pronatalistischen Bevölkerungspolitik zu bedeuten braucht.

In bezug auf die Außenwirkung seines Themas mußte der Arbeitskreis aus dessen Behandlung in der Öffentlichkeit zur Kenntnis nehmen, daß auf allen politischen Ebenen nur eine geringe Bereitschaft besteht, Konsequenzen aus der Bevölkerungsentwicklung ins Auge zu fassen, weil dem die Langfristigkeit und die Komplexität demographischer Prozesse entgegensteht. Zudem war die Gefahr zu erkennen, daß sich — wie bereits oben angedeutet — die politische Diskussion auf die rein quantitativen Ausprägungen richtet und die strukturellen — zunächst — außer acht läßt, weil die ersteren für eine mehr oder weniger holzschnittartige Argumentation viel leichter handhabbar sind.

Darüber hinaus war nicht zu übersehen, daß zum generativen Verhalten viele theoretische Erklärungsansätze existieren, daß aber deren Integration in ein Gesamtsystem noch nicht gelungen ist, ja, daß es schlechterdings kaum möglich ist, selbst unter Wissenschaftlern das Thema Bevölkerungsentwicklung vorurteilsfrei zu diskutieren, da hier ein hohes Maß persönlicher Betroffenheit jedes einzelnen sich häufig zu Lasten des Abstraktionsniveaus auswirkt. Dazu kommt noch ein spezielles, sich aus der Arbeitsweise des Arbeitskreises ergebendes Problem: Im Zeitalter der Informations- und Reizüberflutung können sich nur wenige Themen über längere Zeit in der öffentlichen Diskussion halten. Ein Arbeitskreis, der sich in der Regel zweimal im Jahr trifft, ist zumeist überfordert, wenn er in eine aktuelle Diskussion eingreifen soll. Aktuelle Stellungnahmen können wohl von einzelnen Mitgliedern abgegeben werden, kaum aber von einem Arbeitskreis, der auch wissenschaftliche Grundlagenforschung betreibt. Dessen Mitglieder betreiben in bezug auf das jeweilige Thema „Wochenend- oder Feierabendforschung", was eine schnelle Vorlage von Ergebnissen behindert. Daraus folgt, daß ein Arbeitskreis seine Ergebnisse zu einem Zeitpunkt vorlegen kann, an dem sich die Massenmedien möglicherweise bereits anderen Themen zugewandt haben.

Die Diskussionen im Arbeitskreis führten auch dazu, das Verhältnis von Demographie und Raumordnung zu problematisieren. Eine der Absichten, die bei der Gründung des Arbeitskreises Pate gestanden hatten, war es, Raumordnung mit Hilfe aktueller bevölkerungspolitischer Argumentation voranzutreiben. Die Mitglieder des Arbeitskreises waren sich darin einig, daß unter den gegebenen Bedingungen eine wachstumsorientierte Raumordnungspolitik nicht aufrechtzuerhalten sei und dadurch die Gefahr bestehe, daß im Wettlauf um die knapper werdenden Ressourcen raumordnerische Gesichtspunkte hintangestellt werden könnten. Hieraus entwickelte sich der Gedanke der gegenseitigen Verträglichkeitsprüfung von Bevölkerungs- und Raumordnungspolitik. Jenseits der bereits angesprochenen Schwierigkeiten mehr technischer Natur, schälten sich aus den Diskussionen in den Arbeitssitzungen zwei inhaltliche Probleme heraus, die zwar als Präliminarien für eine Verträglichkeitsprüfung interpretierbar sind, die aber gleichzeitig die Vehikelfunktion der Bevölkerungspolitik für die Raumordnungspolitik in Frage stellen.

Zum einen wurde ganz klar gesehen, daß Kontroversen über bevölkerungspolitische Zielsetzungen durchaus geeignet sein können, raumordnungspolitische Intentionen zu gefährden. Da eine bestimmte Bevölkerungszahl jetzt und in der Zukunft an sich kein Wert sein kann, erhob sich die Frage nach den übergeordneten gesellschaftlichen Zielen, denen Bevölkerungspolitik zu dienen hätte. Diese Frage ließ sich jedoch nur für eine Anpassungsplanung befriedigend beantworten. Geht man z. B. davon aus, daß die Weitergabe und -entwicklung des kulturellen Erbes ein solches übergeordnetes Ziel ist, dann muß eine hierauf gerichtete Politik danach trachten, die hierfür nötigen Rahmenbedingungen im Gleichgewicht zu halten. Das heißt: Verändert sich das Gewicht einer Komponente, dann muß versucht werden, entweder diese Veränderung rückgängig zu machen oder aber die Gewichte der übrigen Komponenten und, sofern das nicht möglich ist, das Ziel selbst zu modifizieren. Letzteres könnte dann als Anpassungsplanung bezeichnet werden. Geht man weiterhin davon aus, daß die Komponenten eines solchen Bezugsrahmens untereinander von vornherein nicht gleichgewichtig sind, so liegt es auf der Hand, daß mit zunehmendem Gewicht (Autonomie) einer Komponente die Begründbarkeit modifizierenden planerischen Eingriffs abnimmt.

Konkret gesprochen: Um das genannte Ziel zu erreichen, werden Menschen als Träger dieser Kultur benötigt. Nimmt die Zahl der potentiellen Kulturträger ab, so sind Anpassungsmaßnahmen hieran — wie z. B. Verbesserung der Bildungssituation, Erleichterung des Zugangs — durchaus begründbar. Nach dem Selbstverständnis des Arbeitskreises läßt sich jedoch hieraus eine pronatalistische Bevölkerungspolitik nicht ableiten. Überdies hängt die Entscheidung der Partner, Kinder haben oder nicht haben zu wollen, nicht nur von wirtschaftlichen Überlegungen ab. Von daher wäre es absurd, anzunehmen, daß durch die Gewährung von mehr Kindergeld die jährliche Zahl der Geburten nennenswert erhöht werden könnte.

Zum anderen wurden in der Diskussion auch die Grenzen der sogenannten Eingriffsplanung deutlich. So stellte sich z. B. heraus, daß ab einer bestimmten Bevölkerungsdichte eine „kinderfreundliche Umwelt" nicht herzustellen ist. Dies bedeutet zwar für ein dichtbesiedeltes Land wie die Bundesrepublik Deutschland nicht das Ende aller Planung, wohl aber, wie bereits mehrfach betont, die Abstinenz von einer mehr quantitativen Betrachtungsweise. Den „alten" Tragfähigkeitsüberlegungen könnten hieraus neue (qualitativ-strukturelle) Inhalte zuwachsen. Jedenfalls machte die Diskussion deutlich, daß globale Maßnahmen nur bei sehr hohem Mitteleinsatz die eigentlichen Zielgruppen auch erreichen könnten, wobei der größte Teil des Einsatzes ohnehin nur sogenannte Mitnahmeeffekte auslöste, d. h., denen zugute käme, die es eigentlich nicht nötig hätten.

Zugleich wurde durch die Diskussion aber auch klar herausgearbeitet, daß eine gezielte Förderung durchaus gegenläufige Wirkungen haben kann: Eine Förderung junger Paare z. B. mit dem Ziel, den Erwerb von Wohneigentum zu erleichtern oder überhaupt erst zu ermöglichen, schränkt zunächst einmal deren Handlungsspielraum ein. Zum Beispiel kann bei Förderung durch degressive Abschreibung dann der Effekt einer Zementierung der Erwerbstätigkeit der betroffenen Frauen eintreten. Weitere Kinder sind aus diesen Ehen dann kaum noch zu erwarten. Weiterhin entsteht die Gefahr, daß sich aus einer solchen gezielten Förderung inflatorische Wirkungen auf dem Bau- bzw. Grundstücksmarkt ergeben, wodurch die Kaufkraft dieser Familien erneut eingeschränkt wird. Zugleich kann auf dem knapper. Grundstücksmarkt ein Verdrängungseffekt eintreten. Der daraus für die nicht geförderten Bevölkerungsgruppen bzw. für die Allgemeinheit möglicherweise entstehende Schaden kann größer sein als der Nutzen für die speziell geförderte Gruppe. Das hier deutlich werdende Optimierungsproblem war aber vom Arbeitskreis nicht zu lösen.

Damit war der Arbeitskreis erneut an für ihn unüberwindlichen Grenzen angelangt, und zwar nicht nur an Grenzen der Arbeitskapazität seiner Mitglieder, sondern auch an Grenzen des ihm zur Verfügung stehenden statistischen Materials. Zwar lassen sich, um bei dem vorgenannten Beispiel zu bleiben, eindeutige Zusammenhänge zwischen Wohnform und Kinderzahl der Familien feststellen, über die Richtung des Zusammenhangs — bedingt die Wohnform die Kinderzahl, oder ist es eher umgekehrt — ist dadurch aber noch nichts gesagt. Denn die Wirkungskräfte, die hinter der Geburtenentwicklung stehen, sind mit den Mitteln der amtlichen Statistik quantitativ nur sehr unvollkommen greifbar. Auch psychologische Tiefeninterviews können wohl kaum — vor allem im Zeitablauf stabile — zu verallgemeinernde Gründe für eine bestimmte Zahl von Kindern in bestimmten Familien erbringen, da das in diesem Zusammenhang wesentliche Moment der Spontaneität oder des historischen Kontextes schwerlich quantifizierbar ist. Das wohl weitgehend unbewußte Nacheifern synthetischer, durch die Medien vermittelter Leitbilder, denen durch ihre weite und gleichförmige Verbreitung die Qualität gesellschaftlicher Sanktion anhaftet, dürfte hier sicherlich eine größere Rolle spielen, als es mögliche rationale Begründungen tun könnten.

Auch die Szenario-Methode findet hier ihre Grenzen, da sie wohl von den gegenwärtig „gültigen" Leitbildern ausgeht, über die Akzeptanz veränderter künftiger Leitbilder aber nur spekulieren kann. Ein eindeutiger theoretischer Ansatz ist hieraus nicht ableitbar, zumal auch über das Wirkungsgefüge der quantifizierbaren Einflußgrößen zu wenig bekannt ist.

Aus den Diskussionen des Arbeitskreises über das überaus komplexe Thema „Demographie und Raumordnung" läßt sich das Fazit ziehen, daß es tatsächlich nicht möglich ist, sämtliche potentiellen, für die regionale — und damit letztlich auch für die nationale —

Bevölkerungs- bzw. Geburtenentwicklung ausschlaggebenden Motivationen in der ihnen jeweils zukommenden Gewichtung zu analysieren. Zwar ist es möglich, Fakten und Zusammenhänge festzustellen und mit immer mehr verfeinerten Analysemethoden zu interpretieren, aber im Arbeitskreis bestand weitgehend Einigkeit darüber, daß wissenschaftliche Ehrlichkeit und Bescheidenheit es gebieten, in bezug auf die dahinterstehenden Ursachen und deren Wirkungszusammenhänge lieber auf eine Antwort zu verzichten, als mit erheblichem methodologischen Aufwand zu versuchen, letztlich nicht Beweisbares doch noch beweisen zu wollen.

Untersuchungen zu den regionalen Unterschieden der Geburtenhäufigkeit

von
Karl Schwarz, Wiesbaden

Gliederung

1. Vorbemerkung
2. Materialgrundlagen
3. Hier verwendete Maßzahlen der Geburtenhäufigkeit und Unterscheidung der Ehen nach sozio-ökonomischen Merkmalen
4. Die Nettoreproduktionsraten in den Kreisen
5. Kinderzahl der Ehen in den Gebietseinheiten des Bundesraumordnungsprogramms
6. Fazit
7. Literatur

1. Vorbemerkung

Die jährliche Zahl der Lebendgeborenen in der Bundesrepublik Deutschland ist seit 1965 von über 1 Million auf 600 000 zurückgegangen. Für die im Bundesgebiet lebende deutsche Bevölkerung ergibt sich sogar eine Halbierung der Zahl der Lebendgeborenen von jährlich etwa 1 Million um 1965 auf 500 000 im Jahre 1979 und 540 000 im Jahr 1981. Die allgemeine Geburtenziffer (Lebendgeborene auf 1000 Einwohner) reduzierte sich in diesem Zeitraum von 17,7 auf 10. Während aus den in den ersten 10 Nachkriegsjahren geschlossenen Ehen (je 100) im Durchschnitt mehr als 200 Kinder hervorgingen, sind aus den jüngsten nach 1970 geschlossenen Ehen nur noch etwa 150 bis 160 Kinder zu erwarten. Von diesen jüngsten Ehen werden voraussichtlich etwa 20 % kinderlos bleiben und nur knapp 20 % drei oder mehr Kinder haben. Die zwischen 1945 und 1955 geschlossenen Ehen haben jedoch zu über 30 % drei oder mehr Kinder. Andererseits ist der Anteil der Ehen mit einem Kind oder mit zwei Kindern immer größer geworden.

Wegen dieses starken Geburtenrückganges werden seit 1972 mehr Sterbefälle als Geburten registriert. Für die deutsche Bevölkerung ergibt sich schon seit 1971 ein Überschuß der Sterbefälle. Im Jahre 1979 betrug er für die Gesamtbevölkerung rund 130 000 und für die deutsche Bevölkerung fast 200 000, im Jahre 1981 rund 100 000 bzw. 170 000. Im gleichen Jahr ergab sich für die im Bundesgebiet lebende ausländische Bevölkerung aber ein Geburtenüberschuß von über 70 000.

Bleibt es beim gegenwärtigen generativen Verhalten, vermindert sich die Bevölkerung des Bundesgebietes von einer Generation auf die andere um rund ein Drittel (Nettoreproduktionsrate 1979: 0,66 und 1980: 0,68). Die deutsche Bevölkerung im Bundesgebiet von zur Zeit 57 Millionen würde dann im Jahre 2000 nur noch 52 Millionen und im Jahre 2030 38 Millionen betragen (Deutscher Bundestag, 1980).

Alles deutet darauf hin, daß der etwa 15 Jahre dauernde Geburtenrückgang, der erst 1979 zum Stillstand kam, keine vorübergehende Erscheinung ist und daher nicht mit dem Geburtenrückgang um 1932 oder um 1945 verglichen werden kann. Es handelt sich — nach längerer Unterbrechung — um die Fortsetzung einer Entwicklung, die schon vor etwa 100 Jahren begonnen hat. Offenbar sind die alten Gründe des Geburtenrückgangs in den letzten Jahren verstärkt wirksam geworden und neue hinzugetreten. Drei der wichtigsten neuen Gründe dürften in der Zunahme des Anspruchsniveaus, in der Erweiterung der Wahlmöglichkeiten zur Lebensgestaltung sowie in dem sich rasch ändernden Rollenverständnis der Frauen zu suchen sein. Die starke Abnahme der Heiratshäufigkeit und die Zunahme der Ehescheidungen sind weitere Gründe. Wahrscheinlich haben sie mit den zuerst genannten eine gemeinsame Wurzel. Nimmt man sie alle zusammen, ist keine Zunahme der Kinderwünsche in Sicht.

Vor diesem Hintergrund drängt es sich geradezu auf, die regionalen Unterschiede der Geburtenhäufigkeit vor allem aus folgenden Gründen zu untersuchen:

— Die Geburtenhäufigkeit ist eine wichtige Komponente der regionalen Bevölkerungsentwicklung und der hieraus zu erwartenden Altersstrukturen mit allen ihren Konsequenzen. Indirekt beeinflußt das generative Verhalten auf regionaler Ebene durch das Nachrücken jüngerer Geburtsjahrgänge ins Erwachsenenalter außerdem im hohen Maße Stärke und Richtung der interregionalen Mobilität.

— Es könnte sein, daß sich aus einer Untersuchung des generativen Verhaltens auf regionaler Ebene Anhaltspunkte für die Bestimmungsgründe der Höhe der Geburtenhäufigkeit und des Rückgangs der Geburtenhäufigkeit sowie Hinweise darauf ergeben, welche Änderungen von Rahmenbedingungen geeignet erscheinen, das generative Verhalten so zu beeinflussen, daß unerfüllte Kinderwünsche realisiert werden.

Zu diesen beiden Fragen will die folgende Untersuchung einen begrenzten Beitrag leisten.

2. Materialgrundlagen

Der Untersuchung liegen Massendaten der amtlichen Statistik zugrunde. Ergebnisse von Spezialuntersuchungen auf kleiner Stichprobenbasis zum generativen Verhalten, die heute von vielen Stellen durchgeführt werden, werden nicht benutzt.

Sieht man von den Ergebnissen der Volkszählung 1970 ab, die für unser Vorhaben schon zu alt erschienen, kamen für die Untersuchung nur die Ergebnisse der laufenden Geburtenstatistik und die Ergebnisse des Mikrozensus, einer ebenfalls durch Gesetz angeordneten jährlichen 1%-Stichprobe der Bevölkerung und des Erwerbslebens, in Frage.

Diese beiden Quellen unterscheiden sich hinsichtlich der daraus zu gewinnenden Aussagen grundsätzlich: Die laufende Geburtenstatistik gibt Auskunft über die in einem bestimmten Zeitraum (meist einem Kalenderjahr) geborenen Kinder, der Mikrozensus als Stichtagserhebung dagegen Auskunft über die in den Familien bisher geborenen Kinder, soweit sie im Familienverband noch als Ledige leben.

Aus der *laufenden Geburtenstatistik* verwendeten wir die Ergebnisse über die Lebendgeborenen in den Kreisen des Bundesgebiets für die Jahre 1961, 1970, 1974 und 1979. Für 1970 bis 1979 konnte zwischen Gesamtbevölkerung und deutscher Bevölkerung unterschieden werden; für 1961 lag nur Material für die Gesamtbevölkerung vor. Da es 1961 im Bundesgebiet nur wenige und außerdem fast nur „alteingesessene" Ausländer gab, sind die Maßzahlen der Geburtenhäufigkeit für die Gesamtbevölkerung mit denen für die deutsche Bevölkerung in diesem Jahr jedoch so gut wie identisch. Zusätzlich waren zu den Ergebnissen der Geburtenstatistik die Ergebnisse der Volkszählungen 1961 und 1970 sowie die Ergebnisse der Bevölkerungsfortschreibung für die Jahre 1974 und 1979 in allen Kreisen des Bundesgebietes nach Geschlecht und Alter als Bezugszahlen erforderlich. Für 1970 bis 1979 lagen sie für die Gesamtbevölkerung und für die deutsche Bevölkerung vor. Die Berechnungen, die damit durchgeführt wurden, werden noch beschrieben.

Bei den herangezogenen *Mikrozensus-Daten* handelt es sich um die Ehen deutscher Frauen mit ihren in der Familie lebenden ledigen Kindern unter 18 Jahren. Bei diesen Kindern kann es sich handeln um die gemeinsamen Kinder der Ehegatten, aber auch um Kinder des Mannes oder der Frau aus einer evtl. früheren Ehe und um Adoptivkinder. Es fehlen die bis zum Erhebungsstichtag verstorbenen oder aus dem elterlichen Haushalt schon ausgeschiedenen Kinder, vor allem aber die nach dem Erhebungsstichtag noch zu erwartenden weiteren Kinder. Wir beschränkten uns daher auf die Ergebnisse über die Kinderzahl der seit ungefähr 11 bis 15 Jahren bestehenden Ehen. Für 1976 sind das die in den Jahren 1961 bis 1965, für 1977 die in den Jahren 1962 bis 1966, für 1978 die in den Jahren 1963 bis 1967 und für 1979 die in den Jahren 1964 bis 1968 geschlossenen Ehen. Die für diese Ehen ausgewiesenen Kinder repräsentieren ungefähr 96% der endgültigen Kinderzahl der genannten Ehejahrgangskohorten. Die restlichen 4% setzen sich zusammen aus bereits verstorbenen Kindern (rund 2%) und noch zu erwartenden weiteren Kindern. Durch Wegzug sind aus den 11 bis 15 Jahren bestehenden Ehen noch kaum Kinder aus dem Haushalt ausgeschieden. Es kann sich dabei allenfalls um einige wenige über 15jährige, aus einer vorangegangenen Ehe stammende Kinder handeln.

Da der Mikrozensus eine Stichprobenerhebung (Flächenstichprobe) auf der Basis von 1% der Bevölkerung und damit auch 1% der Ehen ist, waren die Möglichkeiten, Regionalergebnisse nachzuweisen, begrenzt. Es boten sich die 38 Gebietseinheiten des Bundesraumordnungsprogramms an. Die Verwendung anderer, dem Untersuchungszweck angemessener Raumeinheiten wäre wünschenswert gewesen, hätte aber einen sehr großen Arbeitsaufwand und sehr lange Vorbereitungen verursacht. So fiel die Wahl schließlich auch deshalb auf die genannten 38 Gebietseinheiten des Bundesraumordnungsprogramms, weil sie in die Individualdatensätze des Mikrozensus bereits aufgenommen waren. Hinsichtlich der für das generative Verhalten wichtigen Variablen handelt es sich keineswegs um homogene Raumeinheiten. Sieht man — wohl zu Recht — als besonders wichtige Einflußfaktoren städtische oder ländliche Wohnverhältnisse bzw. städtische oder ländliche sozio-ökonomische Strukturen an, so kann Homogenität allenfalls für die Raumordnungseinheit Berlin (West) unterstellt werden. Andererseits gehören jedoch beispielsweise zu der Raumordnungseinheit Hamburg oder zur Raumordnungseinheit München-Rosenheim jeweils nicht nur eine sehr große Stadt, sondern auch ausgesprochen ländliche Gebiete. Auch die Raumordnungseinheit Weser-Ems zum Beispiel kann im Hinblick auf die Städte Oldenburg, Wilhelmshaven und Emden nicht als homogen betrachtet werden.

3. Hier verwendete Maßzahlen der Geburtenhäufigkeit und Unterscheidung der Ehen nach sozio-ökonomischen Merkmalen

Es hätte nahegelegen, die Auswertung der Ergebnisse der Geburtenstatistik auf die Berechnung der allgemeinen Geburtenziffern (Lebendgeborene auf 1 000 Einwohner) für die Kreise des Bundesgebietes zu beschränken. Informationen hierüber (für 1977) werden jedoch in der Karte 2 nur als Ergänzung nachgewiesen. Das gleiche gilt für den Saldo der Geburten und Sterbefälle auf 1 000 Einwohner für 1977 in Karte 3. Die allgemeinen (rohen) Geburtenziffern haben ebenso wie die Geburtenüberschußziffern den großen Nachteil, daß sie stark von der Struktur der Bevölkerung nach Alter und Geschlecht beeinflußt sind und infolgedessen viele regionale Besonderheiten des generativen Verhaltens verdecken. Ein besonders gutes Beispiel ist der Landkreis Lüchow-Dannenberg. In diesem Landkreis werden schon seit vielen Jahren mehr Sterbefälle als Geburten registriert, weil durch frühere Abwanderung die Zahl der 20-bis 40jährigen stark gelichtet ist. Wird davon abstrahiert, erweist sich Lüchow-Dannenberg jedoch als ein Landkreis mit, im Vergleich zu anderen Landkreisen, auch heute noch relativ hohen Kinderzahlen.

Bei der Überlegung, welche Maßzahl für den Vergleich der regionalen Unterschiede der Geburtenhäufigkeit besser geeignet sein könnte, fiel die Wahl auf die *Nettoreproduktionsrate*. Dafür sprach einmal der Umstand, daß die Nettoreproduktionsrate das Niveau der Geburtenhäufigkeit unabhängig von der Geschlechts- und Altersgliederung wiedergibt. Die Nettoreproduktionsrate schien außerdem deshalb besonders geeignet, weil sie angibt, welche natürliche Bevölkerungsentwicklung langfristig beim vorhandenen Sterblichkeits- und Geburtenniveau zu erwarten ist.

Die Nettoreproduktionsrate wird wie folgt berechnet:

$$NRR = \sum_{a=15}^{45} l_{a,w} \cdot f_{a,w}$$

Darin bezeichnen $l_{a,w}$ die überlebenden Neugeborenen Mädchen im Alter a nach einer Sterbetafel 1970/72 und $f_{a,w}$ die lebendgeborenen Mädchen von Müttern im Alter a, bezogen auf die lebenden Frauen im Alter a.

Sterbetafeln für Kreise liegen nicht vor. Ersatzweise mußte daher auf die Ergebnisse der Sterbetafel 1970/72 für das Bundesgebiet zurückgegriffen werden. Dies erschien vertretbar, weil die Sterblichkeitsverhältnisse in den einzelnen Teilen des Bundesgebietes nicht gravierend voneinander abweichen. Das gilt insbesondere für die weibliche Bevölkerung unter 45 Jahren, deren Sterblichkeitsverhältnisse allein in die Berechnung der Nettoreproduktionsrate eingehen. Die Sterblichkeit älterer Frauen spielt nach der oben zitierten Formel für die Nettoreproduktionsrate keine Rolle.

Die direkte Berechnung der Nettoreproduktionsraten hätte es erforderlich gemacht, für jeden Kreis altersspezifische Geburtenziffern zu ermitteln. Um die damit verbundenen sehr großen Rechenarbeiten zu vermeiden, wurde ein indirektes Verfahren angewandt. Es sieht wie folgt aus:

Zunächst wurden für 1961, 1970, 1974 und 1979 die altersspezifischen Geburtenziffern für das Bundesgebiet (für 1970 bis 1979 getrennt für die Gesamtbevölkerung und für die deutsche Bevölkerung) berechnet. Anschließend wurden diese Ziffern mit der weiblichen Bevölkerung nach dem Alter (getrennt für Gesamtbevölkerung und deutsche Bevölkerung) für jede kreisfreie Stadt und für jeden Landkreis in den jeweiligen Jahren multipliziert. Die Summe der Produkte ergab für diese Jahre die Zahl der Lebendgeborenen, die in den Kreisen bei den altersspezifischen Geburtenziffern im Bundesdurchschnitt zu erwarten gewesen wären. Anschließend wurden die tatsächlichen Zahlen der Lebendgeborenen in jedem Kreis für jedes Jahr durch diese Erwartungszahlen dividiert und die Quotienten mit den Nettoreproduktionsraten für den Bundesdurchschnitt multipliziert. Wir geben dazu folgendes Beispiel:

Die tatsächliche Zahl der Lebendgeborenen für ein bestimmtes Kalenderjahr in einem Kreis betrage 1 200, die unter Zugrundelegung der altersspezifischen Geburtenziffern im Bundesgebiet zu erwartende Zahl der Lebendgeborenen dagegen 1 000. Der Quotient aus diesen beiden Zahlen beträgt 1,2. Wir wollen nun weiter annehmen, für ein Kalenderjahr hätte die Nettoreproduktionsrate für das Bundesgebiet 0,8 betragen. Aus dem Produkt aus 0,8 und 1,2 ergibt sich 0,96, das heißt die indirekt berechnete Nettoreproduktionsrate unseres Kreises.

Wir müssen nun noch erklären, was beispielsweise der Wert 0,96 bedeutet. Er ist so zu interpretieren, daß eine Frau im Laufe ihres Lebens bei den angenommenen Sterblichkeits- und Fortpflanzungsverhältnissen 0,96 Mädchen zur Welt bringt oder 4 % weniger, als zur Erhaltung der Müttergeneration erforderlich sind. Hätte unser Ergebnis 1,06 betragen, wären in der nächsten Generation 6 % mehr Personen vorhanden. Nur bei der Nettoproduktionsrate 1,00 umfaßt die Generation der Kinder genau so viele Personen wie die Generation der Mütter.

Die Nettoreproduktionsrate ist (ebenso wie die Bruttoreproduktionsrate oder der Gesamtindex der Fruchtbarkeit bzw. die Total Fertility Rate) eine „synthetische" Maßzahl der Geburtenhäufigkeit, d. h., die altersspezifischen Geburtenziffern eines Kalenderjahres oder im Durchschnitt mehrerer Kalenderjahre, die für nebeneinanderlebende Frauengenerationen unterschiedlichen Alters berechnet sind, werden so aufgefaßt, als würden sie für eine fiktive Generation im Lebensablauf gelten.

Eine solche Umdeutung von „Querschnittsergebnissen" für ein bestimmtes Kalenderjahr in „Längsschnittergebnisse" für einen fiktiven Geburtsjahrgang ist nicht frei von Risiken, weil sich in den Ergebnissen der laufenden Geburtenstatistik auch alle kurzfristigen Schwankungen der Geburtenhäufigkeit niederschlagen, die z. B. durch Veränderungen der Geburtenabstände oder durch Reaktionen der Bevölkerung auf Zeitereignisse entstehen. Solche Risiken werden vermieden, wenn man sich auf die Kinderzahlen tatsächlicher Geburtsjahrgänge oder Ehejahrgänge stützt. Dies ist bei den herangezogenen Mikrozensus-Ergebnissen geschehen, indem für die seit 11 bis 15 Jahren bestehenden Ehen die durchschnittlichen Kinderzahlen berechnet wurden.

Die Ergebnisse des Mikrozensus erlaubten es außerdem, nach einigen sozio-ökonomisch bedeutsamen Bevölkerungsgruppen zu unterscheiden. Für jede der 38 Einheiten des Bundesraumordnungsprogramms wurde zunächst die *durchschnittliche Kinderzahl aller seit 11 bis 15 Jahren bestehenden Ehen* festgestellt. Darüber hinaus wurde aber auch unterschieden nach Ehen der

— selbständigen Landwirte
— übrigen Selbständigen
— Beamten
— Angestellten
— Arbeiter.

Es war außerdem möglich, für jede dieser Stellungen im Beruf noch eine Unterscheidung nach dem Monatsnettoeinkommen des Mannes, nach der Erwerbstätigkeit der Frau und nach dem Wohnungsstatus nach jeweils zwei Gruppen zu treffen. Hinsichtlich des Einkommens des Mannes wurden die Gruppen unter 2 000 DM und über 2 000 DM gebildet, bei der Erwerbstätigkeit der Frau wurde nach Erwerbstätigen und Nichterwerbstätigen (im Zeitpunkt der Erhebung) unterschieden und hinsichtlich des Wohnungsstatus nach Mietern und Nichtmietern (Wohnungs- oder Hauseigentümern).

4. Die Nettoreproduktionsraten in den Kreisen

Im Bundesdurchschnitt hat sich die Nettoreproduktionsrate seit 1961 wie folgt entwickelt:

1961: 1,14
1966: 1,19
1970: 0,95
1971: 0,90
1972: 0,81
1973: 0,73
1974: 0,71
1975: 0,68
1976: 0,67
1977: 0,66
1978: 0,65
1979: 0,66

Für die Deutsche Bevölkerung allein ergab sich 1979 eine Nettoreproduktionsrate von 0,62.

Als ungewichteter Durchschnitt der Kreiswerte stehen diese Nettoreproduktionsraten auch in den letzten Zeilen der Tabelle 1. Zusätzlich ist hier nach kreisfreien Städten und Landkreisen entsprechend dem jeweiligen Gebietsstand unterschieden. Die Mittelwerte in der Tabelle 1 liegen etwas höher als die oben genannten, weil die einwohnerschwachen Kreise mit allgemein höherer Geburtenhäufigkeit in den Mittelwerten der Tabelle 1 mit dem gleichen Gewicht enthalten sind wie die einwohnerstarken Kreise mit allgemein niedrigerer Geburtenhäu-

Tab. 1 *Häufigkeitsverteilung der Nettoreproduktionsraten der Kreise des Bundesgebietes 1961, 1970, 1974 und 1979*

Netto-reproduktions-rate	1961			1970				1974				1979			
	Gesamtbevölkerung			Ge-samt-bevöl-kerung	DeutscheBevölkerung			Ge-samt-bevöl-kerung	DeutscheBevölkerung			Ge-samt-bevöl-kerung	DeutscheBevölkerung		
	krfr. Städte	Land-kreise	zus.		krfr. Städte	Land-kreise	zus.		krfr. Städte	Land-kreise	zus.		krfr. Städte	Land-kreise	zus.
0,39 u. weniger	—	—	—	—	—	—	—	1	2	1	3	1	3	—	3
0,40—0,59	—	—	—	1	3	1	4	30	51	12	63	56	61	10	71
0,60—0,79	5	—	5	35	49	4	53	186	48	116	164	213	27	159	186
0,80—0,99	45	4	49	184	76	87	163	133	2	113	115	56	—	64	64
1,00—1,19	79	79	158	189	8	170	178	17	—	22	22	1	—	3	3
1,20—1,39	11	192	203	104	—	116	116	2	—	3	3	—	—	—	—
1,40—1,59	2	124	126	18	—	16	16	1	—	1	1	—	—	—	—
1,60—1,79	—	30	30	3	—	4	4	—	—	—	—	—	—	—	—
1,80 u. mehr	—	—	—	—	—	—	—	—	—	—	—	—	—	—	—
Insgesamt	142	429	571	534	136	398	543	370[1])	103	268	371	327	91	236	327
Mittelwert	1,04	1,34	1,27	1,05	0,83	1,13	1,05	0,77	0,59	0,81	0,75	0,69	0,55	0,74	0,69
1961 = 100	100	100	100	82,7	79,8	84,3	82,7	60,6	56,7	60,4	59,1	0,54	0,53	0,55	0,54
Standardabweichung vom Mittelwert:																
absolut	0,144	0,172	0,211	0,200	0,125	0,179	0,212	0,155	0,112	0,159	0,177	0,110	0,084	0,100	0,128
in %	13,8	12,8	16,6	19,0	15,1	15,9	20,2	20,0	19,0	19,5	23,5	15,9	15,3	13,5	18,6

[1]) Ohne Osterode am Harz.
Quelle: Statistisches Bundesamt mit eigenen Berechnungen.

figkeit. Der sehr starke Geburtenrückgang in den vergangenen 10 bis 15 Jahren spiegelt sich aber auch in diesen Zahlen wider. Aus Tabelle 1 ergibt sich für 1961 eine Nettoreproduktionsrate von 1,27, für 1979 (deutsche Bevölkerung) aber nur eine Rate von 0,69, was einer Abnahme um 46 % entspricht. Zwischen 1961 und 1970 war sie mit 17 % relativ klein. Auf der anderen Seite ist in den letzten Jahren allmählich eine Tendenz zur Stabilisierung der Werte auf sehr niedrigem Niveau eingetreten.

Im Durchschnitt der Landkreise war die Geburtenhäufigkeit in allen Vergleichsjahren beträchtlich höher als im Durchschnitt der kreisfreien Städte. Die *Unterschiede* sind auch gewachsen. 1961 lag die Geburtenhäufigkeit in den kreisfreien Städten um 22,4 %, 1970 um 26,6 % und 1979 um 25,7 % unter der Geburtenhäufigkeit in den Landkreisen. Noch größere Unterschiede ergeben sich im Vergleich zwischen den Landkreisen und den Großstädten mit 100 000 und mehr Einwohnern. Für letztere betragen die Nettoreproduktionsraten der deutschen Bevölkerung im ungewogenen Durchschnitt:
1961: 0,99
1970: 0,77
1974: 0,55
1976: 0,54.

Die Nettoreproduktionsrate der Großstädte 1976 liegt um 30 % unter der Rate für die Landkreise und um 24 % unter dem (ungewogenen) Bundesdurchschnitt. Im Jahre 1961 war der Unterschied noch nicht so groß.

Somit geht schon aus den genannten Durchschnittszahlen hervor, daß immer noch ein bedeutendes, inzwischen sogar größer gewordenes Stadt-Land-Gefälle der Geburtenhäufigkeit besteht.

Sollen in aufeinanderfolgenden Generationen gerade gleich viele Personen vorhanden sein, sind hierfür im Durchschnitt 2,3 Kinder je Ehe erforderlich. Dabei ist vorausgesetzt, daß auch in Zukunft rund 90 % der Männer und Frauen heiraten. Multipliziert man die Nettoreproduktionsraten mit 2,3, erhält man — als anschaulicheres Maß der Geburtenhäufigkeit — die ungefähre Zahl der Kinder, die je Ehe (genauer je verheiratete Frau) zu erwarten ist, wenn für eine Generation lebenslang die für die Beobachtungsjahre festgestellten altersspezifischen Geburtenhäufigkeiten gelten.

Schon im Jahre 1961 war die Geburtenhäufigkeit in den Großstädten für dieses „Reproduktionsminimum" etwas zu klein, und nach den Ergebnissen 1976 würden in den Großstädten bei unveränderter Geburtenhäufigkeit nur etwas mehr als halb so viele (1,2) Kinder zur Welt kommen, wie für die Reproduktion erforderlich sind. Ihre Bevölkerung würde bei diesem Stand ohne Zuwanderung langfristig etwa um 2,2 % pro Jahr abnehmen. Für die kreisfreien Städte (einschließlich Großstädte) ergeben sich nach der Umrechnung 1961 etwa 2,3, 1979 aber nur noch 1,3 Kinder, für die Landkreise 1961 2,9 und 1979 1,7 Kinder. Auch im Durchschnitt der Landkreise liegt die Geburtenhäufigkeit somit heute um rund 25 % unter dem Reproduktionsminimum. Das kommt schon in der Reproduktionsrate 0,74 für 1979 zum Ausdruck. Die Ergebnisse für das Beobachtungsjahr 1979 entsprechen bei den kreisfreien Städten langfristig einer Bevölkerungsabnahme um jährlich 2 % und bei den Landkreisen um jährlich 0,9 %.

Es handelt sich bei diesen Zahlen, wohlgemerkt, um Durchschnitte. Die Werte für die einzelnen Landkreise, kreisfreien Städte und Großstädte weichen hiervon oft erheblich ab, und der Übergang zwischen Land und Stadt ist fließend. So hatten in allen Jahren zahlreiche Landkreise keine höhere Geburtenhäufigkeit als viele kreisfreie Städte. Das gilt, wie wir noch sehen werden, vor allem für viele Stadt-Umland-Kreise.

Sind die regionalen Unterschiede der Geburtenhäufigkeit größer oder kleiner geworden? Diese Frage kann mit Hilfe der in Tabelle 1 angegebenen Streuungsmaße, insbesondere mit Hilfe der in der letzten Zeile stehenden Variationskoeffizienten beantwortet werden. Danach haben die relativen Abweichungen der Einzelwerte für die Kreise zu den Mittelwerten bis 1974 nicht ab-, sondern beträchtlich zugenommen. Eine Abnahme ist aber zwischen 1974 und 1979 zu verzeichnen. Zumindest bis 1974 ist somit der Geburtenrückgang nicht darauf zurückzuführen, daß sich die Geburtenhäufigkeit in den Gebieten mit früher hoher Geburtenhäufigkeit dem Niveau in den Gebieten mit schon früher relativ niedriger Geburtenhäufigkeit angeglichen hat. Vielmehr hat die Geburtenhäufigkeit überall, in den Städten sogar noch stärker als in den ländlichen Gebieten, abgenommen. Schließlich trug zur Vergrößerung der relativen regionalen Unterschiede der Geburtenhäufigkeit bei, daß das Tempo des Rückgangs nicht überall gleich groß war. Beträchtlich abgenommen haben allerdings die absoluten Unterschiede (zweitletzte Zeile in Tabelle 1). Nur wer von diesen Unterschieden ausgeht, was aber der Fragestellung nicht angemessen erscheint, kann von einer Nivellierungstendenz sprechen.

Abb. 1 *Nettoreproduktionsraten der 61 Großstädte mit 100 000 Einwohnern und mehr 1961 und 1974 Deutsche Bevölkerung**)

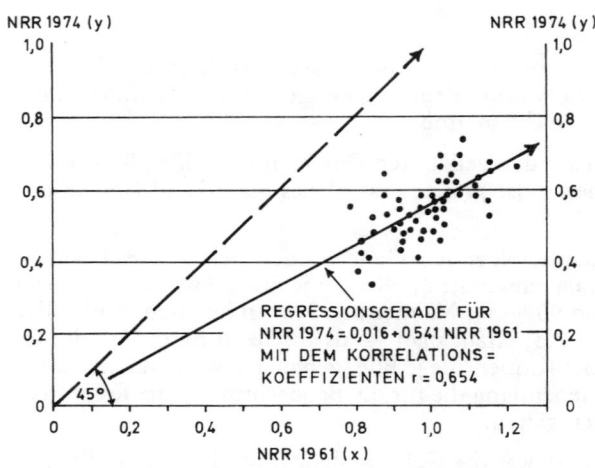

*) Werte für die ● siehe Tabelle 3.
Quelle: Statistisches Bundesamt.

Mit Hilfe der Ergebnisse in den Abbildungen 1 und 2 und in der Tabelle 2 können wir diese Feststellungen vertiefen. In Abbildung 1 sind die Nettoreproduktionsraten 1961 und 1974 der Ende 1974 vorhandenen 61 Großstädte in einem Streuungsdiagramm nachgewiesen. Hätte sich die Geburtenhäufigkeit zwischen diesen beiden Jahren nicht geändert, müßten alle „Kreuze" auf der 45°-Linie durch den Schnittpunkt der beiden Achsen des Koordinatensystems liegen. Tatsächlich liegen sie jedoch um eine Regressionsgerade mit einer Neigung von etwa 22,5° zur Abszisse, die ebenfalls nahezu durch den „Nullpunkt" geht. Das ist wie folgt zu interpretieren: In den Großstädten mit früher hoher (niedriger) Geburtenhäufigkeit war der Geburtenrückgang absolut am stärksten (schwächsten). Relativ gesehen war der Geburtenrückgang im großen und ganzen aber in allen Großstädten gleich groß.

Zum gleichen Ergebnis führte eine entsprechende Überprüfung der Veränderung der Geburtenhäufigkeit zwischen 1970 und 1974 in den 129 Landkreisen, deren Gebietsstand in dieser Zeit ganz oder fast unverändert geblieben ist (Tabelle 2): Betrug die Nettoreproduktionsrate 1970 nur 0,80, beläuft sich die Abnahme (nach der Regressionsschätzung) bis 1974 auf 0,19, war sie 1970 doppelt so hoch, ergibt sich eine Abnahme um 0,42, d. h. um ungefähr

Abb. 2 Nettoreproduktionsrate der Kreise des Bundesgebietes 1961 und 1974*)
(1961: Gesamtbevölkerung; 1974: deutsche Bevölkerung)

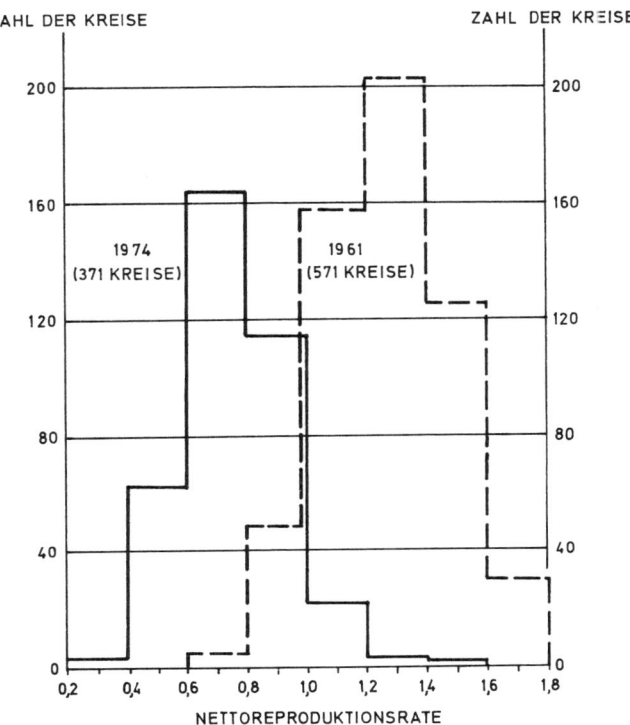

*) Zahlen in Tabelle 1.
Quelle: Statistisches Bundesamt.

ebenfalls das Doppelte. Die relativen Veränderungen sind jedoch bei jeder Ausgangslage mit Werten von 23,8 bis 26,7 % ungefähr gleich groß. Die absoluten Unterschiede der Geburtenhäufigkeit sind also sehr stark, die relativen Unterschiede aber nur sehr wenig zusammengeschmolzen. Somit hat lediglich eine Niveauverlagerung des Streuungsmusters nach unten stattgefunden. Für alle Kreise zusammen ist dies aus dem oberen Teil der Tabelle 1 zu ersehen, dessen Inhalt für 1961 und 1974 auch in Abbildung 2 dargestellt ist.

Tab. 2 Rückgang der Nettoreproduktionsrate in 129 Landkreisen
des Bundesgebiets von 1970 bis 1974

Deutsche Bevölkerung

Nettoreproduktionsrate		Abnahme 1974 gegenüber 1970	
1970 tatsächlich	1974[1]) Schätzwert	absolut	%
0,80	0,61	0,19	23,8
1,00	0,75	0,25	25,0
1,20	0,89	0,31	25,8
1,40	1,03	0,37	26,4
1,60	1,18	0,42	26,3
1,80	1,32	0,48	26,7

[1]) Nach dem Ergebnis der Regressionsschätzung: NRR 1974 = 0,04 + 0,71 NRR 1970.

Danach gibt es seit 1974 keine kreisfreie Stadt mehr, in der die Nettoreproduktionsrate 1 und mehr beträgt. In 64 kreisfreien Städten, zu denen vor allem die Großstädte gehören, lag sie 1979 unter 0,6. Andererseits hat die Zahl der Landkreise mit einer Nettoreproduktionsrate über 1 weiter abgenommen. Von den Großstädten haben zwischen 1974 und 1976 nur solche eine Zunahme der Geburtenhäufigkeit zu verzeichnen, deren Gebietsstand sich durch Ausdehnung auf das Umland vergrößert hat (Tabelle 3).

Nach diesen Beobachtungen dürfte die Masse der Bevölkerung in den Großstädten vom „Leitbild" der Familie mit einem Kind bis zu zwei Kindern, aber keinesfalls der Familie mit drei und mehr Kindern ausgehen. Gerade in den Großstädten ist für die Zukunft auch mit einem sehr hohen Anteil kinderloser Familien zu rechnen. Schon nach der Mikrozensus-Erhebung 1962 waren von den Ehen in den Gemeinden mit 200 000 Einwohnern, die zwischen 1919 und 1945 geschlossen wurden und aus denen nach 1962 keine weiteren Kinder mehr zu erwarten waren, 20 % kinderlos geblieben; weitere 30 % hatten nur ein Kind (SCHWARZ, 1964). In Ergänzung hierzu seien die Zahlen für drei sehr große Städte, nämlich Berlin (West), Hamburg und Bremen genannt (Tabelle 6). Nach den Ergebnissen des Mikrozensus 1980 für die Ehen deutscher Frauen, die schon 11 bis 15 Jahre bestanden haben und aus denen daher so gut wie keine weiteren Kinder mehr zu erwarten sind, ergaben sich für Berlin (West) je 100 Ehen 110, für Hamburg 125 und für Bremen 153 Kinder. In Berlin (West) waren 32 %, in Hamburg 25 % und in Bremen 19 % dieser Ehen kinderlos. Drei oder mehr Kinder hatten in allen drei Städten nur etwa 10 % der Ehen. In Berlin (West) dominierten mit 36 % die Ehen mit einem Kind und dann mit 24 % die Ehen mit zwei Kindern; für Hamburg betragen die entsprechenden Zahlen 33 und 37 %, für Bremen 28 und 38 % (SCHWARZ, 1980).

Unter den 250 Landkreisen im Jahre 1979 gab es nur noch 3 mit einer Nettoreproduktionsrate von 1 und mehr für die deutsche Bevölkerung. Es handelt sich dabei um die Landkreise Emsland, Cloppenburg und Grafschaft Bentheim. Sie liegen alle im Emsland und im „Oldenburgischen Münsterland", wo nach den Beobachtungen im Jahre 1979 je Ehe im Durchschnitt noch zwei bis drei Kinder zu erwarten wären, im Vergleich zu durchschnittlich drei bis vier Kindern 10 Jahre zuvor. Andere Kreise mit immer noch relativ hoher Geburtenhäufigkeit gibt es vor allem in der Eifel, in Unterfranken, in Niederbayern, in der Oberpfalz und vereinzelt in anderen ausgesprochen ländlichen Gebieten (Karte 1). Charakteristisch für diese Kreise ist die niedrige Bevölkerungsdichte, verbunden mit einem noch verhältnismäßig hohen Anteil landwirtschaftlicher Bevölkerung und einem relativ niedrigen Stand der Schulbildung. Der Einfluß der Religionszugehörigkeit spielt neben diesen Merkmalen kaum noch eine Rolle. Nach den Ergebnissen einer multiplen Regressionsschätzung wird er vorgetäuscht, weil die vorgenannten anderen Charakteristika dieser Gebiete mit dem Anteil der Katholiken und Evangelischen stark korrelieren.

Bei den Landkreisen mit sehr niedriger Geburtenhäufigkeit handelt es sich vor allem um Stadt-Umland-Kreise, charakterisiert durch hohe Bevölkerungsdichte, unerheblichen Anteil landwirtschaftlicher Bevölkerung und einen Bildungsstand, der in manchen Fällen höher ist als in den großstädtischen Kerngebieten. Es dürfte zutreffen, daß häufig gerade Familien mit Kindern aus den Großstädten in das Umland abwandern. Offenbar tun sie das in der Regel aber nicht, um dort, unter für Kinder oft besseren Wohnbedingungen, noch viele weitere Kinder zu bekommen.

Unsere Karte mit den allgemeinen Geburtenziffern (Lebendgeborene auf 1 000 Einwohner) 1977 in den Kreisen (Karte 2) bestätigt unsere aus den Nettoreproduktionsraten gewonnenen Erkenntnisse nur teilweise, weil die Altersgliederung der Bevölkerung in den einzelnen Teilen des Bundesgebietes erhebliche Unterschiede aufweist und weil diese Zahlen die Ausländerkinder einschließen.

An dieser Stelle sei auch kurz auf die Karte mit dem Saldo der Geburten und Sterbefälle auf 1 000 Einwohner 1977 eingegangen (Karte 3). Es gibt zahlreiche Landkreise mit einer Net-

Tab. 3   Nettoreproduktionsraten der Großstädte 1961, 1970, 1974 und 1976

Stadt	Nettoreproduktionsrate				Abnahme in %		
	1961	1970[1])	1974[1])	1976[1])	1961/70	1970/74	1961/76
Berlin (West)	0,78	0,66	0,55	0,57	15,4	16,7	26,9
Hamburg	0,88	0,69	0,53	0,53	21,6	23,2	39,8
München	0,80	0,48	0,37	0,38	40,0	22,9	52,5
Köln	0,97	0,69	0,46	0,49	28,9	33,3	49,5
Essen	0,97	0,79	0,58	0,54	18,6	26,6	44,3
Düsseldorf	0,91	0,64	0,43	0,45	29,7	32,8	50,5
Frankfurt (Main)	0,83	0,55	0,41	0,42	33,7	25,4	49,4
Dortmund	0,99	0,82	0,56	0,56	17,2	31,7	43,4
Stuttgart	0,90	0,66	0,49	0,47	26,7	25,8	47,8
Duisburg	1,03	0,78	0,55	0,54	24,3	29,5	47,6
Bremen	1,03	0,81	0,56	0,55	21,4	30,9	46,6
Hannover	0,84	0,69	0,52	0,62	17,9	24,6	26,2
Nürnberg	0,84	0,67	0,48	0,47	20,2	28,4	44,0
Bochum	0,99	0,82	0,56	0,54	17,2	31,7	45,5
Wuppertal	0,95	0,73	0,51	0,51	23,2	30,1	46,3
Saarbrücken	1,00	0,69	0,57	0,51	31,0	17,4	49,0
Gelsenkirchen	1,03	0,88	0,62	0,56	14,6	29,5	45,6
Mannheim	1,02	0,72	0,46	0,46	29,4	36,1	54,9
Bielefeld	0,87	0,82	0,64	0,56	5,7	21,9	35,6
Bonn	0,81	0,66	0,42	0,41	18,5	36,4	49,4
Braunschweig	0,87	0,76	0,58	0,61	12,6	23,7	29,9
Karlsruhe	1,02	0,76	0,51	0,47	25,5	32,9	53,9
Kiel	0,91	0,83	0,55	0,52	8,8	33,7	42,9
Mönchengladbach	1,07	0,87	0,59	0,56	18,7	32,2	47,7
Münster (Westfalen)	0,96	0,67	0,41	0,44	30,2	38,8	54,2
Ausgburg	0,88	0,72	0,53	0,50	18,2	26,4	43,2
Wiesbaden	0,94	0,74	0,49	0,47	21,3	33,8	50,0
Aachen	1,01	0,75	0,55	0,51	25,7	26,7	49,5
Oberhausen	1,15	0,86	0,57	0,61	25,2	33,7	47,0
Lübeck	1,02	0,93	0,68	0,65	8,8	26,9	36,3
Hagen	1,04	0,89	0,58	0,55	14,4	34,8	47,1
Krefeld	1,06	0,85	0,61	0,57	19,8	28,2	46,2
Kassel	0,92	0,79	0,56	0,53	14,1	29,1	42,4
Bottrop	1,12	0,86	0,63	0,61	23,2	26,7	45,5
Herne	1,02	0,86	0,62	0,58	15,7	27,9	43,1
Mühlheim an der Ruhr	1,01	0,79	0,52	0,51	21,8	34,2	49,5
Mainz	0,99	0,75	0,48	0,44	24,2	36,0	55,6
Freiburg im Breisgau	0,81	0,63	0,45	0,40	22,2	28,6	50,6
Solingen	1,00	0,80	0,58	0,58	20,0	27,5	42,0
Ludwigshafen am Rhein	1,15	0,75	0,53	0,53	34,8	29,3	53,9
Hamm	1,06	0,93	0,67	0,71	12,3	28,0	33,0
Leverkusen	1,11	0,80	0,59	0,55	27,9	26,2	50,5
Osnabrück	1,02	0,93	0,67	0,72	8,8	28,0	29,4
Bremerhaven	1,08	0,96	0,74	0,70	11,1	22,9	35,2
Darmstadt	1,03	0,74	0,51	0,51	28,2	31,1	50,5
Remscheid	0,98	0,84	0,55	0,59	14,3	34,5	39,8
Oldenburg (Oldenburg)	1,07	0,96	0,69	0,62	10,3	28,1	42,1
Regensburg	0,92	0,73	0,47	0,39	20,6	35,6	57,6
Wolfsburg	1,05	0,82	0,63	0,77	21,9	23,2	26,7
Heidelberg	0,84	0,57	0,33	0,33	32,1	42,1	60,7
Salzgitter	1,15	0,94	0,67	0,83	18,3	28,7	27,8
Koblenz	1,06	0,89	0,62	0,57	16,0	30,3	46,2
Offenbach (Main)	0,98	0,69	0,48	0,51	29,6	30,4	48,0
Heilbronn	1,11	0,79	0,60	0,60	28,8	34,0	45,9
Würzburg	0,92	0,64	0,46	0,42	30,4	28,1	54,3
Wilhelmshaven	1,15	0,94	0,65	0,70	18,3	30,8	39,1
Fürth	0,91	0,66	0,50	0,50	27,5	24,2	45,1
Pforzheim	1,01	0,79	0,56	0,53	21,8	29,1	47,5
Kaiserslautern	1,11	0,82	0,61	0,61	26,1	25,6	45,0
Trier	1,22	0,97	0,66	0,59	20,5	32,0	51,6
Erlangen	0,94	0,75	0,52	0,50	20,2	30,7	46,8

[1]) Deutsche Bevölkerung. Quelle: Statistisches Bundesamt und eigene Berechnungen.

toreproduktionsrate unter 1, die trotzdem zur Zeit wegen der Besonderheiten der Altersstruktur der Bevölkerung noch einen Geburtenüberschuß haben. Auch erscheint die Fläche der Landkreise mit Geburtenüberschuß noch relativ groß. Doch handelt es sich dabei zu einem großen Teil um Landkreise mit recht geringer Bevölkerungsdichte. Hebt man auf die Einwohnerzahlen ab, so lebten 1977 auf den Kreisflächen mit einem Geburtenüberschuß nur 19 Mill. Menschen, während in den Kreisen, in denen 1977 die Sterbefälle überwogen, 42 Mill. Menschen wohnten.

Weitergehende Untersuchungen konnten für die 129 Landkreise angestellt werden, deren Gebietsstand von 1970 auf 1974 unverändert geblieben ist, so daß Strukturdaten der Volkszählung 1970 herangezogen werden konnten. Inwieweit diese 129 Landkreise alle Landkreise des Bundesgebietes „repräsentieren", konnte nur mittels der Nettoreproduktionsrate geprüft werden. Im Jahre 1974 betrug sie für alle Landkreise 0,81 und für unsere 129 Landkreise 0,82; auch die Werte für 1970 stimmen mit 1,13 bzw. 1,10 gut überein. Insofern könnte man den Repräsentationsgrad als befriedigend ansehen.

Zunächst wurde mit multipler Regressionsschätzung geprüft, inwieweit die Höhe der Nettoreproduktionsraten (NRR) 1970 und 1974 in den 129 Kreisen durch die Merkmale Einwohnerdichte (x_1), Anteil der Evangelischen an der Bevölkerung (x_2), Anteil der Erwerbstätigen in der Landwirtschaft (x_3) und Anteil der Personen mit höchstens Mittlerer Reife an der Bevölkerung (x_4) „erklärt" werden kann.

Wie im einzelnen der Tabelle 4 entnommen werden kann, ergab sich hinsichtlich der *Bestimmungsgründe* der Höhe der Nettoreproduktionsraten 1970 und 1974 folgendes:

Setzt man für die vier Variablen x_1 bis x_4 die Mittelwerte $\bar{x}_1 = 224$, $\bar{x}_2 = 53\%$, $\bar{x}_3 = 12\%$ und $\bar{x}_4 = 88\%$ ein, bestimmen sie die NRR 1970 zu rd. 60 % und die NRR 1974 zu rd. 66 %. Der unerklärte Rest (b_0) beträgt für 1970: 0,43 und für 1974: 0,28.

Mit wachsender Einwohnerdichte (x_1) und wachsendem Anteil der Evangelischen (x_2) nimmt die Kinderzahl ab, wobei sich für x_1 Korrelationskoeffizienten von $r_{70} = -0,56$ und $r_{74} = -0,51$, für x_2 aber nur solche von $r_{70} = -0,10$ und $r_{74} = -0,18$ ergaben.

Mit wachsendem Anteil der Erwerbstätigen in der Landwirtschaft (x_3) und mit wachsendem Anteil der Bevölkerung mit niedrigem Bildungsstand (x_4) nimmt die Kinderzahl dagegen zu. Die Korrelationskoeffizienten für x_3 betragen $r_{70} = 0,67$ bzw. $r_{74} = 0,56$. Für x_4 betragen sie nur $r_{70} = r_{74} = 0,20$.

Tab. 4 *Bestimmungsgründe der Nettoreproduktionsraten 1970 und 1974 in 129 Landkreisen*

(Multiple Regressionsschätzung mit 4 Variablen nach dem Ansatz
$$\hat{y}_1 = b_0 + b_1 x_1 + b_2 x_2 + b_3 x_3 + b_4 x_4)$$

Parameter	Schätzwerte der Parameter für		Schätzwerte der Nettoreproduktionsraten, wenn $x_i = \bar{x}_i$ für	
	1970	1974	$\hat{y}_{70} = 1,101$ aus	$\hat{y}_{74} = 0,819$ aus
b_0	0,427465	0,274644	0,427	0,275
b_1 für x_1 = Einwohner je km² ($\bar{x}_1 = 224$)	−0,000191	−0,000192	−0,043	−0,043
b_2 für x_2 = % Anteil der Evangelischen an der Bevölkerung ($\bar{x}_2 = 53$)	−0,001386	−0,001370	−0,073	−0,073
b_3 für x_3 = % Anteil der Erwerbstätigen in der Landwirtschaft an allen Erwerbstätigen ($\bar{x}_3 = 12$)	0,014099	0,008095	0,169	0,097
b_4 für x_4 = % Anteil der Personen mit höchstens mittlerer Reife an der Bevölkerung ($\bar{x}_4 = 88$)	0,007055	0,006391	0,621	0,562

x-Werte nach dem Stand bei der Volkszählung 1970.

Auf fast die Hälfte hat sich von 1970 auf 1974 der Einfluß von x_3, um etwa 10 % der Einfluß von x_4 vermindert.

Weitaus am stärksten wird die NRR durch x_4 bestimmt, doch erklärt x_4 nur zu ±0,1 die regionalen Unterschiede der NRR, weil die Variable x_4 in den 129 Landkreisen nur eine Schwankungsbreite von 15 Prozentpunkten hat. Es wird darauf hingewiesen, daß x_4 zugleich als Indikator für Stellung und Beruf und Einkommen angesehen werden kann.

Den nächst stärksten Einfluß auf die Höhe der NRR hat x_3. Es trägt am stärksten zu den regionalen Unterschieden der NRR in den 129 Landkreisen um maximal ±0,23 bei.

Die Variablen x_2 und x_1 bestimmen die Höhe der NRR nicht so stark. Zugleich ist der Einfluß von x_1 auf die Unterschiede der NRR in den 129 Landkreisen etwas größer als der von x_2. Das heißt, daß die Konfessionsstruktur für das generative Verhalten kaum mehr Bedeutung hat.

Tab. 5 *Bestimmungsgründe der Veränderungen der Nettoreproduktionsraten von 1970 auf 1974 in 129 Landkreisen*

(Multiple Regressionsschätzung mit 4 Variablen nach dem Ansatz
$\hat{y} = b_0 + b_1 x_1 + b_2 x_2 + b_3 x_3 + b_4 x_4$)

Parameter	Schätzwerte der Parameter für		Schätzwerte d. Veränderungen der Nettoreproduktionsraten, wenn $x_i = \overline{x}_i$ für	
	NRR 70-NRR 74	NRR 70/NRR 74	NRR 70-NRR 74 = —0,283	NRR 70/NRR 74 — 0,744
b_0	—0,152821	0,720000	—0,153	0,720
b_1 für x_1 = Einwohner je km² ($\overline{x}_1$ = 224)	—0,000002	—0,000045	—0,000	—0,010
b_2 für x_2 = % Anteil der Evangelischen an der Bevölkerung ($\overline{x}_2$ = 53)	0,000016	—0,000207	0,001	—0,011
b_3 für x_3 = % Anteil der Erwerbstätigen in der Landwirtschaft an allen Erwerbstätigen ($\overline{x}_3$ = 12)	—0,006004	—0,002277	—0,072	—0,027
b_4 für x_4 = % Anteil der Personen mit höchstens mittlerer Reife an der Bevölkerung ($\overline{x}_4$ = 88)	—0,000665	0,000828	—0,059	0,073

x-Werte nach dem Stand bei der Volkszählung 1970.

In bezug auf die Bestimmungsgründe der Veränderungen der Nettoreproduktionsraten von 1970 auf 1974 in den 129 Landkreisen stellte sich folgendes heraus (Tabelle 5):

Die Abnahme beträgt absolut 0,28 und relativ 26 %. Bei $x_i = \overline{x}_i$ werden durch die vier Variablen 46 % der absoluten Abnahme bestimmt. Der unerklärte Rest (b_0) beträgt —0,15.

Der Rückgang der NRR vergrößert sich mit wachsender Einwohnerdichte (x_1) mit r = 0,40, wachsendem Anteil der Erwerbstätigen in der Landwirtschaft (x_3) mit r = 0,58 und wachsendem Anteil der Bevölkerung mit niedriger Schulbildung (x_4) mit r = 0,10, nicht aber auch mit dem Anteil der Evangelischen (x_2). Hier ist es umgekehrt.

Weitaus am stärksten wurde das Ausmaß des Rückgangs der NRR durch x_3 und x_4 bestimmt. Die anderen Variablen waren kaum von Bedeutung.

Diese Ergebnisse kann man wie folgt zusammenfassen:

Die regionalen Unterschiede der Geburtenhäufigkeit in den Landkreisen sind wesentlich durch den Anteil der landwirtschaftlichen Bevölkerung und den Bildungsgrad der Bevölkerung bestimmt. Die Abnahme der Geburtenhäufigkeit war in den ausgesprochenen Agrargebieten am höchsten.

5. Kinderzahl der Ehen in den Einheiten des Bundesraumordnungsprogramms

Wie eingangs schon bemerkt, beschränken wir uns auf die Ergebnisse für die seit 11 bis 15 Jahren bestehenden Ehen, weil in diesen Ehen der Familienbildungsprozeß praktisch als abgeschlossen betrachtet werden kann.

Zunächst wollen wir uns einen *allgemeinen Überblick* anhand der Daten für Bund und Länder verschaffen.

Die durchschnittliche Kinderzahl (in der Familie lebende ledige Kinder) der seit 11 bis 15 Jahren bestehenden Ehen deutscher Frauen betrug im Bundesgebiet im Jahr

1970: 204
1976: 180
1977: 175
1978: 171
1979: 164
1980: 159.

Obwohl die Ehejahrgänge für die Ergebnisse 1970 von den Ehejahrgängen für die Ergebnisse 1980 nur um 10 Kalenderjahre differieren, spiegeln die Zahlen den raschen Geburtenrückgang wider (Tabelle 6).

Der Anteil der kinderlosen Ehen beträgt 1980 16 % und der Anteil der Ehen mit drei oder mehr Kindern 15 %. Das Schwergewicht liegt mit rd. 40 % auf den Ehen mit zwei Kindern, dann mit fast 30 % auf den Ehen mit einem Kind.

Die meisten Kinder haben die Ehen der selbständigen Landwirte (1980: 245 je 100 Ehen), dann die Beamtenehen (174), die Arbeiterehen (172), die Ehen der übrigen Selbständigen (167) und schließlich die Ehen der Angestellten (153) (Tabelle 7). Dies trifft auch dann noch zu, wenn man die unterschiedliche regionale Verteilung dieser Gruppen berücksichtigt, also die regionalen Einflüsse eliminiert.

Die Zahl der Kinder nimmt mit dem Monatsnettoeinkommen des Mannes kontinuierlich zu (SCHWARZ, 1979). Sie beträgt 1978 für die 11- bis 15jährigen Ehen, wiederum je 100, bei einem Monatseinkommen des Mannes in DM von

unter 1 200: 146   1 800 bis unter 2 500: 176
1 200 bis unter 1 800: 158   2 500 und mehr: 183.

Für unsere Regionaluntersuchung konnte nur nach einem Einkommen von weniger als 2 000 und von 2 000 und mehr DM unterschieden werden, wobei für die Landwirte Einkommensangaben fehlen. Sieht man von den „übrigen Selbständigen" ab, haben bei jeder Stellung im Beruf die gut Verdienenden mehr Kinder als die weniger Verdienenden (Tabelle 8). Der oben skizzierte Zusammenhang zwischen Einkommen und Kinderzahl bestätigt sich also auch bei sehr grober Gliederung nach dem Sozialstatus und gilt im übrigen für alle Teile des Bundesgebiets.

Ein weiterer Zusammenhang besteht zwischen der Erwerbsbeteiligung der Frau und der Kinderzahl. Nach den Ergebnissen des Mikrozensus 1978 für die 1963 bis 1967 geschlossenen Ehen beträgt die durchschnittliche Kinderzahl in den Ehen (je 100) der vollzeitbeschäftigten Frauen 143, der teilzeitbeschäftigten Frauen 167 und der nichterwerbstätigen Frauen 188. Dieser Zusammenhang gilt ebenfalls für jede Stellung der Männer im Beruf. Nach den Ergebnissen einer Sonderuntersuchung gilt er ferner auch für alle Teilräume.

Eine weitere hier verwendete Variable sind die Wohnverhältnisse in der Unterscheidung zwischen Mietern und Familien im eigenen Haus bzw. in einer Eigentumswohnung. Die Familien, die im eigenen Haus leben, haben bei jeder Stellung des Mannes im Beruf mehr Kinder als die Mieter (Tabelle 8). Unabhängigkeit von der geographischen Lage wurde auch für diesen Zusammenhang festgestellt.

Tab. 6 *Kinderzahl*) der seit 11 bis 15 Jahren bestehenden Ehen deutscher Frauen nach Bundesländern im Mai 1976 und im April 1978 und 1980 (Ergebnisse des Mikrozensus)*

Land	Berichts-jahr	Erfaßte Ehen (Stich-proben-umfang)	Von 10 Ehen hatten ... Kinder¹)					Kinder je 100 Ehen
			0	1	2	3	4 oder mehr	
Schleswig-Holstein	1976	966	12	23	40	19	6	186
	1978	919	13	25	44	14	5	174
	1980	918	16	28	41	13	(3)	161
Hamburg	1976	549	21	30	31	(8)	(2)	140
	1978	480	18	34	39	(7)	(2)	141
	1980	416	25	33	37	(5)	(1)	125
Niedersachsen	1976	2427	10	22	41	18	9	196
	1978	2275	11	24	41	17	6	185
	1980	2231	13	26	44	13	4	179
Bremen	1976	207	(14)	(31)	(41)	(9)	(5)	161
	1978	194	(14)	33	40	(9)	(4)	157
	1980	204	(19)	28	38	(11)	(4)	153
Nordrh.-Westfalen	1976	5821	14	26	38	16	6	176
	1978	5432	15	28	41	13	4	165
	1980	5114	17	31	40	10	3	153
Hessen	1976	1740	14	25	43	13	5	172
	1978	1689	14	29	42	11	3	161
	1980	1694	14	31	44	9	(2)	153
Rheinland-Pfalz	1976	1214	11	20	44	18	7	192
	1978	1131	12	25	43	17	5	180
	1980	1058	13	29	43	13	(3)	165
Baden-Württemb.	1976	2945	12	21	41	19	7	190
	1978	2797	14	23	43	15	5	177
	1980	2613	16	26	42	13	4	165
Bayern	1976	3590	14	24	37	18	7	184
	1978	3313	13	27	38	16	(6)	178
	1980	3186	16	27	39	14	5	166
Saarland	1976	325	(15)	24	40	16	(5)	176
	1978	301	(12)	26	46	(13)	(3)	172
	1980	277	(13)	29	46	(10)	(2)	161
Berlin (West)	1976	627	28	31	29	(10)	(2)	128
	1978	480	25	36	29	(9)	(2)	126
	1980	455	32	36	24	(6)	(2)	110
Bundesgebiet	1976	20411	14	24	40	16	6	180
	1978	19011	14	27	41	14	5	171
	1980	18166	16	29	41	12	3	159

*) In der Familie lebende ledige gemeinsame Kinder oder auch nur des Mannes oder der Frau unter 18 Jahren.
¹) In Klammern: Fälle mit weniger als 50 Ehen.
Quelle: Statistisches Bundesamt.

Bevor wir auf die entsprechenden Ergebnisse für die Einheiten des Bundesraumordnungsprogramms eingehen, seien noch die Eckzahlen für die 11 Bundesländer genannt (Tabelle 6).

Ausgehend von den Ergebnissen des Mikrozensus 1980 für die seit 11 bis 15 Jahren bestehenden Ehen, sind Niedersachsen (je 100 Ehen 179 Kinder), Rheinland-Pfalz (165), Bayern

Tab. 7 Seit 11—15 Jahren verheiratete deutsche Frauen 1976 und 1980 nach der Stellung des Mannes im Beruf und der Zahl der Kinder unter 18 Jahren
(Mikrozensusergebnisse)

Stellung des Mannes im Beruf	Jahr	Verheiratete deutsche Frauen ingesamt		davon mit ... Kindern im Haushalt unter 18 Jahren					Kinder je 100 Frauen
				0	1	2	3	4 oder mehr	
		1000	%	%					Anzahl
Selbständige in der Land- und Forstwirtschaft (einschl. Mithelfende)	1976	59	2,9	6,6	8,0	35,5	30,4	19,5	257
	1980	50	2,8	4,4	11,4	38,5	30,7	15,0	245
Übrige Selbständige	1976	216	10,6	10,5	23,2	43,0	17,6	5,6	186
	1980	178	9,8	12,6	28,0	43,0	13,9	2,6	167
Beamte	1976	218	10,7	9,5	22,0	47,6	16,6	4,3	185
	1980	214	11,8	11,2	23,2	49,1	13,8	2,7	174
Angestellte	1976	629	30,8	11,9	28,2	42,5	13,7	3,7	170
	1980	614	33,8	13,0	33,6	42,9	8,6	1,9	153
Arbeiter	1976	824	40,4	10,9	24,4	37,5	18,5	8,6	194
	1980	671	36,9	12,7	28,6	40,0	13,5	5,3	172
Übrige und ohne Angabe	1976	95	4,6	70,6	11,9	(9,7)	(4,2)	(3,6)	61
	1980	89	4,9	64,8	16,8	(12,4)	(4,5)	(1,5)	62

(166), Baden-Württemberg (165) und Schleswig-Holstein (161) mit dem Saarland (161) die kinderreichsten Länder. Die wenigsten Kinder in „Flächenländern" haben die Ehen in Hessen (153) und Nordrhein-Westfalen (153). Die niedrigsten Kinderzahlen überhaupt ergaben sich für Berlin (West) und Hamburg, die oben bereits zitiert worden sind. Generell gibt es in den Ländern mit relativ hohen Kinderzahlen die wenigsten kinderlosen und die meisten „kinderreichen" Ehen, umgekehrt in den Ländern mit niedrigen Kinderzahlen besonders viele kinderlose und weniger „kinderreiche" Ehen. Überall, mit Ausnahme von Berlin (West), dominieren die Ehen mit zwei Kindern mit etwa 40%, dann die Ehen mit einem Kind.

Bleibt es bei den niedrigen Kinderzahlen, kann sich der Stand der deutschen Bevölkerung in dem einen oder anderen Bundesland nur dann stabilisieren, wenn die Wanderungen einen Ausgleich schaffen. Ohne Einwanderung von Ausländern würde das aber für die Bundesländer mit Wanderungsdefizit eine noch größere Bevölkerungsabnahme zur Folge haben, als sie ohnehin zu erwarten ist. Für Berlin (West) wurde berechnet, daß die deutsche Bevölkerung, die hier jetzt 1,9 Mill. beträgt, beim gegenwärtigen generativen Verhalten schon bis zum Jahr 2000 auf 1,4 Mill. absinken müßte, wenn keine Zuwanderung erfolgt.

Mehr als 200 Kinder je 100 seit 11 bis 15 Jahren bestehende Ehen ergaben sich 1979 für die Raumordnungseinheiten Ems, Osnabrück, Regensburg-Weiden. In diesen Raumordnungseinheiten liegen die Kinderzahlen der 1964/68 geschlossenen Ehen deutscher Frauen bis zu einem Drittel über dem Bundesdurchschnitt; in den mehr verstädterten Raumordnungseinheiten Hamburg, Essen, Düsseldorf, Frankfurt-Darmstadt, Ansbach-Nürnberg und München-Rosenheim aber um 10% darunter (Tabelle 9 und Karte 4). Die *Variationsbreite* der durchschnittlichen Kinderzahl der Ehen in den Raumordnungseinheiten ist, wenn man Berlin (West) als Sonderfall außer Betracht läßt, nicht so groß wie in den Stadt- und Landkreisen. Das kommt daher, daß sich in den Durchschnitten für die Raumordnungseinheiten sowohl die Kinderzahlen ländlicher als auch städtischer Gebiete niederschlagen. Ohne Berlin (West) beträgt für 1979 die Abweichung vom (gewogenen) Bundesdurchschnitt 30% nach oben und 10% nach unten.

Tab. 8 *Kinderzahl*) der 1963 bis 1967 geschlossenen Ehen deutscher Frauen im April 1978 nach sozio-ökonomischen Gruppen (Bundesgebiet) (Ergebnis des Mikrozensus)*

Stellung des Mannes im Beruf	Stichprobenumfang	Von 100 Ehen hatten ... Kinder¹)					Kinder je 100 Ehen	Dagegen Kinder je 100 Ehen 1977 (Ehejahrgänge 1962/66)
		0	1	2	3	4 oder mehr		
a) Nach dem Monatsnettoeinkommen des Mannes								
Selbständige Landwirte	523	(5,7)	10,7	35,6	29,3	18,7	252	258
Übrige Selbständige zus.	1919	10,3	22,9	45,0	18,2	3,7	183	185
unter 2000 DM	692	13,0	22,8	40,3	18,8	(5,1)	182	188
über 2000 DM	1227	8,7	22,9	47,6	17,8	(2,9)	184	184
Beamte zus.	2203	8,6	23,7	49,5	15,3	2,9	180	182
unter 2000 DM	976	10,9	27,8	47,5	12,1	(1,7)	166	164
über 2000 DM	1227	6,8	20,5	51,0	17,9	3,7	192	194
Angestellte zus.	6279	12,1	31,9	42,7	10,8	2,5	160	164
unter 2000 DM	3115	14,6	34,2	38,8	9,7	2,6	152	154
über 2000 DM	3164	9,6	29,6	46,6	11,8	2,5	168	172
Arbeiter zus.	7213	12,3	26,6	38,9	15,6	6,6	180	188
unter 2000 DM	6709	12,5	26,7	38,7	15,6	6,5	180	186
über 2000 DM	504	9,9	25,2	41,3	16,3	(7,3)	190	205
Übrige	874	66,1	13,8	12,4	(4,3)	(3,3)	67	62
b) Nach der Erwerbstätigkeit der Frau								
Selbständige Landwirte	523	(5,7)	10,7	35,6	29,3	18,7	252	258
Übrige Selbständige zus.	1919	10,3	22,9	45,0	18,2	3,7	183	185
Frau erwerbstätig	1036	14,2	23,9	44,6	14,4	(2,9)	168	171
Frau nicht erwerbstätig	883	5,7	21,6	45,4	22,7	(4,6)	200	200
Beamte zus.	2203	8,6	23,7	49,5	15,3	2,9	180	182
Frau erwerbstätig	662	21,0	29,5	38,7	9,4	(1,5)	141	138
Frau nicht erwerbstätig	1541	3,3	21,2	54,1	17,9	3,4	197	196
Angestellte zus.	6279	12,1	31,9	42,7	10,8	2,5	160	164
Frau erwerbstätig	1912	26,8	37,3	29,4	5,6	(0,8)	117	118
Frau nicht erwerbstätig	4367	5,7	29,5	48,6	13,0	3,3	180	181
Arbeiter zus.	7213	12,3	26,6	38,9	15,6	6,6	180	188
Frau erwerbstätig	2266	22,0	31,8	32,2	10,4	3,7	143	150
Frau nicht erwerbstätig	4947	7,9	24,3	42,0	18,0	7,9	198	205
Übrige	874	66,1	13,8	12,4	(4,3)	(3,3)	67	62
c) Nach den Wohnverhältnissen								
Selbständige Landwirte	523	(5,7)	10,7	35,6	29,3	18,7	252	258
Übrige Selbständige zus.	1919	10,3	22,9	45,0	18,2	3,7	183	185
im eigenen Haus²)	1202	8,2	20,6	47,8	19,0	4,4	192	197
zur Miete	717	13,8	26,6	40,2	16,9	(2,5)	168	167
Beamte zus.	2203	8,6	23,7	49,5	15,3	2,9	180	182
im eigenen Haus²)	1057	6,4	21,7	50,3	18,2	(3,4)	191	193
zur Miete	1146	10,6	25,6	48,7	12,7	(2,4)	171	172
Angestellte zus.	6279	12,1	31,9	42,7	10,8	2,5	160	164
im eigenen Haus²)	3013	10,1	27,8	46,2	12,6	3,3	172	176
zur Miete	3266	14,0	35,6	39,6	9,1	1,8	150	153
Arbeiter zus.	7213	12,3	26,6	38,9	15,6	6,6	180	188
im eigenen Haus²)	3176	9,5	23,7	41,1	17,9	7,8	193	201
zur Miete	4037	14,5	28,9	37,2	13,8	5,5	170	178
Übrige	874	66,1	13,8	12,4	(4,3)	(3,3)	67	62

*) In der Familie lebende ledige gemeinsame Kinder oder auch nur des Mannes oder der Frau unter 18 Jahren.
¹) In Klammern: Fälle mit weniger als 50 Ehen. — ²) Einschl. „in der Eigentumswohnung".

Karte 4   *Kinderzahl je 100 in den Jahren 1964—1968 geschlossene Ehen deutscher Frauen 1979 in den Gebietseinheiten des Bundesraumordnungsprogramms**)

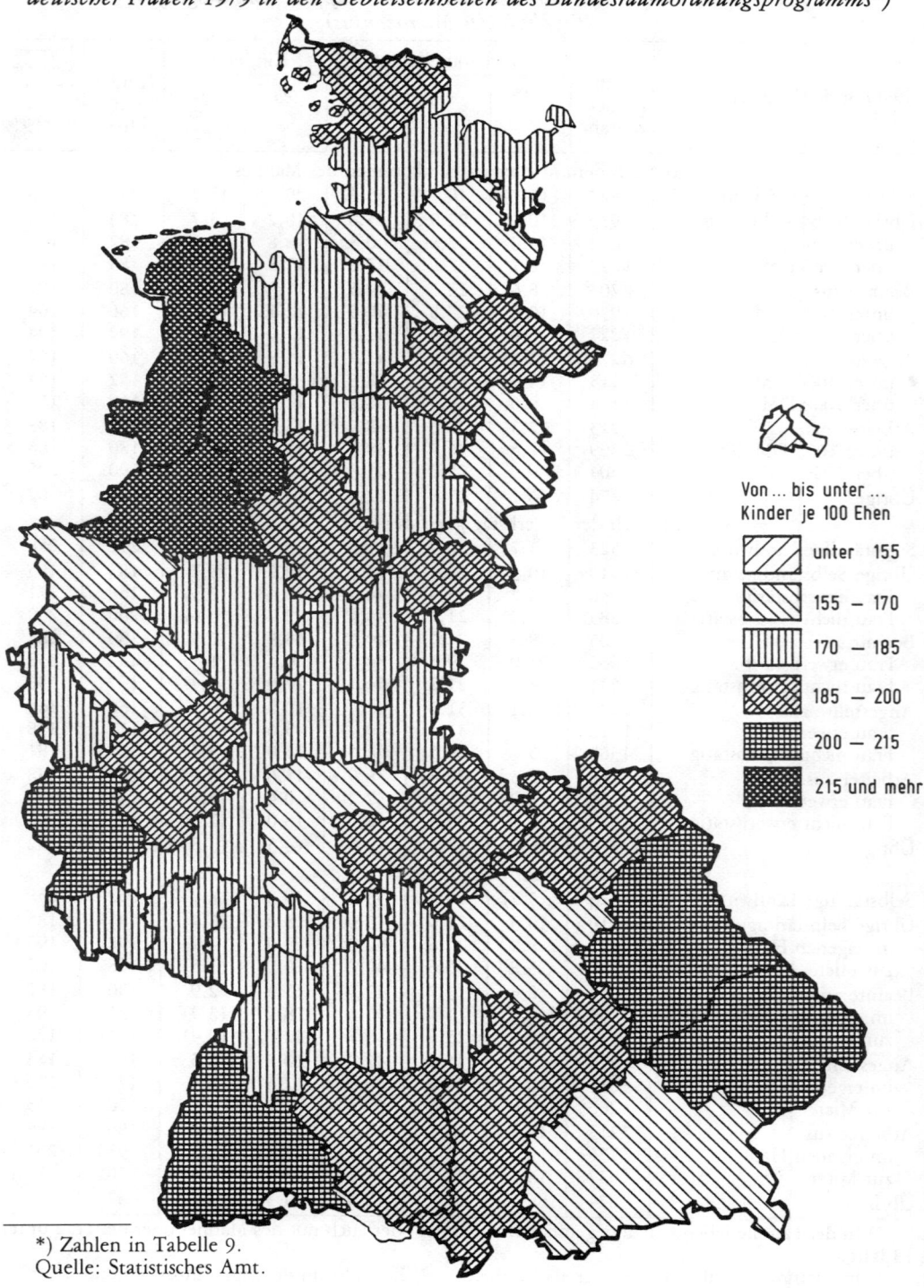

*) Zahlen in Tabelle 9.
Quelle: Statistisches Amt.

Tab. 9 *Kinderzahl der seit 11 bis 15 Jahren bestehenden Ehen deutscher Frauen in den Gebietseinheiten des Bundesraumordnungsprogramms 1976, 1977, 1978 und 1979*

Einheit des Bundesraumordnungsprogramms		Durchschnittliche Kinderzahl je 100 Ehen				Von 100 Ehen im Jahr 1979 haben				
Nr.	Bezeichnung	1976	1977	1978[1])	1979[1])	keine Kinder	1 Kind	2 Kinder	3 Kinder	4 o. mehr Kinder
		1	2	3	4	5	6	7	8	9
1	Schleswig	201	199	182 (16)	176 (15)	14,2	26,0	37,0	16,5	6,3
2	Mittelholstein-Dithmarschen	188	182	176 (20)	171 (19)	14,5	21,1	49,0	10,9	4,5
3	Hamburg	159	158	155 (34)	148 (35)	18,1	29,4	40,4	10,4	1,6
4	Lüneburger Heide	192	189	201 (7)	176 (16)	12,0	23,6	46,1	13,6	4,7
5	Bremen	183	177	175 (21)	173 (17)	12,1	25,1	43,5	16,0	3,3
6	Osnabrück	253	238	227 (2)	204 (2)	10,7	17,3	42,1	20,3	9,6
7	Ems	255	237	228 (1)	213 (1)	9,7	15,9	39,1	25,6	9,7
8	Münster	218	217	201 (5)	194 (4)	8,5	20,6	47,3	17,3	6,4
9	Bielefeld	198	189	184 (13)	179 (14)	13,5	22,2	43,3	16,8	4,3
10	Hannover	173	171	157 (31)	165 (26)	12,7	28,9	43,2	12,0	3,2
11	Braunschweig	169	168	172 (23)	168 (22)	9,6	33,5	41,6	11,0	4,3
12	Göttingen	197	196	181 (17)	180 (9)	7,0	32,8	41,4	13,3	5,5
13	Kassel	195	182	162 (29)	167 (23)	10,0	27,8	50,7	8,9	2,6
14	Dortmund-Siegen	179	171	168 (25)	162 (27)	12,9	30,6	40,9	12,8	2,8
15	Essen	164	159	157 (32)	153 (30)	17,3	30,8	38,8	10,2	3,0
16	Düsseldorf	160	167	156 (33)	147 (37)	19,3	31,0	38,2	8,5	3,0
17	Aachen	188	180	163 (28)	168 (21)	15,8	25,1	42,1	12,4	4,7
18	Köln	171	157	152 (36)	149 (34)	16,5	33,4	38,2	9,3	2,5
19	Trier	216	203	207 (4)	179 (11)	12,6	25,2	37,7	19,2	5,3
20	Koblenz	196	187	187 (12)	166 (29)	13,9	23,2	48,1	12,6	2,3
21	Mittel-Osthessen	187	183	183 (15)	179 (13)	9,5	24,6	49,5	12,3	4,2
22	Bamberg-Hof	188	194	197 (8)	183 (8)	10,7	28,2	33,2	23,9	3,9
23	Aschaffenburg-Schweinfurt	196	190	192 (10)	184 (7)	10,1	24,2	43,5	17,6	4,6
24	Frankfurt-Darmstadt	161	157	153 (35)	150 (32)	14,8	32,9	41,6	9,1	1,6
25	Mainz-Wiesbaden	177	172	170 (24)	165 (25)	13,1	28,6	43,8	10,5	4,0
26	Saarland	176	174	172 (22)	160 (29)	9,9	33,0	46,2	8,9	2,0
27	Westpfalz	187	182	179 (18)	171 (18)	13,2	27,6	38,8	17,8	2,6
28	Rhein-Neckar-Südpfalz	177	171	162 (30)	147 (36)	16,6	34,5	37,4	9,4	2,1
29	Oberrhein-Nordschwarzwald	184	171	177 (19)	169 (20)	15,8	23,0	42,5	14,7	4,0
30	Neckar-Franken	182	174	167 (26)	162 (28)	16,0	25,5	42,1	13,5	2,8
31	Ansbach-Nürnberg	167	164	166 (27)	151 (31)	17,9	29,2	39,4	11,3	2,2
32	Regensburg-Weiden	206	208	209 (3)	202 (3)	10,4	19,1	43,4	18,1	9,1
33	Landshut-Passau	214	205	201 (6)	193 (5)	11,3	21,4	40,9	18,2	8,2
34	München-Rosenheim	156	157	152 (37)	150 (33)	19,6	30,5	35,5	11,0	3,4
35	Kempten-Ingolstadt	203	191	183 (14)	179 (10)	13,5	27,0	36,2	14,9	8,3
36	Alb-Oberschwaben	201	193	196 (9)	192 (6)	10,0	23,5	39,2	20,5	6,8
37	Oberrhein-Südschwarzwald	213	206	187 (11)	179 (12)	15,3	21,0	41,0	17,2	5,5
38	Berlin (West)	128	123	126 (38)	116 (38)	28,9	35,7	27,9	5,8	1,6
	Bundesgebiet	180	175	171	164	14,8	27,7	40,8	12,9	3,8

[1]) In Klammern Rangfolge, beginnend mit der Einheit mit der höchsten Kinderzahl. Bei gleicher Kinderzahl wurde die Rangfolge für 1978 nach den Zahlen aus 1977 und für 1979 nach den Zahlen aus 1978 bestimmt.

Es sei noch auf die Struktur der Ehen nach der Kinderzahl aufmerksam gemacht, die sich für 1979 ebenfalls aus der Tabelle 9 ersehen läßt. Die Zahlen zeigen, daß eine relativ hohe durchschnittliche Kinderzahl sowohl aus einem hohen Anteil sehr kinderreicher Ehen mit vier oder mehr Kindern als auch aus einem hohen Anteil von Ehen mit zwei und drei Kindern entstehen kann.

In einem weiteren Analyseschritt wurde für die 1962/66 geschlossenen und im April 1977 noch bestehenden Ehen und unseren sozio-ökonomischen Gruppen der *Zusammenhang zwischen Kinderzahl* und *Einwohnerdichte* in den Raumordnungseinheiten überprüft. Dafür spielte eine Rolle, daß die Einwohnerdichte den ländlichen oder städtischen Charakter eines Raumes besonders gut kennzeichnet.

Es ergab sich generell eine Abnahme der Kinderzahl mit zunehmender Einwohnerdichte und außerdem folgende Reihenfolge der Ehen nach der Kinderzahl bei jeder Einwohnerdichte:

a) Bei einer Unterscheidung nach der Stellung im Beruf und dem Monatsnettoeinkommen des Mannes:

   Selbständige Landwirte
   Arbeiter mit mehr als 2 000,— DM
   Beamte mit mehr als 2 000,— DM
   Arbeiter mit weniger als 2 000,— DM
   Angestellte mit mehr als 2 000,— DM
   Beamte mit weniger als 2 000 DM
   Angestellte mit weniger als 2 000,— DM.

b) Bei einer Unterscheidung nach der Stellung im Beruf des Mannes und der Erwerbstätigkeit der Frau:

   Selbständige Landwirte
   Arbeiter, Frau nicht erwerbstätig
   Beamte, Frau nicht erwerbstätig
   Angestellte, Frau nicht erwerbstätig
   Arbeiter, Frau erwerbstätig
   Beamte, Frau erwerbstätig
   Angestellte, Frau erwerbstätig.

c) Bei einer Unterscheidung nach der Stellung im Beruf des Mannes und dem Wohnungsstatus:

   Selbständige Landwirte
   Arbeiter im eigenen Haus
   Beamte im eigenen Haus
   Arbeiter zur Miete
   Beamte zur Miete
   Angestellte im eigenen Haus
   Angestellte zur Miete.

Eine sehr wichtige Erkenntnis aus dieser Analyse ist die Feststellung, daß das Wohnen in mehr ländlichen oder in mehr städtischen Gebieten (hier gemessen am Indikator „Einwohnerdichte") zwar die Zahl der Kinder der Ehen beeinflußt, die unter a—c genannten Reihenfolgen davon aber unberührt bleiben. Man kann das auch so ausdrücken: Nach den selbständigen Landwirten haben die gut verdienenden Arbeiter, die Arbeiter, deren Frauen nicht erwerbstätig sind und die Arbeiter, die im eigenen Haus wohnen, die höchsten Kinderzahlen, gleich ob sie in der Stadt oder auf dem Land leben. Oder ein anderes Beispiel: Die wenig verdienenden Angestellten, die Angestellten, deren Frauen erwerbstätig sind und die Angestellten, die zur Miete wohnen, haben in den verstädterten Gebieten und in den ländlichen Gebieten die wenigsten Kinder.

Tab. 10 *Durchschnittliche Kinderzahl der seit 11 bis 15 Jahren bestehenden Ehen deutscher Frauen in den Gebietseinheiten des Bundesraumordnungsprogramms im April 1979[1]*

Einwohner je km²	Einheit des Bundes-raumordnungsprogramms Name — Nummer	Kinder je 100 Ehen				
		tatsächlich	wenn Bundesdurchschnitt = 100			
			ohne Kontrolle durch andere Merkmale	bei Kontrolle d. Stellung im Beruf d. Mannes und d.		
				Einkommens des Mannes	Erwerbsstatus der Frau	Wohnungs-status
		1	2	3	4	5
80	Lüneburger Heide — 4	176	107	103	105	103
97	Trier — 19	179	109	103	98	98
97	Landshut-Passau — 33	193	118	112	113	110
99	Regensburg-Weiden — 32	202	123	113	112	110
104	Schleswig — 1	176	107	98	98	98
109	Ems — 7	213	130	123	113	119
141	Aschaffenburg-Schweinfurt — 23	184	112	109	109	107
144	Kempten-Ingolstadt — 35	179	109	103	103	102
145	Osnabrück — 6	204	124	120	114	119
149	Bamberg-Hof — 22	183	112	109	115	107
1??	Wesel — 13	167	102	98	99	97
164	Mittel-Osthessen — 21	179	109	108	109	104
166	Alb-Oberschwab. — 36	192	117	110	113	109
170	Göttingen — 12	180	110	108	108	106
175	Westpfalz — 27	171	104	103	106	102
177	Koblenz — 20	166	101	102	99	100
185	Mittelholstein-Dithmarschen — 2	171	104	100	100	102
199	Oberrhein-Südschwarzwald — 37	179	109	106	108	106
201	Bremen — 5	173	105	103	100	103
210	Ansbach-Nürnb. — 31	151	92	91	96	90
219	München-Rosenheim — 34	150	91	87	89	89
224	Münster — 8	194	118	113	108	111
227	Braunschweig — 11	168	102	97	98	101
245	Hannover — 10	165	101	99	98	98
277	Bielefeld — 9	179	109	105	103	105
286	Mainz-Wiesbad. — 25	165	101	96	96	96
304	Oberrhein-Nordschwarzwald — 29	169	103	103	107	104
321	Aachen — 17	168	102	97	94	100
330	Neckar-Franken — 30	162	99	97	100	100
355	Hamburg — 3	148	90	86	86	88
379	Rhein-Neckar-Südpfalz — 28	147	90	88	90	89
405	Dortm.-Siegen — 14	162	99	95	92	96
430	Saarland — 26	160	98	94	90	93
465	Frankfurt-Darmstadt — 24	150	91	89	92	91
713	Köln — 18	149	91	87	87	89
1004	Essen — 15	153	93	89	87	93
1244	Düsseldorf — 16	147	90	87	87	90
4216	Berlin (West) — 38	116	71	69	77	74

[1] In der Familie lebende ledige Kinder unter 18 Jahren. — Ordnung der Raumordnungseinheiten nach der Bevölkerungsdichte.

Die Ergebnisse einer anderen Analyse sind aus der Tabelle 10 ersichtlich. Sie zeigt für 1979 in den drei letzten Spalten 3—5 die *Abweichungen der Kinderzahlen* der 11- bis 15jährigen Ehen *vom Durchschnitt*, wenn von der Stellung des Mannes im Beruf sowie — alternativ — vom Einkommen des Mannes, von der Erwerbstätigkeit der Frau und vom Wohnungsstatus abstrahiert wird, die Ergebnisse also mit diesen Variablen kontrolliert werden. Dadurch ergeben sich zwar gewisse Reduktionen gegenüber den Abweichungen der tatsächlichen Zahlen vom Bundesdurchschnitt in Spalte 2, im wesentlichen bleiben aber die regionalen Besonderheiten unerklärt erhalten. Das Material wurde nach der Einwohnerdichte der Gebietseinheiten geordnet. Diese Ordnung zeigt wiederum deutlich den Zusammenhang zwischen den Kinderzahlen und der Einwohnerdichte. Es ergaben sich dafür folgende Korrelationskoeffizienten:

Für Spalte 2: —0,64
Für Spalte 3: —0,64
Für Spalte 4: —0,60
Für Spalte 5: —0,62.

Es sind offenbar andere Gründe als die regionale Verteilung der Ehen nach der Stellung der Männer im Beruf, ihrem Einkommen, die Erwerbsbeteiligung der Frauen oder der Wohnungsstatus, welche die Unterschiede der Kinderzahlen in Stadt und Land hervorrufen. Welches diese Gründe sind, kann aus der vorliegenden Untersuchung nicht beantwortet werden. Man kann lediglich folgendes vermuten: Im ländlichen Milieu mit seinen kinderfreundlicheren Wohn- und Wohnumweltbedingungen, engeren familiären und nachbarschaftlichen Beziehungen, geringeren Wahlmöglichkeiten der Lebensgestaltung und stärkeren traditionellen Bindungen gibt es offenbar andere Vorstellungen über eine angemessene Kinderzahl als in der Stadt mit anderen Lebensbedingungen und häufig auch anderen Vorstellungen vom Wesensgehalt der Ehe, der Rolle der Frau, der Verwendung der Freizeit und von der Karriere der Kinder. Ganz simpel könnte das auch so formuliert werden: „Man hat eben auf dem Dorf mehr Kinder als in der Stadt, gleich welcher Schicht man angehört."

Das gilt jedoch nicht streng. Die strukturellen Unterschiede der Bevölkerung in Stadt und Land spielen auch eine Rolle, wenn auch keine sehr große. Das kann am Beispiel der Einkommensstruktur, der Erwerbsbeteiligung der Frauen und am Wohnungsstatus überprüft werden.

Für eine solche Überprüfung wurde für jede der 38 Raumordnungseinheiten berechnet, welche Kinderzahlen sich für die in den Jahren 1962 bis 1966 geschlossenen und 1977 noch bestehenden Ehen deutscher Frauen ergeben würden, wenn die Ehen in den Raumordnungseinheiten hinsichtlich des Monatsnettoeinkommens des Mannes, hinsichtlich der Erwerbstätigkeit der Frau und hinsichtlich des Wohnungsstatus, jeweils in Kombination mit der Stellung der Männer im Beruf so verteilt wären, wie die 1962/66 geschlossenen Ehen deutscher Frauen im Bundesdurchschnitt. Die Ergebnisse sind in der Tabelle 11 dargestellt. Wir wollen sie an dem Beispiel der untersten Zeile in dieser Tabelle, d. h. an einem Extremfall demonstrieren:

In einer Raumordnungseinheit seien je 100 Ehen tatsächlich 250 Kinder festgestellt worden. Es ergeben sich aber 8 Kinder weniger, wenn man von der Struktur der Nettoeinkommen im Bundesdurchschnitt ausgeht; ferner 16 Kinder weniger, wenn man die Erwerbsbeteiligung der Frauen im Bundesdurchschnitt zugrunde legt und schließlich 14 Kinder weniger, wenn der Anteil der Familien im eigenen Haus dem Bundesdurchschnitt entspräche. Die Minuswerte kommen in unserem Beispiel dadurch zustande, daß in den Raumordnungseinheiten mit hoher Kinderzahl die Arbeiter und Landwirte stärker vertreten sind als im Bundesdurchschnitt, hier die Frauen in geringerem Maße einer Erwerbstätigkeit nachgehen und außerdem das Wohnen im eigenen Haus hier häufiger ist.

Addiert man in unserem Beispiel alle Minuswerte, was allerdings eine sicherlich nur teilweise vorhandene gegenseitige Unabhängigkeit der Variablen unterstellt, beträgt die Summe 38. Zieht man diese Zahl von 250 ab, bleiben noch 212 Kinder je 100 Ehen als hypothetischer

Tab. 11 *Durchschnittliche Kinderzahl der 1962—1966 geschlossenen Ehen deutscher Frauen im April 1977 in den Einheiten des Bundesraumordnungsprogramms*

Tatsächliche Beobachtung x	Kinder je 100 Ehen					
	bei Gliederung nach Stellung des Mannes im Beruf und					
	Monatsnettoeinkommen		Erwerbstätigkeit der Frau		Wohnen im eigenen Haus	
	wie im Bundesdurchschnitt					
	Anzahl	Diff. zu tats.	Anzahl	Diff. zu tats.	Anzahl	Diff. zu tats.
120	123	+ 3	128	+ 8	126	+ 6
130	132	+ 2	137	+ 7	134	+ 4
140	141	+ 1	145	+ 5	143	+ 3
150	150	± 0	153	+ 3	151	+ 1
160	159	− 1	161	+ 1	160	± 0
170	169	− 1	169	− 1	168	− 2
180	178	− 2	177	− 3	177	− 3
190	187	− 3	185	− 5	185	− 5
200	196	− 4	193	− 7	194	− 6
210	206	− 4	201	− 9	202	− 8
220	215	− 5	209	− 11	211	− 9
230	224	− 6	218	− 12	219	− 11
240	233	− 7	226	− 14	228	− 12
250	242	− 8	234	− 16	236	− 14

Wert. Damit läge dieser Wert aber immer noch weit über dem Bundesdurchschnitt von 170 Kindern je 100 Ehen.

Eine weitere Feststellung aus Tabelle 11 ist ebenfalls von Bedeutung. Die unterschiedlichen Einkommensstrukturen in den Raumordnungseinheiten spielen offenbar für die regionalen Unterschiede der Kinderzahlen die geringste Rolle. Etwa doppelt so stark wirkt sich der Einfluß der unterschiedlichen Erwerbsbeteiligung der Frauen und der unterschiedliche Anteil der Hauseigentümer in den Teilräumen des Bundesgebietes auf die Kinderzahl aus.

6. Fazit

Gewiß sind die Strukturunterschiede in den Teilräumen des Bundesgebietes für die Kinderzahl der Ehen nicht ohne Bedeutung. Sie erklären jedoch nur einen relativ kleinen Teil der regionalen Unterschiede der Kinderzahlen. Wo sind aber die wahren Gründe für diese Unterschiede zu finden? Vielleicht hat ANDORKA (1978) recht, der in seinem Buch „Determinants of Fertility in Advanced Societies" (in Übersetzung durch den Verfasser meines Beitrags) folgendes schreibt:

„Ehepaare in hochverstädterten Gebieten haben weniger Kinder als Ehepaare auf dem Land. Jedoch ist es weder der administrative Status einer Siedlung noch einfach die Einwohnerzahl einer Siedlung, welche das Niveau der Geburtenhäufigkeit bestimmt, sondern der städtische oder ländliche Charakter der von der Natur oder von Menschen gemachten Umgebung. In diesem Sinne verstehen wir unter städtischen Gebieten dicht bebaute und dicht bevölkerte Gebiete, meistens mit vielen großen Mietshäusern, mit wenig Platz für Parkanlagen, Gärten und anderen Plätzen, wo Kinder außerhalb der Wohnung spielen können; Gebiete, in denen der Verkehr dicht ist, so daß Kinder nicht sicher über die Straße gehen können. Auf der anderen Seite müssen wir unter Gebieten mit ländlichem Charakter solche verstehen, in denen die Bevölkerung hauptsächlich im Einfamilienhaus mit Garten oder in relativ kleinen Mietshäusern lebt, wo außerhalb der Wohnungen viel Platz für die Kinder ist, wo das Leben ruhiger und für Kinder angenehmer ist. Ehepaare, die in den zuerst genannten Gebieten wohnen, tendieren dazu, weniger Kinder zu haben als die Ehepaare in den Gebieten des anderen

Typs. Dieser Unterschied scheint auch damit zusammenzuhängen, daß die Kosten und noch mehr die Mühen, Kinder aufzuziehen und auszubilden, in den städtischen Gebieten viel größer sind als in den ländlichen.

Das braucht jedoch nicht zu bedeuten, daß Urbanisierung notwendigerweise einen negativen Effekt auf die Geburtenhäufigkeit hat. Es ist die Art der Urbanisation, die in unseren fortgeschrittenen Gesellschaften im vergangenen Jahrhundert zu einer kleineren Kinderzahl je Ehe geführt hat. Man kann sich durchaus vorstellen, daß mit neuen Formen der Verstädterung, neuen Typen urbanisierter Gebiete, die sich in der Zukunft entwickeln könnten, Gebiete, in denen der Lebensraum größer und kindergemäßer ist, der negative Einfluß städtischer Umgebungen auf die Kinderzahl nicht mehr wirksam ist."

Ob diese Überlegungen richtig sind, wäre mit anderen Mitteln zu prüfen, als wir sie hier verwendet haben. Es käme wohl entscheidend darauf an festzustellen, welche Bedeutung das Wohnumfeld und die sich in einem bestimmten Wohnumfeld herausbildenden Lebensgewohnheiten, Lebensstile und sozialen Normen für die Zahl der Kinder haben. In diesem Zusammenhang wäre auch zu prüfen, ob die Besonderheiten eines Raumes auf die viel beschworene Konvergenz des generativen Verhaltens beschleunigend oder retardierend einwirken oder ob ein solcher Trend möglicherweise gar nicht besteht.

7. Literatur

Deutscher Bundestag: Bericht über die Bevölkerungsentwicklung in der Bundesrepublik Deutschland, 1. Teil, Drucksache 8/4437, vom 8. 8. 1980.

SCHWARZ, K.: Die Kinderzahlen in den Ehen nach Bevölkerungsgruppen. In: Wirtschaft und Statistik, 2/1964.

SCHWARZ, K.: Entwicklung der Geburtenhäufigkeit, in HÖHN, CH., MAMMEY, U. und SCHWARZ, K.: Die demographische Lage in der Bundesrepublik Deutschland. In: Zeitschrift für Bevölkerungswissenschaft, 2/80.

SCHWARZ, K.: Einkommen und Kinderzahl. In: Zeitschrift für Bevölkerungswissenschaft, 3/79.

ANDORKA, A.: Determinants of Fertility in Advanced Societies, 1978.

Regionale Unterschiede der Geburtenhäufigkeit in den Gemeinden Baden-Württembergs 1962 bis 1976

von

Gerhard Gröner, Stuttgart

Gliederung

Die Berechnung allgemeiner Fruchtbarkeitsziffern

Computer-Graphiken der Fruchtbarkeit in den Gemeinden 1962, 1970 und 1976

Häufigkeitsverteilungen der Fruchtbarkeitsziffern in den Gemeinden 1962, 1970 und 1976

Häufigkeitsverteilungen der Fruchtbarkeitsziffern im Jahr 1976 nach ausgewählten Gemeindetypen

Regressionsanalysen zur regionalen Geburtenhäufigkeit
    A. Durchrechnung I
    B. Durchrechnung II
    C. Bewertung dieser Regressionsanalysen

Zusammenfassung

Die Entwicklung der Geburtenhäufigkeit in der Bundesrepublik findet in den letzten Jahren in der Öffentlichkeit zunehmendes Interesse. Besondere Beachtung wird dabei dem seit 1965 zu beobachtenden starken Geburtenrückgang gewidmet. Voraussetzung für eine sachgerechte Diskussion seiner Ursachen und seiner Konsequenzen ist jedoch, daß zunächst in differenzierter Betrachtung Art und Ausmaß dieses Geburtenrückgangs dargestellt werden. Neben anderen — etwa schichtenspezifischen — Untergliederungen lassen besonders die regionalen Unterschiede in Rückgang und Stand der Geburtenhäufigkeit Erkenntnisse erwarten.

Als Darstellungseinheit für regionale Untersuchungen dieser Art im Bundesgebiet werden zumeist Kreise oder die Gebietseinheiten des Bundesraumordnungsprogramms gewählt. Nun umfassen die Gebietseinheiten des Bundesraumordnungsprogramms meist einen Regierungsbezirk, und auch die Kreise wurden durch die Gebietsneugliederungen im Durchschnitt erheblich vergrößert. Zudem sind sie oft nach dem Schema „Zentralort plus Umland" konzipiert. Damit aber erhebt sich die Frage, ob Gebietseinheiten oder Kreise als Darstellungseinheiten nicht bereits groß und unhomogen sind. Daher soll nachfolgend am Beispiel des Bundeslandes Baden-Württemberg geprüft werden, ob Darstellungen der Geburtenhäufigkeit auf Gemeindeebene sinnvoll und aussagekräftig sind.

Untersuchungen der Geburtenhäufigkeit auf Gemeindeebene setzen natürlich voraus, daß diese Arbeiten mit vertretbarem Aufwand rationell durchgeführt werden können. Ansatzpunkte hierzu bieten die in den meisten Bundesländern vorhandenen Gemeindedatenbanken. Daher sollen nachfolgend auch die Möglichkeiten und Grenzen der Nutzung von Gemeindedatenbanken für Analysen dieser Art am Beispiel der Verhältnisse in Baden-Württemberg mit dargestellt werden.

Die Berechnung allgemeiner Fruchtbarkeitsziffern

Beim Statistischen Landesamt Baden-Württemberg besteht eine Struktur- und Regionaldatenbank. In dieser sind demographisch relevante Daten, beginnend mit der Volkszählung 1961, in tieferer Gliederung seit der Volkszählung 1970, enthalten. Unterste regionale Einheit ist die Gemeinde.

Das zur Verfügung stehende Material erlaubt die Berechnung von Brutto- und Nettoreproduktionsziffern auf Gemeindeebene nicht[1]). Selbst wenn man sich bezüglich der weiblichen Sterbetafelbevölkerung mit einem landeseinheitlichen Ansatz begnügen würde, fehlt noch immer das entscheidende Merkmal der Untergliederung der Lebendgeborenen nach Alter oder wenigstens Altersgruppe der Mütter.

Daher wurde hier zur Darstellung der Geburtenhäufigkeit auf die allgemeinen Fruchtbarkeitsziffern zurückgegriffen. Zwar wird dabei die Sterblichkeit nicht berücksichtigt; dies ist jedoch kein gravierender Mangel, da die regionalen Unterschiede in der Sterblichkeit relativ klein und nicht eindeutig sind. Andererseits ist bei der allgemeinen Fruchtbarkeitsziffer im Gegensatz zur Nettoreproduktionsziffer eine Verzerrung durch Unterschiede in der Altersglie-

---

[1]) In der Datenbank stehen Zahlen zur Wohnbevölkerung in der Gliederung nach insgesamt und männlich zur Verfügung; die Zahlen der Frauen lassen sich durch Differenzbildung ermitteln. Eine Untergliederung nach Altersgruppen liegt indes nur für die Volkszählung 1961 und dann jährlich seit der Volkszählung 1970 vor.

Die Zahlen der Lebendgeborenen sind ab 1962 gemeindeweise in der Gliederung nach dem Geschlecht eingespeichert. Andere Untergliederungen stehen auf Gemeindeebene nicht zur Verfügung.

Die Datenbank ermöglicht es, Daten nach unterschiedlichen Gebietsständen abzurufen. Es können also, um nur ein Beispiel zu nennen, Gemeindedaten aus dem Jahr 1970 nach dem Gebietsstand der Gemeinden 1977 ausgedruckt werden.

derung der Frauen im gebärfähigen Alter möglich; die im Rahmen des gebärfähigen Alters besonders fruchtbaren Jahrgänge können in der einen Gemeinde relativ stärker, in der anderen schwächer besetzt sein.

Die allgemeinen Fruchtbarkeitsziffern (Lebendgeborene auf 1000 Frauen im gebärfähigen Alter) konnten gemeindeweise direkt aus den gespeicherten Daten ermittelt werden:

Allgemeine Fruchtbarkeitsziffer für die Gemeinde i im Jahr j

$$= \frac{\text{Lebendgeborene im Jahr j}}{\text{Frauen im Alter 15 bis unter 45 Jahre im Jahr j}} \cdot 1000$$

Nach diesem Ansatz wurden allgemeine Fruchtbarkeitsziffern für die Gemeinden Baden-Württembergs 1962, 1970 und 1976 errechnet. In der Durchrechnung waren einige Modifikationen erforderlich, die aber, da sie sich nur in den Randgruppen der Zahl der Frauen auswirken, zu keiner Beeinträchtigung der Ergebnisse führen dürften[2].

Um die Auswirkungen der Verwaltungsreform, die in Baden-Württemberg die Zahl der Gemeinden auf ein Drittel reduziert hat, auszuschalten, wurden alle Berechnungen einheitlich auf den Gebietsstand der Gemeinden am 1. 1. 1977 ausgerichtet. Auch alle allgemeinen Fruchtbarkeitsziffern wurden für Gemeinden im Gebietsstand 1. 1. 1977 ermittelt. Zu diesem Zeitpunkt bestanden in Baden-Württemberg 1111 Gemeinden.

Computer-Graphiken der Fruchtbarkeit in den Gemeinden 1962, 1970 und 1976

Als Arbeitsgrundlage für die folgenden Analysen wurden zunächst die allgemeinen Geburtenziffern für 1962, 1970 und 1976 in den Gemeinden Baden-Württembergs errechnet. Die Untersuchung setzt damit beim hohen Stand der Fruchtbarkeit im Jahr 1962 ein und umfaßt bis 1976 die Hauptperiode des Geburtenrückgangs in der Nachkriegszeit. Seit 1976 sind bisher nur mehr geringe weitere Veränderungen in der Fruchtbarkeit zu beobachten.

Die Fruchtbarkeitsziffern in den Gemeinden sind in den Computerkarten in den Abbildungen 1 bis 3 verdeutlicht. Die Größenklassen der Darstellung wurden für alle drei Schaubilder gleich gewählt. Zwar könnte man sich für 1962 die oberen und für 1976 die unteren Kategorien der Fruchtbarkeit stärker untergliedert wünschen, doch ginge dann der Vorteil der direkten Vergleichbarkeit aller drei Abbildungen verloren. Die Identifikation der Gebiete wird durch die als Abbildung 5 beigegebene Karte der Stadt- und Landkreise Baden-Württembergs erleichtert.

In der Darstellung für 1962 (Abbildung 1) ist als ein erstes Ergebnis deutlich zu erkennen, daß in vielen Kreisen im zentralen Ort eine niedere, in den Randzonen dagegen eine höhere Fruchtbarkeit zu beobachten ist. Derartige Randzonen mehrerer benachbarter Kreise können sich zu relativ großen, zusammenhängenden Flächen mit noch hoher Fruchtbarkeit addieren. Dies ist etwa im Gebiet der Kreise Waldshut, Breisgau-Hochschwarzwald, Schwarzwald-Baar-Kreis, Emmendingen und Ortenaukreis oder im Bereich der Kreise Biberach, Ravensburg, Bodenseekreis und Sigmaringen deutlich zu beobachten. Diese hier auftretenden Flächen mit noch hoher Fruchtbarkeit können nahezu die Größe eines Kreises erreichen. Bei einer Analyse

---

[2] Allgemeine Fruchtbarkeitsziffern für 1962: Zahlen der Lebendgeborenen 1962 bezogen auf die der Frauen am 6. 6. 1961 (für 1961 steht die Zahl der Lebendgeborenen, für 1962 die Altersgliederung der Frauen nicht zur Verfügung).

Allgemeine Fruchtbarkeitsziffern für 1970: Zahlen der Lebendgeborenen 1970 bezogen auf die der Frauen am 28. 5. 1970.

Allgemeine Fruchtbarkeitsziffern für 1976: Zahlen der Lebendgeborenen 1976 bezogen auf die der Frauen am 31. 12. 1976.

von Kreisdurchschnitten der Fruchtbarkeit würden sie jedoch überhaupt nicht in Erscheinung treten. Insofern kann hier die Darstellung auf Gemeindeebene Informationen erbringen, die bei einer Untersuchung auf Kreisebene verlorengingen.

Weiter zeigt die Abbildung 1, daß im Jahr 1962 die hohen Fruchtbarkeitsziffern von 125 und mehr noch in verhältnismäßig vielen Gemeinden in Baden-Württemberg auftreten. Derartige Gemeinden mit noch hoher Fruchtbarkeit finden sich vor allem im Schwarzwald, in Oberschwaben und in den an Bayern angrenzenden Gebieten des Regierungsbezirks Stuttgart wie etwa Ries und Härtsfeld. Die Mehrzahl der Gemeinden weist eine Fruchtbarkeit von 75 bis unter 125 Lebendgeborenen auf 1000 Frauen im gebärfähigen Alter auf. Die niederste 1962 in Erscheinung tretende Fruchtbarkeit ist die Kategorie 50 bis unter 75, der vor allem fast alle Stadtkreise zuzuordnen sind. Insgesamt gesehen liegt offenbar die Fruchtbarkeit im Nordwesten Baden-Württembergs und damit im Regierungsbezirk Karlsruhe deutlich niederer als im Süden und Osten des Landes und damit in den Regierungsbezirken Freiburg, Tübingen und Stuttgart.

Im Jahr 1970 hat sich das Bild, wie Abbildung 2 zeigt, bereits deutlich gewandelt. Eine Fruchtbarkeit von 125 und mehr Kindern auf 1000 Frauen im gebärfähigen Alter ist nur noch in wenigen, eher vereinzelten Gemeinden zu beobachten. Dagegen sind Fruchtbarkeitsziffern von 75 bis unter 100 und von 50 bis unter 75 sehr häufig vertreten. Dabei überwiegt die niedere Ziffer vor allem im Regierungsbezirk Karlsruhe, der sich demnach weiterhin durch unterdurchschnittliche Fruchtbarkeit auszeichnet. Fruchtbarkeitsziffern unter 50 treten noch kaum in Erscheinung.

Im Jahr 1976 (Abbildung 3) sind nun auch schon Fruchtbarkeitsziffern über 75 nur noch in vereinzelten Gemeinden anzutreffen. In einer nahezu uniformen Weise liegen die Fruchtbarkeitsziffern in der weit überwiegenden Zahl aller Gemeinden in den Kategorien bis unter 75 Lebendgeborene auf 1000 Frauen im gebärfähigen Alter. In allen Stadtkreisen sind bereits Fruchtbarkeitsziffern von unter 50 zu beobachten.

Die Abbildungen 1 bis 3 dienten dazu, in vergleichbarer Weise die Entwicklung der Fruchtbarkeit in den Gemeinden von 1962 über 1970 auf 1976 aufzuzeigen. Durch den Zwang zu übereinstimmenden Größenklassen der Darstellung in allen drei Abbildungen erscheint nun das Schaubild 3 für das Jahr 1976 in den Werten der Fruchtbarkeit als sehr einheitlich. Es wird der Eindruck erweckt, als sei eine allgemeine Nivellierung der Fruchtbarkeit eingetreten. Daher wurde in Abbildung 4 die Fruchtbarkeit für 1976 nochmals, diesmal aber in speziell für dieses Schaubild gewählten, feineren Größenabstufungen, dargestellt. Dabei zeigt sich, daß auch 1976 noch eine starke Differenzierung der Fruchtbarkeit besteht. Deutlich heben sich die Gemeinden mit höherer Fruchtbarkeit im Osten und im Süden und die Gemeinden mit niederer Fruchtbarkeit im Nordwesten des Landes heraus. Das Schaubild verdeutlicht, daß sich zwar gegenüber dem Stand von 1962 die Fruchtbarkeit ganz allgemein stark vermindert hat, daß aber keine Nivellierung eingetreten ist. Vielmehr zeigt der Vergleich der Abbildungen 1 und 4, daß im großen und ganzen die Gemeinden, die 1962 eine überdurchschnittliche Fruchtbarkeit aufwiesen, auch 1976 noch eine verhältnismäßig hohe Fruchtbarkeit erbringen, nur eben jetzt auf einem insgesamt tieferen Niveau. Man könnte aus dem Vergleich der beiden genannten Schaubilder allenfalls sagen, daß 1976 die Zonen überdurchschnittlicher Fruchtbarkeit im Schwarzwald etwas kleiner geworden sind und dafür die Bereiche hoher Fruchtbarkeit im Osten Baden-Württembergs stärker ins Auge fallen.

Der untersuchte Zeitraum von 1962 bis 1976 umfaßt nahezu 15 Jahre. In dieser Zeit ist die Fruchtbarkeit im Durchschnitt auf etwa die Hälfte des ursprünglichen Standes zurückgegangen. Es ist sehr bemerkenswert, daß über diesen relativ langen Zeitraum hinweg und trotz der starken Veränderungen im Niveau die geographische Struktur der Fruchtbarkeit erstaunlich beständig geblieben ist.

Abb. 1　　　*Allgemeine Fruchtbarkeitsziffern 1962 in den Gemeinden Baden-Württembergs (Gebietsstand 1. 1. 1977)*

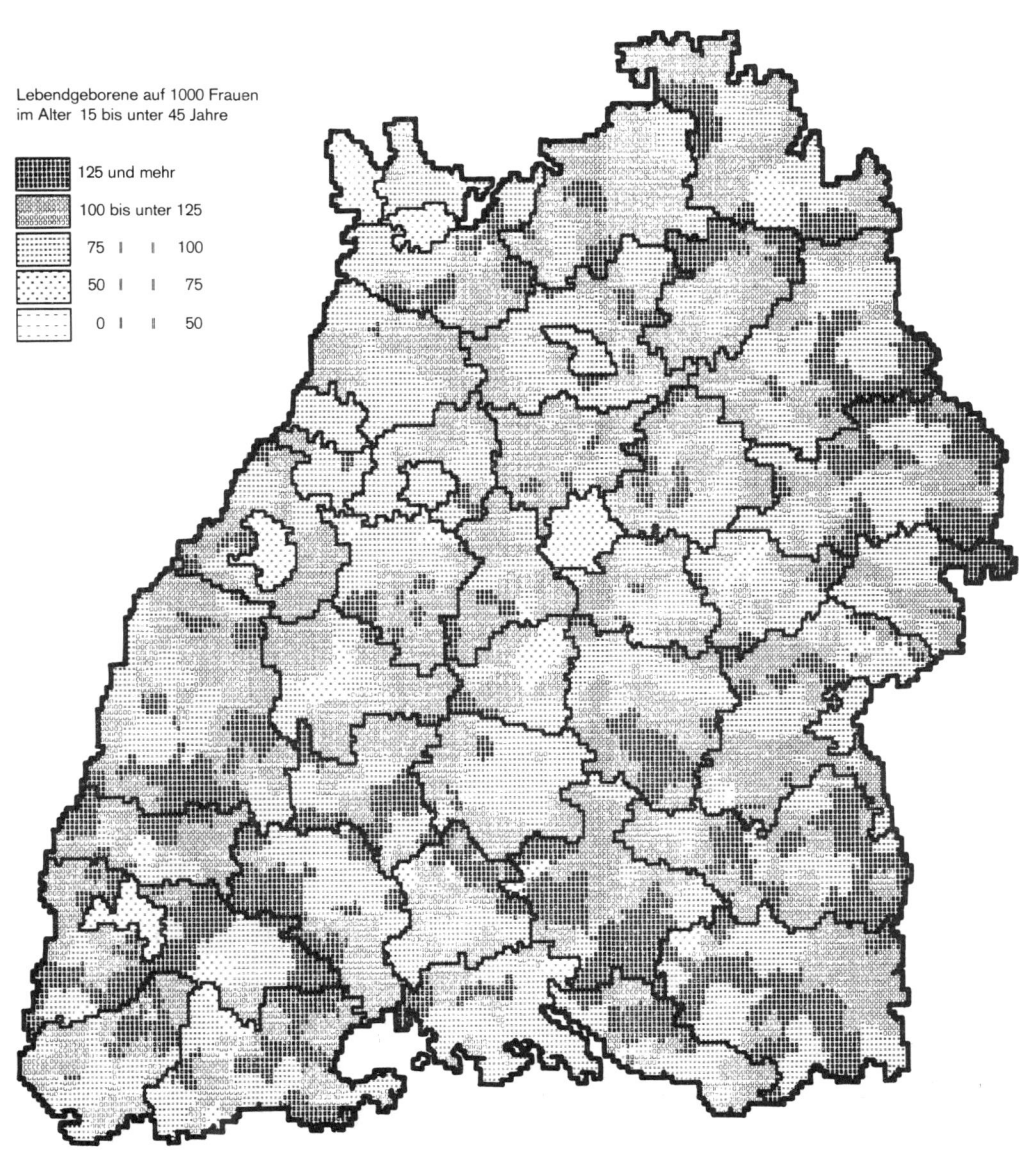

Quelle: Statistisches Landesamt Baden-Württemberg, Stuttgart.

Abb. 2   *Allgemeine Fruchtbarkeitsziffern 1970 in den Gemeinden Baden-Württembergs (Gebietsstand 1. 1. 1977)*

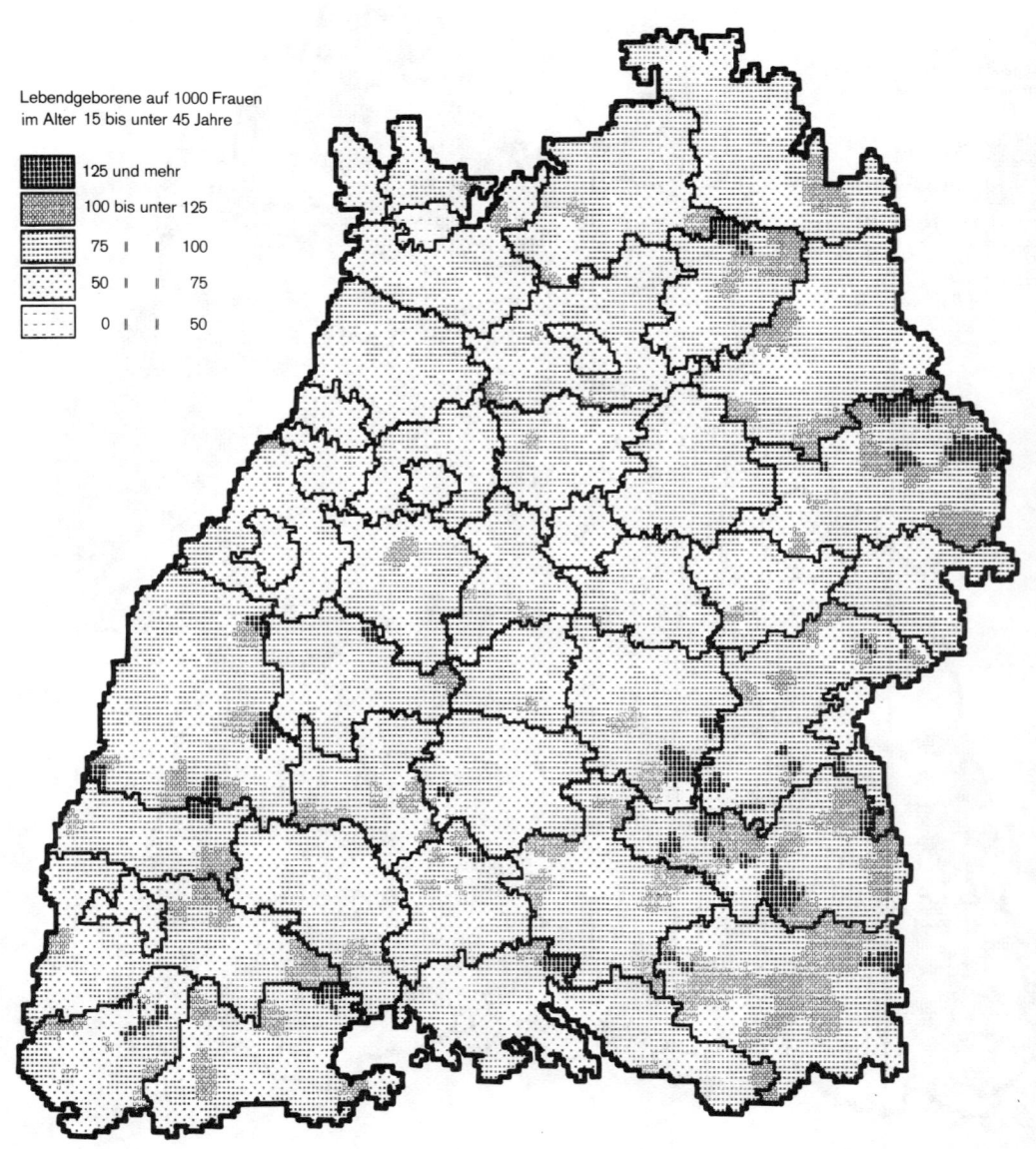

Quelle: Statistisches Landesamt Baden-Württemberg, Stuttgart.

Abb. 3   *Allgemeine Fruchtbarkeitsziffern 1976 in den Gemeinden Baden-Württembergs (Gebietsstand 1. 1. 1977)*

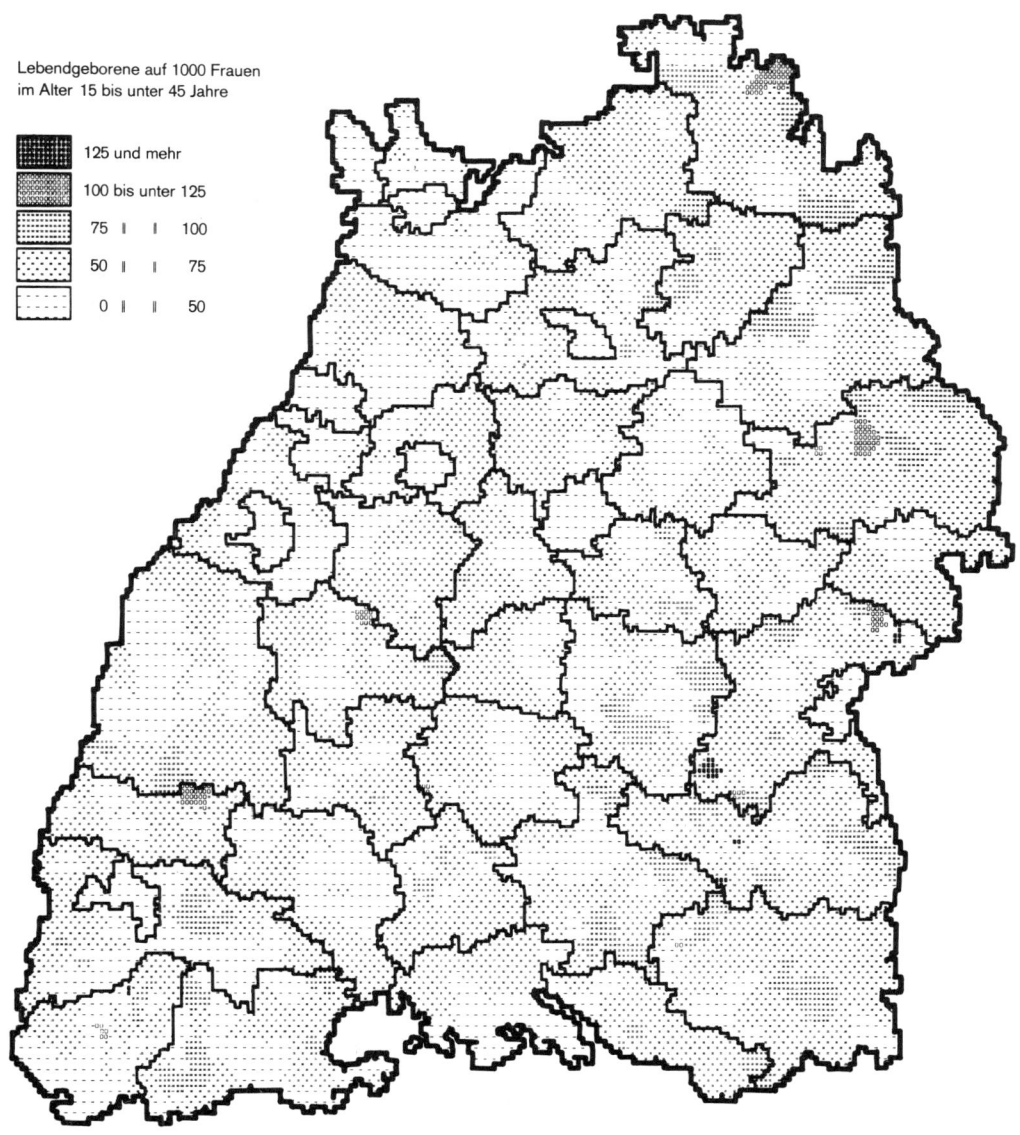

Quelle: Statistisches Landesamt Baden-Württemberg, Stuttgart.

Abb. 4 *Allgemeine Fruchtbarkeitsziffern 1976 in den Gemeinden Baden-Württembergs (Gebietsstand 1. 1. 1977)*

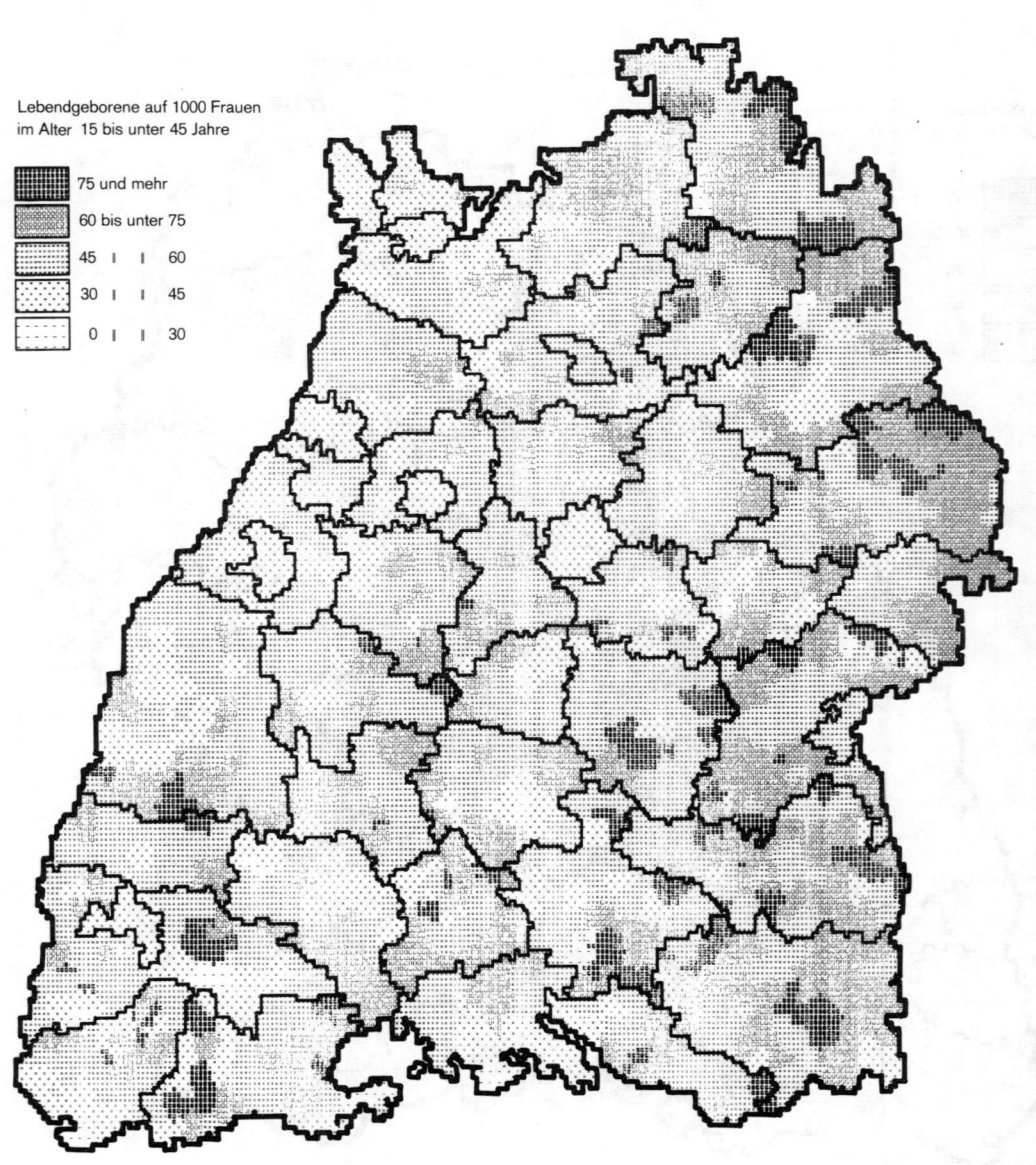

Quelle: Statistisches Landesamt Baden-Württemberg, Stuttgart.

Abb. 5   *Die Stadt- und Landkreise in Baden-Württemberg 1977*

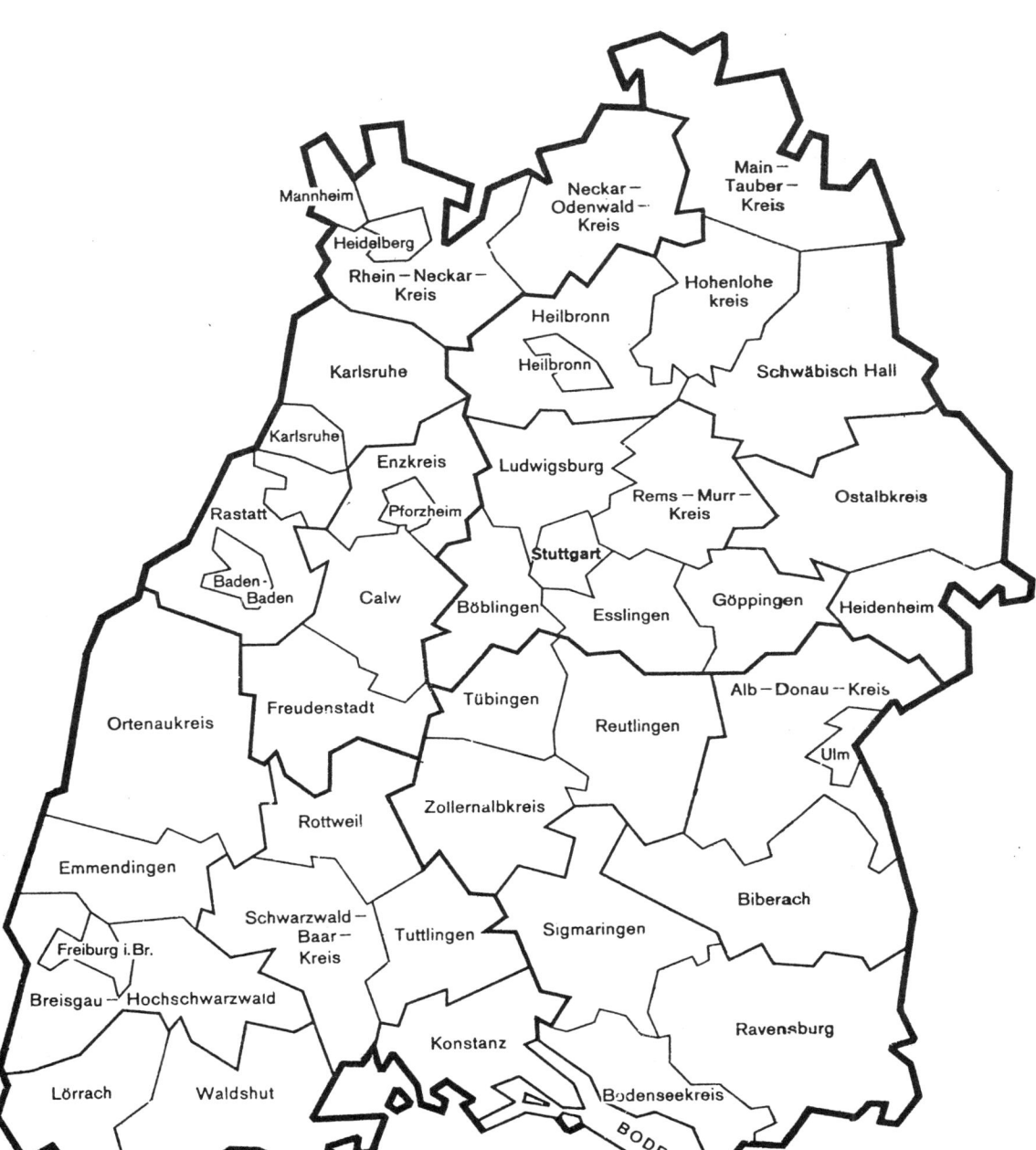

Häufigkeitsverteilungen der Fruchtbarkeitsziffern in den Gemeinden 1962, 1970 und 1976

Als Vorarbeit für die bisher erörterten Gemeinde-Schaubilder waren für jede Gemeinde Baden-Württembergs die Fruchtbarkeitsziffern für 1962, 1970 und 1976 errechnet worden. Weist man jeder Gemeinde die für diese Gemeinde in einem bestimmten Jahr errechnete Fruchtbarkeitsziffer zu und ordnet nun die Gemeinden nach der Höhe ihrer Fruchtbarkeitsziffer, so können aus diesem Material Häufigkeitsverteilungen gebildet werden. Sie zeigen an, wie viele Gemeinden jeweils in den Jahren 1962, 1970 und 1976 den einzelnen Größenklassen der Fruchtbarkeit zuzurechnen sind.

Tab. 1 *Allgemeine Fruchtbarkeitsziffern 1962, 1970 und 1976*
(Lebendgeborene auf 1000 Frauen im Alter von 15 bis unter 45 Jahren)

Fruchtbarkeitsziffer	Zahl der Gemeinden			Prozent der Gemeinden		
	1962	1970	1976	1962	1970	1976
unter 15	1	1	5	0	0	0
15 bis unter 30	—	3	19	—	0	2
30 bis unter 45	1	6	210	0	1	19
45 bis unter 60	7	71	491	1	6	44
60 bis unter 75	38	317	264	3	29	24
75 bis unter 90	121	400	75	11	36	7
90 bis unter 105	311	190	25	28	17	2
105 bis unter 120	296	60	11	27	6	1
120 bis unter 135	162	32	6	14	3	1
135 bis unter 150	96	14	3	9	1	0
150 bis unter 165	36	10	1	3	1	0
165 bis unter 180	22	3	—	2	0	—
180 bis unter 195	12	3	—	1	0	—
195 und mehr	8	1	1	1	0	0
Zusammen	1111	1111	1111	100	100	100

In ungruppierter Berechnung — jede Gemeinde unabhängig von Ihrer Einwohnerzahl als ein Fall gerechnet — ergeben sich folgende Kenndaten der Verteilungen:

Bezeichnungen	1962	1970	1976
Arithmetisches Mittel	112,2	83,5	56,0
Standardabweichung	26,8	21,4	16,9
Variationskoeffizient	23,9	25,7	30,2

Gebietsstand der Gemeinden übereinstimmend 1. 1. 1977. Abruf aus der Struktur- und Regionaldatenbank des Statistischen Landesamtes Baden-Württemberg.

In Tabelle 1 und Abbildung 6 sind die so ermittelten Häufigkeitsverteilungen für 1962, 1970 und 1976 dargestellt. Es zeigt sich, daß im Jahr 1962 die größte Zahl von Gemeinden in der Größenklasse der Fruchtbarkeit von 90 bis unter 105 zu finden ist; in dieser Größenklasse liegt damit 1962 der häufigste Wert (Modus) der Verteilung. Im Jahr 1970 ist dagegen bereits die Größenklasse 75 bis unter 90 und im Jahr 1976 schließlich sogar die Größenklasse der Fruchtbarkeit von 45 bis unter 60 am stärksten besetzt. Die im Beobachtungszeitraum eingetretene generelle Verminderung der Fruchtbarkeit ist somit aus der Verschiebung dieser Verteilungen hin zu den Werten niedrigerer Fruchtbarkeit deutlich zu erkennen.

Es ist ferner klar zu ersehen, daß sich die Verteilungen konzentriert, sozusagen in sich zusammengeschoben haben; entfielen 1962 auf die drei am stärksten besetzten Größenklassen zusammen 69 %, so 1970 bereits 82 % und 1976 schließlich 87 % der Gemeinden.

Abb. 6   *Allgemeine Fruchtbarkeitsziffern 1962, 1970 und 1976 in den Gemeinden Baden-Württembergs*
(Gebietsstand der Gemeinden übereinstimmend 1. 1. 1977)

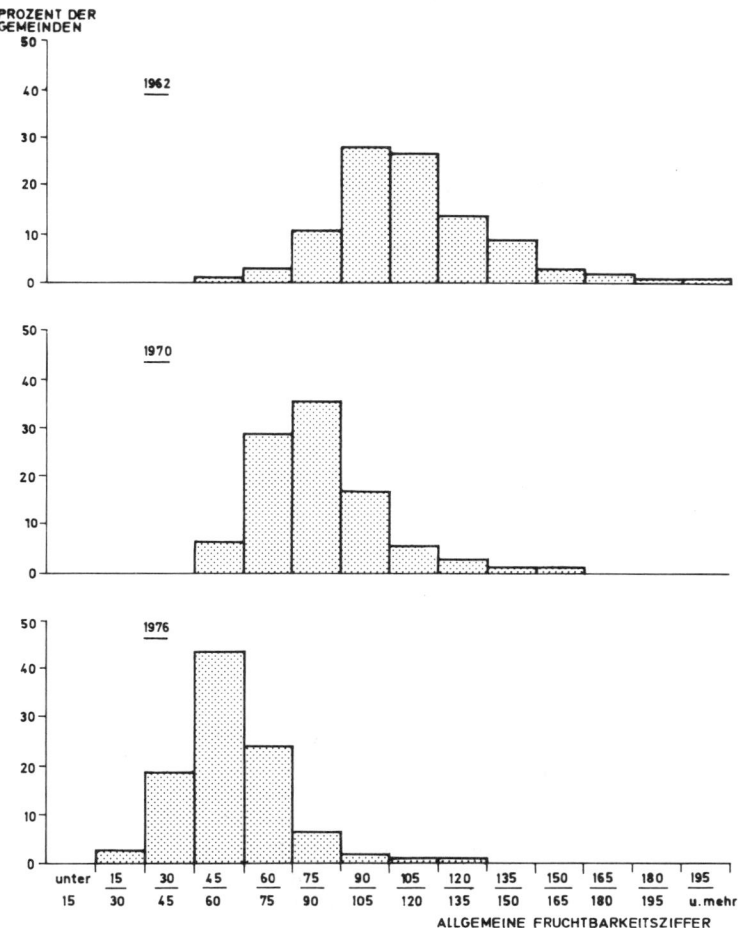

Diese Ergebnisse werden bestätigt durch die in ungruppierter Berechnung ermittelten arithmetischen Mittelwerte und Standardabweichungen. Diese Kenndaten sind in Tabelle 1 unten dargestellt. So ist das ungewogene arithmetische Mittel der Fruchtbarkeitsziffern von 112,2 im Jahr 1962 auf 56,0 im Jahr 1976 zurückgegangen. Gleichzeitig fiel die Standardabweichung von 26,8 auf 16,9.

Nun ist zwar die Standardabweichung — und damit die Streuung der Verteilungskurve — absolut gesehen kleiner geworden. Wegen des noch stärkeren Rückgangs des arithmetischen Mittels ist jedoch der Variationskoeffizient — Standardabweichung bezogen auf arithmetisches Mittel — von 24 % im Jahr 1962 über 26 % im Jahr 1970 auf 30 % im Jahr 1976 sogar angestiegen. Die Streuung ist demnach zwar absolut gesehen kleiner, jedoch relativ gesehen größer geworden. Dies bestätigt die bereits aus dem Vergleich der Abbildungen 1 bis 4 gewonnene Erkenntnis, daß im Beobachtungszeitraum keine allgemeine Nivellierung der Fruchtbarkeit eingetreten ist.

Häufigkeitsverteilungen der Fruchtbarkeitsziffern im Jahr 1976 nach ausgewählten Gemeindetypen

Im bisherigen Gang der Untersuchung wurde für alle Gemeinden Baden-Württembergs an Hand von Gemeindekarten und Verteilungskurven die Entwicklung der Fruchtbarkeitsziffern von 1962 über 1970 bis 1976 dargestellt. Es liegt nun nahe, in einem anschließenden Arbeitsgang sich auf das aktuellste hier vorliegende Jahr, nämlich 1976, zu beschränken und die Fruchtbarkeitsziffern für dieses Jahr nicht für alle Gemeinden, sondern jeweils nach ausgewählten Gemeindetypen zusammengefaßt auszuzählen. Im Vordergrund der Betrachtung steht damit nicht mehr die regionale Struktur oder die zeitliche Entwicklung der Fruchtbarkeit, sondern die Differenzierung der Fruchtbarkeit nach ausgewählten Gemeindetypen.

Diese Gemeindetypen werden sehr einfach an Hand jeweils nur eines unterscheidenden Strukturmerkmals gebildet. Als Strukturmerkmale werden herausgegriffen:

1. Als ein Merkmal der Erwerbsstruktur: Gemeinden mit Anteil der Erwerbspersonen in der Land- und Forstwirtschaft im Jahr 1970

unter 40 %	1 015 Gemeinden
40 % und mehr	96 Gemeinden

2. Als ein Merkmal der Konfessionsstruktur: Gemeinden mit Anteil der Katholiken an der Wohnbevölkerung im Jahr 1970

unter 60 %	570 Gemeinden
60 % und mehr	541 Gemeinden

3. Als ein Merkmal der Gemeindegrößenklasse: Gemeinden mit im Jahr 1970

weniger als 5 000 Einwohnern	718 Gemeinden
5 000 und mehr Einwohnern	393 Gemeinden

Um hinreichend große Teilmassen von Gemeinden zu behalten, werden die Strukturmerkmale nicht kombiniert, sondern jeweils einzeln angewendet. Es wird demnach, vereinfacht ausgedrückt, die Gesamtzahl von 1 111 Gemeinden einmal nach über oder unter 40 % Land- und Forstwirtschaft, dann erneut die Gesamtzahl nach über oder unter 60 % Katholiken und schließlich wiederum die Gesamtzahl nach über oder unter 5 000 Einwohnern in der Gemeinde untergliedert. Die benötigten Strukturdaten stehen auf Gemeindeebene im allgemeinen nur aus Totalzählungen zur Verfügung. Hier werden Daten aus der Volkszählung 1970 benutzt.

Die Häufigkeitsverteilungen der Fruchtbarkeitsziffern für die so gebildeten Teilmassen von Gemeinden sind in Tabelle 2 zusammengestellt. Die Unterschiede in den Verteilungen sind aus der Tabelle vielleicht nicht ohne weiteres in vollem Umfang zu ersehen. Daher werden nachfolgend zur Verdeutlichung zwei Kennzahlen für die einzelnen Gemeindetypen herausgestellt und verglichen:

Der Anteil der Gemeinden, die eine Fruchtbarkeitsziffer von 60 und mehr aufweisen, an der jeweiligen Gesamtzahl der Gemeinden beläuft sich im Jahr 1976:

bei den „landwirtschaftlichen" Gemeinden auf	62 %
bei den „nichtlandwirtschaftlichen" Gemeinden auf	32 %
bei den „katholischen" Gemeinden auf	44 %
bei den „nichtkatholischen" Gemeinden auf	26 %
bei den „kleinen" Gemeinden auf	44 %
bei den „großen" Gemeinden auf	18 %

Tab. 2 *Allgemeine Fruchtbarkeitsziffern 1976 in ausgewählten Gemeindetypen Baden-Württembergs*

Fruchtbarkeitsziffer	Gemeinden mit Anteil der Erwerbspersonen in der Land- und Forstwirtschaft		Gemeinden mit Anteil der Katholiken an der Wohnbevölkerung		Gemeinden mit einer Einwohnerzahl von ... Personen	
	unter 40%	40% u. mehr	unter 60%	60% u. mehr	unter 5000	5000 u. mehr
	in Prozent der jeweiligen Gesamtzahl der Gemeinden					
unter 15	0	1	1	0	1	—
15 bis unter 30	2	3	1	2	2	0
30 bis unter 45	19	15	23	15	18	21
45 bis unter 60	47	19	49	39	35	61
60 bis unter 75	23	27	20	28	28	17
75 bis unter 90	6	16	4	10	10	1
90 bis unter 105	2	7	2	2	3	0
105 bis unter 120	1	3	0	2	2	—
120 bis unter 135	0	5	0	1	1	—
135 bis unter 150	0	2	—	1	0	—
150 und mehr	—	2	—	0	0	—
Zusammen	100	100	100	100	100	100
(Zahl der Gemeinden)	(1015)	(96)	(570)	(541)	(718)	(393)
Ungewogenes Mittel der Fruchtbarkeit	55	70	53	59	58	52

Gebietsstand der Gemeinden 1. 1. 1977.
Anteil der Erwerbspersonen in der Land- und Forstwirtschaft beziehungsweise der Katholiken an der Wohnbevölkerung sowie Einwohnerzahl der Gemeinde jeweils Stand Volkszählung 1970.
Abruf aus der Struktur- und Regionaldatenbank des Statistischen Landesamtes Baden-Württemberg.

Der ungewogene Mittelwert der Fruchtbarkeit ergibt sich für die einzelnen Gemeindetypen wie folgt:

„landwirtschaftliche" Gemeinden   70
„nichtlandwirtschaftliche" Gemeinden   55
„katholische" Gemeinden   59
„nichtkatholische" Gemeinden   53
„kleine" Gemeinden   58
„große" Gemeinden   52

Der ungewogene Landesdurchschnitt beläuft sich auf 56 Lebendgeborene auf 1 000 Frauen im gebärfähigen Alter.

Insgesamt gesehen zeigen beide Aufgliederungen, daß die Verteilungen der landwirtschaftlich und der katholisch geprägten sowie der kleineren Gemeinden jeweils in den Bereich der höheren Fruchtbarkeitsziffern hinein verschoben sind. Diese Resultate entsprechen den schon bisher bekannten Erkenntnissen.

Schärfere Differenzierungen und weiterführende Erkenntnisse sind aus den sehr einfach gebildeten Gemeindetypen kaum zu erwarten. Es ist jedoch fraglich, ob eine verfeinerte Gemeindetypisierung hier weiterführen würde. Auch die Gemeinden sind, verstärkt seit der Gemeindereform, bereits relativ große und unhomogene administrative Einheiten. Begriffe wie landwirtschaftlich oder katholisch geprägt kennzeichnen meist nicht mehr eine ganze Gemeinde. Die für eine Gemeinde ermittelte Fruchtbarkeit muß oft als Mittelwert aus voneinander erheblich abweichenden Fruchtbarkeitswerten in den einzelnen Gemeindeteilen gesehen werden. Hierdurch sind den Bemühungen, durch Gemeindetypisierung charakteristische Unterschiede im Niveau der Fruchtbarkeit herauszuarbeiten, Grenzen gesetzt.

Regressionsanalysen zur regionalen Geburtenhäufigkeit

Ergänzend zur bisherigen Darstellung der regionalen Unterschiede und der Entwicklung der Fruchtbarkeit in den Gemeinden Baden-Württembergs wurden Regressionsanalysen durchgerechnet. Für die Berechnungen stand ein Datenbank-Auswertungsprogramm zur Verfügung.

A. Durchrechnung I

Der ersten Durchrechnung liegt ein Ansatz auf *Gemeindeebene* zugrunde. Dabei werden, wie in Tabelle 3 dargestellt, die Fruchtbarkeitsziffern 1976 als eine lineare Funktion der Fruchtbarkeitsziffern 1962, des Anteils der Erwerbspersonen in der Land- und Forstwirtschaft in der Gemeinde 1970, des Anteils katholischer Personen 1970, des Anteils der Ausländer 1970 und der Siedlungsdichte[3]) 1970 gesehen. Hinter diesem Ansatz steht die Überlegung, daß — wie die vorangegangenen Untersuchungen zeigten — die regionale Struktur Fruchtbarkeit im Beobachtungszeitraum weitgehend unverändert geblieben ist. Gemeinden mit einer im Jahr 1962 verhältnismäßig hohen Fruchtbarkeit weisen oft auch im Jahr 1976 eine verhältnismäßig hohe Fruchtbarkeit auf. Daher ist für die Höhe der Fruchtbarkeitsziffer 1976 in einer Gemeinde die Fruchtbarkeitsziffer im Jahr 1962 sicher ein wesentlicher Bestimmungsfaktor. Ferner werden einige Faktoren der demographischen und der Erwerbsstruktur der Gemeinden mit einbezogen, die sich in anderen Untersuchungen[4]) bereits als bedeutsam für die Höhe der Fruchtbarkeit erwiesen haben.

Tab. 3 *Durchrechnung I*

Regressionsanalyse auf *Gemeindeebene*

Es wurden folgende Variablen einbezogen:

x_1 Fruchtbarkeitsziffer 1962;

x_2 Anteil der Erwerbspersonen in der Land- und Forstwirtschaft an der Gesamtzahl der Erwerbspersonen 1970 (Volkszählung);

x_3 Anteil der römisch-katholischen Bevölkerung an der Wohnbevölkerung 1970 (Volkszählung);

x_4 Anteil der Ausländer an der Wohnbevölkerung 1970 (Volkszählung);

x_5 Siedlungsdichte (Bevölkerung bezogen auf Siedlungsfläche ohne Parks, Friedhöfe und Sportplätze) 1970;

y Fruchtbarkeitsziffer 1976.

Es wird ein linearer Zusammenhang der Art

$y_1 = a_0 + a_1x_1 + a_2x_2 + a_3x_3 + a_4x_4 + a_5x_5$ unterstellt.

Die Durchrechnungen erfolgten auf der elektronischen Datenverarbeitungsanlage des Statistischen Landesamtes Baden-Württemberg nach einem Datenbank-Auswertungsprogramm. Dieses benutzt das seinerzeit von K. A. SCHÄFFER im Statistischen Bundesamt erstellte „Stepwise Regression Analysis"-Programm.

---

[3]) Bevölkerung bezogen auf Siedlungsfläche im engeren Sinne. Die Siedlungsfläche wird im Rahmen der Bodennutzungserhebungen ermittelt. Die Siedlungsfläche im engeren Sinne ergibt sich als Summe der Gebäude- und Hofflächen sowie der Wege, Straßen und Eisenbahnen. Friedhöfe, Park- und Grünanlagen sowie Sportflächen blieben hier außer Betracht.

[4]) Vgl. u. a. GRÖNER, G.: Der Geburtenrückgang in Baden-Württemberg. Jahrbücher für Statistik und Landeskunde von Baden-Württemberg, 21. Jg., Heft 1, Stuttgart 1976.

Daten zur Verteilung der in die Regressionsanalyse einbezogenen Variablen

Variable	Mittelwert	Standardabweichung	Variationskoeffizient
x_1	112,2	26,8	23,9
x_2	17,2	13,9	80,8
x_3	53,9	30,8	57,1
x_4	5,0	3,7	72,7
x_5	2742,2	1578,4	57,6
y	56,0	16,9	30,2

Tab. 4 (Noch Durchrechnung I)

Matrix der einfachen Korrelationskoeffizienten

Variable	x_1	x_2	x_3	x_4	x_5	y
x_1	1,000	0,376	0,277	—0,269	—0,237	0,365
x_2		1,000	0,186	—0,579	—0,574	0,342
x_3			1,000	—0,288	—0,143	0,173
x_4				1,000	0,433	—0,139
x_5					1,000	—0,220
y						1,000

Schrittweise Regressionsanalyse und zugehörige multiple Korrelationskoeffizienten

$y = 30{,}242 + 0{,}230\, x_1$
$R = 0{,}363$

$y = 31{,}591 + 0{,}173\, x_1 + 0{,}290\, x_2$
$R = 0{,}424$

$y = 27{,}277 + 0{,}178\, x_1 + 0{,}365\, x_2 \qquad\qquad + 0{,}510\, x_4$
$R = 0{,}433$

$y = 25{,}601 + 0{,}166\, x_1 + 0{,}370\, x_2 + 0{,}045\, x_3 + 0{,}605\, x_4$
$R = 0{,}438$

$y = 27{,}199 + 0{,}166\, x_1 + 0{,}344\, x_2 + 0{,}045\, x_3 + 0{,}635\, x_4 - 0{,}001\, x_5$
$R = 0{,}439$

Die Durchrechnung erbringt, wie Tabelle 4 zeigt, für die 1 111 Gemeinden Baden-Württembergs einen schrittweise von 0,36 auf 0,44 ansteigenden multiplen Korrelationskoeffizienten. Dieser Koeffizient kann nicht voll befriedigen. Er zeigt zwar einen Zusammenhang an, doch kann dieser nicht als hinreichend gesichert bezeichnet werden.

Zur Erklärung der Fruchtbarkeitsziffer 1976 hat das Programm als wichtigste Variable die Fruchtbarkeitsziffer 1962 einbezogen. Dies bestätigt erneut, daß zwischen der Fruchtbarkeitsziffer 1962 und der von 1976 ein Zusammenhang besteht. Mit steigender Fruchtbarkeitsziffer 1962 steigt auch die Fruchtbarkeitsziffer 1976 an. Allein diese eine Variable erbringt bereits einen Korrelationskoeffizienten von 0,36.

Es folgen als weitere einbezogene Variablen der Anteil der Land- und Forstwirtschaft, danach der Anteil der Ausländer, der Anteil der Katholiken sowie schließlich die Siedlungsdichte. Alle diese weiteren Variablen erhöhen jedoch den multiplen Korrelationskoeffizienten nur noch von 0,36 auf knapp 0,44. Die Fruchtbarkeitsziffer 1976 steigt mit wachsendem Anteil der Land- und Forstwirtschaft, mit wachsendem Anteil der Ausländer, mit wachsendem Anteil der Katholiken und sinkt mit wachsender Siedlungsdichte.

Auch die Matrix der einfachen Korrelationskoeffizienten weist nur relativ niedere Einzelkorrelationskoeffizienten auf. Der höchste Wert mit —0,58 ergibt sich für die negative Korrelation zwischen dem Anteil der Erwerbspersonen in der Land- und Forstwirtschaft und dem Anteil der Ausländer.

B. Durchrechnung II

Nach dem etwas enttäuschenden Ergebnis der Durchrechnung I wird der genau gleiche Ansatz, nun aber nicht auf Gemeindeebene, sondern auf *Kreisebene*, durchgerechnet. Ansatz und Ergebnisse der Berechnung sind in den Tabellen 5 und 6 dargestellt. Es ergeben sich für die 44 Stadt- und Landkreise Baden-Württembergs schrittweise von 0,81 auf 0,86 ansteigende multiple Korrelationskoeffizienten. Sie bringen, mathematisch-statistisch gesehen, einen gesicherten Zusammenhang zum Ausdruck.

Tab. 5 *Durchrechnung II*

Regressionsanalyse wie Durchrechnung I, nun aber auf *Kreisebene*.

Es wurden folgende Variablen einbezogen:

x_1 Fruchtbarkeitsziffer 1962;

x_2 Anteil der Erwerbspersonen in der Land- und Forstwirtschaft an der Gesamtzahl der Erwerbspersonen 1970 (Volkszählung);

x_3 Anteil der römisch-katholischen Bevölkerung an der Wohnbevölkerung 1970 (Volkszählung);

x_4 Anteil der Ausländer an der Wohnbevölkerung 1970 (Volkszählung);

x_5 Siedlungsdichte (Bevölkerung bezogen auf Siedlungsfläche ohne Parks, Friedhöfe und Sportplätze) 1970;

y Fruchtbarkeitsziffer 1976.

Es wird ein linearer Zusammenhang der Art

$$y_2 = b_0 + b_1 x_1 + b_2 x_2 + b_3 x_3 + b_4 x_4 + b_5 x_5$$ unterstellt.

Daten zur Verteilung der in die Regressionsanalyse einbezogenen Variablen

Variable	Mittelwert	Standardabweichung	Variationskoeffizient
x_1	95,5	13,0	13,7
x_2	9,4	6,9	72,7
x_3	49,6	18,4	37,1
x_4	6,5	2,4	36,9
x_5	3394,4	1775,7	52,3
y	50,0	6,8	13,6

Tab. 6 (Noch Durchrechnung II)

Matrix der einfachen Korrelationskoeffizienten

Variable	x_1	x_2	x_3	x_4	x_5	y
x_1	1,000	0,734	0,319	—0,368	—0,793	0,815
x_2		1,000	0,375	—0,670	—0,742	0,733
x_3			1,000	—0,535	—0,380	0,191
x_4				1,000	0,631	—0,279
x_5					1,000	—0,712
y						1,000

Schrittweise Regressionsanalyse und zugehörige multiple Korrelationskoeffizienten

$y = 9,305 + 0,426\ x_1$
$R = 0,805$

$y = 17,298 + 0,314\ x_1 + 0,291\ x_2$
$R = 0,826$

$y = 13,809 + 0,276\ x_1 + 0,520\ x_2 \qquad\qquad + 0,751\ x_4$
$R = 0,845$

$$y = 25{,}422 + 0{,}174\, x_1 + 0{,}517\, x_2 \quad\quad\quad + 1{,}087\, x_4 - 0{,}001\, x_5$$
$$R = 0{,}855$$
$$y = 25{,}793 + 0{,}179\, x_1 + 0{,}512\, x_2 - 0{,}011\, x_3 + 1{,}033\, x_4 - 0{,}001\, x_5$$
$$R = 0{,}851$$

Auch hier wird zur Erklärung der Fruchtbarkeitsziffer 1976 zunächst die Fruchtbarkeitsziffer 1962 einbezogen. Sie führt bereits zu einem Korrelationskoeffizienten von 0,81. Es folgen der Anteil der Land- und Forstwirtschaft, der Anteil der Ausländer, die Siedlungsdichte und schließlich der Anteil der Katholiken. In der Reihenfolge der Einbeziehung der einzelnen Variablen ergibt sich also gegenüber der Durchrechnung auf Gemeindeebene bei den beiden letzten Variablen eine Vertauschung. Entgegen der Erwartung wird dabei die Variable „Anteil der Katholiken" mit einem negativen Koeffizienten einbezogen. Dies würde bedeuten, daß mit wachsendem Anteil der Katholiken die Fruchtbarkeitsziffer 1976 im Kreis sinkt — ein den bisherigen Erfahrungen widersprechender Befund. Diese weitere Variable „Anteil der Katholiken" führt zudem bereits wieder zu einer Verminderung des multiplen Korrelationskoeffizienten.

Die Matrix der einfachen Korrelationskoeffizienten zeigt wesentlich höhere Werte als bei Durchrechnung I. Der höchste Einzelkorrelationskoeffizient ergibt sich mit 0,82 für den Zusammenhang zwischen der Fruchtbarkeitsziffer 1962 und der 1976.

C. Bewertung dieser Regressionsanalysen

Es ist zunächst erstaunlich, daß im Ansatz gleich aufgebaute Regressionsanalysen einmal auf Gemeindeebene und einmal auf Kreisebene zu derart verschiedenen Ergebnissen führen. Die Abweichungen werden verständlicher, wenn man berücksichtigt, daß bei diesen hier durchgerechneten Regressionsanalysen einerseits jede Gemeinde und andererseits jeder Kreis jeweils als „ein Fall" gezählt werden. Das zur Verfügung stehende Maschinenprogramm arbeitet ungewichtend, es findet also bei diesen Durchrechnungen keine Gewichtung etwa nach der Einwohnerzahl der Gemeinde oder des Kreises statt.

Hierdurch werden die in die Berechnungen eingehenden Variablen zum Teil erheblich verzerrt. Dies sei nachfolgend für zwei herausgegriffene Variablen aufgezeigt. Vergleicht man die tatsächlichen Anteilswerte dieser Variablen für das Land Baden-Württemberg aus der Volkszählung 1970 mit den Werten, die sich als Mittelwerte des Anteils aus den Durchrechnungen ergeben, so erhält man folgendes Bild:

Anteil der römisch-katholischen Bevölkerung an der Wohnbevölkerung in Baden-Württemberg 1970:
a) Mittelwert der Gemeindeanalyse (Tabelle 3)   53,9 %
b) Mittelwert der Kreisanalyse (Tabelle 5)   49,6 %
c) tatsächlich nach Volkszählung 1970   47,4 %

Anteil der Ausländer an der Wohnbevölkerung 1970:
a) Mittelwert der Gemeindeanalyse (Tabelle 3)   5,0 %
b) Mittelwert der Kreisanalyse (Tabelle 5)   6,5 %
c) tatsächlich nach Volkszählung 1970   7,2 %

Insgesamt gesehen werden damit bei diesen ungewichtenden Regressionsanalysen die Werte der wenigen großen Einheiten unter- und die der vielen kleinen Einheiten überbewertet.

In Baden-Württemberg ist der Anteil der Katholiken in den kleinen Gemeinden und Kreisen höher. Daher ist der Mittelwert dieses Anteils bei Durchrechnung II und noch mehr bei Durchrechnung I gegenüber dem wahren Wert nach oben verzerrt. Umgekehrt finden sich die Ausländer bevorzugt in den größeren Städten und in den Stadtkreisen. Daher ist der Mittelwert dieses Anteils nach unten verzerrt. Entsprechendes gilt für die übrigen Variablen. Da die

Gemeinden in ihrer Größenverteilung weit unausgeglichener sind als die Kreise[5]), ergeben sich bei der Analyse auf Gemeindeebene wesentlich stärkere Verzerrungen als bei der Analyse auf Kreisebene.

Dem Vernehmen nach existieren bereits Maschinenprogramme für gewichtende Regressionsanalysen, auch für gewichtende Mehrfachregressionsanalysen. Leider stehen dem Statistischen Landesamt Baden-Württemberg zur Zeit noch keine derartigen Programme zur Verfügung[6]).

Das Ergebnis gibt zu grundsätzlichen Bedenken Anlaß, ob mit einem nicht gewichtenden Verfahren Regressionsanalysen auf Gemeindeebene über die Vermittlung von Hinweisen hinaus zu ausreichend abgesicherten Ergebnissen führen können.

Zusammenfassung

Vorliegender Beitrag hatte sich zum Ziel gesetzt, neben der Darstellung regionaler Unterschiede in der Fruchtbarkeit auf Gemeindeebene auch die Möglichkeiten der Nutzung von Datenbanken für derartige Analysen zu erörtern.

Eine regionale Analyse auf Gemeindeebene ist heute rationell nur über eine Datenbank durchführbar. Eine manuelle Zusammenstellung und Analyse des Materials ist zu zeitraubend und zu mühsam. Allerdings sollte eine regionale Analyse des Geburtenrückgangs möglichst um das Jahr 1963 einsetzen, da in den Jahren nach 1963 bereits ein wesentlicher Teil des inzwischen eingetretenen Geburtenrückgangs abgelaufen ist. Nun wurden jedoch die Regionaldatenbanken im Bundesgebiet im allgemeinen erst ab 1970 in Betrieb genommen, wobei „historische" Daten in der Aufbauphase nur in begrenztem Umfang Aufnahme finden konnten. Außerdem stehen vor 1970 regional tief gegliederte Daten oft nur für die Volkszählungsstichtage zur Verfügung. Die damaligen Datenverarbeitungsanlagen ermöglichten eine Fortschreibung der Daten in tiefer regionaler und sachlicher Untergliederung noch nicht. Für die Jahre vor 1970 bestehen daher gewisse Lücken im Material. Da liegt für ein Jahr die Zahl der Lebendgeborenen und für ein anderes Jahr die Altersgliederung der Bevölkerung nicht auf Gemeindeebene vor. Dies kann zu leichten Ungenauigkeiten führen. Mit tieferer regionaler Gliederung und damit kleineren Gesamtzahlen wirken sich auch die unvermeidlichen kleinen Fehler in den gespeicherten Basiszahlen unangenehmer aus.

Für eine vergleichende Analyse ist ein einheitlicher Gebietsstand der Gemeinden wünschenswert. Um 1970 wurden jedoch in vielen Bundesländern Umgliederungen des Gebietsstandes der Gemeinden und Kreise vorgenommen. Bei der Struktur- und Regionaldatenbank des Statistischen Landesamtes Baden-Württemberg waren die hierdurch entstehenden Probleme durch Umrechnung auf neuen Gebietsstand zu lösen. Allerdings soll nicht verkannt werden, daß seit der Kommunalreform auch die Gemeinden bereits verhältnismäßig große und in sich nicht mehr homogene regionale Einheiten sind. Hierdurch kann es zu einer Nivellierung der regionalstatistischen Analysen kommen.

Zwar steht in den Datenbanken ein bemerkenswertes Datenangebot zur Verfügung. Trotzdem können demographische Analysen auf Gemeindeebene manchmal nicht auf die präzisen

---

[5]) Am 1. 1. 1977 weist unter den Gemeinden Baden-Württembergs Böllen im Landkreis Lörrach mit 104 Einwohnern die kleinste und die Stadt Stuttgart mit 590 135 Einwohnern die größte Einwohnerzahl auf. Das Verhältnis zwischen kleinster und größter Gemeinde bezüglich der Einwohnerzahl beläuft sich damit auf 1:5674.

Bei den Kreisen weist der Stadtkreis Baden-Baden mit 49 159 die kleinste und der Stadtkreis Stuttgart mit 590 135 die größte Einwohnerzahl auf. Dies entspricht einer Relation von 1:12.

[6]) Um das Ausmaß der Verzerrungen zu vermindern, könnte man auch daran denken, die Werte der größeren Gemeinden mehrfach in die Regressionsrechnung einzugeben.

Kennziffern — wie etwa die Nettoreproduktionsziffer — gestellt werden, die man bei einer Analyse auf höherer regionaler Ebene verwenden würde. Mit tiefergehender regionaler Gliederung muß die sachliche Gliederung des in eine Regionaldatenbank eingespeicherten Materials eingeschränkt werden.

Für regionale Analysen von Gemeindedaten sind die in einer Datenbank verfügbaren Auswertungsprogramme von großer Bedeutung. Zur Untersuchung der regionalen Entwicklung der Fruchtbarkeit in Baden-Württemberg waren zunächst die Möglichkeiten zum Ausdruck von Computer-Graphiken genutzt worden. Diese Schaubilder geben einen sehr guten Überblick und offenbaren zu Stand und Veränderung der Fruchtbarkeit Einzelheiten, die auf andere Weise kaum oder nur sehr viel mühsamer zu gewinnen gewesen wären.

Weiterhin wurden Tabellen erstellt, aus denen sich für alle Gemeinden oder für auf einfache Weise abgegrenzte Gemeindetypen die Verteilungen der Gemeinden auf Größenklassen der Fruchtbarkeit ergaben. Ergänzend lieferte die Datenbank Kennzahlen zur Charakterisierung dieser Verteilungen, wie Mittelwert, Standardabweichung und Variationskoeffizient. Allerdings waren alle diese Kennzahlen ungewichtet berechnet worden. Bei ihrer Berechnung wurde jede Gemeinde unabhängig von ihrer Einwohnerzahl jeweils als ein Fall gewertet. Damit geben diese Kennzahlen zwar interessante erste Hinweise und erlauben auch einen gewissen Vergleich; sie sind aber stets in Richtung auf die vielen kleinen Gemeinden hin verzerrt.

Abschließend wurden Regressionsanalysen erstellt. Sie lieferten ergänzende Hinweise und bestätigten die zuvor gewonnenen Erkenntnisse. Da jedoch auch die zur Verfügung stehenden Regressionsprogramme ungewichtend arbeiten, sind die Ergebnisse dieser Regressionsrechnungen nicht ausreichend gesichert. Für Untersuchungen auf tiefer regionaler Ebene sollte daher das Instrumentarium an Analyse- und Auswertungsprogrammen ausgebaut und verfeinert werden. Allerdings haben die bisherigen Erfahrungen gezeigt, daß anspruchsvollere Analyseverfahren nur von einer sehr kleinen Minderheit der Benutzer der Datenbanken nachgefragt werden. Die geschilderten Verhältnisse in der Struktur- und Regionaldatenbank des Statistischen Landesamtes Baden-Württemberg können sicher auf eine Reihe von Datenbanken im Bereich der Amtlichen Statistik übertragen werden.

Die Untersuchung der Entwicklung der Fruchtbarkeit von 1962 bis 1976 auf Gemeindeebene in Baden-Württemberg erbrachte zwar keine völlig neuen, bisher unbekannten Ergebnisse. Sie hat jedoch die bestehenden Erkenntnisse bekräftigt und regionale Besonderheiten klarer aufgezeigt.

So offenbarte die Darstellung auf Gemeindeebene beachtliche Gebiete mit noch verhältnismäßig hoher Fruchtbarkeit. Diese Gebiete setzen sich kreisübergreifend aus den Randzonen benachbarter Kreise zusammen. Bei einer Analyse auf Kreisebene wären diese Gebiete nicht zu erkennen.

Im Untersuchungszeitraum von 1962 bis 1976 ist die Fruchtbarkeit im Durchschnitt auf die Hälfte des ursprünglichen Standes zurückgegangen. Dabei ist es jedoch nicht zu einer Nivellierung gekommen. Vielmehr ist die geographische Struktur der Fruchtbarkeit bemerkenswert konstant geblieben. Gebiete mit einer im Jahr 1962 hohen Fruchtbarkeit weisen im allgemeinen auch 1976 — auf insgesamt tieferem Niveau — noch eine verhältnismäßig hohe Fruchtbarkeit auf.

Gruppiert man die Gemeinden nach Größenklassen der Fruchtbarkeit, so zeigt sich, daß sich die entstehenden Verteilungskurven von 1962 bis 1976 stark zu den niederen Fruchtbarkeitswerten hin verschoben haben. Rein optisch gesehen haben sich dabei die Verteilungskurven zusammengeschoben oder sozusagen konzentriert. Der Variationskoeffizient der Verteilungen ist jedoch nicht kleiner, sondern sogar größer geworden. Dies bestätigt, daß keine Nivellierung der regionalen Unterschiede in der Fruchtbarkeit eingetreten ist. Die regionalen Unterschiede in der Fruchtbarkeit sind vielmehr — im Verhältnis zum gesunkenen Mittelwert — eher größer geworden.

Eine Aufgliederung nach sehr einfach gebildeten Gemeindetypen erbrachte, daß die Verteilungen der eher landwirtschaftlich und der eher katholisch geprägten sowie der kleinen Gemeinden jeweils gegenüber den Verteilungen der entsprechenden Kontrastgruppen deutlich in den Bereich der höheren Fruchtbarkeitsziffern hinein verschoben sind. Durch ergänzende Regressionsanalysen wurde bestätigt, daß zwischen der Fruchtbarkeitsziffer 1976 einerseits und der Fruchtbarkeitsziffer 1962, dem Anteil der Tätigen in der Land- und Forstwirtschaft, dem Anteil der Katholiken und dem Anteil der Ausländer an der Wohnbevölkerung sowie der Siedlungsdichte andererseits ein Zusammenhang besteht.

Die Gemeindeschaubilder und die Regressionsanalysen erlauben es, das regionale Fortschreiten des Prozesses des Rückgangs der Fruchtbarkeit im Untersuchungszeitraum in Baden-Württemberg zu verfolgen. Die Struktur der Gemeinden wurde dabei durch verhältnismäßig einfache, quantifizierbare Merkmale ausgedrückt. Hinter diesen stehen jedoch häufig bezeichnende Unterschiede zwischen Stadt und Land, so etwa charakteristische Bevölkerungs-, Siedlungs-, Wohn-, Erwerbs-, Einkommens- oder Familienstrukturen sowie typische Einstellungen, auch zum generativen Verhalten.

Schon zur Zeit der hohen Geburtenzahlen um 1962 liegt die Geburtenhäufigkeit in den Großstädten deutlich niederer als im übrigen Land und insbesondere niederer als in den noch stark landwirtschaftlich geprägten Gebieten. Wie die Gemeindeschaubilder vermuten lassen, strahlt nun in den Jahren nach 1962 die Tendenz zu niederen Geburtenhäufigkeiten, ausgehend von den Zentren mit schon bisher niederer Geburtenhäufigkeit, in das jeweilige Umland aus. Dabei scheinen die Gemeinden für einen raschen Geburtenrückgang besonders anfällig zu sein, die relativ stark industrialisiert sind oder in eine zunehmende Verflechtung mit industrialisierten Gebieten hineinwachsen. Die wirtschaftliche Verflechtung führt über das erweiterte Angebot an Arbeitsplätzen zu zunehmender eigenständiger Erwerbstätigkeit der Frauen. Außerdem wird häufig eine starke Pendelwanderung aus ländlichen in die schon stärker industrialisierten Gemeinden induziert. Beide Faktoren — die eigenständige Erwerbstätigkeit der Frauen und die Pendelwanderung — begünstigen ein rasches Übertragen von Wertvorstellungen, Verhaltensweisen und Informationen, sicher auch von Informationen und Motivationen zur Geburtenregelung. Weiter führen sie zu einem Abbau der traditionellen Hemmnisse gegen eine rationale Familienplanung. Die genannten Prozesse werden sicher noch unterstützt durch einige Begleiterscheinungen der Industrialisierung von Gemeinden. Da werden Wohnungen, insbesondere für größere Familien, knapp und teuer. Die eigenständigen Spielmöglichkeiten der Kinder werden eingeschränkt, was zu einer zusätzlichen Belastung der Eltern führt. Nicht zuletzt steigen auch die Ansprüche der Eltern an ihren eigenen Lebensstandard und an die Ausbildung der Kinder.

Sicher sind die beiden parallel verlaufenden Prozesse der Ausbreitung niederer Geburtenhäufigkeiten einerseits und der Ausbreitung „industriell-städtischer" Denk-, Wirtschafts-, Wohn- und Lebensformen andererseits miteinander verflochten und kaum isoliert zu betrachten. Viele Gemeinden in Baden-Württemberg, die 1962 noch „ländliche" Gemeinden waren, sind dies 1976 nicht mehr. Es erscheint jedoch bezeichnend und die hier dargelegten Gedanken bestätigend, daß am Ende des Untersuchungszeitraums als Gebiete mit noch hoher Fruchtbarkeit verkehrsmäßig ungünstig gelegene und in der wirtschaftlichen Entwicklung etwas zurückgebliebene Räume verbleiben.

Mit sachlich wie zeitlich erweiterten Basisdaten und verfeinerten Analyseprogrammen wäre es sicher möglich, noch weitere Einzelheiten des Rückgangs der Fruchtbarkeit herauszuarbeiten. Die vorliegenden Ergebnisse könnten besser abgesichert, ergänzt und bestätigt werden. Nach den bisherigen Erfahrungen wären jedoch grundlegend neue Erkenntnisse oder etwa exaktere Informationen über die Hintergründe des Geburtenrückgangs auch auf diesem Wege — wie wohl überhaupt aus dem Material der Amtlichen Statistik — vermutlich nicht zu erlangen.

Die regionalen Unterschiede der Geburtenhäufigkeit in Oberösterreich (1969—1978)

von
Ewald Kutzenberger und Ernst Fürst, Linz

Gliederung

1. Einleitung

2. Fruchtbarkeitsentwicklung in Oberösterreich

    2.1 Oberösterreich im Vergleich der Jahre 1969, 1973 und 1978

3. Fruchtbarkeitsunterschiede zwischen den oberösterreichischen Bezirken

4. Fruchtbarkeitsrückgang nach Gemeindetypen

5. Vergleich der ländlichen und der städtischen Fruchtbarkeit

6. Fruchtbarkeitsverhalten und Gemeindegröße

7. Fruchtbarkeitsregionen in Oberösterreich

1. Einleitung

Der nun seit fast 20 Jahren anhaltende Geburtenrückgang hat dazu geführt, daß Politiker und Öffentlichkeit den Problemen der Bevölkerungsentwicklung und der Bevölkerungspolitik in zunehmendem Maß Aufmerksamkeit schenken. Die Diskrepanz der Entwicklung zwischen Industriestaaten und Entwicklungsländern einerseits und das sehr niedrige Geburtenniveau in den städtischen Regionen andererseits haben geradezu eine exakte Untersuchung des Generationenverhaltens in den verschiedenen Regionen herausgefordert.

Unter dieser gegebenen Situation wurde für das Bundesland Oberösterreich eine Analyse der regionalen Unterschiede der Geburtenhäufigkeit (Fruchtbarkeitsanalyse) für den Zeitraum 1969 bis 1978 in Arbeit genommen. Es sollte sowohl das Fruchtbarkeitsverhalten und die Veränderung in den letzten zehn Jahren dargestellt werden als auch ein Versuch unternommen werden, „Fruchtbarkeitsregionen" zu bilden. Aufbauend auf diese Ergebnisse sollten Fruchtbarkeitsprognosen für die einzelnen Regionen durchgeführt werden.

Die Datenbasis für die Untersuchung stellten die Geburten der Jahre 1969 bis 1978, aufgegliedert nach dem Alter der Mutter, für alle Gemeinden Oberösterreichs dar. Ein großes Problem stellte der fehlende Altersaufbau der Frauen im gebärfähigen Alter nach der Volkszählung 1971 dar. Da es in Österreich keine laufende Wanderungsstatistik gibt, ist eine Fortschreibung der Wohnbevölkerung und somit ein aktueller Bevölkerungsstand zwischen den Volkszählungen nicht verfügbar. Dieser Mangel wurde dadurch beseitigt, daß man den Altersaufbau der Wahlberechtigten aus dem Jahre 1978 (Volksabstimmung 1978), der vom Amt der oö. Landesregierung, Abteilung Statistik, jahrgangsweise für jede Gemeinde erhoben worden war, heranzog. Diese Grundlage ermöglicht zwar nur eine Analyse der Inländergeburten, der Anteil der Geburten ausländischer Staatsbürger ist aber mit 1,5 Prozent sehr gering. Die jährlichen rund 200 Ausländergeburten in Oberösterreich erlauben keine nähere Analyse des Fruchtbarkeitsverhaltens der Ausländer. Der Altersaufbau zwischen 1971 und 1978 wurde durch jahrgangsweise lineare Interpolation geschätzt.

Somit war es möglich, für jede Gemeinde altersspezifische Fruchtbarkeitsmaße zu berechnen und zu analysieren. Oberösterreich ist damit das einzige Bundesland in Österreich, für das es derzeit möglich ist, eine regionale Fruchtbarkeitsanalyse auf Gemeindeebene durchzuführen.

Die Ergebnisse der Fruchtbarkeitsanalyse können jedoch auch auf die anderen Bundesländer Österreichs mit Ausnahme von Wien und Vorarlberg übertragen werden. Die in den Jahren 1972 bis 1977 beobachteten Fruchtbarkeitsunterschiede zwischen den Bundesländern bewegen sich hinsichtlich der Nettoreproduktionsrate innerhalb einer Spannweite von ±4 Prozent. Ausnahmen sind nur die Bundeshauptstadt Wien mit einem Fruchtbarkeitsniveau, das 26 Prozent unter dem österreichischen Durchschnitt und das Bundesland Vorarlberg, das 25 Prozent über dem österreichischen Durchschnitt liegt[1]. Es kann somit angenommen werden, daß die Ergebnisse der Untersuchung für die einzelnen Gemeindetypen auch auf die anderen Bundesländer übertragbar sind.

Die Analyse beruht auf 3 Säulen:
— der Veränderung der Fruchtbarkeit im Zeitablauf der Jahre 1969 bis 1978
— der regionalen Verteilung der Fruchtbarkeit der Gemeinde als kleinste Berechnungseinheit
— dem jahrgangsspezifischen Fruchtbarkeitsverhalten der Frauen im gebärfähigen Alter zwischen 15 und 44 Jahren.

Wie bereits erwähnt, wurde die Analyse nur für Inländer durchgeführt.

---

[1]) Siehe Statistische Nachrichten 1980/4, Seite 183, Fruchtbarkeitsannahmen.

Folgende Fruchtbarkeitskennzahlen wurden aus dem bestehenden Datenmaterial errechnet:
a) Zahl der Lebendgeborenen
b) Allgemeine Fruchtbarkeitsziffer
c) Altersspezifische Fruchtbarkeitsrate
d) Bruttoreproduktionsrate
e) Nettoreproduktionsrate
f) Anzahl der Kinder pro Frau
g) Durchschnittliches Gebäralter.

In den folgenden Ausführungen wollen wir uns auf die Nettoreproduktionsrate als ein sehr aussagefähiges und genaues, weil altersunabhängiges, Fruchtbarkeitsmaß beschränken. Probleme tauchen jedoch dann auf, wenn man sehr genaue Fruchtbarkeitsmaße, die auf altersspezifischen Fruchtbarkeitsraten aufbauen, berechnen will und nur sehr kleine Bestandsmassen der Berechnung zugrunde legt. In Oberösterreich gibt es z. B. Gemeinden, die in einem Jahr keine Geburt, im darauffolgenden Jahr fünf und mehr Geburten aufweisen. Es wäre daher nicht vertretbar, für so kleine Einheiten altersspezifische Fruchtbarkeitsmaße zu berechnen und zu vergleichen. Dieser Schwierigkeit kann man einerseits durch die allgemeine Fruchtbarkeitsziffer, die als ein „robustes" Fruchtbarkeitsmaß gilt, begegnen und andererseits durch Berechnung des Durchschnitts mehrerer aufeinanderfolgender Jahre.

2. Fruchtbarkeitsentwicklung in Oberösterreich

Die Geburtenzahl ist in Oberösterreich seit 1963 von 24 752 auf 15 210 im Jahre 1977 zurückgegangen. Dieser beinahe 40 %ige Rückgang der Geburtenzahl zwischen 1963 und 1977 ist gekennzeichnet durch 3 Phasen. Zwischen 1963 und 1969 ist ein deutlicher Geburtenrückgang, zwischen 1969 und 1973 ein überdurchschnittlich starker, zwischen 1973 und 1977 ein gemäßigter Rückgang und nach 1977 sogar ein leichter Anstieg der Geburtenzahl festzustellen (Abbildung 1).

2.1 Altersspezifische Fruchtbarkeitsrate für Oberösterreich im Vergleich der Jahre 1969, 1973 und 1978

Der Vergleich der altersspezifischen Fruchtbarkeitsrate macht den Fruchtbarkeitsrückgang seit 1969 deutlich (Abbildung 2). Betrachtet man vorerst einmal den Zeitraum zwischen 1969 und 1973, so fällt der massive Fruchtbarkeitsrückgang über das gesamte Fruchtbarkeitsalter, insbesondere aber für die 20- bis 25jährigen Frauen auf. Das Maximum der Fruchtbarkeit hat sich zwischen 1969 und 1973 von 200 Lebendgeborenen auf 145 Lebendgeborene pro 1000 Frauen gesenkt. Während noch 1969 ein Maximum bei den 23jährigen Frauen zu erkennen ist, weisen die Raten im Jahr 1973 eine annähernd gleich hohe Fruchtbarkeit für Frauen zwischen 21 und 25 Jahren aus.

Der Vergleich der Raten zwischen 1973 und 1978 zeigt, daß die Fruchtbarkeit der 20—27jährigen Frauen nur mehr leicht zurückgegangen ist und sich der Modalwert seit 1969 von den 23jährigen auf die 25jährigen Frauen verlagert hat. Ein überdurchschnittlicher Rückgang der Fruchtbarkeit zwischen 1973 und 1978 ist außerdem bei den Frauen über 30 Jahren zu bemerken. Diese Entwicklung deutet auf die Reduzierung der Kinderzahl in der Familie hin.

Deutlich zum Ausdruck kommt diese Entwicklung in den Fruchtbarkeitskennzahlen (Tabelle 1). Zwischen 1969 und 1978 ist die Zahl der lebendgeborenen Inländer von 21 528 auf 14 744 zurückgegangen. Im gleichen Zeitraum ist die Zahl der Frauen im gebärfähigen Alter (zwischen 15 und 44 Jahren) jedoch von 229 000 auf 256 000 angestiegen. Während auf eine

Abb. 1

Entwicklung der Geburten- und Sterbefälle in Oberösterreich seit 1951

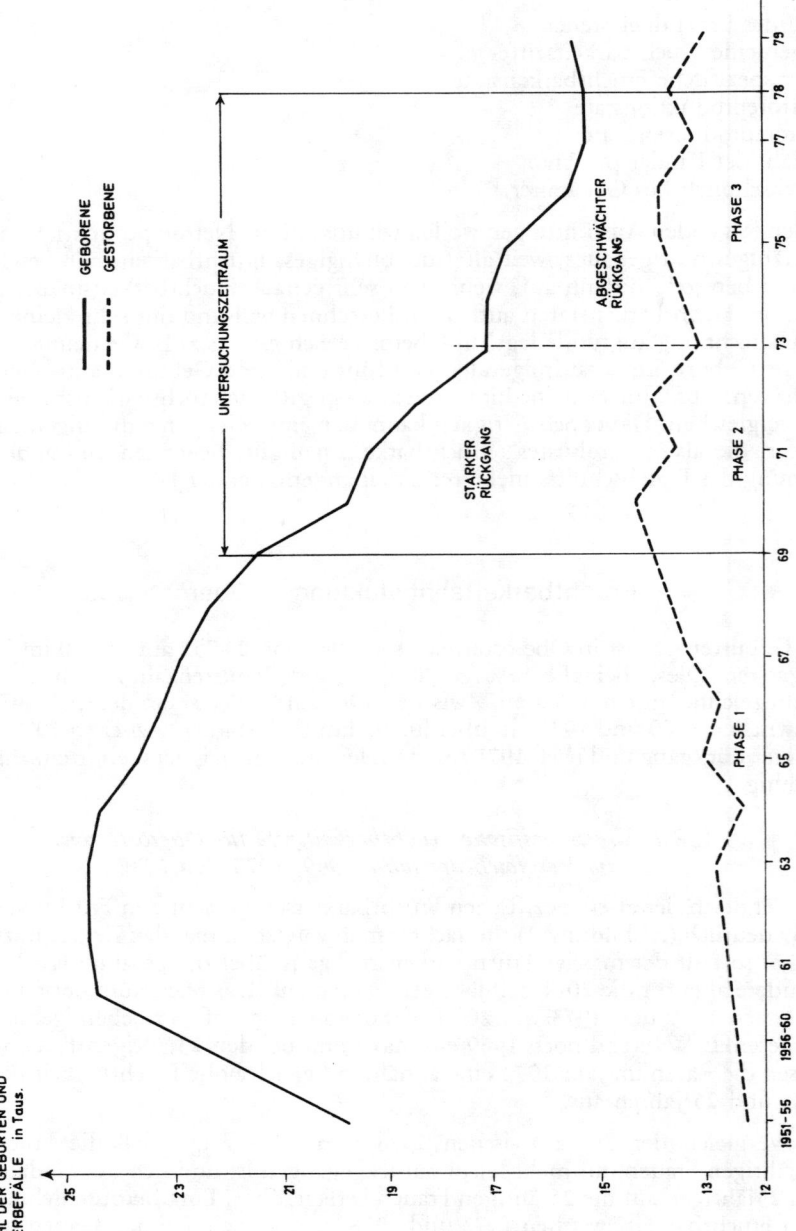

Abb. 2 *Altersspezifische Fruchtbarkeitsraten für Oberösterreich 1969, 1973 und 1978*

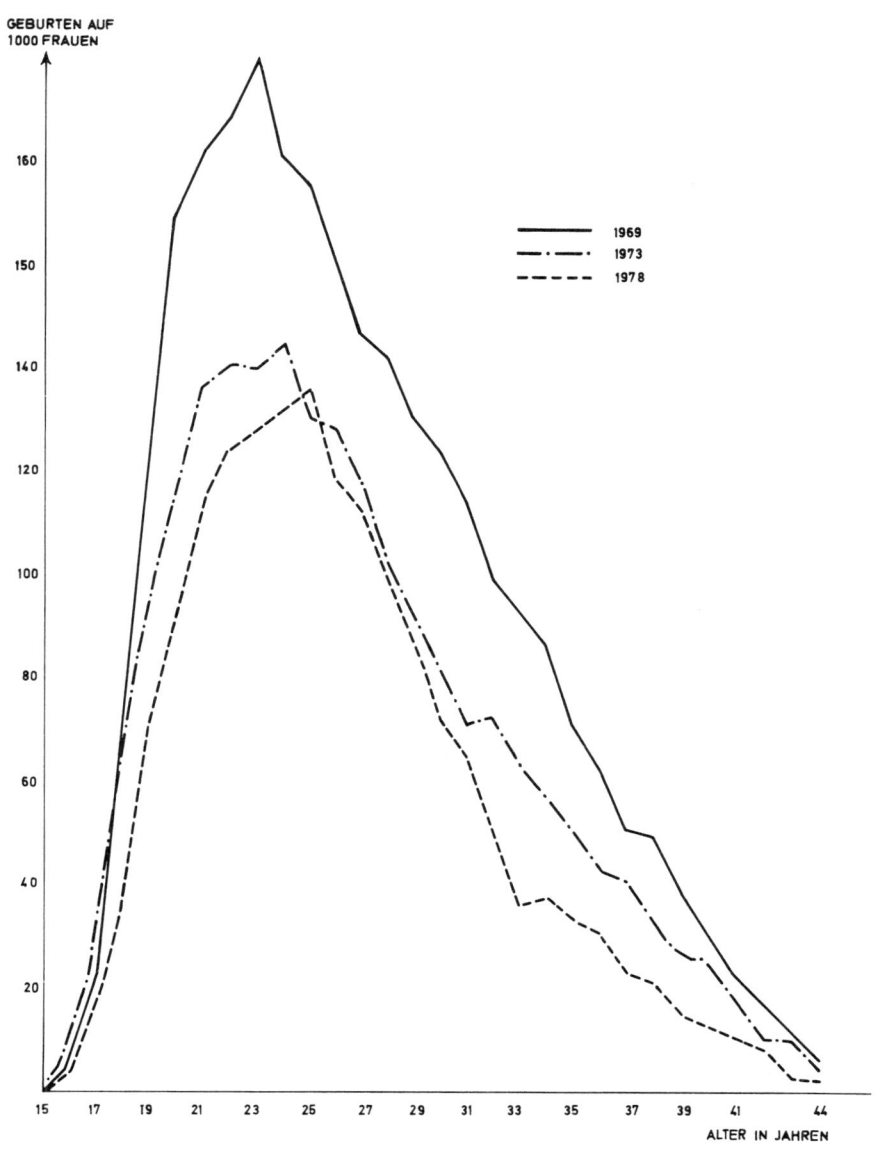

Frau im Jahre 1969 noch 2,79 Lebendgeborene entfielen, waren es im Jahr 1978 nur mehr 1,71 Kinder. Dies bedeutet, daß innerhalb einer Zeitspanne von 10 Jahren im Durchschnitt die Kinderzahl um 1 Kind reduziert wurde. Für die Nettoreproduktionsrate bedeutet dies einen Rückgang von 1,31 auf 0,81 im genannten Zeitraum.

Tab. 1   *Fruchtbarkeitskennzahlen für Oberösterreich 1969—1978 (Inländer)*

Jahr	Lebend-geborene	Frauen im gebärfähigen Alter	Lebend-geborene je 1000 Frauen von 15 bis 44 Jahren	Anzahl der Kinder pro Frau[1]	Netto-reproduk-tionsrate	Durch-schnittliches Gebäralter in Jahren
1969	21 528	229 615	93,8	2,79	1,31	27,0
1970	19 792	232 543	85,1	2,54	1,19	26,8
1971	19 231	235 471	81,7	2,45	1,15	26,9
1972	18 218	238 399	76,4	2,30	1,08	26,8
1973	16 628	241 327	68,9	2,07	0,98	26,7
1974	16 373	244 255	67,0	2,02	0,95	26,6
1975	16 044	247 184	64,9	1,96	0,92	26,5
1976	14 953	250 112	59,8	1,80	0,84	26,4
1977	14 682	253 040	58,0	1,74	0,82	26,5
1978	14 744	255 928	57,6	1,71	0,81	26,4

[1]) Total fertility rate

3. Fruchtbarkeitsunterschiede zwischen den oberösterreichischen Bezirken

Die Darstellung der Fruchtbarkeitskennzahlen für die einzelnen Bezirke zeigt bereits die deutlichen regionalen Unterschiede der Fruchtbarkeit (Tabelle 2).

Tab. 2   *Nettoreproduktionsrate zwischen 1969 bis 1978 nach Bezirken Oberösterreichs (Inländer)*

Bezirk	Nettoreproduktionsrate			Veränderung zwischen			
	1969	1973	1978	69—73 abs.	73—78 abs.	69—78 abs.	69—78 %
01 Linz-Stadt	0,85	0,62	0,57	—0,23	—0,05	—0,28	—32,9
02 Steyr-Stadt	0,87	0,66	0,64	—0,21	—0,02	—0,23	—26,4
03 Wels-Stadt	1,06	0,77	0,69	—0,29	—0,08	—0,37	—34,9
04/03 Braunau	1,41	1,06	0,84	—0,35	—0,22	—0,57	—40,4
05/04 Eferding	1,58	0,99	0,83	—0,59	—0,16	—0,75	—47,5
06/05 Freistadt	1,77	1,43	1,06	—0,34	—0,37	—0,71	—41,2
07/06 Gmunden	1,31	0,97	0,82	—0,34	—0,15	—0,49	—37,4
08/07 Grieskirchen	1,59	1,20	0,96	—0,39	—0,24	—0,63	—39,6
09/08 Kirchdorf/Krems	1,50	1,16	0,87	—0,34	—0,29	—0,63	—42,0
10/09 Linz-Land	1,25	0,84	0,73	—0,41	—0,11	—0,52	—41,6
11/10 Perg	1,56	1,15	0,95	—0,41	—0,20	—0,61	—39,1
12/11 Ried i. Innkreis	1,49	1,14	0,91	—0,35	—0,23	—0,58	—38,9
13/12 Rohrbach	1,79	1,38	1,03	—0,41	—0,35	—0,76	—42,5
14/13 Schärding	1,61	1,22	0,98	—0,39	—0,24	—0,63	—39,1
15/14 Steyr-Land	1,36	1,00	0,80	—0,36	—0,20	—0,56	—41,2
16/15 Urfahr-Umgebung	1,57	1,21	0,98	—0,36	—0,23	—0,59	—37,6
17/16 Vöcklabruck	1,39	1,01	0,84	—0,38	—0,17	—0,55	—39,6
18/17 Wels-Land	1,41	1,02	0,74	—0,39	—0,28	—0,67	—47,5
OÖ. insgesamt	1,31	0,98	0,81	—0,33	—0,17	—0,50	—38,2

Wie gravierend die Fruchtbarkeitsunterschiede sind, erkennt man daran, daß die Nettoreproduktionsraten der Bezirke Freistadt und Rohrbach je beinahe doppelt so hoch sind als die der Stadt Linz. Das absolut niedrigste Fruchtbarkeitsniveau wurde für die Städte Linz, Steyr und Wels, das absolut höchste für die Bezirke Rohrbach und Freistadt ausgewiesen. Ein unterschiedliches Fruchtbarkeitsniveau weisen auch die Bezirke im Umkreis der Städte (mit Ausnahme vom Bezirk Urfahr) sowie die Bezirke Gmunden, Vöcklabruck und Braunau auf (Abbildung 3).

Betrachtet man die Veränderung der Nettoreproduktionsrate zwischen 1969 und 1978 in den Bezirken, so ist ein starker Fruchtbarkeitsrückgang in den Bezirken im Umkreis der Städte wie auch in den Bezirken mit sehr hoher Fruchtbarkeit festzustellen. Deutlich abgeschwächt ist der Fruchtbarkeitsrückgang in den Städten. Während z. B. die Nettoreproduktionsrate der

Abb. 3   *Nettoreproduktionsrate in Oberösterreich nach Bezirken 1978*

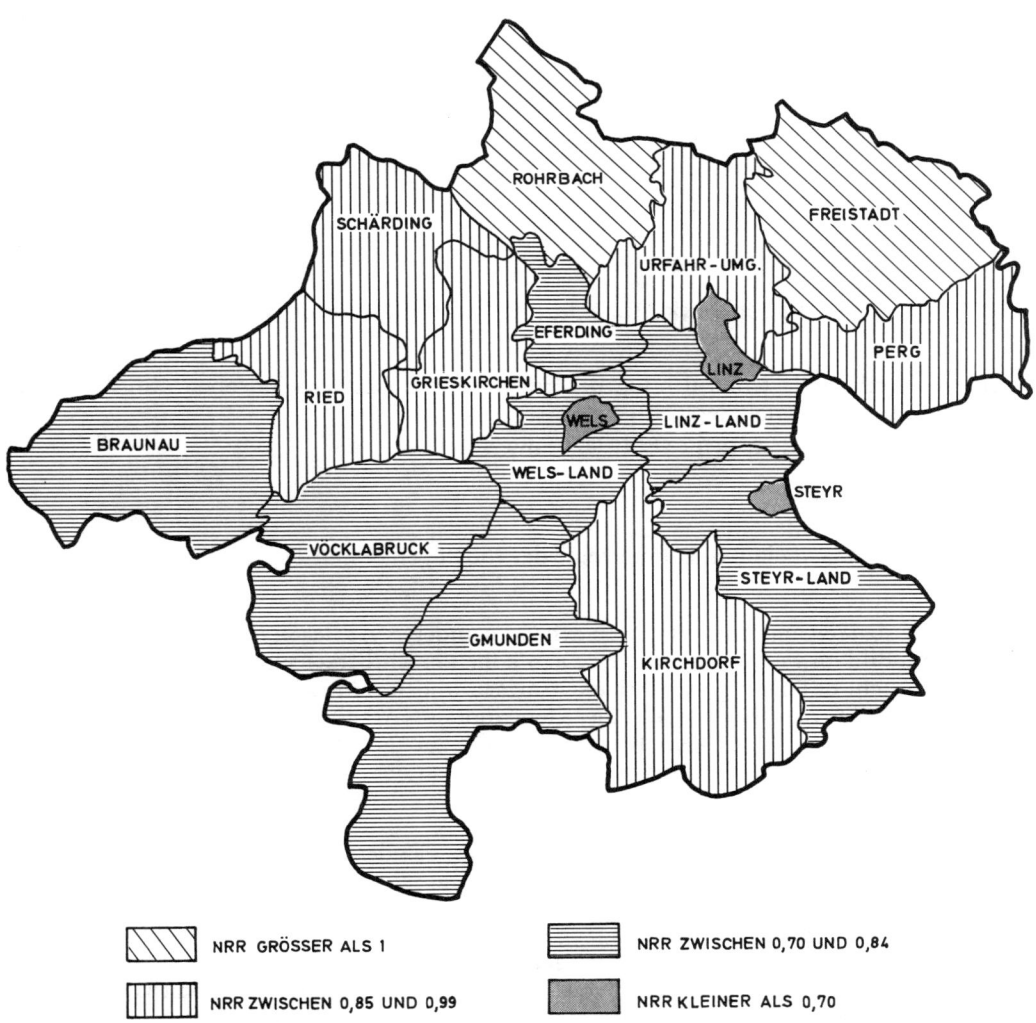

Stadt Linz zwischen 1969 und 1973 um 0,23 zurückging, ist sie zwischen 1973 und 1978 nur mehr um 0,05 gesunken. Im Bezirk Freistadt, dem Bezirk mit der höchsten Fruchtbarkeit, hat sich der Fruchtbarkeitsrückgang nicht abgeschwächt, sondern sogar leicht verstärkt.

Zusammenfassend kann man folgende Bezirkstypisierung in bezug auf das Fruchtbarkeitsverhalten nennen:

— Stadtbezirke (Linz, Steyr, Wels) sind gekennzeichnet durch ein sehr niedriges Fruchtbarkeitsniveau, einen gemäßigten Rückgang zwischen 1969 und 1973 und einen minimalen Fruchtbarkeitsrückgang zwischen 1973 und 1978.

— Bezirke im Umkreis der Städte (Eferding, Linz-Land, Wels-Land, Steyr-Land) weisen einen überdurchschnittlich starken Fruchtbarkeitsrückgang zwischen 1969 und 1973 und einen stark abgeschwächten Rückgang zwischen 1973 und 1978 auf.

— Bezirke mit einer typisch ländlichen Struktur (wie Rohrbach, Freistadt, Schärding, Grieskirchen, Kirchdorf) weisen ein sehr hohes Fruchtbarkeitsniveau, einen überdurchschnittlich starken Fruchtbarkeitsrückgang zwischen 1969 und 1973 und einen leicht abgeschwächten (im Verhältnis zu den anderen Bezirken jedoch überdurchschnittlich hohen) Rückgang zwischen 1973 und 1978 auf.

— Alle übrigen Bezirke Oberösterreichs lassen deutlich den abgeschwächten Fruchtbarkeitsrückgang der letzten Jahre erkennen. Das Ausmaß des Rückganges zwischen 1973 und 1978 hat sich gegenüber 1969 und 1973 nahezu halbiert.

4. Fruchtbarkeitsrückgang nach Gemeindetypen

Für die vorliegende Untersuchung der Fruchtbarkeit auf Gemeindeebene wurden zum Vergleich folgende Gemeindetypen gebildet:
a) Städtische Gemeinden: mehr als 40 000 Einwohner
b) Arbeitszentren
c) Arbeiterwohngemeinden
d) Ländliche Gemeinden
e) Alle restlichen Gemeinden, auf die keine der vorher genannten Typisierungsmerkmale zutraf.

Die Fruchtbarkeitsuntersuchung nach den Gemeindetypen spiegelt das bei der Bezirksanalyse gezeigte Bild im wesentlichen wider. Dem hohen Fruchtbarkeitsniveau in den ländlichen Gemeinden steht das niedrige Fruchtbarkeitsniveau in den städtischen Regionen gegenüber. Je höher der Industrialisierungsgrad einer Gemeinde ist (Arbeitszentralität), desto niedriger ist die Fruchtbarkeit. Dieses Verhalten strahlt auch auf die umliegenden Arbeiterwohngemeinden aus. Der Übergang kann ganz deutlich anhand der verschiedenen altersspezifischen Fruchtbarkeitsraten verfolgt werden (Abbildung 4).

Die Veränderung der Fruchtbarkeit seit 1969 zeigt, daß der Fruchtbarkeitsrückgang in den Städten im Jahr 1977 mit einer Nettoreproduktionsrate von 0,58 den niedrigsten Wert erreicht hat und bis zum Jahr 1978 auf 0,60 angestiegen ist. In den Arbeitszentren ist ein deutlich abgeschwächter Fruchtbarkeitsrückgang seit 1973 zu erkennen. Dasselbe gilt für die Arbeiterwohngemeinden. Der stärkste Rückgang der Nettoreproduktionsrate wurde für die ländlichen Gemeinden festgestellt, wo die Abschwächungstendenz des Fruchtbarkeitsrückganges nur unwesentlich zum Ausdruck kommt (Tabelle 3).

Tab. 3 *Nettoreproduktionsrate nach Gemeindetypen im Vergleich der Jahre 1969—1978 (Inländer)*

Gemeindetyp	Nettoreproduktionsrate			Veränderung zwischen		
	1969	1973	1978	69—73	73—78	69—78
Städtische Gemeinden	0,89	0,65	0,60	—0,24	—0,05	—0,29
Arbeitszentren	1,22	0,85	0,72	—0,37	—0,13	—0,50
Arbeiterwohngemeinden	1,39	0,98	0,80	—0,41	—0,18	—0,59
Ländliche Gemeinden	1,77	1,37	1,03	—0,40	—0,34	—0,74
Restliche Gemeinden	1,47	1,10	0,89	—0,37	—0,21	—0,51
Oberösterreich	1,31	0,98	0,81	—0,33	—0,17	—0,50

Vergleicht man die Ergebnisse der Gemeindetypisierung mit den Bezirksergebnissen, so zeigt sich, daß die Nettoreproduktionsrate im Bezirk Freistadt höher ist als jene aus der Summe aller ländlichen Gemeinden. Diese Tatsache läßt darauf schließen, daß der regionalen Komponente in bezug auf die Verteilung der Fruchtbarkeit eine wesentliche Bedeutung zukommt.

5. Vergleich der ländlichen und der städtischen Fruchtbarkeit

Der Unterschied zwischen der ländlichen und der städtischen Fruchtbarkeit besteht vor allem im deutlich niedrigeren Niveau. Während im Jahre 1978 auf 100 Frauen im gebärfähigen Alter, die in einer ländlichen Region lebten, ca. 7,2 Geburten entfielen, waren es in der städtischen Region nur 4,2 Geburten. Bei einem Vergleich der altersspezifischen Fruchtbarkeit für beide Regionen sieht man das sehr niedrige Fruchtbarkeitsniveau in der städtischen Region sowohl an den Maximalwerten als auch am überdurchschnittlich niedrigen Fruchtbarkeitsniveau bei den Frauen über 33. Man kann an den Kurven ganz deutlich die Verzögerung der Geburt erster Kinder und das Fehlen der Dritt- und Viertkinder in den Städten erkennen (Abbildung 5.1 und Abbildung 5.2).

Der Vergleich der Kurven ergibt weiter, daß sich die Fruchtbarkeitsraten auf dem Lande mit einer Zeitverschiebung von ca. 10 Jahren an die städtischen angepaßt haben (Abbildung 5.3).

Es ist jedoch bemerkenswert, daß trotz eines starken Fruchtbarkeitsrückganges in der ländlichen Region das Fruchtbarkeitsniveau immer noch höher ist, als es bereits vor zehn Jahren in der städtischen Region war. Außerdem kann man bei dem Vergleich der Kurven sehen, daß das Alter, in dem die höchste Fruchtbarkeit erreicht wird, leicht ansteigt. Trotz dieser Entwicklung ergab die Analyse ein sinkendes Gebäralter. Dieser scheinbare Widerspruch kommt durch einen überdurchschnittlich starken Rückgang der Fruchtbarkeit der älteren Frauen zustande.

Abb. 4 *Altersspezifische Fruchtbarkeitsraten für Oberösterreich nach Gemeindetypen 1978 (linearisiert)*

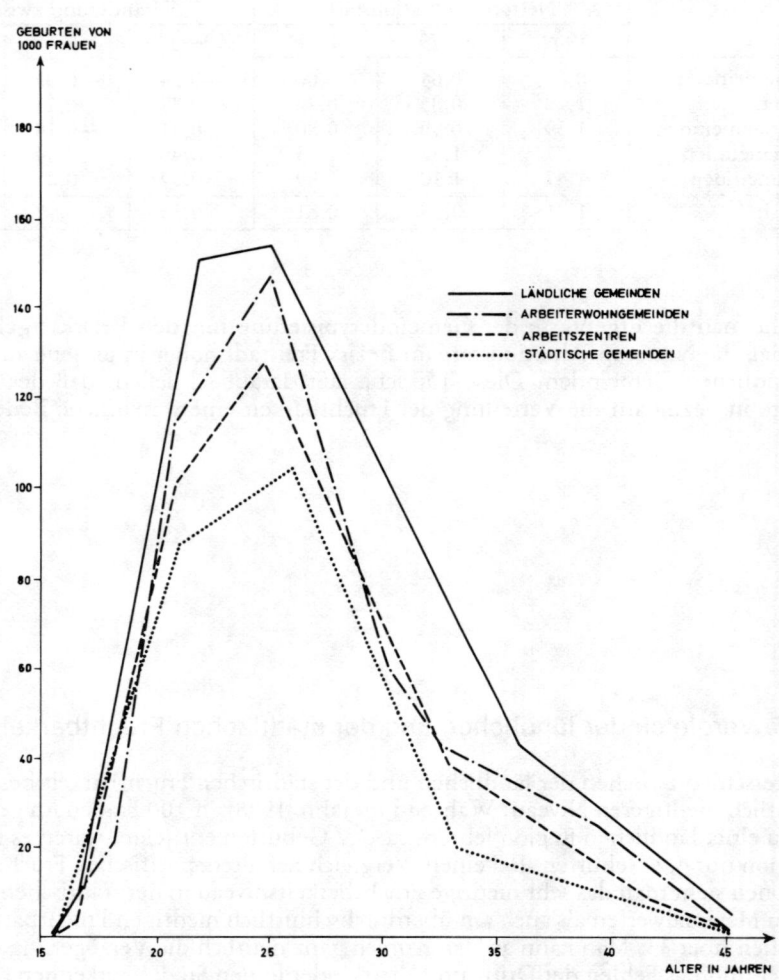

Abb. 4.1   *Altersspezifische Fruchtbarkeitsraten für Oberösterreich nach Gemeindetypen 1978 (ungeglättet)*

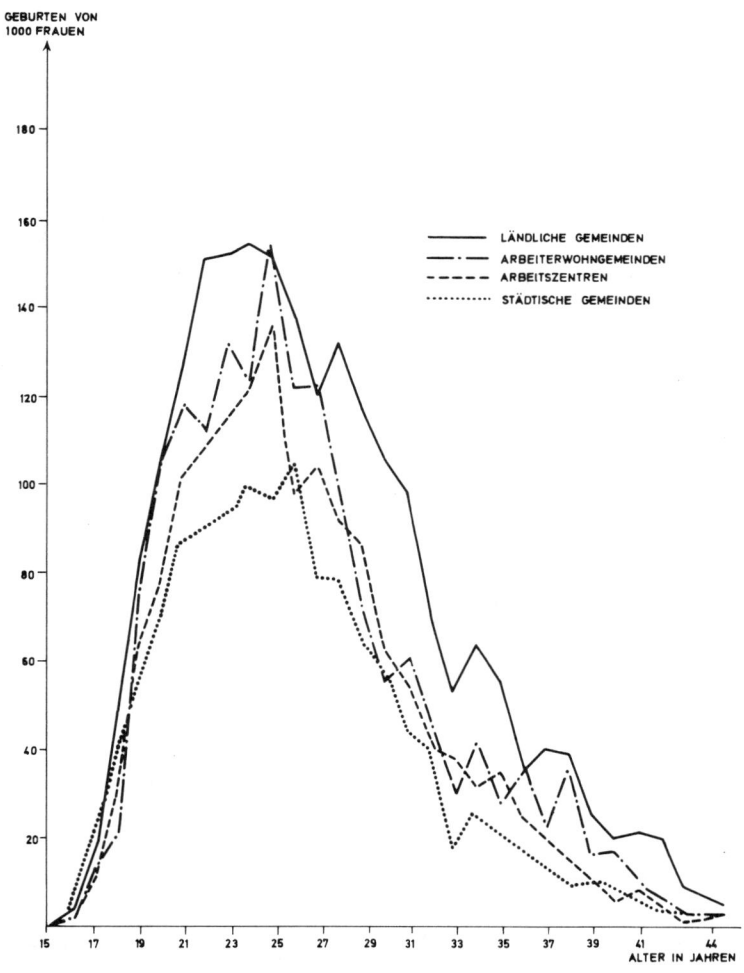

Abb. 5   *Veränderung der altersspezifischen Fruchtbarkeit 1969—1973*

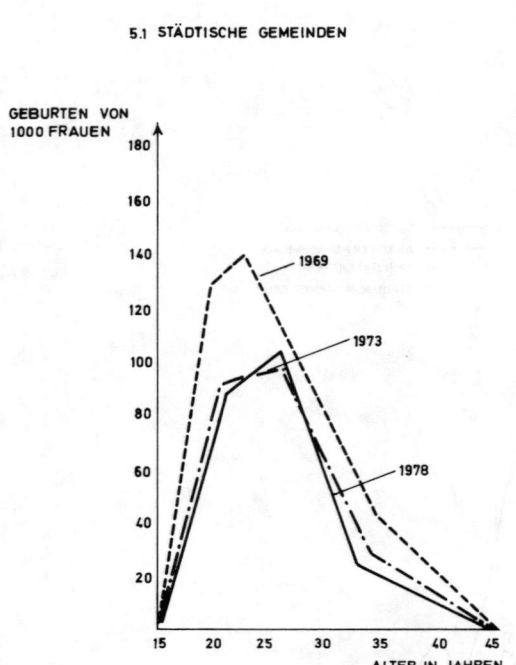
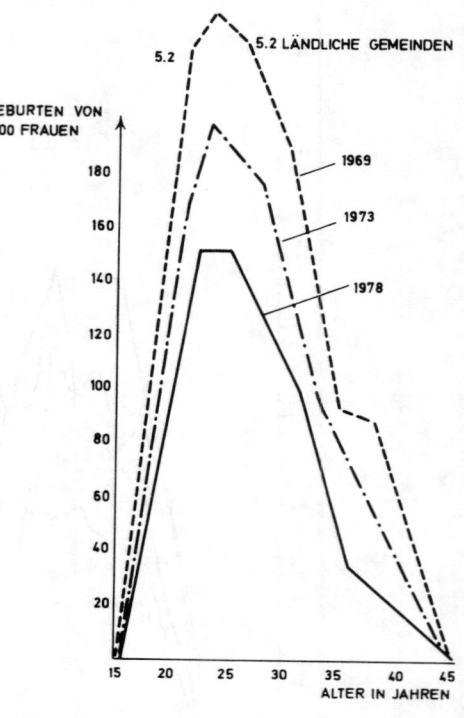
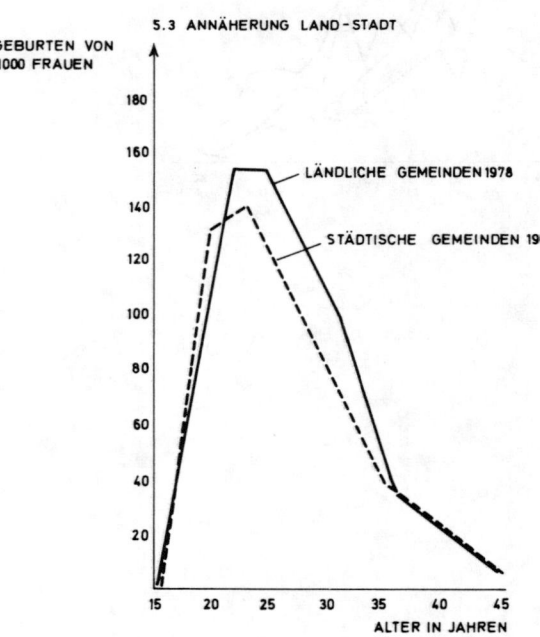
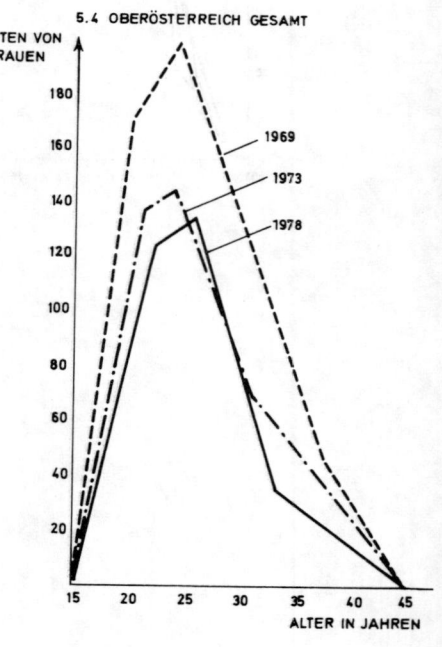

6. Fruchtbarkeitsverhalten und Gemeindegröße

Wie die bisherigen Auswertungen bereits gezeigt haben, besitzt die Gemeindegröße einen nicht unerheblichen Einfluß auf das Fruchtbarkeitsverhalten. Man sollte bei der Argumentation in bezug auf die Gemeindegröße zwar etwas vorsichtig sein, da man berücksichtigen muß, daß in Oberösterreich kleine Gemeinden vor allem in ländlichen Regionen (mit traditionell hohen Fruchtbarkeiten) vorkommen und die oberösterreichischen Städte in die Gruppe der großen Gemeinde hineinfallen. Es könnte daher der Fall eintreten, daß die Gemeindegröße ein Ergebnis widerspiegelt, das nicht ursächlich mit der Einwohnerzahl, sondern mit anderen Phänomenen in Verbindung zu bringen ist. Trotzdem ist das Ergebnis der Analyse nach Gemeindegrößenklasse interessant.

Es zeigt nämlich, daß in den Gemeinden bis 4000 Einwohner ein sehr ähnliches Fruchtbarkeitsverhalten besteht, Gemeinden zwischen 4000 bis 20 000 Einwohner bzw. Gemeinden über 20 000 Einwohner wiederum eine homogene Gruppe in bezug auf das Fruchtbarkeitsverhalten bilden. Es sind nicht nur das Fruchtbarkeitsniveau, sondern auch die typischen Fruchtbarkeitsveränderungsmuster beinahe identisch (Tabelle 4).

Tab. 4 *Veränderung der Nettoreproduktionsrate nach Gemeindegrößenklassen im Vergleich der Jahre 1969 bis 1978*

Größe	Nettoreproduktion			Veränderung				
	1969	1973	1978	69—73 abs.	73—78 abs.	69—78 abs.	69—73 %	
bis 1 000	1,66	1,28	0,99	—0,38	—0,29	—0,67	—40,4	⎫
1 000— 2 000	1,63	1,25	0,94	—0,38	—0,31	—0,69	—42,3	⎬ I
2 000— 3 000	1,57	1,17	0,95	—0,40	—0,22	—0,62	—39,5	
3 000— 4 000	1,45	1,02	0,86	—0,43	—0,16	—0,59	—40,7	⎭
4 000— 5 000	1,32	0,98	0,81	—0,34	—0,17	—0,51	—38,6	⎫
5 000— 7 500	0,27	0,97	0,73	—0,30	—0,24	—0,54	—42,5	⎬ II
7 500— 10 000	1,29	0,89	0,75	—0,40	—0,14	—0,54	—41,8	
10 000— 20 000	1,18	0,77	0,70	—0,41	—0,07	—0,48	—40,7	⎭
20 000—100 000	0,99	0,72	0,66	—0,27	—0,06	—0,33	—33,3	⎫ III
100 000 und mehr	0,85	0,62	0,57	—0,23	—0,05	—0,28	—32,9	⎭

7. Fruchtbarkeitsregionen in Oberösterreich

Die kleinste Einheit der Regionalisierung bildet die Gemeinde. Um die Schwankungen der Fruchtbarkeit in den verschiedenen Jahren einigermaßen auszugleichen, wurde die allgemeine Fruchtbarkeitsziffer aus dem Durchschnitt der Jahre 1969 bis 1978, also aus 10 Jahren gebildet. Durch diese Vorgehensweise konnten bereits deutlich die Regionen mit typischem Fruchtbarkeitsverhalten erkennbar gemacht werden. Trotzdem weichen eine Vielzahl kleinerer Gemeinden vom Fruchtbarkeitsniveau der umliegenden Region deutlich ab. Diese „Ausreißergemeinden" wurden durch die Einbeziehung einer Nachbarschaftsbeziehungsfunktion eliminiert und so die Bildung „großer" Regionen erreicht.

Die regionale Analyse der Fruchtbarkeit ergab in der endgültigen Zusammenfassung der regionalen Einheiten vier verschiedene Fruchtbarkeitsregionen. Gleichzeitig wurde versucht, diese Regionen dem Typ nach zu beschreiben.

a) Die ländliche Fruchtbarkeitsregion

Der Name dieser Fruchtbarkeitsregion deutet auf das typisch ländliche Gepräge dieser Gemeinden hin. Das Fruchtbarkeitsverhalten ist gekennzeichnet durch überdurchschnittlich hohe Geburtenhäufigkeit und einen starken Fruchtbarkeitsrückgang (Tabelle 5 und Abbildung 6).

Tab. 5   *Nettoreproduktionsrate der Fruchtbarkeitsregionen im Vergleich der Jahre 1969 bis 1978*

	1969	1973	1978	Veränderung			
				1969—1973		1973—1978	
				abs.	%	abs.	%
Ländliche Region	1,77	1,41	1,07	—0,36	—18,6	—0,34	—24,1
Mischregion	1,50	1,12	0,88	—0,38	—25,3	—0,24	—21,4
Verdichtungsregion	1,25	0,87	0,73	—0,38	—30,4	—0,14	—16,1
Städtische Region	0,89	0,65	0,60	—0,24	—27,0	—0,05	— 7,7
Oberösterreich	1,31	0,98	0,81	—0,33	—25,2	—0,17	—17,3

Abb. 6   *Veränderung der Nettoreproduktionsrate in Oberösterreich zwischen 1969 und 1978, getrennt nach Fruchtbarkeitsregionen*

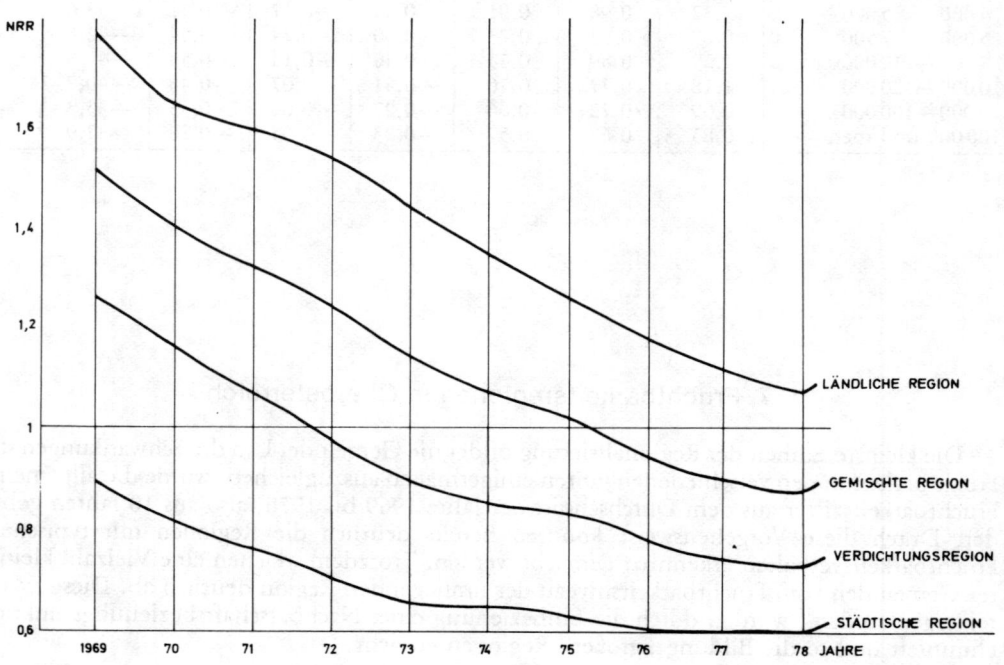

Abb. 7 *Fruchtbarkeitsregionen in Oberösterreich*

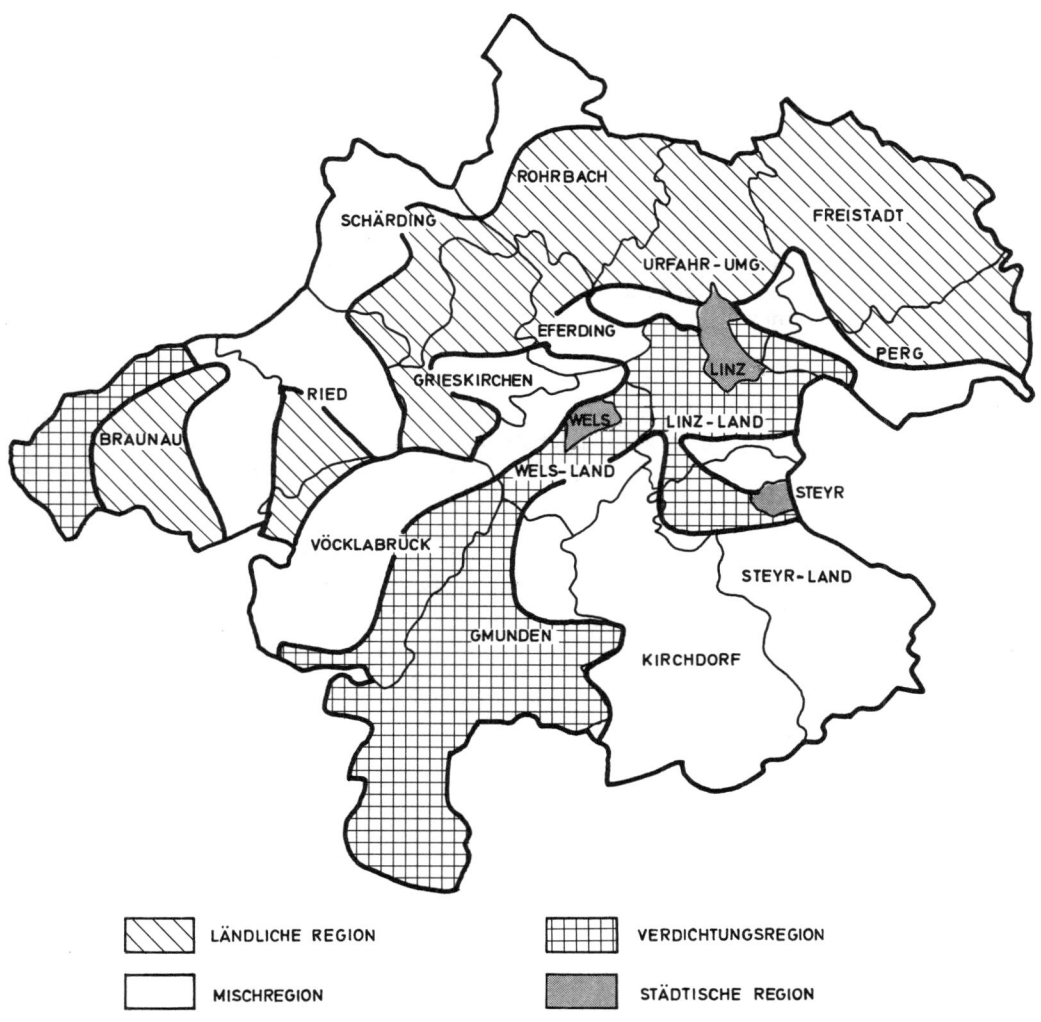

b) Die Verdichtungsregion

Diese Fruchtbarkeitsregion mit einem unterdurchschnittlichen Fruchtbarkeitsniveau erstreckt sich vor allem über die im oberösterreichischen Raumordnungsprogramm als Verdichtungsgebiete gekennzeichneten Gemeinden. Es fallen in diese Region vor allem die Gemeinden um Umkreis der Städte Linz, Wels und Steyr sowie das Verdichtungsgebiet der Vöckla-Ager-Zone zwischen Vöcklabruck und Laakirchen und das Seengebiet hinein. Wie bereits erwähnt, liegt das Fruchtbarkeitsniveau unter dem oberösterreichischen Durchschnitt, und der Fruchtbarkeitsrückgang ist in den letzten Jahren bereits deutlich abgeschwächt.

c) Die städtische Fruchtbarkeitsregion

Wie bereits ausgeführt, hebt sich das Fruchtbarkeitsverhalten in den Städten sehr signifikant von dem der anderen Gemeinden ab. Dasselbe gilt für die Veränderung der Fruchtbarkeit in den letzten Jahren. Der Fruchtbarkeitsrückgang ist bei einem sehr niedrigen Niveau zum Erliegen gekommen.

d) Die Mischregion

Alle Gemeinden, die in der bisherigen Fruchtbarkeitstypisierung nicht enthalten sind, wurden zu einer Mischregion zusammengefaßt. Es handelt sich dabei um jene Gemeinden, die um den oberösterreichischen Durchschnitt in bezug auf das Fruchtbarkeitsverhalten liegen. Diese Region bildet somit das Bindeglied zwischen der ländlichen Fruchtbarkeitsregion und der Verdichtungsregion.

Die Regionalisierung und Typisierung der Gemeinden in bezug auf das Fruchtbarkeitsverhalten soll als Versuch gesehen werden, die momentane Verteilung der Fruchtbarkeit im Bundesland Oberösterreich zu verdeutlichen. Man muß sich dabei jedoch immer bewußt sein, daß die Grenzen der Fruchtbarkeitsregionen nur als andeutungsweise Abgrenzungen verstanden werden können. Vielleicht wird es schon in naher Zukunft möglich sein, Indikatoren zu finden, die das derzeit gezeichnete Bild der regionalen Fruchtbarkeitsunterschiede widerspiegeln und somit zur Erklärung dieser Unterschiede beitragen.

Regionale Unterschiede der Geburtenhäufigkeit in der Schweiz

von
François Höpflinger, Zürich

Gliederung

1. Vorbemerkungen zur Analyse regionaler Unterschiede der Geburtenhäufigkeit
2. Datenlage
3. Kulturelle Faktoren regionaler Unterschiede der Geburtenhäufigkeit
4. Sozio-ökonomische Faktoren regionaler Unterschiede der Geburtenhäufigkeit
5. Regionale Unterschiede auf individueller Ebene
6. Zusammenfassung
7. Literatur

1. Vorbemerkungen zur Analyse regionaler Unterschiede der Geburtenhäufigkeit

Bei der Analyse regionaler Unterschiede der Geburtenhäufigkeit stellen sich spezielle Probleme der Dateninterpretation. Dies gilt insbesondere dann, wenn aggregierte Daten verwendet werden. So können bei der Analyse regionaler Unterschiede der Geburtenhäufigkeit prinzipiell drei verschiedene Arten von Hypothesen in die Interpretation einfließen:

— Erstens kann die *kollektive Hypothese* betont werden, wobei explizit nur die Makroebene berücksichtigt wird und keinerlei Aussagen über individuelles Verhalten gemacht werden sollen. Die Beschränkung der Perspektive auf die Makroebene ist dort sinnvoll, wo aus theoretischen Gründen die Makroeinheiten (Regionen, Nationen) als relevante soziale Einheiten betrachtet werden oder wo aus praktischen Gründen nur aggregierte Werte interessieren (z. B. im Rahmen von Bevölkerungsprognosen).

— Zweitens kann die *individuelle Hypothese* betont werden, wobei die Auswirkungen individuellen Verhaltens auf die Makroebene oder umgekehrt die Verhältnisse auf der Makroebene durch Bezug auf individuelles Verhalten zu erklären versucht werden. Allerdings stellen sich bei einer solchen Mehrebenen-Analyse — die Kontextmerkmale und individuelles Verhalten miteinander verknüpft — nicht selten Probleme entweder des ökologischen oder des individualistischen Fehlschlusses. Aggregierte Daten vermitteln nur unter spezifischen Bedingungen relativ unverfälschte Schätzwerte für Beziehungen auf der individuellen Ebene (G. FIREBAUGH, 1978). Ebenso können Beziehungen auf aggregierter Ebene nur unter bestimmten Bedingungen durch Bezug auf individuelle Hypothesen erklärt werden (J. W. FALTER, 1978).

— Drittens kann die *Kontexthypothese* herangezogen werden, die sich auf die Wirkungen von Merkmalen der Makroebene auf individuelles Verhalten bezieht. Dabei wird von der Grundidee ausgegangen, daß individuelles Verhalten auch durch Faktoren des Kontextes beeinflußt wird. "In other words, contextual analysis may be defined as the attempt to explain an individual behavior in terms of the social context or milieu in which the individual lives when certain of his own social or other personal attributes are held constant" (J. W. FALTER, 1978).

Bei der Analyse regionaler Unterschiede der Geburtenhäufigkeit sind — neben der reinen Beschreibung regionaler Unterschiede — in theoretischer Hinsicht vor allem auch kontextuelle Effekte von speziellem Interesse, obwohl deren empirischer Erfassung verschiedene schwerwiegende methodische Schwierigkeiten entgegenstehen. So können beobachtete regionale Unterschiede der Geburtenhäufigkeit das Resultat selektiver Wanderungen sein (Plazierungseffekte). Streng genommen müßten für die Analyse „echter" Kontexteffekte solche Prozesse selektiver Wanderungen kontrolliert werden können (was praktisch meist nur ungenügend möglich sein wird).

Aber auch theoretisch können festgestellte Kontexteffekte durch verschiedene Hypothesen erklärt werden:

— Kontexteffekte können das Resultat von Bezugsgruppenphänomenen sein, indem sich das individuelle Verhalten an regionalen Normen oder lokalen Traditionen orientiert (Identifikationshypothese).

— Kontexteffekte können das Resultat von direkten wie indirekten Interaktionen sein, wobei etwa Aspekte lokaler Kommunikation oder lokaler „opinion-leaders" angesprochen werden (Interaktionshypothese).

— Kontexteffekte können das Resultat räumlich differenzierter Optionen sein, die Individuen in verschiedenen Gebieten zur Verfügung stehen (Optionshypothese bzw. „opportunity structure hypothesis").

Während bei der Identifikationshypothese stärker von kulturellen und normativen Aspekten ausgegangen wird — z. B. unter dem Konzept der „regionalen Identität" —, geht die Interaktionshypothese stärker von räumlich definierten Kommunikationsnetzen aus. Die Interaktionshypothese dürfte deshalb eher für kleinräumige Analysen (z. B. von Nachbarschaften, Stadtvierteln) relevant sein, während sich die Identifikationshypothese auch auf größere Regionen beziehen kann. Empirisch dürfte es allerdings schwierig, wenn nicht sogar unmöglich sein, zwischen beiden Erklärungen zu unterscheiden. Dies um so mehr, als sich beide Hypothesen faktisch nicht gegenseitig auszuschließen brauchen. Die Optionshypothese ihrerseits dürfte empirisch vor allem dort vergleichsweise gut nachweisbar sein, wo davon ausgegangen werden kann, daß das Bestehen oder Fehlen bestimmter Infrastruktureinrichtungen bestimmte Bereiche individuellen Verhaltens direkt beeinflussen.

Im strengen Sinne empirisch können Kontexteffekte nur gemessen werden, wenn Daten sowohl über die Makro- als auch über die Mikroebene bestehen. Bisher existieren allerdings nur vergleichsweise wenige empirische Studien, die über die genaue Richtung und Stärke kontextueller Effekte — nach Kontrolle individueller Effekte — Auskunft geben. Die vorhandenen Analysen weisen immerhin darauf, daß die Wirkung „echter" Kontexteffekte nicht überbewertet werden darf (J. W. FALTER, 1978). Trotzdem erscheint es bei Befragungen — etwa zur Zahl der Geburten — sinnvoll, neben individuellen Merkmalen der Befragten auch die Merkmale ihres Wohnortes zu erheben, um den Einbezug von Kontexteffekten zu erlauben (R. FREEDMAN, 1974).

2. Datenlage

In der Schweiz finden umfassende statistische Erhebungen (Volkszählungen) alle 10 Jahre statt, so im Dezember 1970 und 1980. Da die im Dezember 1980 erhobenen Daten erst ab Ende 1982 bzw. Mitte 1983 für detaillierte Analysen zur Verfügung stehen, ist man bei Analysen regionaler Unterschiede der Geburtenhäufigkeit immer noch auf die Daten von 1970 beschränkt.

Die vorliegende Analyse bezieht sich auf die Ebene von Gemeinden (3072 lokale Einheiten) und deren Strukturmerkmale für das Jahr 1970. Der Vorteil einer Analyse auf der Ebene von Gemeinden liegt darin, daß damit eine weitaus feinere Beschreibung regionaler Unterschiede der Geburtenhäufigkeit möglich wird, als dies bei größeren Raumeinheiten der Fall sein kann. Insbesondere lassen sich damit spezielle Gruppen von Einheiten (z. B. Agrargemeinden, Städte) spezifisch analysieren. Der Nachteil der sehr feinen Kontextaufgliederung liegt darin, daß — speziell bei sehr kleinen Gemeinden — Zufallsschwankungen der Geburtenzahl ein hohes Gewicht erhalten. Dies wurde dadurch etwas korrigiert, daß die Geburtenhäufigkeit dreier Jahre (1969/71) einbezogen wurde.

Als Indikator der Geburtenhäufigkeit wurde die „Allgemeine Gesamtfruchtbarkeitsziffer" (AFZ) (d. h. die Zahl der Lebendgeborenen pro 1000 Frauen im Alter von 15 bis 49 Jahren) benützt. Die Verwendung dieser relativ groben Meßziffer war unumgänglich, weil auf der Ebene von Gemeinden keine feineren Meßziffern zur Verfügung stehen bzw. die Berechnung feinerer Meßziffern speziell bei kleinen Gemeinden überhaupt sinnlos ist. Den Altersstruktur-Effekten bei der verwendeten Meßziffer (z. B. hoher Anteil an älteren Ehepaaren) konnte nur insofern Rechnung getragen werden, als der Anteil an jüngeren Erwachsenen (29—39 Jahre) bei der Analyse als Kontrollvariable eingesetzt wurde. Neben den Daten auf aggregiertem Niveau wurden — soweit dies möglich war — auch Angaben auf individuellem Niveau verwendet. Zum ersten erlaubte eine Sekundäranalyse einer 1970/71 durchgeführten gesamtschweizerischen Ehepaar-Befragung einen gewissen Vergleich der Beziehungen auf aggregierter Ebene mit Beziehungen auf individueller Ebene (F. HÖPFLINGER, K. KÜHNE, 1979). Zum zweiten erlauben die Daten einer 1980 durchgeführten Befragung von 600 jüngeren Ehepaaren eine zusätzliche Differenzierung der Aussagen zu regionalen Unterschieden der Geburtenhäufigkeit.

3. Kulturelle Faktoren regionaler Unterschiede der Geburtenhäufigkeit

Die Schweiz als kulturell pluralistisch aufgebaute Nation mit mehreren Sprachgruppen und gemischter Konfessionszugehörigkeit erscheint als geeigneter Kontext, um die Auswirkungen kultureller Faktoren auf die Geburtenzahl zu analysieren. In der Schweiz haben schon frühere Studien auf sprachlich oder konfessionell bedingte Unterschiede der Geburtenhäufigkeit aufmerksam gemacht, die sich unabhängig von der wirtschaftlichen Struktur einer Region nachweisen ließen (W. BICKEL, 1958).

In der Schweiz lassen sich auch zu Beginn der 70er Jahre konfessionell bedingte Unterschiede der Geburtenhäufigkeit feststellen, selbst wenn Stadt-Land-Unterschiede oder wirtschaftliche Faktoren von Gemeinden kontrolliert werden. Dies im Unterschied zur Bundesrepublik Deutschland, wo die konfessionelle Zusammensetzung einer Region nach Kontrolle sozio-ökonomischer Variablen keinen Einfluß auf die regionale Geburtenhäufigkeit ausübt (K. SCHWARZ, 1979, G. GRÖNER, 1976).

Die genauere Analyse des Effektes der konfessionellen Zusammensetzung der Wohnbevölkerung einer Schweizer Gemeinde auf die „Allgemeine Fruchtbarkeitsziffer" zeigt allerdings, daß sich die konfessionelle Zusammensetzung vor allem bei den mehr ländlich-agrarischen Gemeinden auswirkt, während in den Agglomerationsgebieten, aber auch den stark tertiär strukturierten Landgemeinden (z. B. Fremdenverkehrsorte) der konfessionelle Faktor an Bedeutung verliert bzw. irrelevant wird. Da die vorliegenden statistischen Daten aus der Schweiz zeigen, daß die Geburtenrate der Katholiken um einige Promille höher liegt als diejenige der Protestanten (ESTA, 1973), stellt sich die klassische Frage, ob die konfessionell bedingten regionalen Unterschiede der Geburtenhäufigkeit allein durch die unterschiedliche konfessionelle Zusammensetzung der Bevölkerung erklärt werden kann oder ob hier auch ein echter Konktexteffekt hineinspielt (z. B. via der normativen Beeinflussung der jeweilig minoritären Konfessionsmitglieder).

Die (wenigen) vorliegenden Daten weisen auf solche Kontexteffekte hin: die Geburtsrate der Protestanten liegt in mehrheitlich katholischen Kantonen höher als in gemischtkonfessionellen oder mehrheitlich protestantischen Kantonen. In gleicher Weise ist die Geburtenrate der katholischen Bevölkerung in katholischen Kantonen höher als in protestantischen Kantonen (wenn auch die kontextuellen Einflüsse bei den Katholiken geringer sind als bei den Protestanten) (Tabelle 1).

Tab. 1 *Lebendgeborene auf 1000 Einwohner nach Konfession der Mutter in den Schweizer Kantonen 1966/70*
(Nur Schweizer)

	%-Anteil Protestanten an Wohnbevölkerung		
	unter 30%	30—50%	über 50%
Lebendgeborene auf 1000 Einwohner der jeweiligen Konfession:			
— Mutter protestantisch	16,4	14,2	12,4
— Mutter römisch-katholisch	18,5	16,6	16,2
Anzahl Kantone:	10	5	10

Quelle: Eigene Berechnungen auf der Basis von Angaben des ESTA/ESTA: Die Konfessionen in der Schweiz. In: Die Volkswirtschaft, Jg. 1973, S. 550.

Die Beziehungen ändern sich nur wenig, wenn das Entwicklungsniveau der Kantone noch zusätzlich kontrolliert wird.

Der Vergleich der Ehepaar-Befragung 1970/71 mit der Ehepaar-Befragung 1980 macht allerdings deutlich, daß sich — zumindest auf individueller Ebene — die konfessionellen Unterschiede weiter abgeschwächt haben, was auch die Bedeutung diesbezüglicher Kontexteffekte vermindert hat.

Die statistischen Daten zeigen, daß sich die durchschnittliche Kinderzahl von Ehepaaren zwischen den einzelnen Sprachgebieten der Schweiz deutlich unterscheidet, was auf einen sprachlich-kulturellen Kontexteffekt hinweist (Tabelle 2).

Tab. 2 *Kinderzahlen nach Sprachgebieten 1970*

	Sprachgebiet:			
	Rätoromanisch	Deutsch	Französisch	Italienisch
Kinder pro Ehefrau insgesamt	3,4	2,2	2,0	2,1
Kinder pro Ehefrau (Schweizerinnen)	3,5	2,3	2,0	2,2

Quelle: ESTA, Volkszählung 1970, Band 7, Bern 1974.

Besonders hohe Kinderzahlen und speziell viele kinderreiche Familien lassen sich für das rätoromanische Sprachgebiet feststellen, was allerdings weitgehend auf den relativ ländlichen Charakter dieser Sprachregion zurückgeführt werden kann. Die geringsten Kinderzahlen sind für den französischsprachigen Teil der Schweiz zu beobachten, eine Beobachtung, die auch schon in den 50er Jahren gemacht werden konnte.

Die Auswertung der Daten auf Gemeindeebene zeigt, daß die Geburtenhäufigkeit der Gemeinden mit dem Sprachgebiet variiert, wobei ein sprachlich-kulturell bedingter Unterschied auch bei statistischer Kontrolle der konfessionellen Zusammensetzung und der Wirtschaftsstruktur feststellbar bleibt. Die vorliegende graphische Darstellung (Abbildung 1) weist dabei auf ein Zusammenspiel von wirtschaftlichen Faktoren, konfessioneller Zusammensetzung und Sprachgebiet hin. Die höchste Geburtenhäufigkeit läßt sich in ländlichen, katholischen Gemeinden der deutschen Schweiz, die geringste Geburtenhäufigkeit demgegenüber in den wirtschaftlich entwickelten protestantischen Gemeinden der französischen Schweiz feststellen. Erkennbar sind zudem auch gewisse interaktive Zusammenhänge. So sind z. B. die sprachlich-kulturell bedingten Unterschiede der Geburtenhäufigkeit in ländlichen Gemeinden ausgeprägter als in wirtschaftlich „moderneren" Gemeinden. Ebenso nehmen die konfessionell bedingten Unterschiede mit zunehmendem Entwicklungsstand eher ab. Dieses Muster weist darauf hin, daß sich mit zunehmender wirtschaftlicher Entwicklung eines Kontextes kulturelle Determinanten regionaler Unterschiede der Geburtenhäufigkeit abschwächen. Dabei zeigt sich bei den Schweizer Gemeinden zusätzlich, daß innerhalb der Gruppe der Gemeinden mit moderner Wirtschaftsstruktur sprachlich-kulturell bedingte Unterschiede der Geburtenhäufigkeit vor allem bei den mehrheitlich protestantischen Gemeinden zu beobachten sind. Demgegenüber scheint bei mehrheitlich katholischen Gemeinden das Bestehen einer relativ einheitlichen, zentral gesteuerten Religionsgemeinschaft den Effekt sprachlich-kultureller Faktoren eher abzuschwächen. Auch bei diesen Daten stellt sich die klassische Frage, inwiefern sich die auf Gemeindeebene beobachtbaren Relationen auf der individuellen Ebene widerspiegeln. Die Auswertung der Ehepaar-Befragung 1970/71 nach Konfessionszugehörigkeit, Sprachgruppe und Wohnumfeld zeigt, daß die Kinderzahl je nach Sprachzugehörigkeit variiert. Auch auf der individuellen Ebene zeigen sich zudem interaktive Effekte von Konfession und Sprachzugehörigkeit. Die Richtung der Beziehung verläuft jedoch zum Teil anders als auf der aggregierten Ebene: während ebenso wie auf der Ebene der Gemeinde auch auf individueller Ebene die französischsprachigen Katholiken eine geringere Kinderzahl aufweisen als deutschsprachige Katholiken, ist bei den Protestanten die Beziehung umgekehrt. Inwiefern dies auf weitere, unkontrollierte Variablen zurückzuführen ist, läßt sich auf der Basis der vorhandenen Daten nicht feststellen. Es zeigt sich jedoch einmal mehr, daß Beziehungen auf aggregierter Datenebene nicht in jedem Falle gleich verlaufen wie Beziehungen auf individueller Ebene.

Abb. 1 *Allgemeine Fruchtbarkeitsziffern 1969/71 nach Wirtschaftsstruktur, Konfession und Sprachgruppe von Schweizer Gemeinden*

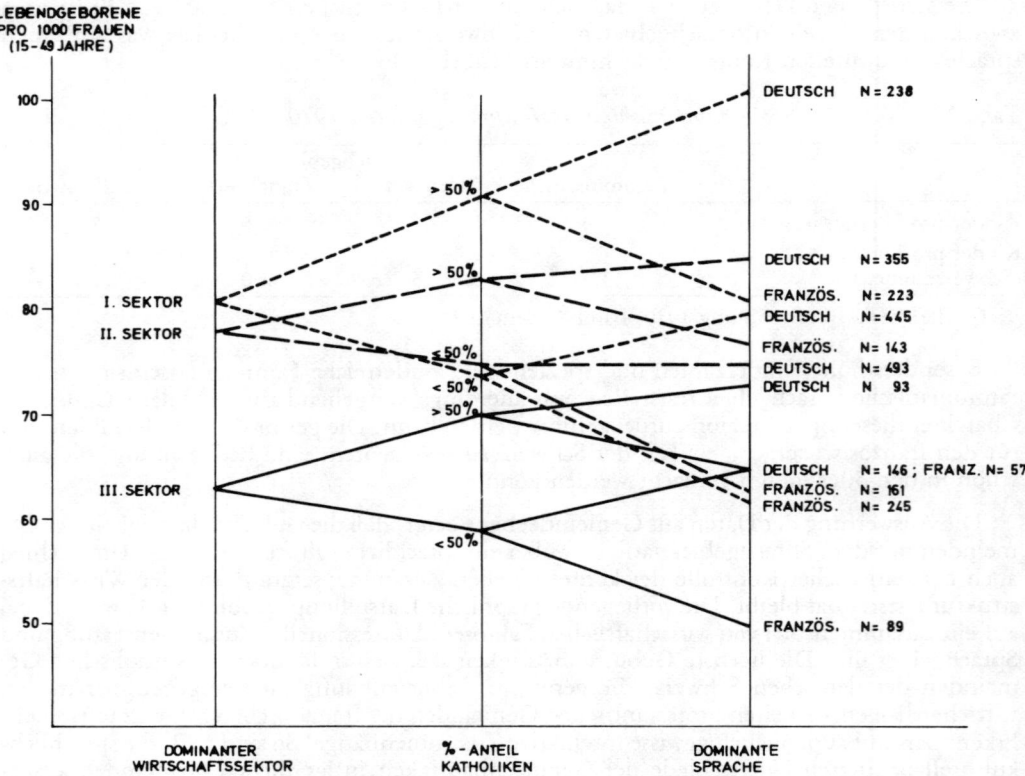

Die 1980 durchgeführte Befragung von 600 Schweizer Ehepaaren erlaubt es, die festgestellten sprachlich-kulturellen Unterschiede inhaltlich zu spezifizieren. So zeigt sich, daß die französischsprachigen Westschweizer Ehepaare im Vergleich zu den Deutschschweizer Ehepaaren die Kinderlosigkeit wie auch die Ein-Kind-Familie weniger negativ beurteilen. Ebenso wird von den Westschweizer Ehepaaren eine Familie mit drei oder gar vier Kindern in signifikanter Weise ungünstiger eingeschätzt. So gesehen erscheint die „Erosion" generativer Normen in der Westschweiz stärker fortgeschritten zu sein als in der deutschsprachigen Schweiz. Dies mag auch damit zusammenhängen, daß Westschweizer Ehepaare die finanziellen Kosten von Kindern — bei sonst ähnlicher Bewertung der positiven Seiten von Kindern — höher einschätzen als die Ehepaare in der deutschsprachigen Schweiz.

4. Sozio-ökonomische Faktoren regionaler Unterschiede der Geburtenhäufigkeit

Von allen sozio-ökonomischen Variablen sind die Variablen der Wirtschaftsstruktur (Anteil der Beschäftigten im Primärsektor, Anteil der Beschäftigten im Tertiärsektor) am stärksten mit den regionalen „Fruchtbarkeitsziffern" assoziiert. Dieses Ergebnis entspricht auch den Resultaten deutscher Studien, bei denen Variablen der Wirtschaftsstruktur (insbesondere: ländliche Produktionsverhältnisse) ebenfalls deutlich mit regionalen Unterschieden der Geburtenhäufigkeit assoziiert waren (F. A. SCHAWO, 1979).

Die Aufgliederung der Schweizer Gemeinden nach verschiedenen Typen zeigt, daß die Variablen der Wirtschaftsstruktur quer durch alle Gruppen von Gemeinden einen deutlichen (statistischen) Erklärungsbeitrag zu den interregionalen Unterschieden der Geburtenhäufigkeit leisten. Insbesondere zeigt sich, daß auch eine ländliche Tertiarisierung (z. B. durch touristische Entwicklung) negativ mit der Geburtenhäufigkeit einer Gemeinde verknüpft ist. Im Gegensatz dazu sind — nicht überraschend — agrarische Produktionsverhältnisse positiv mit der Geburtenhäufigkeit assoziiert. Diese positive Beziehung ist auch bei der Gruppe der relativ vollständigen Agrargemeinden feststellbar.

Allerdings läßt sich auch ein indirekter Effekt der Wirtschaftsstruktur auf die Geburtenhäufigkeit einer Gemeinde in dem Sinne feststellen, daß ländliche Produktionsverhältnisse negativ mit dem Anteil an jüngeren Erwachsenen assoziiert sind, wodurch sich die Geburtenhäufigkeit ihrerseits reduziert. Oder in anderen Worten: In vielen (ländlichen) Gemeinden reduzieren deutliche Abwanderungsüberschüsse von jüngeren Erwachsenen die Zahl der Geburten und verwischen damit die Effekte der Wirtschaftsstruktur auf die Geburtenhäufigkeit. Schematisch gezeichnet, ergibt sich für die Gemeinden außerhalb der Agglomerationen folgendes Beziehungsnetz:

Gemeinden (mit mehr als 500 Einwohnern) außerhalb von Agglomerationen

N = 1289

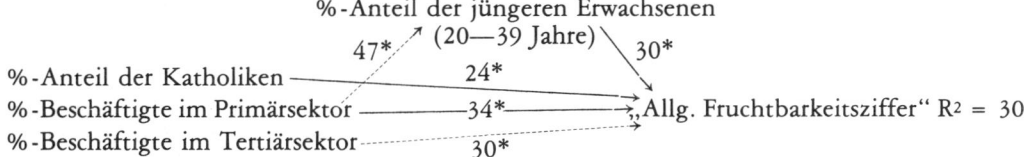

R^2: multipler Korrelationskoeffizient im Quadrat
* = Standardisierte Regressionskoeffizienten (beta-Werte)

Neben der wirtschaftlichen Sektoraufgliederung sind auch weitere sozio-ökonomische Variablen für regionale Unterschiede der Geburtenhäufigkeit verantwortlich. Im allgemeinen läßt sich sowohl auf individueller als auch auf kontextueller Ebene eine negative Beziehung zwischen der Erwerbstätigkeit von Frauen und der Geburtenhäufigkeit feststellen (womit allerdings noch keinerlei Aussagen über eventuelle kausale Relationen erlaubt sind). Auch in der Schweiz sind die Geburtenhäufigkeit einer Gemeinde und der Anteil erwerbstätiger Frauen in deutlichem Maße negativ assoziiert. Die Aufgliederung der Daten nach verschiedenen Typen von Gemeinden weist allerdings auf einige Spezifikationen der Korrelation zwischen Frauenerwerbsquote und Geburtenhäufigkeit hin (Tabelle 3).

Besonders ausgeprägt sind die negativen Beziehungen zwischen der Frauenerwerbsquote und der Geburtenhäufigkeit in den städtischen Gebieten, was auch mit den Ergebnissen von Sozialraumanalysen übereinstimmt, die zeigen, daß in städtischen Gebieten der Anteil erwerbstätiger Frauen negativ mit dem Faktor „Familismus" assoziiert ist (J. FRIEDRICHS, 1977). Demgegenüber sind in ländlichen Gebieten die negativen Korrelationen deutlich geringer. Inwiefern kontextspezifische Faktoren der Arbeitsmarktsituation (z. B. geringere Arbeitsmarktmöglichkeiten, traditionellere Formen der Erwerbstätigkeit) hineinspielen, kann nur vermutet werden, da aufgrund von kontextuellen Querschnittsanalysen keine kausale Interpretation der Beziehung zwischen Frauenerwerbsquote und Geburtenhäufigkeit erlaubt ist. Eine faktoranalytische Betrachtung zeigt denn, daß die Frauenerwerbsquote einer Gemeinde

Tab. 3   *Geburtenhäufigkeit und Frauenerwerbsquote nach Gemeindetypen*

	Anzahl Gemeinden	Partielle Korrelation*): Allg. Fruchtbarkeitsziffer/ %-Anteil berufstätiger Frauen
Alle Schweizer Gemeinden	3072	—.06
Agglomerationsgemeinden	355	—.31
Gemeinden außerhalb Aggl.	2717	—.05
Gemeindetyp:		
Reine Agrargemeinden	911	—.01
Arbeiter-/Bauerngemeinden	497	—.13
Fremdenverkehrsorte	92	—.11
Industriegemeinden	547	—.17
Agglomerationsgemeinden:		
— vorwiegend Industriegemeinden	228	—.22
— vorwiegend Wohngebiet	448	—.19
Industriestädte[1])	40	—.54
Große Städte[2])	15	—.84

*) Partielle Korrelation, kontrolliert: Beschäftigte im Primärsektor, Beschäftigte im Tertiärsektor, Ausländer (an Wohnbevölkerung) (jeweils in Prozent).
[1]) Mit mehr als 10 000 Einwohnern, jedoch weniger als 30 000 Einwohnern.
[2]) Mit mehr als 30 000 Einwohnern.

eng mit der Dimension der „Beschäftigungsintensität" zusammenhängt. So zeigen die Daten denn auch, daß der Anteil der berufstätigen Frauen deutlich positiv mit dem Arbeitsplatzangebot in der Gemeinde (Arbeitsplätze pro Einwohner) verknüpft ist.

Bisherige Sozialraumanalysen haben gezeigt, daß neben Variablen der Beschäftigungsstruktur auch den sozialen Statusmerkmalen eines Kontextes eine zentrale Bedeutung für die räumliche Differenzierung der Bevölkerung zukommt. Dies gilt vor allem für städtische Gebiete, wo sich die soziale Zusammensetzung der Bevölkerung räumlich unterscheiden kann (J. LINS, 1977).

Für unsere Analyse standen vier Indikatoren des sozialen Status zur Verfügung: Anteil der Wohnungen, die vom Eigentümer bewohnt werden (Eigentümerquote), Anteil der Einfamilienhäuser, Anteil der leitenden Angestellten und der Steuerertrag natürlicher Personen pro Kopf. Die Daten zeigen sowohl für die Agglomerationsgemeinden als auch für die Gemeinden außerhalb der Agglomerationen negative Korrelationen zwischen der Geburtenhäufigkeit und drei der vier Statusmerkmale (eine positive Relation ergibt sich bei der Eigentümerquote). In beiden Gruppen von Gemeinden ist der %-Anteil an leitenden Angestellten diejenige Statusvariable, die in bezug auf interregionale Fertilitätsunterschiede die stärkste Beziehung aufweist. Im Gegensatz zu den Ergebnissen der Kontextanalyse von G. R. RÜCKERT und D. SCHMIEDEHAUSEN (G. R. RÜCKERT, D. SCHMIEDEHAUSEN, 1975) ist die Beziehung zwischen der regionalen Geburtenhäufigkeit und dem Anteil an Einfamilienhäusern eher schwach und verschwindet bei Kontrolle weiterer Strukturvariablen.

Insgesamt zeigt sich das bekannte Bild, daß speziell in städtischen Gebieten statusbezogene Segregationsprozesse auch mit regionalen Unterschieden der Geburtenhäufigkeit assoziiert sind, und zwar direkt wie indirekt: indem ein hoher kontextueller Status (gemessen am Anteil an leitenden Angestellten) einerseits negativ mit dem Anteil an jüngeren Erwachsenen und andererseits zusätzlich auch negativ mit der Geburtenhäufigkeit assoziiert ist, wobei hier bei der Interpretation dieser Beziehungen speziell auf Prozesse selektiver Wanderungen zu achten ist. Auch andere Beziehungen zeigen auf, daß altersspezifische bzw. familienzyklische Segregationsprozesse für interregionale Unterschiede der Geburtenhäufigkeit innerhalb großstädtischer Gebiete von besonderer Relevanz sind. So ist der Anteil an jüngeren Erwachsenen — und damit indirekt auch die Geburtenhäufigkeit — mit dem Anteil an neueren Gebäuden positiv assoziiert. Schematisch aufgezeichnet, lassen sich die Beziehungen für die Agglomerationsgebiete der Schweiz wie folgt zusammenfassen:

```
                          Anteil an jüngeren Erwachsenen
Sozialer Status der Wohnbevölkerung                          Geburtenhäufigkeit
Urbane Rand- und Neubaugebiete
```

Demgegenüber ist die regionale Geburtenhäufigkeit der ländlichen bis kleinstädtischen Gebiete der Schweiz stärker von Faktoren der Wirtschaftsstruktur und kulturellen Merkmalen beeinflußt. Schematisch aufgezeichnet, ergibt sich folgendes Bild:

```
                          Anteil an jüngeren Erwachsenen
Ländliche Produktionsverhältnisse                            Geburtenhäufigkeit
Kulturelle Faktoren
```

Die Analyse zeigt, daß für städtische und nicht-städtische Gebiete zum Teil wesentlich andere Faktoren bzw. Mechanismen bedeutsam werden können und es deshalb sinnvoll sein dürfte, die Gebietseinheiten so zu wählen bzw. zu gruppieren, daß eine Herausarbeitung solcher Unterschiede möglich wird. Dies dürfte um so wichtiger sein, als die Analyse weiter gezeigt hat, daß denselben Variablen inhaltlich eine ganz andere Bedeutung zukommt, je nachdem ob sie auf Agglomerationsgebiete oder ländlich-kleinstädtische Gebiete bezogen werden.

5. Regionale Unterschiede auf individueller Ebene

Bisher wurden die regionalen Unterschiede in der Geburtenhäufigkeit rein auf aggregierter Ebene behandelt. Die Frage stellt sich, inwiefern derartige Unterschiede auch auf individueller Ebene nachweisbar sind und ob irgendwelche kontextuelle Effekte überhaupt feststellbar sind. Sachgemäß können diese Fragen auf der Basis der vorliegenden Individualdaten — einer nach verschiedenen Kontexttypen geschichteten Ehepaarbefragung 1970/71 (T. HELD, R. LEVY, 1974) und einer Befragung von 600 jüngeren Schweizer Ehepaaren 1980 — nur höchst approximativ beantwortet werden.

In einem ersten Schritt sollen die Angaben aus der Ehepaarbefragung 1970/71, die wir einer Sekundäranalyse unterworfen haben, betrachtet werden, da sich die Daten auf denselben Zeitraum beziehen wie die bisher analysierten Gemeindedaten. In einem zweiten Schritt sollen einige (erste) Ergebnisse aus der Ehepaarbefragung 1980 angeführt werden, soweit sich diese auf Kontextunterschiede beziehen.

Betrachtet man die durchschnittliche „ideale" Kinderzahl der 1970/71 befragten Schweizer Ehefrauen und Ehemänner in den vier gewählten Kontexten, zeigen sich die traditionellen Stadt-Land-Unterschiede (wobei auch die Ausgliederung der Bauern bei gleichzeitiger statistischer Kontrolle der Berufsschicht des Ehemannes an den Mittelwerten kaum etwas ändert) (Tabelle 4). Die Daten zeigen, daß die „ideale" Kinderzahl nicht nur mit dem unmittelbaren Wohnort variiert, sondern daß auch dem übergreifenden Kontext (Kanton) eine gewisse Bedeutung zukommt (was auf einen sich verstärkenden Effekt zweier sich überlagernder Kontextebenen hinweisen kann).

Tab. 4 „Ideale" Kinderzahl von Ehefrauen und Ehemännern
in vier verschiedenen Kontexten (Ehepaarbefragung 1970/71)

	N =	Ehefrauen Durchschnittliche „ideale" Kinderzahl	Ehemänner Durchschnittliche „ideale" Kinderzahl
Gesamtschweiz	963	2,5	2,4
Unterentwickelter Kanton*):			
Land	161	3,4	3,1
Kleinstadt	300	3,0	2,8
Hochentwickelter Kanton*):			
Land	250	3,0	2,9
Stadt	252	2,4	2,4

*) Einteilung auf der Basis der Beschäftigungsstruktur, des Bildungswesens und des Bruttosozialproduktes.

Interessanterweise variiert nicht nur die „ideale" Kinderzahl, sondern auch das Ausmaß der Übereinstimmung zwischen den Ehepartnern über die „ideale" Kinderzahl je nach Kontexttypus. So ist der Konsens im traditionellsten und im modernsten Kontext am höchsten. Demgegenüber ist die Übereinstimmung in den strukturell weniger eindeutigen Kontexten geringer, was möglicherweise die Folge normativer Unsicherheiten in solchen halb modernen, halb traditionellen Gebieten sein kann. Zusätzlich zeigt sich, daß in den relativ traditionellen Kontexten der Kinderwunsch der Ehefrau etwas höher liegt als derjenige des Ehemannes, während sich in der Stadt das Muster eher umkehrt (Tabelle 5).

Tab. 5 Übereinstimmung in der „idealen" Kinderzahl zwischen den Ehepartnern
in vier verschiedenen Kontexten (Ehepaarbefragung 1970/71)

	N =	Frau und Mann stimmen überein	Frau mehr als Mann	Mann mehr als Frau
Gesamtschweiz	958	58%	20%	22%
Unterentwickelter Kanton:				
Land	160	62%	22%	16%
Kleinstadt	300	48%	30%	22%
Hochentwickelter Kanton:				
Land	248	47%	26%	27%
Stadt	250	61%	18%	21%

Ein eigentlicher Kontexteffekt kann allerdings nur dann nachgewiesen werden, wenn es gelingt, die in Stadt und Land jeweils anders gelagerte sozio-ökonomische Zusammensetzung der Befragten zu kontrollieren. In einem ersten Schritt wurden deshalb der Einfluß des Wohnkontextes mit dem Einfluß der Berufsschicht des Ehemannes verglichen (wobei nur Nicht-Bauern in die Analyse einbezogen wurden). Dabei zeigte sich zweierlei: Erstens scheint der Wohnkontext die „ideale" Kinderzahl der befragten Ehepaare stärker zu beeinflussen als die Schichtzugehörigkeit. Zweitens ist der Zusammenhang zwischen Wohnkontext und „idealer" Kinderzahl bei den Ehefrauen tendenziell stärker als bei den Ehemännern, ein Hinweis, daß Kontexteffekte geschlechtsspezifisch variieren können (Tabelle 6).

Das Bild ändert sich nur unwesentlich, wenn nur die im reproduktionsfähigen Alter sich befindenden Ehepaare einbezogen werden und zusätzliche Kontrollvariablen (vorhandene Kinderzahl, Berufstätigkeit der Frau sowie Machtverteilung innerhalb der Familie) berücksichtigt werden. Auch dann bleibt noch ein Kontexteffekt, der bei den Ehemännern rund 4% und bei den Ehefrauen rund 8% der beobachtbaren Varianz in der „idealen" Kinderzahl er-

Tab. 6   *"Ideale" Kinderzahl nach Wohnkontext und Berufsschicht*

N = 881 Ehepaare (nur Nicht-Bauern)	Varianzanalyse	
	Ehefrau „Ideale" Kinderzahl %-erklärte Varianz	Ehemann „Ideale" Kinderzahl %-erklärte Varianz
Berufsschicht des Mannes*)	2%	2%
Wohnkontext**)	8%	5%

*) 5stufige Skala
**) 4 Kontexttypen, gemäß Tabelle 4.

klärt. Nun kann vermutet werden, daß zumindest ein Teil des Kontexteffektes über religiöse Normen verläuft. Oder mit anderen Worten: ein Teil der kontextuellen Unterschiede im Kinderwunsch hängt mit der unterschiedlichen Bedeutung der Religion in ländlichen und städtischen Gebieten zusammen. Es zeigt sich denn auch, daß sich die Beziehung zwischen Wohnkontext und der „idealen" Kinderzahl abschwächt, wenn man die Religiosität (gemessen durch die Häufigkeit des Besuchs von Gottesdiensten) beider Ehepartner kontrolliert: Der reine Effekt des Wohnkontextes reduziert sich beim Ehemann auf etwa 3% und bei der Ehefrau auf 4% der beobachtbaren Varianz in der „idealen" Kinderzahl. Allerdings werden bei einer detaillierten Datenauswertung auch mehr indirekte Kontexteinwirkungen sichtbar. Dies in dem Sinne, als sich — insbesondere bei der Ehefrau — additive Effekte von Wohnkontext und Religiosität feststellen lassen, die in dem Sinne interpretiert werden können, daß das gleichzeitige Vorkommen von ländlicher Wohnsituation und hoher Religiosität zu erhöhtem Kinderwunsch führt. Dieses Muster ist ein Hinweis dafür, daß sich Kontextfaktoren nicht nur direkt, sondern auch indirekt, in Kombination mit anderen Variablen, auswirken können.

Betrachtet man nicht die „ideale" Kinderzahl — als Faktor gesellschaftlicher Norm —, sondern die vorhandene Kinderzahl, wird ein Nachweis „echter" Kontexteffekte wesentlich schwieriger, da weit mehr Faktoren gleichzeitig zu kontrollieren sind. Zudem kann davon ausgegangen werden, daß die Beziehungen zwischen Wohnkontext und Kinderzahl empirisch weniger deutlich sind als bei der „idealen" Kinderzahl, die eine zum Teil mehr unverbindliche gesellschaftliche Norm repräsentiert.

Die in Tabelle 7 aufgeführten Daten einer multiplen Regression — bei der zum Teil mit „dummy"-Variablen gearbeitet wurde — zeigen, daß auch bei Kontrolle diverser anderer Variablen ein Einfluß des Wohnkontextes nachweisbar ist, der allerdings inhaltlich in erster Linie die altbekannte Stadt-Land-Differenzierung widerspiegelt. Auch zeigt sich der Erklärungsbeitrag des Wohnkontextes als nicht übermäßig groß (wenn auch die relativ grobe Kategorisierung des Wohnkontextes zu berücksichtigen ist). Dieses Ergebnis rät zur Vorsicht bei der theoretischen Einschätzung von Kontexteffekten, die sich auf der Basis aggregierter Daten leicht als gewichtiger ausnehmen, als dies auf individueller Ebene effektiv der Fall ist.

Im Gegensatz zur Ehepaarbefragung von 1970/71 wurde in der Ehepaarbefragung von 1980 nicht nur der aktuelle Wohnort, sondern auch der Herkunftskontext (Wohnort während der Kindheit) erfaßt, was eine differenziertere Analyse von Kontexteffekten erlaubt.

Die Auswertung der Daten zeigte denn auch, daß dem Herkunftskontext eine größere Bedeutung für die generativen Erwartungen zukommt als dem aktuellen Wohnkontext. Dies gilt auch für die Befragten, die einen Kontextwechsel vollzogen haben (z. B. Stadt-Land-Wanderung). Die deutlichsten Unterschiede in der erwarteten Kinderzahl wie auch in der Bewertung von Kindern zeigen sich zwischen den Ehepaaren, die beide auf dem Land aufgewachsen sind und auf dem Land wohnen, und den Ehepaaren, die beide aus der Stadt stammen und in der Stadt wohnen. Die übrigen Ehepaare, insbesondere auch die Ehepaare, die sich in ihrem Herkunftskontext unterscheiden oder die den Wohnort gewechselt haben, zeigen mittlere Werte für die erwartete Kinderzahl. Im Vergleich zur Befragung von 1970/71 haben die Stadt-Land-Unterschiede weiter an Relevanz verloren, und heute feststellbare Unterschiede beziehen sich vorwiegend nur auf den Herkunftskontext (Wohnort während der Kindheit), während der aktuelle Wohnkontext höchstens noch verstärkend ins Spiel kommt.

Tab. 7 *Stadt-Land-Unterschiede in der Kinderzahl bei Kontrolle anderer Hintergrundvariablen (Ehepaarbefragung 1970/71)*

A. Jüngere Ehepaare (Ehefrau 45 Jahre und jünger) (638 Ehepaare)

	Abhängige Variable: Momentane Kinderzahl		
	Multiple Korrelation [R]	[R]²	Standardisierter Regressionskoeffizient
Unabhängige Variable:			
— Alter der Ehefrau	.42	.18	.46
— Heiratsalter der Ehefrau	.47	.22	—.21
— Kirchganghäufigkeit der Ehefrau	.51	.26	.18
— *Wohnort: Stadt/Kleinstadt*	.53	.28	—.10
— Ehemann: Bauer/Selbständiger Erwerbstätiger	.53	.29	.09

B. Ältere Ehepaare (Ehefrau älter als 45 Jahre) (320 Ehepaare)

	Abhängige Variable: Kinderzahl		
	Multiple Korrelation [R]	[R]²	Standardisierter Regressionskoeffizient
Unabhängige Variable:			
— Heiratsalter der Ehefrau	.42	.18	—.35
— Ehemann: Bauer/Selbständiger Erwerbstätiger	.44	.20	.10
— Alter der Ehefrau	.46	.21	—.16
— Kirchganghäufigkeit der Ehefrau	.48	.23	.12
— *Wohnort: Stadt/Kleinstadt*	.49	.24	—.10
— Altersunterschied der Ehepartner	.50	.25	—.10

6. Zusammenfassung

Einige der vorgestellten Ergebnisse sind sicherlich nur für die spezifische Situation der Schweiz zu Beginn der 70er Jahre gültig. Dies gilt etwa für die Beziehungen zwischen der regionalen Geburtenhäufigkeit und sprachlich-kulturellen Faktoren, aber möglicherweise auch für andere Faktoren, bei denen kontextspezifische Elemente zu berücksichtigen sind. So ist in der Schweiz die Eigentümerquote durchschnittlich niedriger als in der Bundesrepublik Deutschland. Ebenso ist in der Schweiz die Erwerbsquote der Frauen eher niedriger als in anderen vergleichbaren Industriestaaten.

Andere der Ergebnisse dürften jedoch von allgemeinerem Interesse sein. Zu erwähnen ist insbesondere die Beobachtung, daß
— sprachlich-kulturelle und strukturelle Faktoren in interaktivem Zusammenspiel auf die regionale Geburtenhäufigkeit einwirken können;

— die regionalen Unterschiede der Geburtenhäufigkeit in städtischen und nichtstädtischen Gebieten durch jeweils unterschiedliche Mechanismen determiniert sind, so daß eine entsprechende Einteilung der untersuchten Gebietseinheiten sinnvoll sein dürfte;
— die Berücksichtigung von Daten der individuellen Ebene die Kontexthypothese relativieren läßt, indem Kontextmerkmale nur einen eher geringen Teil der generativen Erwartungen und des generativen Verhaltens determinieren. Zusätzlich zeigt sich, daß Kontexteffekte geschlechtsspezifisch variieren können.

7. Literatur

BICKEL, W.: Zur neueren Entwicklung der ehelichen Fruchtbarkeit und Fruchtbarkeitsunterschiede in der Schweiz. In: Schweiz. Zeitschrift für Volkswirtschaft und Statistik, 1958.

Eidg. statistisches Amt: Die Konfessionen in der Schweiz. In: Die Volkswirtschaft, Jg. 1973.

FALTER, J. W.: Some theoretical and methodological problems of multi-level analysis reconsidered. In: Social Science Information, No. 6/78.

FIREBAUGH, G.: A Rule for Inferring Individual-Level Relationships from Aggregate Date. In: American Sociological Review, Aug. 1978.

FREEDMAN, R.: Community-Level Data in Fertility Surveys. Occasional Papers, No. 8/74.

FRIEDRICHS, J.: Stadtanalyse. Soziale und räumliche Organisation der Gesellschaft. Hamburg 1977.

GRÖNER, G.: Der Geburtenrückgang in Baden-Württemberg. Stuttgart 1976.

HELD, T.; LEVY, R.: Die Stellung der Frau in Familie und Gesellschaft: Eine soziologische Analyse am Beispiel der Schweiz. Frauenfeld 1974.

HÖPFLINGER, F.; KÜHNE, F.: Die ideale Kinderzahl von Ehefrauen und Ehemännern. Sekundäranalyse einer Befragung von Schweizer Ehefrauen. In: Zeitschrift für Bevölkerungswissenschaft, Heft 3/79.

LINS, J.: Entwicklungstendenzen empirischer Segregationsforschung. In: Beiträge zur Sozialforschung, Linz, Heft 11/77.

RÜCKERT, G. R.; SCHMIEDEHAUSEN, D.: Bestimmungsgründe der regionalen Unterschiede der Geburtenhäufigkeit. In: Untersuchungen zur kleinräumigen Bevölkerungsbewegung. ARL: FuS Bd. 95, Hannover 1975.

SCHAWO, F. A.: Regionale Differenzierung der Geburtenhäufigkeit in Nordrhein-Westfalen in Abhängigkeit von sozio-ökonomischen Faktoren, Bonn 1979 (Diplomarbeit, mimeo.).

SCHWARZ, K.: Regionale Unterschiede der Geburtenhäufigkeit. In: Schriftenreihe des Bundesministers für Jugend, Familie und Gesundheit, Band 63/79.

Demographische und räumliche Unterschiede der Geburtenhäufigkeit in Polen*)

von

Tadeusz Stpiczyński, Warschau

In meinem Beitrag möchte ich auf drei Probleme hinweisen, die mit den Veränderungen der Geburtenhäufigkeit in den Jahren 1946—1978 in Zusammenhang stehen, und zwar:

1. auf die Ursachen, die den Hintergrund der Änderungen der Familienstruktur bilden;
2. auf den Einfluß der Wanderungen, hauptsächlich der Frauen, auf regionale Unterschiede der Geburtenhäufigkeit;
3. auf die Bestrebungen der Sozialpolitik, dem Rückgang der Geburtenhäufigkeit entgegenzuwirken.

Änderungen im Trend der Geburtenhäufigkeit, die mehrmals in den vergangenen Jahren auftraten, waren besonders deutlich. Ähnlich wie für das ganze Land änderten sich die Richtungen dieser Tendenz sowohl in der Stadt-Land- wie auch in der regionalen Gliederung.

Die Hauptgründe der Tendenzänderungen sind einerseits mit dem Einfluß des Krieges sowie mit dem Wandel der Sozialstruktur und der Volkswirtschaft verbunden, andererseits mit der Anzahl, räumlichen Verteilung, demographischen und sozio-ökonomischen Struktur der Bevölkerung. Die Steigerung der Geburtenzahl in den Nachkriegsjahren wurde zuerst, d. h. ungefähr in den ersten fünf Jahren, als Kompensation der Kriegsverluste gedeutet. Hohe Geburtenzahlen in den folgenden Jahren mit einem Maximum von 794 000 Geburten im Jahr 1955 bezeichnet man als demographisches Hoch; es dauerte von 1951 bis 1957, was insgesamt mit den früheren Jahren der „Kompensation" eine Periode von zwölf Jahren ergibt.

In den Jahren 1958—1967 war ein Rückgang der Geburtenzahl mit einem Minimum von 520 000 im Jahre 1967 zu verzeichnen. In der dritten Periode wuchs die Geburtenzahl wieder bis auf 688 000 im Jahre 1979 an, was einstweilen als Maximum zu betrachten ist.

Ähnlich traten in den zurückliegenden Jahren Veränderungen der Geburtentendenz — bezüglich der Richtung und der Dauer — in der klassischen, obwohl immer mehr an Bedeutung verlierenden Gliederung nach Städten und Dörfern auf.

Ähnliche Veränderungen des für die Entwicklung der künftigen Bevölkerungszahl und -struktur grundlegenden Faktors der Geburtenzahlen kann man anhand von Untersuchungen des Niveaus der Geburtenhäufigkeit verdeutlichen.

Nach anfänglicher Zunahme von 26 auf 31 Geburten je 1000 Einwohner in der Kompensationszeit nach dem Kriege folgte eine Zeit der relativen Stabilität in den Jahren des Geburtenhochs auf einem Stand von 28 bis 30 auf 1000 Einwohner und danach ein langsamer Abfall, bis sich das Minimum der Nachkriegszeit von 16,2 Geburten auf 1000 Einwohner im Jahre 1968 einstellte. Ähnliche Tiefwerte traten auf: in den Städten im selben Jahr mit 13,8‰ und ein Jahr früher in den Dörfern mit 18,6‰.

---

*) Der Beitrag wurde von Herrn Dipl.-Soz. F. Putz redaktionell überarbeitet.

In den darauffolgenden Jahren beobachten wir einen ständigen Anstieg der Geburtenziffer bis auf mehr als 19‰ für das ganze Land; rund 18‰ in den Städten und über 20‰ in den Dörfern im Jahr 1979.

Die Geburtenzahl hängt vor allem von den Fruchtbarkeitsänderungen ab, der Einfluß der Anzahl von Frauen im gebärfähigen Alter ist viel geringer. Die allgemeine Fruchtbarkeitsziffer für das ganze Land änderte sich in den 30 betrachteten Jahren von ca. 110 Lebendgeborenen auf 1000 Frauen im gebärfähigen Alter von 15 bis 49 Jahren am Anfang der fünfziger Jahre bis auf etwas über 70 Ende der siebziger Jahre. Das Minimum von ca. 60 Geburten entfiel auf die Wende der sechziger und siebziger Jahre. Ähnlich veränderte sich die Fruchtbarkeitstendenz in den Städten und in den Dörfern, mit der Einschränkung, daß der kritische Moment des größten Abfalls in den Städten ein paar Jahre früher als in den Dörfern auftrat. Bei den Änderungen der Fruchtbarkeit und der Geburtenhäufigkeit spielten zwei Perioden eine besondere Rolle: das Geburtenhoch nach dem Krieg und der zur Zeit andauernde sogenannte Widerhall dieses Hochs.

Aus Untersuchungen der Gründe für die hohe Geburtenzahl geht hervor, daß die sehr hohe Fruchtbarkeit in den fünfziger Jahren unter anderem aus der Übernahme oder der Beibehaltung des Modells der kinderreichen Familie aus den zwanziger und dreißiger Jahren resultierte.

In den folgenden Jahren haben gesellschaftliche, kulturelle und ökonomische Veränderungen begonnen. Als Folge der sich wandelnden sozio-ökonomischen Bedingungen entstand ein neues Familienmodell: die kinderarme Familie.

Das Modell der kinderarmen Familie bildete sich in den letzten Jahren in den Städten wesentlich schneller heraus als in den Dörfern. Unter vielen Gründen für die Verlängerung der Dauer dieses Wandels in den Dörfern sind zu nennen: die Traditionen des ländlichen Milieus, geringerer Einfluß der Faktoren, die Ehepaare in Städten zur Begrenzung der Kinderzahl veranlassen, und auch eine langsamere Einführung der Geburtenkontrolle. Auf die Unterschiede weisen die Veränderungen der Kinderzahl pro Familie hin, die in den Jahren 1950—1970 in den Städten von 3,2 auf 1,8 und in den Dörfern von 4,0 auf 3,1 fiel.

Die Bedeutung der zurückliegenden und gegenwärtigen Veränderungen am Modell der Familie für die Gestaltung der Zukunft veranschaulicht am besten die Bevölkerungsreproduktionsziffer. Das Niveau der Erhaltung des Bevölkerungsstandes, ausgedrückt durch die Zahl 1, erreichten wir in den Städten im Jahre 1963. Zur Zeit beträgt hier die Ziffer 0,9. Dies weist darauf hin, daß der Übergang zur kinderarmen Familie in den Städten schon abgeschlossen ist.

In den Dörfern sank die Ziffer von 1,9 im Jahre 1950 auf 1,5 im Jahre 1978. Eine Wertung dieser Veränderungen ergibt, daß die Ziffer weiterhin sinken wird.

In den ersten zehn Jahren nach dem Kriege bestanden die Einwirkungen von seiten der Sozial- und Bevölkerungspolitik auf die Geburtenhäufigkeit hauptsächlich in der Gewährung von bezahltem Urlaub für arbeitende Frauen nach der Geburt eines Kindes, in Einkommenszuschüssen, die von der Kinderzahl abhängig waren, und in Erleichterungen bei Wohnungszuweisungen für kinderreiche Familien. Diese Beeinflussungen betrafen hauptsächlich Erwerbstätige mit einem Hauptberuf außerhalb der Landwirtschaft, also überwiegend Personen, die in Städten wohnten. Man kann annehmen, daß diese Maßnahmen positiv auf die Stabilisierung der Geburtenhäufigkeit in den Städten einwirkten. Im selben Zeitraum war der Einfluß der Sozialpolitik in den Dörfern sehr gering.

Änderungen der Geburtenhäufigkeit und in der Zahl der Geburten je Frau, welche während des ersten demographischen Hochs auftraten, waren der Ansatzpunkt besonderer Untersuchungen. Sie wurden durchgeführt, um die demographischen, sozialen und ökonomischen Bedingtheiten der Änderungen des Fruchtbarkeitsniveaus sowie der Kinderwünsche junger

Ehepaare zu erforschen. Die erste größere Untersuchung wurde Ende 1970 bei einer Volkszählung durchgeführt. Die Untersuchung der Kinderzahl pro verheiratete Frau stützte sich auf eine fünfprozentige Stichprobe, die aus den Zählbezirken ausgewählt wurde. Es wurde eine Reihe von Fragen über die Kinderzahl je verheiratete Frau im Augenblick der Befragung gestellt. In der Auswertung wurden die Ergebnisse nach verschiedenen Wechselbeziehungen und strukturellen Querschnitten gruppiert erfaßt.

Die Familienumfrage im Jahre 1972 brachte Daten über die Bedingtheiten des aktuellen Fruchtbarkeitsniveaus und die geplanten Kinderzahlen der Familien. Der Beschluß über die Durchführung dieser Umfrage fiel zeitlich zusammen mit dem Vorschlag der Abteilung für Sozialwesen des Europäischen Büros und der Europäischen Wirtschaftskommission der Vereinten Nationen, Polen an den internationalen Vergleichsuntersuchungen über Fruchtbarkeit und Familienplanung zu beteiligen. Die vorherige Durchführung der nationalen Untersuchungen begünstigte die Teilnahme an den Vergleichsuntersuchungen der Vereinten Nationen.

In repräsentativen Untersuchungen im Jahre 1972, durchgeführt mit Hilfe der Mitarbeiter des Gesundheitswesens, stützte man sich auf eine Stichprobe, ausgewählt aus dem Material der Volkszählung zwei Jahre zuvor. In der Auswertung wurden Daten über die Gebärfähigkeit, den Verlauf der Erwerbstätigkeit, die Lebensbedingungen und die Familienplanung dargestellt.

Die Untersuchung umfaßte 18 000 Frauen. Die Ergebnisse dieser Umfrage zeigten, daß eine systematische Durchsetzung des Modells der kinderarmen Familie erfolgt und die durchschnittliche Kinderzahl pro verheiratete Frau — berechnet nach den Aussagen der Befragten — am Ende dieses Jahrhunderts ungefähr 2,2 Kinder betragen wird. In den folgenden Jahren wurden noch zwei Untersuchungen mit dem Ziel durchgeführt, diejenigen sozialen und ökonomischen Bedingungen besser kennenzulernen, welche die durchschnittliche Kinderzahl pro verheiratete Frau und ihre voraussichtlichen Änderungen beeinflussen. Dies waren die Befragung der Neuvermählten im Jahre 1975 und die Familienumfrage im Jahre 1977. Die Ergebnisse bestätigten und erweiterten die Erkenntnisse, die anhand der Umfrage im Jahre 1972 gewonnen worden waren.

Die Ansichten der Befragten in bezug auf die optimale Kinderzahl wurden für die Annahmen zu den zukünftigen Tendenzen der Fruchtbarkeit in demographischen Prognosen genutzt. Die eingehende Bearbeitung der Ergebnisse der Volkszählung vom Jahre 1978, die in diesem Jahr beendet sein wird, wird Informationen über die Zahl und Struktur der im Reproduktionsprozeß stehenden Bevölkerung in verschiedenen territorialen Querschnitten liefern. Unter anderem werden zwei Arten von Daten bearbeitet, die für das hier besprochene Forschungsthema nützlich sein können:

1. die Anzahl der Frauen nach Alter und Bildungsniveau sowie die Anzahl der mit ihnen wohnenden abhängigen Kinder bis 24 Jahre

2. die Anzahl der Familien, nach Art des ausgeübten Berufs sowie der beruflichen Stellung des Familienvorstands, der Erwerbstätigkeit, dem Bildungsstand der Eltern und der Anzahl der von ihnen unterhaltenen Kinder bis 24 Jahre.

Der Vergleich mit ähnlichen, in der Volkszählung von 1970 gesammelten Daten und mit den Einstellungen der Befragten zur Familiengröße ergibt das Grundmaterial zur Ermittlung der Annahmen für eine Bevölkerungsprognose, die anhand von detaillierten Daten über Zahl und Struktur der Bevölkerung nach Geschlecht, Alter und Wohnort aus der Volkszählung im Jahre 1978 erarbeitet wird.

Die Ergebnisse der letzten Volkszählung sind die Hauptinformationsquelle nicht nur für die Erkenntnis struktureller Voraussetzungen der derzeitigen und künftigen Geburtenhäufigkeit. Die Auswertung dieser Ergebnisse betrifft auch eine andere Richtung, und zwar die Analyse der Voraussetzungen für Veränderungen der räumlichen Verteilung der Bevölkerung. Hierbei geht es hauptsächlich um die Charakteristik der Binnenwanderung von Frauen im gebärfähigen Alter im Zusammenhang mit strukturellen Veränderungen.

Die derzeitigen Untersuchungen der Wanderungen in Polen werden anhand von Anmeldungen, die bei den Meldebehörden vorliegen, durchgeführt. Diese Untersuchungen sind auf die Ermittlung der Wanderungsverflechtungen und der demographischen und beruflichen Hauptmerkmale der wandernden Personen beschränkt. Beim Erforschen der Wanderungen wurden in der Volkszählung im Jahre 1978 Daten über die Abwanderung der ländlichen Bevölkerung, die in der Landwirtschaft tätig ist, — also derjenigen, die die größte Fruchtbarkeit aufweist — gesammelt. Die Daten beziehen sich auf zwei Zeitabschnitte: die Vergangenheit bis zur Volkszählung und die Zeit bis 1985.

Wanderungen über die Landesgrenzen sind nur ein Randproblem der Bevölkerungsentwicklung Polens, wogegen die Binnenwanderung eine große Bedeutung für die räumliche Differenzierung der Geburtenhäufigkeit hat. Einerseits ist die Wanderung ein Bestandteil der Veränderungen der Bevölkerung nach Anzahl und Struktur, nach Geschlecht, Familienstand und Alter, andererseits erfolgten durch sie eine Übertragung und ein Wechsel der Einstellungen zur Familiengröße, und infolgedessen entstehen Unterschiede in der Kinderzahl je verheiratete Frau zwischen den einzelnen Landesregionen. Seit der Neugliederung der Gemeinden im Jahre 1973 ist es möglich, die Wanderungen auf Gemeindeebene darzustellen und die Wandernden nach Geschlecht, Wanderungsdistanz (gleiche oder andere Wojewodschaft), Richtung (Stadt, Dorf) und nach Erwerbspersonen und Nichterwerbspersonen zu gliedern.

Der Prozeß der Einwirkungen der Wanderungen auf die räumlichen Unterschiede der Geburtenhäufigkeit, der sich unter dem Einfluß sozialer Wandlungen, sich verändernder Lebensbedingungen, Anpassung an das Milieu sowie einer Änderung der Haltung der Wandernden vollzieht, ist komplex und langfristig. Das ist auch der Hauptgrund, weshalb er sich in der Praxis unserer statistischen Forschung noch immer nicht in konkreten Zusammenhängen darstellt. In den meisten Fällen beschränkt sich die statistische Beurteilung dieses Prozesses auf das Aufzeigen der Rolle der Wanderungen in bezug auf die Bevölkerungsverteilung und ihre Struktur.

Zusammenhänge zwischen Wanderungen und Geburtenhäufigkeit in der regionalen Gliederung kann man unter anderem durch den Vergleich der Häufigkeit von Wanderungen mit ausgewählten Maßstäben der natürlichen Bevölkerungsbewegung und der Bevölkerungsstruktur darstellen. Wir besitzen Daten über die Häufigkeit der Migration für alle 49 Wojewodschaften vom Zeitpunkt der Neugliederung der Gemeinden an. Auf der Basis der Daten für Wojewodschaften wurde der durchschnittliche Wanderungssaldo zwischen Städten und ländlichen Gebieten für die Jahre 1973—1976 und zwischen den Wojewodschaften für die Jahre 1973—1978 berechnet. Als nächstes wurden zum Vergleich jene Wojewodschaften ausgewählt, für die die durchschnittliche Häufigkeit der Fortzüge und der Zuzüge am größten war:

a) Stadtgebiete mit einem Zuwanderungsüberschuß von 15 und mehr auf 1000 Einwohner; die Zahl dieser Wojewodschaften betrug 16, und der durchschnittliche Zuwachs durch Migration zwischen Dorf und Stadt betrug 18,3‰;

b) ländliche Wojewodschaften mit einem Abwanderungsüberschuß von 15 und mehr auf 1000 Einwohner; die Zahl dieser Wojewodschaften betrug 23, und die durchschnittliche Abnahme durch Migration zwischen Dörfern und Städten 18,3‰;

c) Wojewodschaften mit einer positiven Migrationsbilanz zwischen den Wojewodschaften von 5 und mehr auf 1000 Einwohner und einem durchschnittlichen Zuwanderungsüberschuß von 7,8 auf 1000 Einwohner;

d) Wojewodschaften mit einer negativen Migrationsbilanz zwischen den Wojewodschaften von minus 5 und mehr auf 1000 Einwohner; die Zahl dieser Wojewodschaften betrug 17 und der durchschnittliche Abwanderungsüberschuß 7‰.

Als Ursachen, die die Unterschiede zwischen diesen Gruppen von Wojewodschaften begründen, gelten: die Verstädterung, gemessen an dem Anteil der in Städten lebenden Bevölkerung bezogen auf die Gesamtbevölkerungszahl, der Anteil der in der Landwirtschaft tätigen Bevölkerung an der Gesamtzahl der auf dem Lande Lebenden, die Geburtenhäufigkeit, die Fruchtbarkeit und der Anteil der Frauen im gebärfähigen Alter an der Gesamtbevölkerungszahl.

Der Vergleich verdeutlicht, daß langjährige positive und negative Einwirkungen der Wanderungen (in den meisten Fällen verläuft die Migration in den einzelnen Wojewodschaften in längeren Zeitperioden in einer Richtung, es ändert sich nur das Volumen) das Ergebnis sowohl der Unterschiede in Anzahl und Verteilung wie auch in der demographischen und beruflichen Struktur der Bevölkerung sind. Eine natürliche Konsequenz dieses Prozesses sind Änderungen der Geburtenhäufigkeit. Aus den Ermittlungen geht hervor, daß in den Gruppen ausgewählter Wojewodschaften mit durchschnittlicher positiver oder negativer Häufigkeit der Migrationsbilanz in Städten und Dörfern von über 15 auf 1000 Einwohner und mit durchschnittlicher positiver oder negativer Häufigkeit der Migrationsbilanz zwischen den Wojewodschaften von über 5 auf 1000 Einwohner Unterschiede in der Urbanisierung und dem Anteil der landwirtschaftlich tätigen Bevölkerung an der Gesamtbevölkerungszahl auftraten. Die hohe Verstädterung, die in den vergangenen Jahren hauptsächlich eine Folge intensiver Migration war, bewirkt die Abnahme der Geburtenhäufigkeit. Andererseits begünstigt ein immer noch großer Anteil der ländlichen Bevölkerung — die teilweise ein weniger für den Wandel empfindliches Familienmodell vertritt — die Erhaltung einer höheren Geburtenhäufigkeit. Der Vergleich hat weiter ergeben, daß zwischen den Gebieten mit geringerer Geburtenhäufigkeit und positivem Wanderungssaldo und denen mit höherer Geburtenhäufigkeit und negativem Wanderungssaldo auch deutliche Differenzen in der Fruchtbarkeit und im Anteil der Frauen im gebärfähigen Alter an der Gesamtbevölkerung auftreten. Die Fruchtbarkeit war im Jahre 1978 in den Wojewodschaften, die Abwanderungsüberschüsse aufwiesen, deutlich höher.

Andererseits war der Anteil der Frauen im gebärfähigen Alter an der Gesamtzahl der Bevölkerung in den Städten und Wojewodschaften, in welchen Zuwanderungsüberschüsse auftraten, größer.

Die andauernde Migration aus Dörfern und Kleinstädten in Mittel- und Großstädte und von Agrar- in Wohngebiete, in denen die Erwerbstätigen mit einem Hauptberuf außerhalb der Landwirtschaft bei gleichzeitiger Überzahl von Frauen überwiegen — in den siebziger Jahren waren 52 % der Wandernden Frauen —, trägt zur Fortdauer der Veränderungen in Verteilung und Struktur der Bevölkerung bei. Die Konsequenzen dieses Prozesses sind zahlreich. Zu den wichtigsten Folgen gehören Veränderungen der Anzahl der Bevölkerung im erwerbsfähigen und nichterwerbsfähigen Alter in den Städten und Dörfern. Sie führen zur Abnahme und Vergreisung der Arbeitskräfte in der Landwirtschaft, aber auch zum Zuwachs der in Industrie, Bauwesen und Dienstleistungen Arbeitenden. Die Wanderungen der Frauen im gebärfähigen Alter haben weitreichende Folgen für die Entwicklung der Geburtenhäufigkeit.

Die Verringerung der Geburtenhäufigkeit, die in den sechziger Jahren auftrat, veranschaulichte die Notwendigkeit, die Ursache dieser Erscheinung näher zu untersuchen. Im Zusammenhang damit durchgeführte Untersuchungen zeigten, daß die Verringerung hauptsächlich aufgrund sinkender Fruchtbarkeit erfolgte, wogegen die Bedeutung des Anteils der Frauen im gebärfähigen Alter an der Gesamtbevölkerungszahl recht verschieden war. Anfangs begünstigte er ein paar Jahre lang die Abnahme der Geburtenhäufigkeit, danach, bei Zunahme des Anteils zuerst in den Städten und dann auch in den Dörfern, war er ein Faktor, der der weiteren Abahme der Geburtenhäufigkeit entgegenwirkte.

Neben der Weiterentwicklung der Bevölkerungspolitik erfolgte in den siebziger Jahren eine weitere Aktivierung und Verbreiterung der Sozialpolitik. Eine Zunahme der Aktivität des Staates betraf hauptsächlich die Betreuung von Mutter und Kind. Die wichtigsten Entscheidungen der letzten Jahre waren:

1. ab 1972 wurde der unbezahlte Urlaub für Mütter von Kleinkindern von einem auf drei Jahre, der bezahlte Urlaub von 12 auf 16 bis 18 Wochen verlängert;
2. 1975 wurde der sogenannte Alimentationsfonds gegründet, um geschiedenen Familien zu helfen;
3. ab 1976 ermöglichte man Müttern, die einen unbezahlten Urlaub erhielten, die Aufnahme einer Tätigkeit mit verkürzter Arbeitszeit und die Weiterbildung;
4. ab 1978 wurde eine zusätzliche Prämie von 2000 Zloty für die Geburt eines Kindes eingeführt.

Die Zunahme der Geburten von 16,2 auf 1000 Einwohner im Jahre 1968 auf 19,5 im Jahre 1979 ist zweifellos eine Folge der Sozial- und Bevölkerungspolitik sowie des periodischen Zuwachses der Anzahl der Frauen im gebärfähigen Alter. Auf diese Weise sind wir Zeugen eines weiteren Entwicklungszyklus, in dem demographische Faktoren eine die Veränderungen der Fruchtbarkeit ergänzende Rolle haben. Veränderungen der Geburtenhäufigkeit spiegeln sich unabhängig von der Dauer dieses Zyklus auch in der Prägung anderer Reproduktionsmaßstäbe der Bevölkerung wider. Eine Aufgabe der statistischen Untersuchungen ist es, die Beständigkeit dieses Wirkens und seine Folgen für die künftigen Jahre zu untersuchen.

Räumlicher Wandel unter der Rahmenbedingung rückläufiger Geburtenzahlen

Anregungen zum Thema aus raumbezogenen Szenarien der Ressortforschung des Bundes

von
Gerhard Stiens, Bonn

Gliederung

1. Krisenbilder als Klischees
2. Raumbezogene zukunftswissenschaftliche Projekte als Quelle
3. Auswirkungen des Bevölkerungsrückgangs in Räumen verschiedener Kategorien bis 2025
   3.1 Der Bevölkerungsrückgang in Räumen verschiedener Kategorie bis 2025
   3.2 Auswirkungen in den verschiedenen Raumkategorien
4. Begründungen für die künftige Entwicklung der großräumigen Situation
   4.1 Zur Entwicklung der großräumigen Situation generell
   4.2 Disurbanisationsprozesse zugunsten der ländlich geprägten Räume
   4.3 Fazit
5. Gegenläufige Tendenzen infolge sozio-kulturellen Wandels?
6. Fazit mit Bezug auf künftige raumbezogene Politik

1. Krisenbilder als Klischees

Die herrschenden Klischees der letzten Jahre zum Thema Geburtenrückgang und dessen Auswirkungen in den Regionen der Bundesrepublik Deutschland waren regelrechte Katastrophenbeschreibungen, nicht nur angestellt von den professionellen Vertretern der Interessen ganz bestimmter Raumkategorien. Auch aus wissenschaftlichem Bereich war manch eher emotionsgefärbte Einlassung zu diesem Thema nachzulesen. Allen gemeinsam war die Fixierung auf reine Quantitäten — sprich Bevölkerungszahlen, einseitig hingestellt als *das* „Entwicklungspotential" — und deren Schrumpfung sowie die bewußte oder unbedachte Ausblendung der so wesentlichen qualitativen Gesichtspunkte. Auf der einen Seite standen die Befürchtungen der Großstädte und Verdichtungsräume, daß durch den Bevölkerungsrückgang deren „Leistungsfähigkeit" als Zentren des nationalen Wachstums gefährdet sein würde, womit gleichzeitig Anspruch auf kräftige Zuwanderungen aus den ländlichen Regionen erhoben wurde, auf der anderen Seite die Kriesenbeschwörung bezüglich der ländlichen Räume, in denen künftige „Implosionsprozesse" oder „Prozesse kumulativer Schrumpfung" vorausgesehen wurden: Geburtenrückgang, Abwanderung, „Unterauslastung" der Infrastruktur, geschwächte Wirtschaftskraft und „verminderte Fortpflanzungsenergie" würden sich infolge wechselseitig negativer Auswirkungen in progressiver Ausformung „abwärts" bewegen.

Wem hatten die Katastrophen-Szenarios eigentlich dienen sollen: den peripheren ländlichen Regionen oder den Verdichtungsräumen? Das wird auch im nachherein nicht ganz klar, wurde doch von Vertretern der raumbezogenen Wissenschaften wiederholt vorgeschlagen, in den betroffenen ländlichen Regionen doch gleich mit der systematischen, geordneten „Absiedlung" der Bevölkerung zu beginnen, wenn sich diese Räume ohnehin zu einem späteren Zeitpunkt „entleert" haben würden — dies, um größeren volkswirtschaftlichen Schaden abzuwenden bzw. als Beitrag zur allgemeinen Wohlstandssteigerung.

Für Befürchtungen der geschilderten Art ist charakteristisch, daß sie im Grunde kaum bei künftigen, vorausgesagten Situationen und Prozessen anknüpfen, sondern an jeweils aktuellen. Was die Entwicklung der peripheren ländlichen Räume anbetrifft, zielen die Befürchtungen zur Zeit gegenüber früher gar in entgegengesetzter Richtung, haben sich die sogenannten veränderten Rahmenbedingungen offensichtlich doch anders als in „Prozessen kumulativer Schrumpfung" ausgewirkt. Abgesehen von zum Teil immer noch „positivem" generativen Verhalten scheinen auch die Abwanderungen aus den ländlichen Räumen, grob verallgemeinernd gesagt, sozusagen zum Stillstand gekommen zu sein. Die — neuen — Befürchtungen beziehen sich hierauf und insbesondere auf — damit künftig einhergehend gesehen — beängstigend hohe Arbeitslosenzahlen in den ländlichen Räumen. Die zuvor beklagten vermutlichen Abwanderungs- und Schrumpfungsprozesse erhalten nun zuweilen den Status einer Lösung fast aller Probleme der strukturschwachen ländlichen Räume. Charakteristikum im vordergründigen Zick-Zack der Befürchtungen: Die Rezepte („Absiedlung") bleiben, auch wenn sich Diagnosen bzw. Erscheinungsformen von Übeln ändern.

Wie können nun aber die künftigen Gegebenheiten in den Regionen verschiedener Kategorie unter den Rahmenbedingungen rückläufiger Bevölkerungszahlen aussehen, wenn Ergebnissen kontrollierteren Denkens gefolgt wird?

2. Raumbezogene zukunftswissenschaftliche Projekte als Quelle

Hier bieten sich die Aussagen einer Reihe von zukunftswissenschaftlichen Projekten (sogenannte „Szenarien") an, die im Auftrag der Bundesregierung erarbeitet wurden[1]. Mehrere dieser Szenarien enthalten räumlich differenzierende Aussagen, auch speziell solche über Zusammenhänge wie den der künftigen quantitativen Bevölkerungsveränderungen und deren Auswirkungen in einzelnen Gebietskategorien.

Aus der größeren Zahl vorliegender raumbezogener Szenarien sind hier einige „Trendszenarien" ausgewählt und analysiert worden, und dabei speziell solche, in denen sowohl flächendeckende Aussagen für das gesamte Bundesgebiet als auch solche für verschiedene Gebietskategorien oder Regionen getroffen wurden. Anhand dieses Szenario-Typs, dem raumbezogenen „Trendszenario", werden existierende Situationen z. B. des Siedlungssystems beschrieben einschließlich der dahinterstehenden formgebenden Kräfte, in der Hauptsache aber die durch diese künftig möglicherweise verursachten Veränderungen. Das Resultat dieses Szenario-Typs besteht in theoretisch begründeten und durch integrierte Modellrechnungen quantitativ abschätzbar gemachten räumlichen Endzuständen, die dann zustandekämen, wenn — außer im raumbezogenen politischen Bereich, in dem alles beim Alten bliebe — alles andere trendbedingten Veränderungen unterliegen würde[2].

Kriterium für die Güte solcher Szenarien ist nicht so sehr ihre „Richtigkeit" im Sinne von Eintreffwahrscheinlichkeit, sondern daß sie sowohl mehr Verständnis für gesellschaftliche Prozesse vermitteln als auch zu vernünftigen Handlungen befähigen. Sie sollen zukünftige Zustände in erster Linie deshalb beschreiben, um im Umgang mit Veränderungen zu schulen. Ihre Aufgabe ist mithin, Verhaltensveränderungen zu ermöglichen oder herbeizuführen. Szenarien sollen Komplexität nicht reduzieren, sondern erhöhen, d. h. konkret: das Denken in Alternativen ermöglichen. (Das bedeutet nur scheinbar Verunsicherung; das Denken in Alternativen kann auch Vertrauen in die Möglichkeit der Regelung künftiger Probleme schaffen.)

---

[1] „Szenario" ist die Bezeichnung für eine Methode der Zukunftsforschung, mit der die Schwächen herkömmlicher Protektionsmethoden — die mittels einschränkender, geschlossener Modellstrukturen eine erforderliche quantitative Genauigkeit zu erzwingen suchten — vermieden werden. Es handelt sich hierbei um ein primär argumentatives Verfahren unter Einschluß von Modellrechnungen, mit dem die früher relativ isolierte Betrachtungsweise (Modell versus „Umwelt") durch eine mehr integrative sowie im Vorgehen mehr iterative Betrachtung ersetzt wird. Hier können auch solche Faktoren einbezogen werden, die früher — als nicht meßbar oder nicht datenmäßig erhebbar — außerhalb des Ansatzes blieben.

[2] Daneben gibt es einen anderen Szenario-Haupttyp, das instrumentbezogene „Kontrast-Szenario". Hier steht die Festlegung gewünschter Ziele am Anfang und die Erläuterung der Gründe für gewünschte künftige Endzustände. Danach werden die notwendigen Schritte analysiert, mit denen die vorgegebenen Endzustände möglicherweise erreicht werden können, wobei Planungsaspekte, notwendige institutionelle Anpassungen und Kostenimplikationen Berücksichtigung finden. Das Ergebnis dieses Szenario-Typs sind Handlungsvorschläge, erhalten durch eine am Trend wie am normativen Endbild wechselweise orientierte Schritt-für-Schritt-Analyse.

3. Auswirkungen des Bevölkerungsrückgangs in Räumen verschiedener Kategorien bis 2025

Bevor später zu differenzierter begründeten Trendbeschreibungen übergegangen wird, zuerst die Ergebnisse eines raumbezogenen Trendszenario, das sich mit Entleerungsprozessen infolge des allgemeinen Bevölkerungsrückgangs in verschiedenen Raumkategorien beschäftigt, und zwar bis zum Zeithorizont 2025. Es kann dazu beitragen, gängige Klischees zu revidieren beziehungsweise ein wenig differenzierter zu sehen. Es handelt sich um die Ergebnisse eines Szenarios, das von der PROGNOS AG im Auftrag des Bundesministers für Ernährung, Landwirtschaft und Forsten erarbeitet worden ist[3]).

3.1. Der Bevölkerungsrückgang in Räumen verschiedener Kategorie bis 2025

Es sollen die vermuteten langfristigen Auswirkungen des Bevölkerungsrückgangs, also der Zeitraum zwischen 2000 und 2025 im Vordergrund stehen, da die Bevölkerungsschrumpfung erst dann gravierende Ausmaße annehmen wird. Die Ausführungen beziehen sich auf drei verschiedene Raumkategorien, auf „ländliche Räume mit Zentrum"[4]), auf „ländliche Räume ohne größeres Zentrum"[5]) (in peripherer Lage) und — zu Vergleichszwecken — auf Verdichtungsräume[6]).

Zu den Prämissen des Szenarios (Präszenarien) ist vorab folgendes anzumerken: Für die gebietskategorial differenzierende Einschätzung künftiger Effekte der Entleerungsprozesse wurde zunächst die künftige Bevölkerungsentwicklung im Bundesgebiet insgesamt bestimmt. (Ausgangspunkt der Projektion war das Jahr 1975). Zur Ergebnisabsicherung wurden die eigenen Berechnungen mit den Ergebnissen anderer demographischer Modellrechnungen argumentativ verglichen und an diesen justiert. Hiernach wird die Bundesrepublik Deutschland im Jahre 2025 eine Bevölkerungszahl (einschließlich der Ausländer) von 44 Mio. beherbergen. Außerdem gehen die Einzelszenarios für bestimmte Gebietskategorien von weiteren Präszenarios aus, von der — in Szenarios üblichen — systematischen und expliziten Festlegung der säkularen Trends und der Rahmenbedingungen, z. B. was die allgemeinen künftigen wirtschaftlichen, technologischen und gesellschaftlichen Entwicklungen innerhalb der Bundesrepublik anbetrifft, was hier aber nicht weiter erörtert werden soll.

Wie für die oben skizzierte Aufgabenstruktur des Szenario-Schreibens üblich, wurden nun für die aufgeführten Gebietskategorien jeweils drei Szenarios durchgespielt (im folgenden als A, B und C bezeichnet). Das erste ist als Status-quo-Szenario anzusehen, d. h., hier wird der Raumordnungspolitik eine ähnlich geringe Wirkung wie in der Vergangenheit zugrunde gelegt, auch für die raumwirksamen Effekte der anderen Ressortpolitiken werden ähnliche Wirkungen wie in der Vergangenheit angenommen. Für die beiden anderen Szenarios (B und C) werden — in jeweils unterschiedlichem Maße — größere Raumwirksamkeit der Raumordnungspolitik und veränderte Wirksamkeiten anderer Politiken unterstellt. In der Fachsprache handelt es sich hier um *Alternativ*-Szenarios.

---

[3]) SÄTTLER, M.: Verdichtungs- und Entleerungsprozesse unterschiedlich strukturierter Räume. Unter besonderer Berücksichtigung der Probleme ländlicher Räume. Untersuchung im Auftrag des Bundesministeriums für Ernährung, Landwirtschaft und Forsten, durchgeführt von der PROGNOS AG, Basel. Basel 1979 (Unveröffentlichter Projektbericht). (Bezugskennzeichnung im Text: PROGNOS (I).)

[4]) Definition: Arbeitsmarktregionen außerhalb der Verdichtungsräume, in deren Zentrum über 10 000 Beschäftigte im tertiären Sektor arbeiten.

[5]) Definition: Arbeitsmarktregionen außerhalb der Verdichtungsräume ohne größeres Zentrum bzw. mit einem Zentrum, in dem weniger als 10 000 Beschäftigte im tertiären Sektor arbeiten.

[6]) Nach Definition der Raumordnung.

Auf der Grundlage des so vorbereiteten, theorie- und prämissengeleiteten Denksystems des Szenarios werden nun (über Wirkungsketten bis auf die räumlichen Auswirkungen hinunter) Zusammenhänge zwischen regionaler Bevölkerungsentwicklung und strukturellen Veränderungen in den Sachbereichen „Versorgung", „Wirtschaft" und „Beschäftigung" ermittelt. Zwecks quantitativer „Absicherung" bzw. Konkretisierung wurden hierzu Modellrechnungen am Beispiel repräsentativer Regionen, die den jeweiligen Raumkategorien entsprechen, durchgeführt[7]).

Die Modellrechnungen verallgemeinernd, werden die absoluten Bevölkerungszahlen in den drei Raumkategorien und nach den unterschiedlichen Annahmen (A, B und C) zur Raumwirksamkeit der verschiedenen Politikbereiche folgende Größen aufweisen:

Die *Verdichtungsräume* mit ihren heute rund 31 Mio. Einwohnern schrumpfen in ihrer Bevölkerungszahl absolut und relativ am stärksten. Der Rückgang beträgt nach Szenario A (dem Status-quo-Szenario) rund 25%. Bei größerer Wirksamkeit raumbezogener Politik in Szenario B und C sogar 29% bzw. 31%. Die Bevölkerung reduziert sich dabei in der ersten Phase schwächer als nach dem Jahr 2000.

Die Bevölkerung in der Raumkategorie *ländlicher Räume mit größerem Zentrum*, die heute rund 19 Mio. Einwohner beträgt, schrumpft vergleichsweise wenig. Der Rückgang beläuft sich auf 16% im Status-quo-Szenario (A) bzw. auf ca. 12% in den Alternativ-Szenarios (B und C). Die Bevölkerung sinkt während des gesamten Zeitraumes bis zum Jahre 2025 um allerhöchstens 3 Mio. Einwohner.

Die Bevölkerung der Gebietskategorie der *peripher gelegenen ländlichen Räume ohne größeres Zentrum*, heute rund 10 Mio., schrumpft ebenfalls immer noch schwächer als der Bundesdurchschnitt, und zwar im Status-quo-Szenario (A) um rund 22%, in den Alternativ-Szenarien (B und C) nur um 17% bzw. 12%.

3.2 Auswirkungen in den verschiedenen Raumkategorien

Sogar im Fall der raumordnungspolitisch negativen Status-quo-Entwicklung kann, was Bevölkerung anbetrifft, von „kumulativen" Schrumpfungsprozessen im ländlichen Raum nicht die Rede sein; und das gilt eben auch für die heute schon schwach strukturierten peripheren Regionen. Trotz dieser — unter rein quantitativen Aspekten — weniger ungünstigen Entwicklungen, trotz des relativ schwächeren Bevölkerungsrückgangs in ländlichen Räumen als anderswo könnten die verschiedenen Raumkategorien von der (jeweiligen) Bevölkerungsabnahme strukturell und qualitativ allerdings doch unterschiedlich in Mitleidenschaft gezogen werden. Dies ergeben die Modellrechnungen des Szenarios, mit denen Einschätzungen entsprechender struktureller Effekte in den Sachkomplexen „Versorgung", „Wirtschaftskraft" und „Beschäftigung" getroffen werden. Es leuchtet ein, daß eine Bevölkerungsabnahme in einer dünn besiedelten Region andere Auswirkungen hat als in einer dicht besiedelten.

Bei der anschließenden Auswahl von Ergebnissen der Berechnungen zu den strukturellen Auswirkungen des Bevölkerungsrückgangs sollte folgendes bedacht werden: Erstens wurde das Status-quo-Szenario zugrunde gelegt (die Annahme, daß positive Veränderungen im raumbezogenen politischen Bereich ausbleiben). Zweitens zählt der Landkreis Tierschenreuth zur relativ „entferntesten Peripherie" und der Verdichtungsraum Nürnberg zu den „gesündesten" dieser Räume. Drittens wird von Gegebenheiten nahe dem Jahr 2025 berichtet.

---

[7]) Modellregionen: die Region Bayreuth (als ländliche Region mit größerem Zentrum); der Landkreis Tierschenreuth (als ländlicher Raum ohne größeres Zentrum); die Arbeitsmarktregion Nürnberg (als Verdichtungsraum).

Bei Voraussetzung des Status-quo der (geringen) Wirksamkeit des raumpolitischen Bereichs werden die Verdichtungsräume im Vergleich zu den ländlichen Räumen auch künftig eine Position einnehmen, die in den meisten Sektoren über dem Durchschnitt liegt. Das heißt, die augenblickliche *wirtschaftliche* und *beschäftigungsmäßige* Rangfolge der drei Raumkategorien zueinander bleibt im wesentlichen erhalten. Letztlich werden die Disparitäten zwischen dem „ländlichen Raum ohne größeres Zentrum" in peripherer Lage und den beiden anderen Raumkategorien sogar größer.

Insbesondere bleiben gewisse Disparitäten bei der *privaten Versorgung* erhalten; bei der *ärztlichen* Versorgung vergrößern sie sich besonders im Fall der „ländlichen Räume mit größerem Zentrum", und zwar dadurch, daß die Pro-Kopf-Versorgung durch relativ geringen Bevölkerungsrückgang nicht so stark wie in den Verdichtungsräumen ansteigen kann. Von den entleerungsbedingten Verbesserungen werden hierbei nur die Verdichtungsräume überdurchschnittlich profitieren. Bei der Versorgung mit *Handwerkern* bewirkt der unterschiedliche Bevölkerungsrückgang eine Gewichtsverlagerung: Während die Verdichtungsräume heute eher einen unterdurchschnittlichen Besatz mit Handwerkern aufweisen und die ländlichen Räume einen überdurchschnittlichen, wird es künftig umgekehrt sein. Bei der *Einzelhandelsversorgung* ändert sich am gegenwärtigen Disparitätengefälle zwischen Verdichtungsräumen und ländlichen Räumen wenig.

In der Versorgung durch *öffentliche Infrastruktur* ergeben sich entleerungsbedingte Verbesserungen der Versorgungslage insbesondere in den Verdichtungsräumen. Für die ländlichen Räume trifft dies nur bedingt zu, d. h. je nach Ausgangslage in Infrastrukturbesatz und Bevölkerungsdichte recht unterschiedlich.

Im ganzen gesehen, nimmt die kommunale *Finanzkraft* bei verringerter Kopfzahl künftig weiter zu. Doch weitet sich der Handlungsspielraum, was die *Finanzierbarkeit* öffentlicher Infrastruktur anbetrifft, trotz allgemein steigender Finanzkraft nur in den Verdichtungsräumen aus.

Bezüglich der *Wirtschaftskraft* (gemessen an dem Bruttoinlandsprodukt) entwickeln sich die verschiedenen Raumkategorien unterschiedlich (leichten Gewinnen der Verdichtungsräume stehen langfristig größere Einbußen der ländlichen Räume gegenüber), so die Modellrechnungen des Szenarios. Danach werden sich auch künftig am jetzt bestehenden Leistungsgefälle zwischen den Räumen nur negative Veränderungen vollziehen.

Nach 2000 sollen sich im Verdichtungsraum Arbeitskräfte-Defizite ergeben. Im ländlichen Raum werden aber weiterhin Arbeitsplatzdefizite bestehen. Dieser Umstand soll zwischen 2000 und 2025 zuerst einmal wieder eine *stärkere Pendeltätigkeit* zugunsten des Verdichtungsraumes auslösen.

Fazit: Sofern also die einst vorausgesagten „kumulativen Schrumpfungsprozesse" im peripheren ländlichen Raum überhaupt einsetzen sollten (zu betonen ist „kumulativ"), dann erst in ungefähr 40 Jahren, und dies auch nur unter Status-quo-Annahmen: unter Voraussetzung, daß es so weitergeht, was die heutige raumbezogene Politik und deren Wirksamkeit anbetrifft. Und für die Vertreter der Verdichtungsräume und großen Städte könnte eigentlich beruhigend sein, daß diese Räume auch bei überdurchschnittlicher Abnahme der Bevölkerung an Attraktivität und Lebenskraft nicht verlieren, sondern noch hinzugewinnen werden.

4. Begründungen für die künftige Entwicklung der großräumigen Situation

Andere raumbezogene Szenarien[8]) kommen zu weiter differenzierenden Überlegungen, was die Entwicklung in den verschiedenen Regionskategorien anbetrifft, und auch zu ausführlicheren Begründungen für die Annahmen, die den Trendbeschreibungen zugrunde gelegt werden. Ihnen ist gemeinsam, daß sie alle die im vorangehend skizzierten Szenario beschriebenen Trends zu einer raum- bzw. siedlungsstrukturellen Dekonzentration stützen.

4.1 Zur Entwicklung der großräumigen Situation generell

Ein von der PROGNOS AG im Auftrag des Bundesministers für Raumordnung, Bauwesen und Städtebau bearbeitetes Szenario[9]) kommt zu Ergebnissen, nach denen der Trend, ein „säkularer Trend", in Richtung auf vermehrte funktionale und räumliche Dezentralisierung verläuft — auch ohne veränderte raumpolitische Einflußnahmen, und zwar aus Gründen allgemeiner Effizienzsteigerung im gesellschaftlichen System. Wohl wird der bisher laufende Prozeß zunehmender räumlicher (interregionaler und internationaler) Verflechtungen weitergehen, parallel zu auch vermehrten sektoralen Verflechtungen. Doch je größer die Verflechtungsintensitäten, desto empfindlicher wird das Gesamtsystem gegenüber Störungen verschiedenster Art. Nebenbei, nirgends wird dabei von einer Zunahme funktionsräumlicher „Arbeitsteilung" gesprochen. Parallel zum Trend wachsender sektoraler, räumlicher und zeitlicher Wirkungsverflechtungen sieht die Studie aber eine Trendumkehr, was Spezialisierung, Arbeitsteilung und Zentralisierung anbetrifft; diese würden zu einer vergangenen Phase der Industrialisierung (der der Mechanisierung) gehören. Der jetzigen Phase der Automatisierung dagegen soll ein säkularer Trend der Dezentralisierung von Entscheidungen inhärent sein, d. h., eine Umverteilung von Machtchancen und Entscheidungsspielräumen, die zuvor dem zentralen Planer, Entscheider und Durchsetzer allein vorbehalten waren. (Als Parallele zieht die Studie die aktuelle Tendenz zur „Föderalisierung" im Bereich der großen Konzerne heran.)

Im Zusammenhang damit, indem die „vertikalen Abhängigkeiten" nach und nach abnehmen bzw. die Möglichkeiten zu eigenverantwortlichen Entscheidungen zunehmen, wird auch, so PROGNOS (II), die funktionale und räumliche Dimension der Dezentralisierung gefördert. Da die globalen Konzentrationsbewegungen im Verlaufe des Zivilisationsprozesses ständig weiter zunehmen[10]), handelt es sich dabei allerdings um eine „sekundäre regionale Autonomie", um eine aus besagten Effizienzgründen sozusagen „von oben" verliehene. Doch ist nicht anzunehmen, daß sich regionale Teilgesellschaften künftig irgendwelche Funktionen, die sie für bewahrens- oder förderungswürdig halten, per „Zuweisung" von zentralstaatlichen Stellen noch stärker als bisher einschränken ließen, im Gegenteil. Insofern liegt in diesem Trend auch eine Zunahme funktionaler Differenzierung in den Regionen — und damit verbesserte Entwicklungsvoraussetzungen — eingeschlossen.

---

[8]) Es wird auf folgende Berichte Bezug genommen:

SCHRÖDER, D. u. a.: Quantifizierung und räumliche Konkretisierung langfristiger raumrelevanter Entwicklungstendenzen. Untersuchung im Auftrag des Bundesministers für Raumordnung, Bauwesen und Städtebau, durchgeführt von der PROGNOS AG, Basel. Basel 1980 und 1981 (unveröffentlichte Projektberichte). (Bezugskennzeichnung im Text: PROGNOS (II).)

ARRAS, H. E.: Wohnungspolitik und Stadtentwicklung. Forschungsvorhaben im Auftrag des Bundesministeriums für Raumordnung, Bauwesen und Städtebau, durchgeführt von der PROGNOS AG; Teil I, Basel 1980; Teil II, Basel 1981. (Bezugskennzeichnung im Text: PROGNOS (III).)

MAUCH, S. u. a.: Langfristige raumrelevante Entwicklungstendenzen. Kontrastszenario. Untersuchung im Auftrag des Bundesministeriums für Raumordnung, Bauwesen und Städtebau, durchgeführt von der Arbeitsgemeinschaft LET, Zürich. Zürich 1981 (unveröffentlichter Projektbericht).

[9]) Vgl. SCHRÖDER, PROGNOS (II), a.a.O.

[10]) Vgl. hierzu: ELIAS, N.: Über den Prozeß der Zivilisation. Frankfurt 1980.

4.2 Disurbanisationsprozesse zugunsten der ländlich geprägten Räume

Auch ein anderes, von der PROGNOS AG erarbeitetes Szenario, das sich in erster Linie auf die künftigen Bedingungen von Wohnungsbau und Stadtentwicklung bezieht[11]), stellt ebenfalls fest, daß es infolge großstadtinterner Prozesse — durch einen Zwang zur Disurbanisierung — zu einer „großräumigen Entwicklungsverschiebung" kommt bzw. kommen muß. Sie hängen mit echten Sachzwängen, die die knappe Ressource „Raum" in den Verdichtungsräumen ausübt, zusammen.

„Wohlstandswachstum" in Verbindung mit Freizeitwachstum führen, so PROGNOS (II), sowohl zu einer steigenden Nachfrage je Haushalt nach unvermehrbaren Komponenten der exogenen Größe „Raum" in Form von Siedlungsfläche, Wassernutzung, leichtem Zugang zur „freien" Natur etc. als auch zu steigender Empfindlichkeit gegenüber der Beeinträchtigung weiterer Umweltgüter, die ebenfalls unvermehrbar sind, wie Lärm und Luft- und Wasserverschmutzung. Der dadurch bewirkte ständige Anstieg der Inanspruchnahme (Belastung) knapper Raumressourcen führt in Verdichtungsräumen, in Regionen mit hohen Nutzungskonzentrationen, zu progressivem Anstieg sowohl der Preise für Bauland und Wasser etc. als auch der Kosten für den weiteren Infrastrukturausbau wie der — subjektiv empfundenen — sozialen Kosten, die mit der Umweltverschmutzung verbunden sind. Diese Situation wird noch dadurch verschärft, daß die Zahl der Haushalte bis in die 90er Jahre hinein insgesamt zunimmt.

Bis 1990 wird die Zahl der Haushalte gegenüber 1978 noch um rd. 1,86 Mio. steigen, obwohl die Zahl der Einwohner nicht zunimmt. Zudem wird die Wohnfläche pro Person weiter steigen. Sie hat sich seit 1950 mit 14,3 m^2, ohne eine Widerspiegelung schwankender Einkommenszuwächse, mit einer gleichmäßigen, sachten Beschleunigung nach oben entwickelt. Heute bewohnt jede Person im Schnitt 31,1 m^2 (bei den Mietern 29,1 m^2, bei den Eigentümern 33,8 m^2). Die Wohnkosten am Einkommen werden künftig zwar steigen, aber in einem Rahmen, der im Durchschnitt bei sinkender Haushaltsgröße verkraftbar erscheint; die sinkende Haushaltsgröße läßt den Anteil relativ konsumstarker Haushalte steigen. Daher sind spürbare Beschränkungen der Wohnflächenzunahmen nicht zu erwarten.

Die Folge, so PROGNOS (II), ist eine zunehmende — relative — Verschlechterung der immateriellen und materiellen Wohlstandssituation in den Verdichtungsräumen gegenüber weniger dicht besiedelten, insbesondere den ländlichen Räumen: Im immateriellen Bereich: Verzicht auf eine angemessene große „Wohnaußenwelt", Inkaufnahme von Umweltgüterbelastungen, langen Pendelzeiten (zur Arbeit oder „ins Grüne"); im materiellen Bereich: hohe Wohnkosten (Grundstückspreise und Mieten), hohe Wasser- und Abwassergebühren (im Fall voller Überwälzung der Kosten).

Verschärft wird diese Verschlechterung weiter dadurch, daß die unbefriedigende bauliche und siedlungsstrukturelle Wohnumwelt in den Verdichtungsgebieten und die zum Teil dadurch bedingte unbefriedigende „mitmenschliche" Wohnumwelt zunehmend als wohlstandsmindernd empfunden wird.

Dies wird, so PROGNOS (II), dazu führen, daß der Prozeß der Urbanisierung nach einer Zwischenphase der Suburbanisierung (als „vergeblicher Versuch, Vorteile der Verdichtungsräume mit Vorteilen der ländlichen Räume zu verbinden") in einen Prozeß der Disurbanisierung umschlägt, der „zu einer neuen gleichmäßigeren großräumigen Verteilung" führt. Dieser Prozeß ist, wie gesagt, primär dadurch bedingt, daß die beiden unbeeinflußbaren Größen — zunehmende Beanspruchung von Raumressourcen und Unvermehrbarkeit dieser Ressourcen — mit der zur Zeit vorhandenen Konzentration unvereinbar sind.

---

[11]) Vgl. ARRAS, PROGNOS (III), a.a.O.

Die zusätzliche Komponente der unbefriedigenden baulichen und siedlungsstrukturellen Gestaltung in den Verdichtungsräumen wirkt nur verstärkend. Sie ist auch Folge der zwischenzeitlichen Vorgänge der Suburbanisierung.

Nicht nur die bevölkerungsorientierten Arbeitsplätze des tertiären Sektors werden sich nach und nach wie die Bevölkerung verteilen, so die PROGNOS-Szenarien, besonders auch die Arbeitsplätze im Bereich des produzierenden Gewerbes werden der Stadt-Rand-Wanderung der vormals kernstädtischen Bevölkerung folgen. Diese Wanderung der Arbeitsplätze wird, von politischer Seite — auch unter Status-quo-Gesichtspunkten — vermutlich unterstützt werden, um damit in der Randzone (wieder) eine größere Funktionsmischung sowie in den beiden äußeren Zonen eine Verbesserung der Versorgung zu erreichen.

Diesem Trend einerseits und dem allgemeinen Streben nach Verbesserung der Wohnsituation durch mehr Wohnfläche pro Person andererseits (der schon durch die weitergehende Haushaltsverkleinerung nicht zu umgehen ist) sowie schließlich dem in den Szenarien behaupteten mittelfristigen Trend der Haushalte, die Wohnsilos verlassen zu wollen, ist folgendes gemeinsam: Sie benötigen Fläche und werden zu einem rasanten Flächenmehrverbrauch führen. Dadurch wird bis 1990 beispielsweise in der Region Nürnberg ein gesamter Mehrverbrauch von 24 % der bisher verbauten Fläche entstehen und in der Randzone dieser Region gar ein Mehrverbrauch von 37 % (!). Mit zusätzlichen 15 % am Flächenverbrauch in der Stadtregion Dortmund beispielsweise wird dieser hier zwar niedriger sein, aber um so brisanter, da diese Region schon 1970 zu 32 % ihrer gesamten Fläche überbaut war. Außerdem muß, so die Studie (PROGNOS III), ein dem sonstigen Flächenbedarf entsprechender Verbrauch an Flächen für den Verkehr angenommen werden. Der schienengebundene öffentliche Personennahverkehr wird mit stark sinkender Auslastung rechnen müssen: Immer weniger Arbeitsplätze und Einwohner werden ihre Standorte im direkten Einzugsbereich haben. Das heutige Verkehrsnetz in den Randzonen der Stadtregionen ist zumeist sternförmig auf das Zentrum bezogen. Für regionalen Querverkehr besteht aber weder ein Straßen- noch ein ÖPNV-Netz, das ausreicht. Mit der absolut und anteilsmäßig steigenden Besiedlung der Randzonen ist aber mit hohen Steigerungsraten bei solchen Querverkehren zu rechnen — bei, wie gesagt, relativer Abnahme der zentrumbezogenen Verkehrsströme.

Die Verkehrsbelastung in den Stadtregionen wird mittelfristig insgesamt erheblich zunehmen, in besonderem Maße in der Randzone. In der äußeren Stadt werden die Belastungen speziell entlang der verkehrswichtigen Straßenzüge wachsen. Allerdings kann die Verkehrsbelastung auch in den Kernbereichen noch zunehmen, da die Arbeitsplatzballung nur geringfügig abgebaut sein wird, die Zahl der Einwohner im engeren Einzugsbereich, die im Zentrum erwerbstätig sind, dagegen beträchtlich fällt. In der Randzone können die Störungen des ökologischen Gleichgewichts insgesamt ähnliche Ausmaße erreichen wie in der Kernstadt.

Vielerorts wird aber die These vertreten, daß die steigenden Energiekosten der Randwanderung ein Ende setzen oder sie zumindest eindämmen werden. Eine modellhafte Berechnung der Einflüsse steigender Benzinpreise im Rahmen des Szenarios stützt diese These nicht. Möglicherweise wird die psychologische Wirkung der Energiemengen und -preisentwicklung (wie Boykott-Ängste), aber auch das ökologische Bewußtsein (weniger Autofahren) dahin gehen, daß vorbeugend solche Standorte gesucht werden, die weitere Pendelwege vermeiden lassen. Tritt das ein, wird sich die Nachfrage nach Wohnraum oder Bauflächen stärker auf zentrale Standorte der Stadtregionen (auch Nähe ÖPNV) richten. Als Folge davon werden aber dort Mieten und Baulandpreise steigen; dies läßt den Grenznutzen geringer Pendelkosten schrumpfen. Einkommensschwächere werden gleichzeitig verdrängt. Die Möglichkeit der Kernstädte von Agglomerationen, das Angebot an Wohnraum oder Bauland kurzfristig zu steigern, ist sehr begrenzt. Es fehlen die Instrumente und die politische Durchsetzungsfähigkeit, so daß eine Reurbanisierung als anhaltendes Phänomen der Stadtentwicklung in der Bundesrepublik nicht zu erwarten ist.

4.3 Fazit

Der Vorgang der Disurbanisierung wird sich bis 1990 beträchtlich verstärkt haben und auch danach umfassend weiterlaufen, da die großen Städte den Wunsch nach einem Leben in überschaubaren Zusammenhängen nicht erfüllen können. Von der mangelnden Berücksichtigung diesbezüglicher Bedürfnisse zeugen vor allem auch die jüngsten Jugendunruhen, bei denen an die Stelle der einstigen „ideologischen Ziele pragmatische Forderungen getreten sind", so die Eidgenössische Kommission für Jugendfragen[12]). Die Forderungen betreffen den unmittelbaren Lebenskreis und nicht die gesellschaftliche Gesamtstruktur; sie richten sich „gegen konkrete Lebensumstände" und auf einen Anspruch auf „Territorialität", auf Geborgenheit und Freiraum für Entfaltung und Gestaltungsmöglichkeiten gleichzeitig. Da solche Bedürfnisse immer größeres Gewicht zu erhalten scheinen und da die Befriedigung solcher Bedürfnisse wesentlich von den Möglichkeiten und Eigenschaften, die am jeweiligen Wohnort gegeben sind, abhängen, scheint hier ein zentraler Schlüssel für künftiges Wohnortwahlverhalten zu liegen, d. h. in der Verknüpfung des steigenden Gewichts derartiger Bedürfnisbündel mit den echten Sachzwängen, die die knappe Ressource „Raum" ausübt.

Der Zuzug, der früher den Sterbeüberschuß weitgehend ausgeglichen hatte, wird spärlicher sein. Auch die Unternehmen kehren — den abwandernden Bevölkerungsteilen folgend und durch kommunikationstechnologische Innovationen ermöglicht — der großen Stadt zunehmend den Rücken.

PROGNOS (II) wagt sogar Aussagen von der Art, daß die positiven Schwerpunkte künftiger regionaler Entwicklung außerhalb der Verdichtungsräume liegen werden, daß sogar die ländlichen Regionen ohne größeres Zentrum die quantitativen und qualitativen Unterschiede zu den Verdichtungsräumen verringern werden — mit oder ohne größere Einflußnahmen raumbezogener Politik. Solche Aussagen könnten allerdings auch vom zugrunde gelegten besonderen gesellschafts- bzw. wirtschaftspolitischen Credo mitgetragen sein.

5. Gegenläufige Tendenzen infolge sozio-kulturellen Wandels?

Doch gibt es im Bereich möglicher gesellschaftlicher Wertungs- und Verhaltensänderungen auch Ansätze zur Gegenläufigkeit, was das künftige Wohnstandortverhalten anbetrifft. Ein weiteres raumbezogenes Szenario einer Züricher Forschergruppe[13]) macht hierauf aufmerksam. Gegenläufige, also einer Disurbanisierung oder Dekonzentration zuwiderlaufende räumliche Auswirkungen können von folgendem ausgehen: vom veränderten Rollenverhalten von Männern und Frauen; von der verringerten Heiratsneigung; vom Komplex Kinderlosigkeit und Doppelkarrieren; vom Alleinleben der Frauen mit Kindern.

Die aus einer verringerten Heiratsneigung — Männer und Frauen leben einzeln in teilweise konstanten Beziehungen, jedoch mit einem Minimum von Anpassungszwängen und einem Maximum an individueller Unabhängigkeit — abzuleitenden raumrelevanten Bezüge sind eindeutig: Das Leben als „Single" verlangt städtische, großstädtische Verhältnisse. Folgen sind ein Verdichtungseffekt und größerer Raumbedarf.

Auch Kinderlosigkeit und Doppelkarrieren, eine weitere Form der Anpassung an veränderte Bedingungen, scheinen eher Verdichtungseffekte mit sich zu bringen. Die Bedingungen für zwei oft doch unterschiedlich gelagerte berufliche Karrieren finden sich in der Regel nur in Regionen mit großen Arbeitsmärkten.

---

[12]) Vgl. Thesen zu den Jugendunruhen 1980, aufgestellt von der Eidgenössischen Kommission für Jugendfragen. Bern 1980.

[13]) Vgl. MAUCH, a.a.O.

Auch wenn Frauen allein mit Kindern leben, ein heute recht häufig anzutreffendes Phänomen, so dürfte sich dies ebenfalls in der Hauptsache auf städtische Verhältnisse konzentrieren. Alleinstehende Frauen mit Kindern sind auf Teilzeitarbeitsplätze angewiesen und/oder auf Ganztagsschulen. Verdichtungsvorteile finden sich auch bezüglich der sozialen Kontrolle.

Wenn Männer und Frauen mit Kindern leben und Berufs-, Haushalts- und Erziehungsarbeit mehr oder weniger teilen, ist der Standortvorteil im Verdichtungsraum von der Arbeitsmarktsituation her gesehen ebenfalls evident. Passende Arbeitsplätze für zwei Halbtagsstellen zu finden, gehört in den ländlichen Räumen zur Zeit eher noch zu den Glücksfällen.

Zugleich deutet dieses Szenario aber auch an, daß bei Durchsetzung bestimmten zusätzlichen Wertewandels die Auswirkungen der geschilderten Phänomene auch anders aussehen können: Wenn beispielsweise im Fall, daß Frauen allein mit Kindern leben oder wenn Paare mit Kindern Berufs-, Haushalts- und Erziehungsarbeit teilen, diese Erwachsenen nicht mehr primär karriereorientiert sind, die Einstellung zu Wohlstand, Geld und Macht sich ändert, dagegen die „Sinnfrage" und die Befriedigung bestimmter psychischer Bedürfnisse in den Vordergrund rücken, dann kann eine Art „Subsistenzdenken" Platz greifen. Hier treten Eigenschaften an die erste Stelle, die durch ein Leben in ländlich geprägten Regionen nicht nur nicht ausgeschlossen werden, sondern geradezu erst zur Geltung gebracht werden können.

6. Fazit mit Bezug auf künftige raumbezogene Politik

Eine Politik der räumlichen Umverteilung reiner Quantitäten, seien es Einwohner oder Arbeitsplätze, muß der Vergangenheit angehören. Kommende quantitative „Umverteilung" wird auch ohne derartige Politik der räumlichen Umverteilung stattfinden, allerdings entgegengesetzt zu früher. In den Kernstädten der großen Verdichtungsräume leben zur Zeit noch „zu viele", als daß für alle überschaubare, gesunde, dem allgemeinen Wohlstand entsprechende Lebensverhältnisse geschaffen werden könnten. Die großen Städte wie die Verdichtungsräume im ganzen können, sollten und werden unter rein quantitativen Aspekten schrumpfen. Auf der anderen Seite bleibt in den ländlichen Räumen das „Entwicklungspotential" — insoweit es sich um reine Quantitäten handelt — in Relation erhalten. Benötigt wird daher eine raumbezogene Politik, die auf Förderung der vorhandenen Potentiale, auf qualitative Verbesserungen ausgerichtet ist.

Die langfristige regionale Bevölkerungsentwicklung in der Bundesrepublik Deutschland
Modellrechnungen für fünf Regionstypen bis zum Jahre 2030

von
Reinhold Koch, München

Gliederung

1. Vorbemerkung
2. Regionalisierung
3. Methoden und Annahmen
4. Bevölkerungsentwicklung ohne Wanderung (Varianten 1—3)
5. Bevölkerungsentwicklung mit Wanderung (Varianten 4 und 5)
    5.1 Bevölkerungsentwicklung und regionale Bevölkerungsverteilung
    5.2 Entwicklung des Altersaufbaues in den Regionstypen
    5.3 Zusammenfassung der Ergebnisse
6. Die Ergebnisse und ihre Bewertung

Anhang: Langfristige regionale Modellrechnungen zur Bevölkerungsentwicklung

1. Vorbemerkung

Die Diskussion über den Geburtenrückgang wird schon seit einigen Jahren mit wechselnder Intensität geführt. Bevölkerungsprognosen und demographische Modellrechnungen sollen die mittel- und langfristigen Auswirkungen des Geburtenrückgangs — für Zahl und Struktur — der Bevölkerung verdeutlichen und damit die Diskussion versachlichen. 13 solcher Vorausschätzungen wurden seit 1976 in der Bundesrepublik Deutschland vorgelegt.

Untersucht man diese Vorausschätzungen auf die Verwendbarkeit ihrer Ergebnisse für Raumordnung und Landesplanung, so wird man enttäuscht. Denn alle Vorausschätzungen erlauben mit einer Ausnahme nur Aussagen über die Bevölkerungsentwicklung im gesamten Bundesgebiet.

Lediglich die „Modellrechnungen zur langfristigen natürlichen Bevölkerungsentwicklung in Bund und Ländern", die im Auftrag der Ministerpräsidentenkonferenz der Länder durchgeführt wurde, enthalten räumlich differenzierte Ergebnisse.

Für die Aufgaben von Raumordnung und Landesplanung reicht eine räumliche Differenzierung nach Bundesländern jedoch nicht aus. Hier werden Ergebnisse für Regionen bzw. Regionstypen benötigt, um die Folgen des Bevölkerungsrückgangs für unterschiedlich strukturierte Regionen diskutieren zu können. Es geht also darum, zu ermitteln, wo die „reduzierte" Bevölkerung etwa im Jahr 2030 möglicherweise leben wird; ob z. B. die großen Verdichtungsräume oder die ländlichen Regionen stärker vom Bevölkerungsrückgang betroffen sein werden. Erst dann kann deutlich gemacht werden, welche Auswirkungen des Bevölkerungsrückgangs im Hinblick auf das Leitziel der Raumordnung — die Gleichwertigkeit der Lebensbedingungen in allen Teilräumen des Bundesgebietes — zu erwarten sind.

Andererseits reichen die bislang vorliegenden Regionalprognosen (z. B. Raumordnungsprognose 1990), die von ihrer räumlichen Basis her diesen Ansprüchen gerecht werden könnten, allenfalls bis zum Jahr 1990. Mit ihrer Hilfe lassen sich zwar die bis 1990 zu erwartenden Altersstrukturverschiebungen in den Regionen beschreiben, der eigentliche Bevölkerungsrückgang aber, der erst in den Jahren nach 2010 zu erwarten ist, bleibt außerhalb des Betrachtungszeitraumes.

Regionale demographische Modellrechnungen bis zum Jahr 2030, die in Anlehnung an die für das gesamte Bundesgebiet vorliegenden Modellrechnungen[1]) durchgeführt werden, schließen damit eine Lücke, die bislang Anlaß zu zahlreichen Spekulationen gegeben hat.

Die räumliche Planung hat sich zwar von Anfang an schon an der bevölkerungspolitischen Diskussion beteiligt, es gelang ihr jedoch nicht, diese stärker auf die Probleme bestimmter Regionen bei geringerer Bevölkerungszahl und veränderter -struktur zu lenken. Die Sorge der Landes- und Regionalplaner galt besonders der Bevölkerungsentwicklung in den peripheren, ländlichen Regionen. Dort, z. B. in der Eifel oder in der nördlichen Oberpfalz, addieren sich schon seit einigen Jahren Geburtendefizite und Wanderungsverluste zu einer erheblichen Bevölkerungsabnahme.

Bereits 1975 beschrieb Jost[2]) den möglichen Verlauf des Bevölkerungsrückganges im ländlichen Raum: Der Bevölkerungsrückgang führt in diesen ohnehin dünn besiedelten Gebieten dazu, daß bestimmte Infrastruktureinrichtungen (z. B. Kindergärten, Schulen) nicht mehr

---

[1]) Diese Modellrechnungen sind zum Teil in dem Bericht zur Bevölkerungsentwicklung enthalten, den das Bundeskabinett im Herbst 1978 anforderte. Dieser Bericht liegt erst als Entwurf vor. Modellrechnungen nur für die deutsche Bevölkerung sind allerdings mit nur geringfügigen Abweichungen bereits in der Bundestagsdrucksache 8/3299 veröffentlicht.

[2]) Vgl. u. a. Jost, P.: Quantitative Auswirkungen des Geburtenrückganges auf die ländlichen Räume. In: Geburtenrückgang — Konsequenzen für den ländlichen Raum, Hannover 1975. Schriftenreihe für ländliche Sozialfragen, H. 73, S. 38—47.

ausgelastet sind und daher geschlossen werden. Dies verschlechtert die Attraktivität des ländlichen Raums und hat zusätzliche Abwanderungen gerade junger Leute zur Folge. Dadurch gehen dem ländlichen Raum weitere Geburten verloren. Dieser „kumulative Schrumpfungsprozeß" wurde bislang weder empirisch belegt noch durch Modellrechnungen näherungsweise abgeschätzt. Die Aussagen beruhen vielmehr auf der Übernahme der Ergebnisse der 4. koordinierten Bevölkerungsvorausschätzung des Statistischen Bundesamtes. Dennoch haben sie in den vergangenen Jahren die Argumentation von Landesplanung und Raumordnung in Sachen Bevölkerungsrückgang weitgehend bestimmt. Der Rückgang des Wanderungsvolumens im allgemeinen und die Abnahme der Wanderungsverluste des ländlichen Raums im besonderen sowie die Umkehr der Wanderungstrends in den USA und in anderen hochindustrialisierten Ländern[3] haben Zweifel an der Zwangsläufigkeit dieses kumulativen Schrumpfungsprozesses aufkommen lassen.

Die Unsicherheit über die zukünftige regionale Bevölkerungsentwicklung kommt auch in der Bezeichnung „Modellrechnung" zum Ausdruck. Eine Bevölkerungsvorausschätzung über einen Zeitraum von mehr als 50 Jahren kann keine Prognose sein. Angesichts der energie- und umweltpolitischen Situation wäre dies mindestens so schwierig wie eine Prognose der Bevölkerung für 1980 im Bundesgebiet von der Basis 1930 aus.

Aus gutem Grunde unterscheidet sich die Modellrechnung von der Prognose zunächst einmal in ihrer Laufzeit. Das Prädikat „Prognose" erhalten nach der „Trendwende" nur noch Vorausschätzungen mit einer Dauer von weniger als 15 Jahren. Wesentlicher ist jedoch, daß die Bezeichnung „Modellrechnung" den konditionellen Charakter einer Vorausschätzung stärker betonen soll. Während Bevölkerungsprognosen ihre Annahmen in der Regel anhand von Vergangenheitswerten zu begründen versuchen, ist dies bei demographischen Modellrechnungen nicht unbedingt notwendig. Annahmen und Vorgaben können beispielsweise aus Szenarien abgeleitet werden, die für andere Bereiche geschrieben wurden (Energie, Wirtschaft u. a.). Demographische Modellrechnungen können auch dazu dienen, abzuschätzen, welche Bevölkerungsentwicklung eintreten müßte, um eine erwünschte Bevölkerungsstruktur oder -verteilung zu erreichen. Während bei Bevölkerungsprognosen die Frage nach der Eintrittswahrscheinlichkeit im Vordergrund steht — welche Variante ist die realistischste? —, geht es bei demographischen Modellrechnungen in erster Linie darum, die Spannweite denkbarer Entwicklungen zu ermitteln und auch extreme, d. h. gegenwärtig unrealistisch erscheinende Varianten in ihren Auswirkungen zu diskutieren.

2. Regionalisierung

Regionalprognosen bauen in der Regel auf einem flächendeckenden Regionsraster auf, in dem für jede Region Prognoseergebnisse ausgewiesen werden. Dies ist für die Regional- und Landesplanung von Vorteil, da sie für „ihre" Regionen auf bundesweit abgestimmte Prognoseergebnisse zurückgreifen können. Für die Zwecke einer Diskussion mehrerer Varianten von Modellrechnungen ist dieses relativ feine Regionsraster nicht geeignet. Die vielen Regionalergebnisse erschweren die Ableitung von bestimmenden Trends der Raumentwicklung und eine Interpretation der Ergebnisse entsprechend den Gebietskategorien des Bundesraumordnungsgesetzes (ROG). Aus diesem Grund wurden z. B. die Regionalergebnisse der Raumordnungsprognose 1990 zu sechs „Gebietstypen" zusammengefaßt[4]. Da es hier um die we-

---

[3] Vgl. VINING, D. R.; KONTULY, R.: Population dispersal from major metropolitan regions: an international comparison. In: Int. regional science review 3 (1978) 1.

[4] KOCH, R.; SCHEIDER, J.: Statistische Informationen. In: Informationen zur Raumentwicklung, Bonn 1977, H. 1/2, S. 167—175.

sentlichen Entwicklungstendenzen der Bevölkerung in verschiedenen Regionstypen geht, kann die Zusammenfassung der Regionen schon vorab vorgenommen werden. Dies reduziert den Arbeitsaufwand sowohl für die Datenaufbereitung als auch für die Diskussion der Annahmen. Außerdem wird die Möglichkeit statistischer Fehler aufgrund regionaler Besonderheiten mit zunehmender Größe der regionalen Einheiten geringer.

Die räumliche Gliederung der regionalen Modellrechnungen (vgl. Karte 1) lehnt sich eng an die „Gebietseinheitstypen" der Raumordnungsprognose 1990 an. Basis sind jedoch nicht die Gebietseinheiten nach dem Bundesraumordnungsprogramm (BROP), sondern die sog. Raumordnungsregionen (75 Planungsregionen bzw. Oberbereiche der Bundesländer). Hauptkriterium der Typisierung ist der Indikator „Bevölkerung in Verdichtungsräumen". Dieser Indikator erlaubt die Zusammenfassung von Teilräumen mit ähnlicher Bevölkerungs- und Arbeitsplatzkonzentration:

Bevölkerung im Verdichtungsraum

— über 550 000 Einwohner: Typen 1, 2
— 100 000 bis 550 000 Einwohner: Typ 3
— unter 100 000 Einwohner: Typen 5, 6

Diese Grobgliederung wird der Vielfalt der Regionen im Bundesgebiet mit ihren unterschiedlichen raumstrukturellen Problemen, aber auch den unterschiedlichen demographischen Strukturen nicht gerecht. Beispielsweise ist die Arbeitsmarktsituation im Ruhrgebiet und im Saarland gegenwärtig wesentlich ungünstiger als in anderen hochverdichteten Regionen. Dies hat u. a. eine deutlich negative Wanderungsbilanz zur Folge. Daher werden diese Räume einschließlich der Region Aachen (Braunkohlebergbau) zusammengefaßt und als Montanregionen bezeichnet. Eine ähnliche Situation besteht bei den weniger verdichteten Regionen. Hier ist die Arbeitsmarktsituation in den süddeutschen, stark vom Fremdenverkehr beeinflußten Regionen günstiger als in den sonstigen peripher gelegenen ländlichen Regionen. Außerdem trägt die landschaftliche Attraktivität dieser Räume dazu bei, daß die Zuwanderung von nicht mehr Erwerbstätigen (Ruhestandswanderung) zu einem bedeutenden Faktor der Bevölkerungsentwicklung wird[5]). Diese Regionen werden im Regionstyp „Fremdenverkehrsregionen" zusammengefaßt.

Damit ergeben sich folgende fünf Regionstypen, für die demographische Modellrechnungen durchgeführt werden:

Typ
1 Raumordnungsregionen mit einer Bevölkerung im Verdichtungsraum von 550 000 u. m. Einwohnern („stark verdichtete Regionen")
2 Raumordnungsregionen mit einer Bevölkerung im Verdichtungsraum von 550 000 u. m. Einwohnern und einer überdurchschnittlich hohen Arbeitslosigkeit ($>5,4\%$) („Montanregionen")
3 Raumordnungsregionen mit einer Bevölkerung im Verdichtungsraum von 250 000 bis unter 550 000 Einwohnern oder mit einem Oberzentrum mit 100 000 u. m. Einwohnern („Verdichtete Regionen")
4 Raumordnungsregionen ohne Verdichtungsraum und ohne Oberzentrum mit 100 000 u. m. Einwohnern („Ländliche Regionen")
5 Raumordnungsregionen ohne Verdichtungsraum und ohne Oberzentrum mit 100 000 u. m. Einwohnern mit einer niedrigen Arbeitslosigkeit ($<3,6\%$) („Fremdenverkehrsregionen")

---

[5]) Vgl. KOCH, R.: Altenwanderung und räumliche Konzentration alter Menschen, Bonn 1976. In: Forschung zur Raumentwicklung Band 4, 1976.

Karte 1 *Regionstypen
(Raumordnungsregionen 1978)*

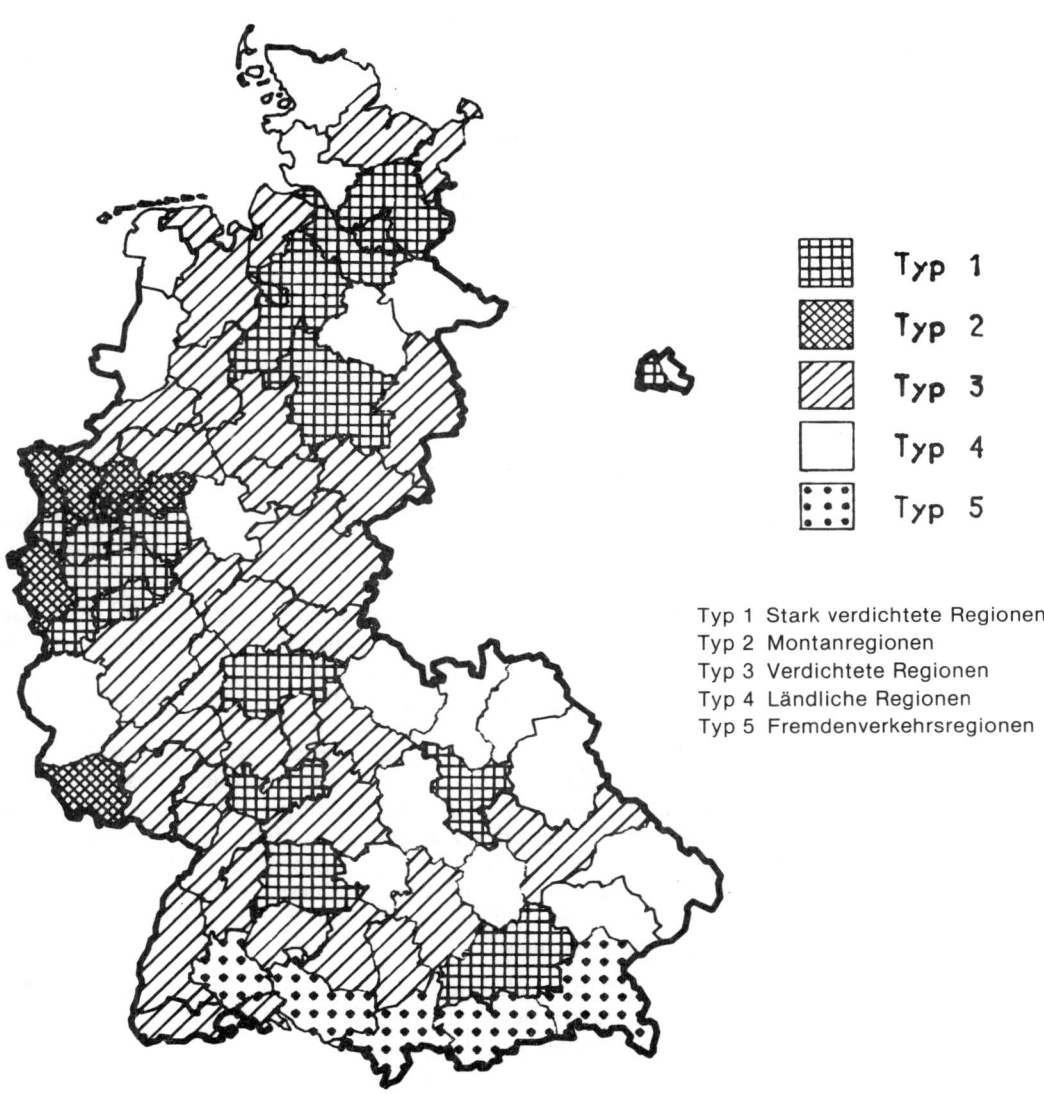

Typ 1 Stark verdichtete Regionen
Typ 2 Montanregionen
Typ 3 Verdichtete Regionen
Typ 4 Ländliche Regionen
Typ 5 Fremdenverkehrsregionen

Tabelle 1 zeigt, daß mit diesen fünf Regionstypen die raumstrukturelle Problematik im Bundesgebiet in etwa abgebildet wird. Das zweiseitige Disparitätengefälle mit relativ guten Erwerbsbedingungen und schlechten Umweltverhältnissen in den hochverdichteten Regionen und mit ungünstigen Erwerbsbedingungen bei gesunder Umwelt in peripher gelegenen, ländlichen Räumen läßt sich anhand dieser fünf Regionstypen nachweisen[6]).

Tab. 1 *Strukturdaten für die Regionstypen zu den demographischen Modellrechnungen*

Regionstyp	Wohnbevölkerung 1978		Bevölkerungs- dichte 1978	Ausländer- anteil 1976	Arbeitslosen- quote 1978
	in 1000	in %	Einw./km²	in %	in %
1 Stark verdichtete Regionen	23 294	37,9	764	8,9	3,6
2 Montanregionen	7 199	11,7	729	6,2	6,1
3 Verdichtete Regionen	21 596	35,2	204	5,2	3,5
4 Ländliche Regionen	6 932	11,3	110	2,8	4,3
5 Fremdenverkehrs- regionen	2 332	3,8	125	6,3	2,3

3. Methode und Annahmen

Das bei den regionalen demographischen Modellrechnungen angewandte Verfahren ist die altersjahrgangsweise Fortschreibung der Bevölkerung, wie sie auch bei herkömmlichen Bevölkerungsprognosen verwendet wird.

Bei diesem Verfahren wird zunächst die Zahl der jährlichen Sterbefälle anhand der nach Alter und Geschlecht gegliederten Basisbevölkerung am Anfang des Prognosejahres und der alters- und geschlechtsspezifischen Sterbeziffern bestimmt. Durch Multiplikation der am Jahresende verbleibenden Zahl der Frauen je Altersjahrgang im Alter von 15 bis unter 50 Jahren mit der jeweiligen altersspezifischen Fruchtbarkeitsziffer wird die Zahl der Geburten für das Jahr ermittelt. Die Aufteilung der Gesamtzahl der Lebendgeborenen nach dem Geschlecht erfolgt mit Hilfe einer vorgegebenen Geschlechtsproportion. Nun werden die altersspezifischen Zuzüge zum Bestand addiert und die Fortzüge subtrahiert. Die überlebenden Angehörigen der Altersjahrgänge werden mit dem Wechsel des Vorausschätzungsjahres um ein Jahr älter. Die Geborenen werden als unter 1jährige der Bevölkerung zugeordnet. Damit ist die Ausgangsbevölkerung für das neue Vorausschätzungsjahr gegeben. Diese hier für ein Vorausschätzungsjahr skizzierten Berechnungen werden solange wiederholt, bis das Vorausschätzungsendjahr der Modellrechnungen 2030 erreicht ist.

Die fünf Regionstypen werden getrennt behandelt; d. h. für jeden Typ wird eine eigene Vorausschätzung durchgeführt. Ein starker Bevölkerungsrückgang in einem Regionstyp löst also z. B. keine zusätzlichen Abwanderungen in den anderen Typen aus.

Die Annahmen für die regionalen demographischen Modellrechnungen werden so gewählt, daß eine möglichst große Übereinstimmung mit den bereits vorliegenden Modellrech-

---

[6]) Raumordnungsprogramm für die großräumige Entwicklung des Bundesgebietes (Bundesraumordnungsprogramm). In: Verh. des Deutschen Bundestages, Bonn. Drucks. 7/3584 vom 30. 4. 1975, S. 15—20.

nungen des Statistischen Bundesamtes besteht. Damit sind folgende Varianten im wesentlichen vorgegeben:

Variante 1:

Geburtenhäufigkeit und Sterblichkeit der deutschen Bevölkerung 1977 konstant über den gesamten Vorausschätzungszeitraum; kontinuierliche Anpassung der Geburtenhäufigkeit der ausländischen Bevölkerung; keine Wanderung.

Variante 2:

Kontinuierlicher Rückgang der Geburtenhäufigkeit der deutschen Bevölkerung von 1980 bis 1989 auf eine Nettoreproduktionsrate von 0,6; danach konstant, sonst wie Variante 1.

Variante 3:

Kontinuierlicher Anstieg der Geburtenhäufigkeit der deutschen Bevölkerung von 1980 bis 1989 auf eine Nettoreproduktionsrate von 0,8, danach konstant; sonst wie Variante 1.

Variante 4:

Diese Variante entspricht in ihren Annahmen zur natürlichen Bevölkerungsentwicklung der Variante 1. Darüber hinaus werden sowohl Wanderungen zwischen den Regionstypen als auch Wanderungen über die Grenzen des Bundesgebietes berücksichtigt. Der Außenwanderungssaldo beträgt über den gesamten Vorausschätzungszeitraum jährlich + 50 000 Personen.

Variante 5:

Wie Variante 4, jedoch mit einem jährlichen Außenwanderungssaldo von + 100 000 Personen.

Alle Varianten gehen von einer Basisbevölkerung zum 1. 1. 1978 aus, die im Gegensatz zu den Modellrechnungen des Statistischen Bundesamtes nicht nach Deutschen und Ausländern untergliedert ist. Der Rückgang der Geburtenhäufigkeit bei den Ausländern wird in allen Varianten mit Hilfe eines Korrekturfaktors bei der Geburtenhäufigkeit insgesamt berücksichtigt.

Bei regionaler Betrachtung wird darüber hinaus die Formulierung folgender Annahmen notwendig:

Bei den Varianten 2 und 3 muß festgelegt werden, in welchen Regionstypen die Veränderungen der Geburtenhäufigkeit in den Jahren zwischen 1980 und 1989 in welchem Umfang eintreten sollen. Anhaltspunkte hierfür liefert die Entwicklung regionaler Geburtenhäufigkeit der Jahre 1970—1977. Dieser Zeitraum erscheint willkürlich gewählt. Er erklärt sich allein aus der Verfügbarkeit von Regionaldaten.

Die Nettoreproduktionsziffer (NRZ) erlaubt einen schnellen Überblick über die regionalen Unterschiede der Geburtenhäufigkeit, da sie viele Informationen in einem Wert zusammenfaßt (vgl. Tab. 2).

Tab. 2   *Nettoreproduktionsziffer*) 1977 nach Regionstypen*

Regionstyp	NRZ
1 Stark verdichtete Regionen	0,61
2 Montanregionen	0,65
3 Verdichtete Regionen	0,70
4 Ländliche Regionen	0,81
5 Fremdenverkehrsregionen	0,74

*) Bei einer NRZ von 1 bleibt die Bevölkerungszahl langfristig konstant.

1977 lag die Nettoreproduktionsziffer in allen Gebietstypen deutlich unter dem Wert von 1,0; d. h. langfristig wird die Bevölkerungszahl in allen Typen abnehmen (ohne Wanderungen). Die niedrigste Geburtenhäufigkeit war 1977 in den Montanregionen festzustellen, die höchste in den ländlichen Regionen. Bemerkenswert ist, daß die Geburtenhäufigkeit in den Fremdenverkehrsregionen eher derjenigen in den verdichteten Regionen entspricht als in den ländlichen.

Gegenüber 1974 hat sich in allen Regionstypen 1976 das Maximum der Geburtenhäufigkeit von 20- bis 24jährigen Frauen in die Altersgruppe der 25- bis 29jährigen verlagert. Kennzeichnend für die ländlichen Regionen ist der noch immer relativ hohe Wert bei den 20- bis 24jährigen Frauen. Der Verlauf der Geburtenhäufigkeit in den Fremdenverkehrsregionen entspricht dem in den verdichteten Regionen. Dagegen gleicht die Kurve der Montanregionen der der ländlichen Regionen (vgl. Abb. 1).

Abb. 1   *Altersspezifische Fruchtbarkeitsziffern 1974 und 1977*

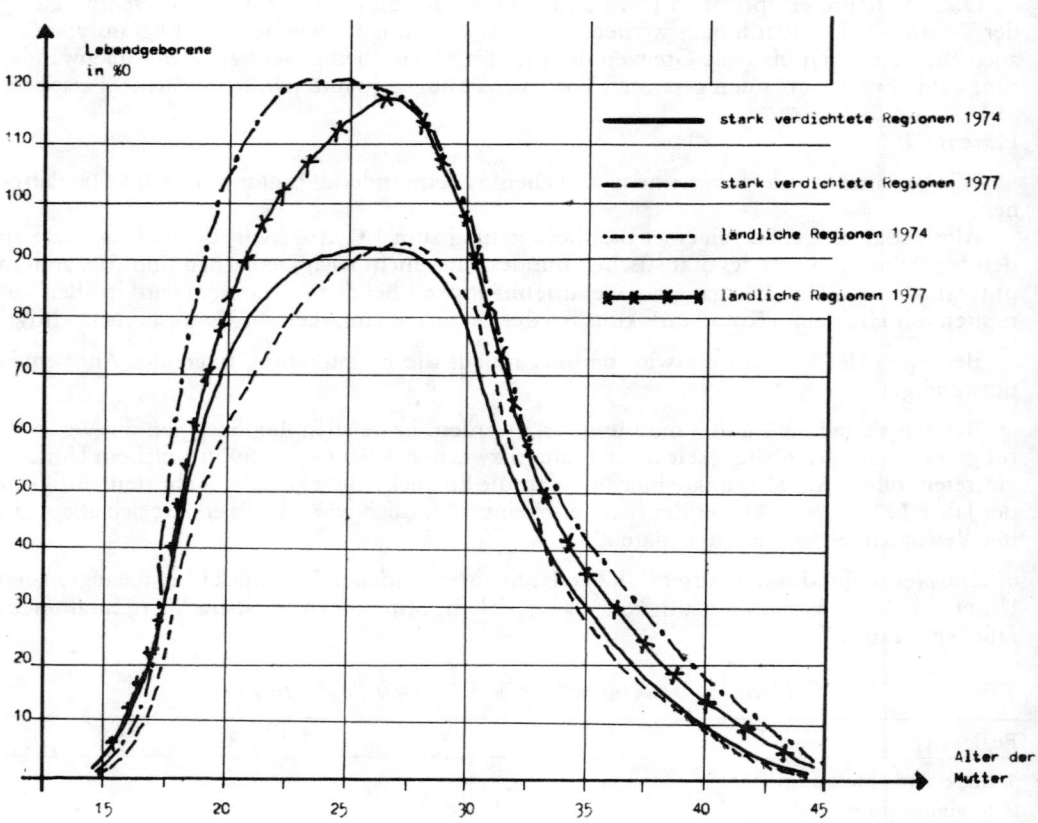

Diese Tatsache zeigt, daß aus regionalen Unterschieden in der altersspezifischen Geburtenhäufigkeit noch nicht auf ein räumlich unterschiedliches generatives Verhalten geschlossen werden kann. Vielmehr spielt die Bevölkerungsstruktur (Bildung, Einkommen usw.) in den Regionen eine erhebliche Rolle. So kann das Maximum der Geburtenhäufigkeit bei den 25-bis 29jährigen Frauen in den verdichteten Regionen durch einen größeren Anteil von Frauen mit weiterführenden Schulabschlüssen und daher längerer Berufstätigkeit erklärt werden. Der Anteil der Frauen mit weiterführendem Bildungsabschluß ist in den Montanregionen und in den ländlichen Regionen signifikant niedriger als im Bundesdurchschnitt. Um tatsächlich eine regionale Komponente der Geburtenhäufigkeit isolieren zu können, ist eine umfassende Grundlagenforschung notwendig, die über die Analyse von aggregatstatistischen Regionaldaten hinausgeht[7]).

Die zeitliche Entwicklung der Geburtenhäufigkeit läßt sich nur anhand des Verlaufs der allgemeinen Fruchtbarkeitsziffer (Geburten auf 1000 15- bis 45jährige Frauen) darstellen (vgl. Tabelle 3). Diese hat im Bundesgebiet insgesamt von 1970 bis 1976 um 27,3 % abgenommen. Der Rückgang war mit 33,8 % in den Fremdenverkehrsregionen am stärksten. Die Abnahmeraten in den anderen, weniger verdichteten Gebieten liegen nur geringfügig, die in den hochverdichteten Regionen deutlich darunter (13,5—27,0 %).

Tab. 3 *Entwicklung der allg. Fruchtbarkeitsziffern 1970—1976 nach Regionstypen*

Regionstyp	1970	1971	1972	1973	1974	1975	1976
1 Stark verdichtete Regionen	55,6	55,3	50,1	45,3	45,3	43,9	44,5
2 Montanregionen	61,3	59,8	52,1	45,9	44,4	44,8	44,7
3 Verdichtete Regionen	72,2	69,7	61,7	55,0	53,0	53,9	52,4
4 Ländliche Regionen	80,2	77,7	68,7	61,3	58,7	55,6	54,9
5 Fremdenverkehrsregionen	75,4	72,6	64,3	56,9	56,0	51,6	49,9
Bundesgebiet	67,2	63,9	56,8	51,1	49,9	47,6	47,4

Danach ist in den Jahren 1970—1976 die Geburtenhäufigkeit in den verschiedenen Regionstypen nicht nur insgesamt zurückgegangen, sondern sie hat sich in den weniger verdichteten Regionen der niedrigsten Geburtenhäufigkeit in den verdichteten Regionen angenähert. Betrug die Spannweite zwischen niedrigster und höchster Fruchtbarkeitsziffer 1970 noch 24,6 Promille-Punkte (oder 36,6 % des Bundeswertes), war sie 1976 auf 10,4 Promille-Punkte (21,9 %) zurückgegangen. Der Rückgang der Geburtenhäufigkeit hat sich von 1975 bis 1976 etwas abgeschwächt. Bei den stark verdichteten Regionen war sogar ein leichter Anstieg zu beobachten. Diese Stabilisierung war jedoch nur von kurzer Dauer. Von 1976 auf 1977 ging die Fruchtbarkeitsziffer wiederum um 1,9 Promille-Punkte zurück.

Die Annahmen für die Variante 2 (Rückgang der Geburtenhäufigkeit) wurden durch Trendextrapolation dieser Entwicklung bestimmt: Der jährliche Rückgang ist in den Regionstypen am stärksten, die in der Vergangenheit durch ein relativ hohes Geburtenniveau bei starkem Geburtenrückgang gekennzeichnet waren. Dagegen sind bei der Festlegung der Annahmen für die Variante 3 (Anstieg der Geburtenhäufigkeit) auch Überlegungen zu den Umweltbedingungen, zur Wohnungssituation und zum Wohnumfeld berücksichtigt. Daher ist der stärkste Anstieg nicht in den stark verdichteten Regionen oder in den Montanregionen, sondern in den verdichteten Regionen, in denen städtische Lebensformen mit vergleichsweise guten Umweltbedingungen zusammentreffen (vgl. Tab. 4).

---

[7]) Denkbar wäre etwa, die Geburtenhäufigkeit gleicher Sozialgruppen in verschiedenen Gebietstypen mit Hilfe von Mikrozensus-Daten zu untersuchen.

Tab. 4   *Jährliche Veränderung der Geburtenhäufigkeit 1980—1989 nach Regionstypen*

Regionstyp	Jährliche Veränderung in %	
	Variante 2	Variante 3
1 Stark verdichtete Regionen	—1,7	+2,0
2 Montanregionen	—2,2	+1,7
3 Verdichtete Regionen	—2,5	+2,5
4 Ländliche Regionen	—2,5	+1,6
5 Fremdenverkehrsregionen	—1,1	+1,7

In den Varianten 4 und 5 (Bevölkerungsentwicklung mit Wanderung) wird angenommen, daß das durchschnittliche Binnenwanderungsvolumen zwischen den 5 Regionstypen der Jahre 1974—1977 in Höhe von rd. 1,9 Mio. Wanderungsfällen/Jahr im Zeitraum der Modellrechnungen konstant bleibt. Außerdem verändern sich die Anteile, mit denen die einzelnen Regionstypen an diesem Wanderungsvolumen beteiligt sind, nicht.

Die angenommenen Außenwanderungssalden für das gesamte Bundesgebiet (V4: + 50 000 und V5: + 100 000) werden bei einer konstanten Zahl der Zuzüge von 560 000 im Zeitraum der Modellrechnungen verrechnet. Die Anteile, mit deren Hilfe die Zu- und Fortzüge aus der Außenwanderung auf die einzelnen Regionstypen verteilt werden, bleiben ebenfalls konstant. Sie wurden aus dem Durchschnitt der Wanderungen der Jahre 1974—1977 ermittelt (vgl. Tab. 5).

Beim Vergleich von Binnen- und Außenwanderung wird deutlich, daß das Volumen der Wanderung, also die Summe an Zu- und Fortzügen, bei der Binnenwanderung in allen Re-

Tab. 5   *Jährliche Wanderungen 1978—2030 nach Regionstypen (in 1000)*

Regionstyp	Binnen-wanderung*)	Außenwanderung		Gesamtwanderung	
		V4	V5	V4	V5
Zuzüge					
1 Stark verdichtete Regionen	729	277	277	1006	1006
2 Montanregionen	172	65	65	237	237
3 Verdichtete Regionen	710	163	163	873	873
4 Ländliche Regionen	198	31	31	229	229
5 Fremdenverkehrsregionen	91	24	24	115	115
Fortzüge					
1 Stark verdichtete Regionen	709	266	240	975	949
2 Montanregionen	201	38	34	239	235
3 Verdichtete Regionen	697	157	141	854	838
4 Ländliche Regionen	207	27	25	234	232
5 Fremdenverkehrsregionen	86	22	20	108	106
Salden					
1 Stark verdichtete Regionen	+20	+11	+37	+31	+57
2 Montanregionen	—29	+27	+31	—2	+2
3 Verdichtete Regionen	—13	+6	+22	+19	+35
4 Ländliche Regionen	—9	+4	+6	—5	—3
5 Fremdenverkehrsregionen	+5	+2	+4	+7	+9
Bundesgebiet	—	+50	+100	+50	+100

*) Entspricht dem Durchschnitt der Wanderungen 1974—1977.

gionstypen erheblich höher ist. Die Salden sind jedoch in der Regel bei der Außenwanderung größer. Das bedeutet, die Außenwanderung ist wesentlich effektiver; ihr kommt bei der zukünftigen Bevölkerungsverteilung eine erhebliche Bedeutung zu. So erhöht die Außenwanderung den Wanderungsgewinn der stark verdichteten Regionen in Variante 5 jährlich von 20 000 auf 57 000 Personen und gleicht den Binnenwanderungsverlust der Montanregionen in etwa aus. Nur in den ländlichen Regionen bleibt bei den vorgegebenen Wanderungsgewinnen für das Bundesgebiet ein Negativsaldo von 3000 Personen im Jahr bestehen.

Die Bestimmung der Wanderungsannahmen ist von entscheidender Bedeutung für das Ergebnis der Modellrechnungen. Der Referenzzeitraum 1974—1977 umfaßt sowohl Jahre mit ungünstiger Wirtschaftsentwicklung (1974, 1975) als auch solche mit einer Wiederbelebung der Konjunktur (1976, 1977). Er berücksichtigt daneben das im Vergleich zu den frühen 70er Jahren niedrigste Wanderungsvolumen und den Rückgang der Binnenwanderungsverluste in den ländlichen Regionen (vgl. Tab. 6).

Tab. 6 *Entwicklung der Wanderungssalden 1970—1977 nach Regionstypen*

Regionstyp	1970	1971	1972	1973	1974	1975	1976	1977
Binnenwanderungssaldo auf 1000 Einwohner								
1 Stark verdichtete Regionen	+1,9	+1,3	+1,0	+1,1	+1,5	+1,1	+1,3	+1,4
2 Montanregionen	—5,0	—6,0	—7,0	—6,8	—5,3	—3,6	—5,1	—6,4
3 Verdichtete Regionen	—0,5	+0,9	+1,3	+1,3	+0,8	+0,5	+0,7	+0,6
4 Ländliche Regionen	—2,7	—1,4	—1,5	—1,4	—2,2	—1,6	—1,6	—1,0
5 Fremdenverkehrsregionen	+2,4	+3,8	+4,0	+1,9	+2,0	+1,7	+2,5	+3,1
Außenwanderungssaldo auf 1000 Einwohner								
1 Stark verdichtete Regionen	+12,1	+8,2	+5,9	+6,8	—0,8	—4,8	—2,4	—0,1
2 Montanregionen	+7,8	+7,4	+4,9	+5,9	+3,4	+1,0	+2,1	+2,9
3 Verdichtete Regionen	+8,1	+6,2	+4,2	+3,2	—0,8	—3,4	—1,3	+0,2
4 Ländliche Regionen	+4,8	+3,7	+3,6	+4,4	+0,0	—1,5	—0,4	+0,5
5 Fremdenverkehrsregionen	+11,8	+10,4	+6,8	+7,5	—0,9	—3,7	—0,9	+0,8

Eine Ausdehnung des Referenzzeitraums bis 1970 hätte eine wirtschaftliche Hochkonjunkturphase eingeschlossen. Dies hätte eine Konzentration von Binnen- und Außenwanderung auf die stark verdichteten Regionen während des gesamten Vorausschätzungszeitraums zur Folge gehabt.

4. Bevölkerungsentwicklung ohne Wanderung (Varianten 1—3)

Betrachtet man die langfristige Bevölkerungsentwicklung ohne Wanderung, so ist bis 2030 mit einem Bevölkerungsrückgang zwischen 19 % (Variante 3) und 39 % (Variante 2) im Bundesgebiet zu rechnen. Das bedeutet, auch bei einer erheblichen Zunahme der Geburtenhäufigkeit, wie sie in Variante 3 unterstellt wird, wird die Bevölkerung langfristig abnehmen. Bleibt die Geburtenhäufigkeit auf dem Niveau von 1977 konstant, so wird die Bevölkerung um rd. 30 % abnehmen. Bemerkenswert ist, daß der gravierende Bevölkerungsrückgang erst nach der Jahrtausendwende einsetzen wird. Während der Rückgang bis 2000 um 7 % schwankt, liegt er im Zeitraum 2000—2030 mit bis zu 31 % wesentlich höher.

Die Bevölkerung wird unter den genannten Annahmen in den stark verdichteten Regionen besonders deutlich abnehmen. Wenn die Geburtenhäufigkeit weiter wie im Durchschnitt der vergangenen zehn Jahre zurückgeht, wird die Abnahme dort ca. 44 % betragen (Tab. 7). In den Montanregionen ist der Rückgang mit Werten zwischen 27 und 43 % fast ebenso stark.

Tab. 7   *Entwicklung der Bevölkerung 1978—2030 (ohne Wanderung) nach Regionstypen und im Bundesgebiet*

Regionstyp	Veränderung gegenüber 1978 in %								
	Variante 1			Variante 2			Variante 3		
	1980	2000	2030	1980	2000	2030	1980	2000	2030
1 Stark verdichtete Regionen	—1	—11	—39	—1	—13	—44	—1	—8	—31
2 Montanregionen	—1	—10	—35	—1	—13	—43	—1	—7	—27
3 Verdichtete Regionen	—0	— 5	—25	—0	— 9	—35	—0	—0	—10
4 Ländliche Regionen	—0	— 2	—15	—0	— 6	—28	—0	—1	— 4
5 Fremdenverkehrsregionen	—0	— 4	—22	—0	— 9	—34	—0	—1	—10
Bundesgebiet	—1	— 7	—30	—1	—10	—39	—1	—4	—19

Die verdichteten Regionen haben nach Variante 3 mit 10%, zusammen mit den ländlichen Regionen, den geringsten Rückgang zu verzeichnen. Dies ist eine Folge des angenommenen Anstiegs der Geburtenhäufigkeit zwischen 1980 und 1989, der in den verdichteten Regionen besonders stark veranschlagt wurde. In den ländlichen Regionen ist der Bevölkerungsrückgang bei allen Varianten vergleichsweise gering. Er schwankt zwischen 4 und 28%. Bei einem Anstieg der Geburtenhäufigkeit (Variante) wird dort die Bevölkerung bis zum Jahr 2000 sogar noch leicht zunehmen.

5. Bevölkerungsentwicklung mit Wanderung (Varianten 4 und 5)

Die Varianten 1 bis 3 vernachlässigen die Wanderung bzw. unterstellen, daß während des gesamten Zeitraums bis 2030 alters- und geschlechtsspezifisch ausgeglichene Wanderungssalden vorhanden sind. Damit ist die zukünftige Bevölkerungszahl und -struktur allein durch die im Basiszeitraum gegebene Altersstruktur und die natürliche Bevölkerungsentwicklung bestimmt.

Modellrechnungen dieser Art verlieren bei gesamtstaatlicher Betrachtung dann an Glaubwürdigkeit, wenn mit starken Zu- und Fortzügen über die Außengrenzen zu rechnen ist. Für regionale demographische Modellrechnungen ist die Wanderung immer von entscheidender Bedeutung[8].

5.1 Bevölkerungsentwicklung und regionale Bevölkerungsverteilung

Für die Bevölkerung im Bundesgebiet insgesamt zeigt sich zunächst einmal, daß ein jährlicher Wanderungsgewinn von 100 000 Personen zu einer ähnlichen Bevölkerungszahl im Jahr 2030 führt wie der Anstieg der Geburtenhäufigkeit in Variante 3. Bei diesem Wanderungsgewinn wird die Bevölkerungszahl bis zum Jahr 2000 nahezu konstant bleiben und in folgenden 30 Jahren um rd. 10 Mio. Einwohner auf 49,1 Mio. zurückgehen. Unter den Annahmen der Variante 4 (Wanderungsgewinn jährlich 50 000 Personen) beträgt die Bevölkerungszahl im Jahr 2030 46,4 Mio.

Unter Berücksichtigung von Wanderungen fällt der Bevölkerungsrückgang in den *stark verdichteten Regionen* mit 24% bzw. 19% wesentlich schwächer aus als ohne Wanderungen. Die Abnahme entspricht ungefähr dem Bundesdurchschnitt. Dort ist ein besonders starker Einfluß der Wanderungen festzustellen. Wanderungsgewinne aus der Binnen- und vor allem aus der Außenwanderung führen dazu, daß die negative natürliche Bevölkerungsbilanz we-

---

[8] Vgl. BIRG, H.: Berechnungen zur langfristigen Bevölkerungsentwicklung in den kreisfreien Städten und Landkreisen der Bundesrepublik Deutschland. Teil 1: Übersicht. DIW, Berlin 1980.

sentlich abgeschwächt wird. Dagegen entspricht der Bevölkerungsrückgang in den *Montanregionen* mit 33 % bzw. 35 % weitgehend der Variante 1. Binnenwanderungsverluste, verbunden mit niedriger Geburtenhäufigkeit und ungünstiger Altersstruktur, sind dafür verantwortlich, daß trotz erheblicher Außenwanderungsgewinne die Bevölkerungszahl so stark abnimmt.

Tab. 8   *Bevölkerung 1978, 1980, 2000, 2030 (mit Wanderung) nach Regionstypen und im Bundesgebiet*

Regionstyp	Bevölkerung in 1000						
	Variante 4				Variante 5		
	1978	1980	2000	2030	1980	2000	2030
1 Stark verdichtete Regionen	23 294	23 174	21 840	17 644	23 225	22 421	18 947
2 Montanregionen	7 199	7 145	6 456	4 643	7 153	6 550	4 853
3 Verdichtete Regionen	21 596	21 547	20 921	17 152	21 580	21 308	18 068
4 Ländliche Regionen	6 932	6 899	6 543	5 036	6 903	6 593	5 159
5 Fremdenverkehrsregionen	2 332	2 337	2 342	1 987	2 341	2 391	2 103
Bundesgebiet	61 353	61 102	58 102	46 462	61 202	59 263	49 130

In den *verdichteten Regionen* und in den *Fremdenverkehrsregionen* liegt der Bevölkerungsrückgang deutlich unter dem Bundesdurchschnitt, Wanderungsgewinne aus Binnen- und Außenwanderung tragen bei einer relativ hohen Geburtenhäufigkeit dazu bei, daß z. B. nach Variante 5 die Bevölkerung in den *Fremdenverkehrsregionen* bis 2000 nicht abnimmt (vgl. Tab. 9). Obwohl die natürliche Bevölkerungsentwicklung für die *ländlichen Regionen* nur einen leichten Rückgang der Bevölkerung erwarten läßt, ist der Rückgang unter Einschluß von Wanderungen mit 28 bzw. 26 % überdurchschnittlich. Ursachen sind die, bezogen auf die Einwohner, erheblichen Binnenwanderungsverluste und die geringe Beteiligung an den Außenwanderungsgewinnen. Dies ergibt eine jährliche Nettowanderung von 5000 bzw. 3000 Personen.

Tab. 9   *Bevölkerungsentwicklung 1978—2030 (mit Wanderung) nach Regionstypen und im Bundesgebiet*

Regionstyp	Bevölkerungsveränderung gegenüber 1978 in %					
	Variante 4			Variante 5		
	1980	2000	2030	1980	2000	2030
1 Stark verdichtete Regionen	—1	— 6	—24	—0	— 4	—19
2 Montanregionen	—1	—11	—36	—1	—10	—33
3 Verdichtete Regionen	—0	— 3	—21	—0	— 1	—16
4 Ländliche Regionen	—1	— 6	—28	—1	— 5	—26
5 Fremdenverkehrsregionen	+ 1	+ 0	—15	+ 0	+ 2	—10
Bundesgebiet	—0	— 5	—24	—0	— 3	—20

Nach diesen Ergebnissen werden das Ruhrgebiet und das Saarland am stärksten vom Bevölkerungsrückgang betroffen sein. Peripher gelegene, ländliche Regionen wie das Emsland, die Eifel oder Nordostbayern folgen mit deutlichem Abstand. In stark verdichteten Regionen mit Zentren wie Düsseldorf, Frankfurt oder Stuttgart wird die Abnahme dem Bundesdurchschnitt entsprechen. In den verdichteten Regionen mit Zentren wie Münster, Freiburg oder Augsburg und in den Fremdenverkehrsregionen Süddeutschlands wird der Bevölkerungsrückgang unterdurchschnittlich ausfallen.

Tab. 10   Bevölkerungsanteil der Regionstypen 1978, 2000 und 2030

Regionstyp	Variante 1			Variante 4		Variante 5	
	1978	2000	2030	2000	2030	2000	2030
1 Stark verdichtete Regionen	38,0	36,4	33,4	37,5	38,0	37,8	38,6
2 Montanregionen	11,7	11,4	11,0	11,1	9,9	11,0	9,8
3 Verdichtete Regionen	35,2	36,1	37,6	36,0	36,7	36,0	36,7
4 Ländliche Regionen	11,3	12,0	13,8	11,3	10,8	11,1	10,5
5 Fremdenverkehrsregionen	3,8	3,9	4,3	4,0	4,3	4,0	4,0

Damit ergeben sich folgende Veränderungen in der Bevölkerungsverteilung: Die stark verdichteten Regionen werden ihren Anteil an der Gesamtbevölkerung bis 2030 nach Variante 5 vergrößern und nach Variante 4 konstant halten (vgl. Tab. 10). Dies spiegelt die Abhängigkeit der Bevölkerungsentwicklung und -verteilung von der Außenwanderung wider. Auch die verdichteten Regionen und die Fremdenverkehrsregionen werden an Gewicht zunehmen, allerdings weitgehend unabhängig von der Außenwanderung. Auf der „Verliererseite" stehen die Montanregionen und die ländlichen Regionen. Der Anteil der Bevölkerung in den Montanregionen wird um 1,8 bzw. 1,9%-Punkte, der in den ländlichen Regionen um 0,5 bzw. 0,8%-Punkte zurückgehen. Diese Regionstypen verlieren also um so mehr an Gewicht, je größer der Außenwanderungsgewinn des Bundesgebietes ist. Die regionale Bevölkerungsverteilung wird sich insgesamt gesehen unter Status-quo-Bedingungen auch bei einer deutlich niedrigeren Gesamtbevölkerungszahl nicht wesentlich ändern.

5.2 Entwicklung des Altersaufbaues in den Regionstypen[9]

Die Bevölkerung im Bundesgebiet schrumpft von der Basis aus. Dementsprechend nimmt die Altersgruppe der unter 20jährigen in allen Regionstypen am stärksten ab (Tab. 11).

Tab. 11   Entwicklung der Altersgruppe der unter 20jährigen 1978—2030 nach Regionstypen und im Bundesgebiet

Regionstyp		Variante 1				Variante 5		
		1978	1980	2000	2030	1980	2000	2030
1 Stark verdichtete Regionen	a)	26	25	18	15	25	20	17
	b)	100	96	64	35	97	72	53
2 Montanregionen	a)	27	26	20	16	26	21	17
	b)	100	95	66	38	95	68	42
3 Verdichtete Regionen	a)	29	30	22	18	28	22	18
	b)	100	96	70	45	96	74	52
4 Ländliche Regionen	a)	31	30	25	21	30	24	20
	b)	100	95	76	56	95	72	47
5 Fremdenverkehrsregionen	a)	30	28	22	19	29	22	18
	b)	100	95	72	49	96	75	55
Bundesgebiet	a)	28	27	21	17	27	27	18
	b)	100	96	69	43	96	73	51

a) Anteil an der Gesamtbevölkerung in %.
b) Entwicklung 1978 = 100.

---

[9] Für die Darstellung des Altersaufbaues wird nur die Variante 5 herangezogen. Die relativen Unterschiede zur Variante 4 sind vernachlässigbar gering. Dagegen dient die Variante 1 in einigen Fällen zu Vergleichszwecken.

Spitzenreiter sind die Montanregionen. Dort verringert sich die Zahl der unter 20jährigen um fast 50%. Auch in den ländlichen Regionen geht diese Zahl um mehr als die Hälfte zurück. Dagegen liegt der Rückgang in den stark verdichteten und in den verdichteten Regionen sowie in den Fremdenverkehrsregionen mit Werten um 45% unter dem Bundesdurchschnitt. Der Einfluß der Wanderungen zeigt sich damit bereits in dieser Altersgruppe.

Trotz des vergleichsweise hohen Geburtenniveaus im ländlichen Raum verringert sich dort die Zahl der unter 20jährigen stärker als in den stark verdichteten Regionen. Der Anteil dieser Altersgruppe wird dort 2030 mit 20% dennoch höher sein als in allen anderen Regionstypen; dies ist eine Folge des hohen Ausgangswertes 1978.

Die stark verdichteten und die verdichteten Regionen bleiben insbesondere für die Personen im erwerbsfähigen Alter attraktiv. Die Zahl der 20- bis unter 60jährigen wird in den stark verdichteten Regionen z. B. nur um 19% zurückgehen, in den ländlichen Räumen dagegen um rund 29% (vgl. Tab. 12).

Tab. 12 *Entwicklung der Altersgruppe der 20- bis unter 60jährigen 1978—2030 nach Regionstypen und im Bundesgebiet*

Regionstyp		Variante 1				Variante 5		
		1978	1980	2000	2030	1980	2000	2030
1 Stark verdichtete Regionen	a)	54	56	57	50	56	59	54
	b)	100	101	94	55	102	104	81
2 Montanregionen	a)	54	55	57	50	55	57	51
	b)	100	101	95	60	101	95	64
3 Verdichtete Regionen	a)	52	53	56	49	53	56	50
	b)	100	103	104	71	103	107	82
4 Ländliche Regionen	a)	49	51	55	50	51	53	48
	b)	100	103	108	86	102	102	71
5 Fremdenverkehrsregionen	a)	50	52	56	50	52	55	50
	b)	100	102	106	77	102	111	88
Bundesgebiet	a)	53	54	56	49	54	57	51
	b)	100	102	99	66	102	104	79

a) Anteil an der Gesamtbevölkerung in %.
b) Entwicklung 1978 = 100.

Dabei muß beachtet werden, daß die absolute Zahl der Personen in dieser Altersgruppe in den stark verdichteten Regionen bis 2005, in den ländlichen Regionen noch bis zum Jahr 2000 über der Zahl der 20- bis 60jährigen im Jahr 1978 liegen wird. Durch die Abwanderung von überwiegend jüngeren Erwerbspersonen wird die in der Variante 1 in den ländlichen Regionen sehr stark ausgeprägte „Erwerbspersonenzahl" in den 80er und 90er Jahren geglättet. Im anschließenden Zeitabschnitt führt sie zu einem beschleunigten Rückgang der Erwerbspersonenzahl. Der Anteil der erwerbsfähigen Bevölkerung bleibt in der Mehrzahl der Regionstypen konstant. Lediglich die Montanregionen verzeichnen gegenüber 1978 einen Rückgang um 4%-Punkte. In den stark verdichteten Regionen trägt die starke Nettozuwanderung aus dem Ausland zu einer im Vergleich zu Variante 1 wesentlich höheren Zahl von männlichen Personen im erwerbsfähigen Alter bei (vgl. Abb. 2).

Die Zahl der 60- und mehr -jährigen nimmt mit 45% in den Fremdenverkehrsregionen am stärksten zu. Dies ist u. a. eine Folge einer Zuwanderung von nicht mehr Erwerbstätigen in landschaftlich reizvolle Gebiete. Allerdings ist der Anteil dieser Altersgruppe an der Gesamtbevölkerung in den ländlichen Regionen höher, obwohl dort der Zuwachs nur 25% beträgt. Damit zeigt sich, daß die Abwanderung der jüngeren Generation auch den Anteilswert der Älteren beeinflußt. Die Zunahme der Zahl der 60- und mehr -jährigen fällt in stark verdichte-

Abb. 2   *Altersaufbau in den stark verdichteten Regionen 1978 und 2030*

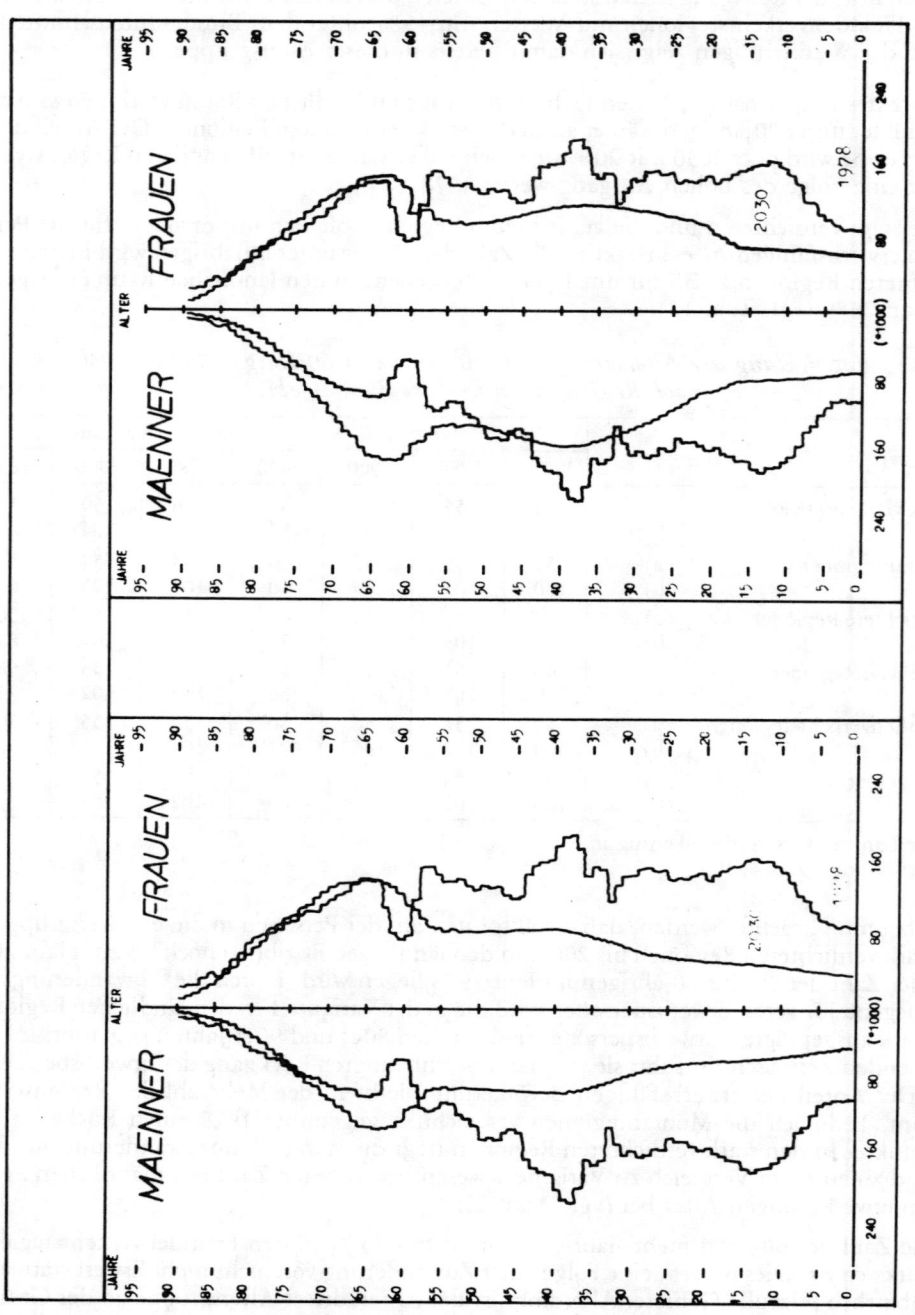

Tab. 13 *Entwicklung der Altersgruppe der 60- und mehr -jährigen 1978—2030 nach Regionstypen*

Regionstyp		Variante 1				Variante 5		
		1978	1980	2000	2030	1980	2000	2030
1 Stark verdichtete Regionen	a)	20	20	24	36	20	22	29
	b)	100	97	107	111	97	105	119
2 Montanregionen	a)	19	19	23	34	19	23	32
	b)	100	97	112	116	97	109	112
3 Verdichtete Regionen	a)	19	19	22	33	19	22	31
	b)	100	98	110	129	98	114	136
4 Ländliche Regionen	a)	19	19	21	29	19	23	33
	b)	100	97	106	128	98	112	125
5 Fremdenverkehrsregionen	a)	20	20	22	32	20	23	32
	b)	100	97	106	125	99	119	145
Bundesgebiet	a)	19	19	23	34	19	22	31
	b)	100	98	109	120	98	110	126

a) Anteil an der Gesamtbevölkerung in %.
b) Entwicklung 1978 = 100.

ten Regionen und in den Montanregionen mit 19 % bzw. 12 % am geringsten aus. Die Zunahme ist in Variante 5 deutlich höher als in Variante 1. Diese Entwicklung hat zwei Ursachen: Einmal ist die Gruppe der 60- und mehr -jährigen in diesen Regionen schon weit vor dem Jahr 2030 weit überproportional besetzt. Der Anteil beträgt 1980 z. B. in Berlin (West) und in Hamburg knapp 30 %. Die stark besetzten Jahrgänge kommen also schon wesentlich früher in die Altersjahrgänge mit erhöhter Sterblichkeit. Zum anderen war im Zeitraum 1974—1977 eine starke Zuwanderung älterer Menschen aus osteuropäischen Staaten zu beobachten, die sich bevorzugt in diesen Regionen niederließen. Es ist nicht zu erwarten, daß sich diese Entwicklung über den gesamten Zeitraum der Modellrechnungen hin fortsetzen wird. Die Ergebnisse für das Jahr 2030 sind daher leicht überhöht.

In der Diskussion um den Bevölkerungsrückgang in der Bundesrepublik Deutschland spielte bislang die Frage nach dem zahlenmäßigen Verhältnis der Generationen bzw. Altersgruppen eine entscheidende Rolle. Auch unter regionalen Aspekten ist die Beantwortung dieser Frage aufschlußreich. Sie gibt darüber Auskunft, in welchen Räumen z. B. besonders hohe Versorgungslasten durch die erwerbsfähige Bevölkerung aufgebracht werden müssen.

Die Belastungsquotienten zeigen, daß die Belastungen, die durch Bildung und Ausbildung von Jugendlichen entstehen, in allen Regionstypen deutlich zurückgehen werden (vgl. Tab. 14). Zwar wird der Aufwand nicht in gleichem Maß abnehmen wie die Zahl der Jugend-

Tab. 14 *Belastungsquoten*) 1978—2030 nach Regionstypen (Variante 5)*

Regionstyp	a				b				c			
	1978	1980	2000	2030	1978	1980	2000	2030	1978	1980	2000	2030
1 Stark verdichtete Regionen	47	45	33	31	37	35	37	54	84	80	71	87
2 Montanregionen	51	48	36	34	35	34	40	62	86	82	77	95
3 Verdichtete Regionen	56	53	39	36	37	36	40	62	93	89	79	98
4 Ländliche Regionen	64	59	45	42	39	37	43	68	102	97	88	110
5 Fremdenverkehrsregionen	60	56	41	37	40	39	43	65	99	94	83	102

*) Auf 100 20- bis unter 60jährige kommen
a) unter 20jährige
b) 60- und mehr -jährige
c) unter 20jährige und 60- und mehr -jährige.

lichen, da einmal eine Qualitätsverbesserung angestrebt wird und zum anderen bei materieller und personeller Infrastruktur eine erhebliche Kostenremanenz besteht. Der „günstigste" Wert wird 2030 in den stark verdichteten Regionen erreicht. Dort ist die Zahl der Jugendlichen bei stark besetzten Jahrgängen im erwerbsfähigen Alter relativ gering. Die umgekehrte Situation besteht in den ländlichen Regionen.

Die Frage nach der „Alterslast" hat aus regionaler Sicht vor allem Bedeutung für die materielle und personelle Infrastruktur zur Versorgung der älteren Generation (Altenheime, offene Altenhilfe, Krankenhäuser usw.). Die finanzielle Versorgung wird durch die Rentenversicherung weitgehend „raumneutral" erbracht; lediglich die Sozialhilfe muß von den kommunalen Gebietskörperschaften bereitgestellt werden. Die „Alterslast" bleibt in allen Regionstypen bis zum Jahr 1995 ungefähr auf dem 1978/80 erreichten Niveau. Danach ist, weil der Bevölkerungsrückgang auch die erwerbstätige Bevölkerung erfaßt hat, mit einem starken Anstieg der Belastungsquotienten zu rechnen. 2030 wird die „Alterslast" in den ländlichen Regionen fast das Doppelte des Wertes von 1978 erreichen. Der Anstieg in den stark verdichteten Regionen fällt wesentlich geringer aus.

Die „Gesamtbelastung" ist daher in den stark verdichteten Regionen am geringsten. Sie liegt nur etwas über dem entsprechenden Wert von 1978. In den ländlichen Regionen und in Fremdenverkehrsregionen steigt dagegen die Belastung bei bereits hohem Ausgangsniveau überdurchschnittlich an.

5.3 Zusammenfassung der Ergebnisse

Die langfristige regionale Bevölkerungsentwicklung ist durch zwei gegenläufige Entwicklungstendenzen gekennzeichnet. Der Bevölkerungsrückgang aufgrund verminderter Geburtenhäufigkeit wird in den verdichteten Regionen stärker sein. Dieser Rückgang kann aber z. T. durch Wanderungsgewinne aus der Binnen- und Außenwanderung kompensiert werden. Dagegen müssen die ländlichen Regionen Wanderungsverluste hinnehmen. Dort wiederum ist die Zahl der Geburten relativ hoch.

Dies führt dazu, daß sich die Bevölkerungsanteile der einzelnen Regionen nur geringfügig verschieben. Die regionalen Unterschiede in der Altersstruktur bleiben erhalten. Zum Teil vergrößern sie sich. Bei der erwerbsfähigen Bevölkerung ist ein deutlicher Trend zur Konzentration auf die stark verdichteten Regionen zu erkennen. Dagegen wird sich der Anteil der älteren vor allem in den ländlichen Regionen und in den Fremdenverkehrsregionen vergrößern. Einen Sonderfall stellen die Montanregionen dar. Obwohl hochverdichtet, gleichen sie in ihrem demographischen Entwicklungsverlauf eher den ländlichen als den stark verdichteten Regionen. Dies ist im wesentlichen durch die Altersstruktur im Basisjahr und durch die Binnenwanderungsverluste bedingt. Veränderte Annahmen, die aus anderen wirtschaftlichen Rahmenbedingungen (Priorität für Kohle in der Energieversorgung) resultieren, können die Situation zwar ändern, werden zunächst aber die Außenwanderung betreffen.

Die stark verdichteten Regionen verdanken ihren — verglichen mit den Varianten ohne Wanderung — geringen Bevölkerungsrückgang zu etwa 70 % Außenwanderungsgewinnen. Die jährlichen Wanderungsgewinne im Bundesgebiet addieren sich über den Zeitraum der Modellrechnungen zu einer positiven Gesamtbilanz von 5,2 Mio. Personen. Allein durch die natürliche Bevölkerungsentwicklung wird sich die Zahl der Ausländer um 1,6 Mio. erhöhen und insgesamt im Jahr 2030 12 Mio. erreichen. Unter diesen Annahmen (Variante 5) läßt sich in den stark verdichteten Regionen ein Ausländeranteil für das Jahr 2030 von 28 % errechnen. Bei den unter 20jährigen liegt der Anteil mit etwa 40 % erheblich höher. Auf eine Großstadt wie München übertragen, ergibt sich ein Ausländeranteil von etwa 49 %. Damit werden die Probleme, die sich aus dem Rückgang der Bevölkerungszahl ergeben, überlagert von den Problemen einer anderen Zusammensetzung der Bevölkerung nach Alter, Sozialstruktur und Nationalität. Die Mehrzahl der nach 2000 im Bundesgebiet lebenden Ausländer wurde jedoch bereits hier geboren oder wohnt seit mehr als 20 Jahren im Lande. Damit stellt sich die Frage nach der Zahl der Einbürgerungen. Sie wird mit Sicherheit zunehmen, ist aber stark abhängig von der Ausländerpolitik der 80er und 90er Jahre. Eine Abschätzung der Zahl der Einwohner mit ausländischer Staatsangehörigkeit nach 2000 bleibt daher auf äußerst schwach qualifizierte Annahmen angewiesen.

6. Die Ergebnisse und ihre Bewertung

Die unterschiedlich strukturierten Teilräume der Bundesrepublik Deutschland werden vom Bevölkerungsrückgang nahezu gleichmäßig betroffen. Dies ist das zentrale Ergebnis der regionalen demographischen Modellrechnungen.

Ein besonders starker Bevölkerungsrückgang im ländlichen Raum, wie er etwa von Landesplanung und Raumordnung befürchtet wird, ist ebensowenig erkennbar wie ein Exodus aus den stark verdichteten Regionen nach amerikanischem Muster. In gewissen Grenzen ist eine ähnliche Entwicklung allenfalls in den Montanregionen zu erwarten. Allerdings kann der überproportionale Bevölkerungsrückgang in diesen stark belasteten Verdichtungsräumen nicht ausschließlich negativ gesehen werden.

Alle vorgestellten Ergebnisse sind Ergebnisse von Modellrechnungen und keine Prognosen. Sinn dieser Modellrechnungen ist es nicht, etwa zu behaupten, um 2000 werden 8 Mio. Ausländer im Bundesgebiet leben. Vielmehr geht es darum, zu zeigen, was unter bestimmten — gegenwärtig wirksamen — Annahmen geschehen wird: hier etwa, daß bei Wanderungssalden, wie sie zur Zeit beobachtet werden, mit einer stark steigenden Ausländerzahl zu rechnen ist. Das schließt nicht aus, daß in einem zweiten Schritt nach der Plausibilität dieser Ergebnisse gefragt wird.

Dabei und bei der Verwertung dieser Ergebnisse sind folgende Einschränkungen angebracht:

1. Bei fast allen Annahmen wird unterstellt, daß die in den Jahren 1974—1977 empirisch ermittelten Parameter unverändert bleiben. Das bedeutet z. B., mögliche Veränderungen der wirtschaftlichen Rahmenbedingungen, die sich stark auf die Außenwanderung auswirken können, werden nicht berücksichtigt.

2. Die Modellrechnungen sind auf den demographischen Bereich begrenzt. Das bedeutet, daß z. B. die Hypothese von der kumulativen Schrumpfung der Bevölkerung im ländlichen Raum nicht eindeutig widerlegt werden kann. Die Reaktion der Behörden etwa auf geringere Schülerzahlen geht ebensowenig in die Modellrechnungen ein wie veränderte Einstellungen der Bevölkerung zur Umweltbelastung, die sich in einem anderen Wanderungsverhalten niederschlagen können.

3. Die Modellrechnungen stellen Regionalergebnisse auf der Basis von Regionstypen zur Verfügung. Sie weisen dabei erstmals auf Probleme und Risiken der künftigen Bevölkerungsentwicklung in unterschiedlichen Teilräumen hin. Diese Regionstypen lassen mögliche Probleme aufgrund ihrer Größe nur in Umrissen erkennen. Das Beispiel „Ausländeranteil in München" zeigt, daß die Ergebnisse auf kleinräumiger Basis einen anderen Stellenwert erhalten. Dies muß entweder dazu führen, daß die Annahmen in Frage gestellt und andere Varianten gerechnet werden oder daß politische Entscheidungen geradezu herausgefordert werden.

Wenn Raumordnung und Landesplanung weiterhin ihre besondere Aufmerksamkeit der Bevölkerungsentwicklung im ländlichen Raum widmen, dann ist trotz der Einschränkungen ein Ergebnis von entscheidender Bedeutung: Mit einem kumulativen Schrumpfungsprozeß ist dann nicht zu rechnen, wenn es gelingt, die Wanderungen auf dem gegenwärtigen Niveau zu stabilisieren. Angesichts der verfügbaren raumwirksamen und bevölkerungspolitischen Maßnahmen erscheint es für Raumordnung und Landesplanung erfolgversprechender, die raumwirksamen Maßnahmen konsequent zum Abbau von Wanderungsverlusten einzusetzen, als den Einsatz globaler bevölkerungspolitischer Maßnahmen zu fordern.

Anhang
Langfristige regionale Modellrechnungen zur Bevölkerungsentwicklung

Tab. A1 Entwicklung der Bevölkerung nach Altersgruppen in den stark verdichteten Regionen

Art der Nachweisung	Stand 1.1.78	Variante 1			Variante 2			Variante 3			Variante 4			Variante 5		
		1980	2000	2030	1980	2000	2030	1980	2000	2030	1980	2000	2030	1980	2000	2030
Bevölkerungsstand in 1000	23 294	23 110	20 719	14 271	23 110	20 244	13 005	23 110	21 351	16 130	23 174	21 840	17 644	23 225	22 421	18 947
1978 = 100		99	89	61	99	87	56	99	92	69	99	94	76	100	96	81
Bundesgebiet = 100	37,9	37,8	36,4	33,4	37,8	36,8	33,4	37,8	36,2	32,6	37,9	37,5	37,9	37,9	37,8	38,5
Nach dem Alter:																
unter 20 in 1000	5 943	5 701	3 796	2 105	5 701	3 321	1 536	5 701	4 428	3 020	5 740	4 165	2 900	5 751	4 293	3 132
%	26	25	18	15	25	16	12	25	21	19	25	19	16	25	20	17
1978 = 100		96	64	35	96	56	26	96	75	51	97	70	49	97	72	53
20 bis unter 60 in 1000	12 659	12 848	11 891	6 967	12 848	11 891	6 272	12 848	11 891	7 912	12 878	12 790	9 442	12 913	13 197	10 245
%	54	56	57	50	56	59	48	56	56	49	56	59	54	56	59	54
1978 = 100		101	94	55	101	94	50	101	94	63	102	101	75	102	104	81
60 und mehr in 1000	4 691	4 561	5 032	5 198	4 561	5 032	5 198	4 561	5 032	5 198	4 556	4 886	5 302	4 561	4 931	5 569
%	20	20	24	36	20	25	40	20	24	32	20	22	30	20	22	29
1978 = 100		97	107	111	97	107	111	97	107	111	97	104	113	97	105	119
Belastungsquotienten:																
Auf 100 20- bis unter 60jährige kommen																
unter 20jährige	47	44	32	30	44	28	24	44	37	38	45	33	31	45	33	31
über 60jährige	37	35	42	74	35	42	83	35	42	66	35	38	56	35	37	54
unter 20- und über 60jährige	84	79	74	104	79	70	107	79	79	104	80	71	87	80	71	87

Tab. A2 Entwicklung der Bevölkerung nach Altersgruppen in den Montanregionen

Art der Nachweisung	Stand 1.1.78	Variante 1			Variante 2			Variante 3			Variante 4			Variante 5		
		1980	2000	2030	1980	2000	2030	1980	2000	2030	1980	2000	2030	1980	2000	2030
Bevölkerungsstand in 1000	7 199	7 149	6 520	4 702	7 149	6 316	4 148	7 149	6 703	5 256	7 145	6 456	4 643	7 153	6 550	4 853
1978 = 100	100	99	90	65	99	87	57	99	93	73	99	89	64	99	90	67
Bundesgebiet = 100	11,7	11,7	11,4	10,9	11,7	11,4	11,0	11,7	11,3	10,6	11,7	11,1	9,9	11,6	11,0	9,8
Nach dem Alter:																
unter 20 in 1000	1 969	1 872	1 310	766	1 872	1 106	511	1 872	1 493	1 044	1 881	1 330	798	1 883	1 350	836
%	27	26	20	16	26	18	12	26	22	20	26	21	17	26	21	17
1978 = 100		95	66	38	95	56	25	95	75	53	95	67	40	95	68	42
20 bis unter 60 in 1000	3 869	3 943	3 682	2 348	3 943	3 682	2 049	3 943	3 682	2 623	3 934	3 643	2 354	3 940	3 709	2 486
%	54	55	57	50	55	58	49	55	55	50	55	56	51	55	57	51
1978 = 100		101	95	60	101	95	52	101	95	67	101	94	60	101	95	64
60 und mehr in 1000	1 361	1 333	1 528	1 589	1 333	1 528	1 589	1 333	1 528	1 598	1 330	1 483	1 492	1 330	1 490	1 531
%	19	19	23	34	19	24	38	19	23	30	19	23	32	19	23	32
1978 = 100		97	112	116	97	112	116	97	112	116	97	108	109	97	109	112
Belastungsquotienten:																
Auf 100 20- bis unter 60jährige kommen																
unter 20jährige	51	48	36	33	48	30	25	48	41	40	48	37	34	48	36	34
über 60jährige	35	34	42	68	34	42	78	34	42	61	34	41	63	34	40	62
unter 20- und über 60jährige	86	81	77	100	81	72	103	81	82	100	82	77	97	82	77	95

Abweichungen bei Summenbildung wegen Rundung möglich.

Tab. A3   Entwicklung der Bevölkerung nach Altersgruppen in den verdichteten Regionen

Art der Nachweisung	Stand 1.1.78	Variante 1			Variante 2			Variante 3			Variante 4			Variante 5		
		1980	2000	2030	1980	2000	2030	1980	2000	2030	1980	2000	2030	1980	2000	2030
Bevölkerungsstand in 1000	21596	21510	20523	16141	21510	19743	13947	21510	21517	19361	21547	20921	17152	21580	21308	18060
1978 = 100	100	100	95	75	100	91	65	100	100	90	100	97	79	100	99	84
Bundesgebiet = 100	35,2	35,3	36,1	37,6	35,3	35,9	37,1	35,2	36,6	39,1	35,2	36,0	36,7	35,3	36,0	36,0
Nach dem Alter:																
unter 20 in 1000	6297	6018	4423	2836	6018	3643	1797	6018	5417	4543	6043	4563	3122	6051	4656	3300
%	29	28	22	18	28	18	13	28	25	23	28	22	18	28	22	18
1978 = 100	100	96	70	45	96	58	29	96	86	72	96	72	50	96	74	52
20 bis unter 60 in 1000	11148	11431	11550	7963	11431	11550	6808	11431	11550	9476	11420	11660	8546	11443	11929	9100
%	52	53	56	49	53	59	49	53	54	49	53	56	50	53	56	51
1978 = 100	100	103	104	71	103	104	61	103	104	85	102	105	77	103	107	82
60 und mehr in 1000	4151	4061	4550	5342	4061	4550	5342	4061	4550	5342	4084	4698	5484	4084	4723	5650
%	19	19	22	33	19	23	38	19	21	28	19	22	32	19	22	31
1978 = 100	100	98	100	129	98	110	129	98	110	129	98	113	132	98	114	136
Belastungsquotienten:																
Auf 100 20- bis unter 60jährige kommen																
unter 20jährige	56	53	38	36	53	32	26	53	47	48	53	39	37	53	39	36
über 60jährige	37	36	39	67	36	39	78	36	39	56	36	40	64	36	40	62
unter 20- und über 60jährige	93	89	77	102	89	71	104	89	86	104	89	79	101	89	79	78

Tab. A4 Entwicklung der Bevölkerung nach Altersgruppen in den ländlichen Regionen

Art der Nachweisung	Stand 1.1.78	Variante 1			Variante 2			Variante 3			Variante 4			Variante 5		
		1980	2000	2030	1980	2000	2030	1980	2000	2030	1980	2000	2030	1980	2000	2030
Bevölkerungsstand in 1000	6932	6910	6821	5913	6910	6523	5007	6910	7046	6680	6899	6543	5036	6903	6593	5159
1978 = 100	100	99	98	85	99	94	72	99	101	96	99	94	72	99	95	74
Bundesgebiet = 100	11,3	11,3	12,0	13,8	11,3	11,9	13,3	11,3	12,0	13,5	11,3	11,3	10,8	11,3	11,1	10,5
Nach dem Alter:																
unter 20 in 1000	2175	2079	1670	1235	2079	1372	779	2079	1895	1656	2082	1567	996	2083	1581	1024
%	31	30	25	21	30	21	17	30	27	25	30	24	20	30	24	20
1978 = 100		95	76	56	95	63	35	95	87	76	95	72	45	95	72	47
20 bis unter 60 in 1000	3425	3529	3728	2965	3529	3728	2516	3529	3728	3312	3506	3482	2381	3509	3516	2456
%	49	51	55	50	51	57	50	51	53	50	51	53	47	51	53	48
1978 = 100		103	108	86	103	108	73	103	108	96	102	101	69	102	102	71
60 und mehr in 1000	1333	1302	1423	1713	1302	1423	1713	1302	1423	1713	1310	1494	1659	1311	1497	1679
%	19	19	21	29	19	22	34	19	20	27	19	23	33	19	23	33
1978 = 100		97	106	128	97	106	128	97	106	128	98	112	124	98	112	125
Belastungsquotienten:																
Auf 100 20- bis unter 60jährige kommen																
unter 20jährige	64	59	45	42	59	37	31	59	51	50	59	45	42	59	45	42
über 60jährige	39	37	38	58	37	38	68	37	38	52	37	43	70	37	43	68
unter 20- und über 60jährige	102	96	83	99	96	75	99	96	89	102	97	88	112	97	88	110

Abweichungen bei Summenbildung wegen Rundung möglich.

Tab. A5   Entwicklung der Bevölkerung nach Altersgruppen in den Fremdenverkehrsregionen

Art der Nachweisung	Stand 1.1.78	Variante 1			Variante 2			Variante 3			Variante 4			Variante 5		
		1980	2000	2030	1980	2000	2030	1980	2000	2030	1980	2000	2030	1980	2000	2030
Bevölkerungsstand in 1000	2 332	2 323	2 240	1 833	2 323	2 145	1 558	2 323	2 312	2 064	2 337	2 342	1 987	2 341	2 391	2 103
1978 = 100	100	99	96	78	99	91	66	99	99	90	101	100	85	100	102	90
Bundesgebiet = 100	3,8	3,8	3,9	4,3	3,8	3,9	4,1	3,8	3,9	4,2	3,8	4,0	4,3	3,8	4,0	4,3
Nach dem Alter:																
unter 20 in 1000	695	666	502	341	666	406	209	666	573	464	671	516	360	672	528	384
%	30	29	22	19	29	19	13	29	25	23	29	22	18	29	22	18
1978 = 100		95	72	49	95	58	30	95	82	66	96	74	51	96	75	55
20 bis unter 60 in 1000	1 170	1 201	1 242	907	1 201	1 246	765	1 201	1 242	1 015	1 202	1 271	970	1 205	1 305	1 041
%	50	52	56	50	52	58	49	52	54	49	51	54	49	52	55	50
1978 = 100		102	106	77	102	106	65	102	106	86	102	108	82	102	111	88
60 und mehr in 1000	467	457	496	584	457	496	584	457	496	584	464	555	657	464	558	678
%	20	20	22	32	20	23	38	20	22	28	20	24	33	20	23	32
1978 = 100		97	106	125	97	106	125	97	106	125	99	118	140	99	119	145
Belastungsquotienten:																
Auf 100 20- bis unter 60jährige kommen																
unter 20jährige	60	56	40	38	56	32	27	56	46	46	56	41	37	56	41	37
über 60jährige	40	38	40	65	38	44	76	38	40	58	39	44	68	39	43	65
unter 20- und über 60jährige	99	94	80	102	94	75	104	94	86	103	94	84	105	94	83	102

Abweichungen bei Summenbildung wegen Rundung möglich.

Bevölkerungsbezogene Aspekte der raumordnungspolitischen Diskussion im Spiegel parlamentarischer Debatten

von
Wolfgang Schwartz, Wiesbaden

Gliederung

Vorbemerkung

1. Debatten über die Bevölkerungs- und Landesentwicklung in Baden-Württemberg
   1.1 Übersicht über die Debatte zur Bevölkerungsentwicklung
   1.2 Übersicht über die Debatten zur Landesentwicklung
      1.2.1 Einflüsse der Bevölkerungs- und Arbeitsplatzentwicklung auf Zielsystem und Ordnungskonzepte der Landesplanung
      1.2.2 Regionale und instrumentelle Konsequenzen der Bevölkerungsentwicklung für die Landesentwicklung
      1.2.3 Richtwerte als Steuerungsinstrument der Landesentwicklung
2. Parlamentsdebatten zur Bevölkerungs- und Landesentwicklung in Bayern
   2.1 Rahmenbedingungen und gesamtgesellschaftliche Konsequenzen der Bevölkerungsentwicklung
   2.2 Regionale Aspekte der Bevölkerungs- und Arbeitsplatzentwicklung
      2.2.1 Ziele der bayerischen Landesentwicklungsplanung
      2.2.2 Einflüsse des Geburtenrückgangs und der Wanderungen auf die Entwicklungschancen des ländlichen Raums
      2.2.3 Sicherung der infrastrukturellen Versorgungssituation des ländlichen Raums bei rückläufiger Bevölkerungsentwicklung
      2.2.4 Instrumente der regionalen Strukturpolitik bei rückläufigem Bevölkerungspotential
3. Parlamentsdebatten zur Bevölkerungs- und Landesentwicklung in Nordrhein-Westfalen
   3.1 Übersicht über die Debatte zur Bevölkerungsentwicklung
   3.2 Übersicht über die Debatten zur Landesentwicklung
      3.2.1 Ziele der Landesplanung unter veränderten Rahmenbedingungen
      3.2.2 Regionale und sektorale Auswirkungen der Bevölkerungsentwicklung auf die Landesentwicklung
      3.2.3 Instrumente der Landesplanung unter den Bedingungen rückläufiger Bevölkerungsentwicklung

Zusammenfassung

Quellennachweis

Vorbemerkung

Im Bereich der Raumforschung und Raumordnung herrschen Unsicherheit und widersprüchliche Auffassungen über die mittel- und längerfristigen Konsequenzen des Bevölkerungsrückgangs auf die Situation der Bundesrepublik Deutschland und ihre Teilräume bzw. unterschiedlichen Raumkategorien. Dies gilt besonders in bezug auf das Spannungsverhältnis zwischen strukturschwachen ländlichen Peripherregionen und den Regionen mit großen Verdichtungsräumen. Entsprechend einer in der Bundesforschungsanstalt für Landeskunde und Raumordnung im Jahre 1978 von CHRISTEL BALS vorgenommenen Literaturauswertung[1] lassen sich die wichtigsten Stellungnahmen zum Thema Bevölkerungs- und Raumentwicklung wie folgt grob zusammenfassen:

— Die meisten Autoren erwarten eine Verschärfung der räumlichen Disparitäten, eine kumulierende Wirkung des wirtschaftlichen Umstrukturierungsprozesses und einen verstärkten Sog der Verdichtungsgebiete auf den ländlichen Raum.

— Die Ziele der Raumordnung werden insbesondere von den Vertretern des Prinzips einer großräumig raumfunktionellen Arbeitsteilung hinterfragt. Demgegenüber beharren die Sprecher ländlicher Gebiete in der Regel auf der jetzigen Auslegung des Zielsystems.

— Bei den Auseinandersetzungen mit dem raumordnungspolitischen Instrumentarium reicht die Meinungspalette von der Intensivierung über die Beibehaltung bis zur Anpassung der Instrumente an die veränderte Situation.

— Was die künftige optimale Infrastrukturausstattung angeht, so lassen sich insgesamt folgende Richtungen erkennen:
  a) Beibehaltung und Verbesserung des vorhandenen Bestands, keine Auflassung von Standorten, Inkaufnahme von Unterauslastungen zugunsten der Nähe;
  b) Konsequenzen des Bevölkerungsrückgangs auf die Infrastrukturausstattung werden für wahrscheinlich gehalten, aber nicht befürwortet;
  c) Konzentration der Standorte ist conditio sine qua non.

Im vorliegenden Beitrag soll nun dargestellt werden, welche Problemsichten sich im politischen Raum soweit durchgesetzt haben, daß sie in themenbezogenen Parlamentsdebatten eine wesentliche Rolle spielen, welche Thesen zwischen den unterschiedlichen politischen Kräften konträr bzw. einvernehmlich beurteilt werden und wie differenziert die jeweiligen Positionen begründet werden. Nicht zuletzt können von der Beantwortung dieser Fragen Hinweise auf Argumentationen erwartet werden, die als Begründung für raumordnerische Vorhaben künftig nicht außer acht gelassen werden sollten.

In der ursprünglichen Anlage dieses Beitrags war vorgesehen, alle in letzter Zeit im Bundestag und in den Länderparlamenten behandelten Debatten zur Bevölkerungsentwicklung, Raumordnung und Landesentwicklung als Quellen für die Analyse heranzuziehen. Eine Übersicht, wann und wo Parlamentsdebatten dieser Themenrichtungen stattgefunden haben, ließ sich mit Hilfe des vom Landtag Nordrhein-Westfalen herausgegebenen „Parlamentsspiegel" relativ leicht gewinnen. Allerdings zeigte bereits eine erste Durchsicht der entsprechenden Protokolle, daß sowohl die in den Diskussionen angesprochenen Problemschwerpunkte als auch die dabei von den Debattenrednern der verschiedenen Fraktionen vorgebrachten Argumentationsketten häufig miteinander übereinstimmen. Der gegenüber einer Analyse von Parlamentsdebatten ausgewählter Länder zusätzliche Informationsgewinn wäre also relativ bescheiden gewesen. Zudem eröffnete die Beschränkung auf wenige Länder die Möglichkeit zu einem inhaltlich wesentlich differenzierteren Positionsvergleich, was sich angesichts der Zielsetzung dieser Arbeit ohnehin als notwendig erwies.

---

[1] BALS, CHR.: Literaturauswertung und Aussagen zu den Konsequenzen des Bevölkerungsrückgangs. ARL: Arbeitsmaterial Nr. 15, Hannover 1978, S. 12—52.

So erlangen unterschiedliche Stellungnahmen der einzelnen Abgeordneten und/oder der verschiedenen Fraktionen z. T. erst dann ihr volles Gewicht, wenn man die Argumente im Zusammenhang mit der Gesamtproblemsicht betrachtet. Das gilt sowohl für die Bedeutung, die die jeweiligen Debattenredner einzelnen Konsequenzen der Bevölkerungsentwicklung für die Landesentwicklung beimessen, als auch in bezug auf die mögliche Einbettung der daraus abgeleiteten Handlungsfelder in eine umfassendere Problemlösungsstrategie.

Um es gleich vorwegzunehmen: In den Debatten zur Bevölkerungsentwicklung spielen regionale Probleme auch dann kaum eine Rolle, wenn sich die Diskussion um die Konsequenzen des Geburtenrückgangs auf unterschiedliche Politikbereiche dreht. Andererseits wird dem geburtenbedingten Bevölkerungsrückgang — neben den Wanderungen und der rückläufigen Arbeitsplatzentwicklung — in den Debatten zur Raumordnung oder Landesentwicklung durchgängig eine Schlüsselstellung zugewiesen. Das läßt zumindest darauf schließen, daß die Bedeutung landesentwicklungspolitischer Fragen im Vergleich zu anderen erwarteten Folgewirkungen des Bevölkerungsrückgangs von den Parlamentariern relativ gering eingeschätzt wird oder daß das Bewußtsein für regionalpolitische Problemstellungen bei vielen Abgeordneten wenig ausgeprägt ist.

Noch eine andere Beobachtung soll bereits an dieser Stelle angesprochen werden. Bei den Bevölkerungsdebatten beziehen sich instrumentelle Vorschläge nur auf die Beseitigung der Ursachen des Geburtenrückgangs und nicht auf die Handhabung der Konsequenzen, obwohl mit den Konsequenzen argumentiert wird. Bei Landesentwicklungsdebatten hingegen werden Instrumente nur zur Eindämmung von Folgewirkungen des Bevölkerungsrückgangs vorgeschlagen und nicht zur Gegensteuerung gegen den Geburtenrückgang, obwohl gerade der Geburtenrückgang als eines der Hauptprobleme für die Landesentwicklung angesehen wird. Es herrscht also eine getrennte Argumentation vor, die eine koordinierte Beurteilung der Maßnahmen, etwa im Sinne einer Raumverträglichkeitsprüfung familienpolitischer Maßnahmen oder einer Bevölkerungsverträglichkeitsprüfung raumordnungspolitischer Maßnahmen erschwert. Die herangezogenen Parlamentsdebatten werden ressortbezogen geführt, sie sind ein Argumentationsfeld für die jeweiligen Spezialisten.

Für den vorliegenden Beitrag wurden die Parlamentsdebatten der Landtage von Baden-Württemberg, Bayern und Nordrhein-Westfalen herangezogen. Diese Auswahl ist einerseits durch die voneinander stark abweichende innere Wirtschaftsstruktur und die wirtschaftliche Bedeutung der Länder im nationalen Rahmen, andererseits durch das unterschiedlich ausgeprägte Spannungsverhältnis zwischen Regionen mit großen Verdichtungsräumen und strukturschwachen ländlichen Periphergebieten begründet. Alle drei Kriterien haben erheblichen Einfluß auf den Problemzugang und die Prioritätenskala der Landtagsabgeordneten.

1. Debatten über die Bevölkerungs- und Landesentwicklung in Baden-Württemberg

Unter Berücksichtigung der in der Einleitung skizzierten Auswahlkriterien haben sich die Abgeordneten des baden-württembergischen Landtags im Rahmen von vier Plenardebatten mit dem Thema „Landesentwicklung" beschäftigt. Lediglich in der Debatte vom 20. Februar 1976 war der Zusammenhang mit der Bevölkerungsentwicklung formal durch das Thema vorgegeben. Dennoch weisen auch die Protokolle der übrigen Debatten aus den Jahren 1977, 1978 und 1980 auf die vielfältigen und grundsätzlichen Probleme hin, die einer am Ziel der Schaffung gleichwertiger Lebensverhältnisse in allen Teilräumen orientierten Landesentwicklungsplanung aus der rückläufigen Bevölkerungsentwicklung erwachsen. Vor allem wird deutlich, daß die Abgeordneten diese Probleme nicht nur unter dem Aspekt ihrer technisch-organisatorischen Handhabung, sondern gleichermaßen als Aufforderung zu einer politischen Standortbestimmung der Landesentwicklungsplanung begreifen.

Die Debatte zur Bevölkerungsentwicklung vom 1. März 1979 geht auf eine Große Anfrage der F.D.P./DVP-Fraktion aus dem Jahr 1978 und die ebenfalls 1978 erfolgte Antwort der Landesregierung zurück. Auch in dieser Debatte spielen die Konsequenzen der Bevölkerungsentwicklung für die Landesentwicklung eine gewisse Rolle. Auffallend ist allerdings, daß die in diesem Zusammenhang vorgebrachten Argumente sich zum Teil von den Argumenten unterscheiden, die den Schwerpunkt der Debatten zum Thema „Landesentwicklung" ausmachen. Das gilt insbesondere für den gesamten Ausländerbereich.

1.1 Übersicht über die Debatte zur Bevölkerungsentwicklung

Im wissenschaftlichen und politischen Raum hat sich die griffige Formulierung eingebürgert, Abwanderungen aus ländlichen Gebieten als „Abstimmung mit den Füßen" zu bezeichnen. In ganz ähnlicher Weise sehen die Debattenredner aller Fraktionen des baden-württembergischen Landtags in der rückläufigen Geburtenentwicklung eine Abstimmung der (potentiellen) Eltern über die materiellen und emotionalen Bedingungen, unter denen Familien mit Kindern in der Bundesrepublik leben. Die Abgeordneten gehen davon aus, daß die Entscheidung für oder gegen ein (weiteres) Kind nicht die Entscheidung gegen das Kind ist, sondern vielmehr gegen die gesellschaftlichen Rahmenbedingungen. Der konkrete Handlungsbedarf des Staates liegt deshalb für alle Fraktionen im Bereich der Familien- und Sozialpolitik, er ist höchstens zusätzlich bevölkerungspolitisch motiviert (vgl. WALZ F.D.P./DVP, 1979, S. 4745; GERSTNER CDU, 1979, S. 4747f.; HAHN SPD, 1979, S. 4752). Allerdings bedeutet der weitgehend gemeinsame Ausgangspunkt nicht, daß auch die Vorstellungen über die notwendige Ausgestaltung der familien- und sozialpolitischen Maßnahmen übereinstimmend diskutiert worden wären. Dennoch ergeben sich die größeren Auffassungsunterschiede bei der Frage, welche Konsequenzen die aufgrund der Modellrechnungen des Statistischen Landesamts Baden-Württemberg zu erwartende Bevölkerungsentwicklung für die Landespolitik haben werden. Diese Auffassungsunterschiede führen jedoch — soweit dabei räumliche Probleme berührt werden — zu keiner inhaltlichen Diskussion.

Die Modellrechnungen besagen, daß bis zum Jahr 2000 auch in Baden-Württemberg keine schwerwiegenden Veränderungen zu befürchten sind, weder was die Bevölkerungszahl, noch was die altersstrukturelle oder ethnische Zusammensetzung der Bevölkerung betrifft. Erst im Verlauf des Zeitraums zwischen den Jahren 2000 und 2050 wird ein starker Bevölkerungsrückgang und damit eine einseitige Verschiebung im Altersaufbau prognostiziert, sofern sich das generative Verhalten der Bevölkerung nicht wesentlich verändert.

Während nun die Debattenredner der CDU ihr Augenmerk auf den Zeitabschnitt nach dem Jahr 2000 richten und gravierende Folgewirkungen für nahezu alle Politikbereiche — so auch für die Landesentwicklung — erörtern, geht die F.D.P./DVP-Fraktion in der Debatte auf diese Problematik überhaupt nicht ein, und die Abgeordneten der SPD lehnen definitiv alle über das Jahr 2000 hinausgehenden Aussagen mit dem Hinweis auf den hohen Unsicherheitsgrad der Berechnungen als reine Spekulationen ab. Dies gilt insbesondere auch für das „Horrorszenario einer Republik, die ohne Menschen sein wird, ohne deutschstämmige", wie es nach Ansicht der SPD von der CDU-Fraktion gezeichnet wird (BEERSTECHER SPD, 1979, S. 4750f.).

Der CDU-Abgeordnete GERSTNER hatte namens seiner Fraktion die Befürchtung geäußert, daß im kommunalen Bereich die ganze Tragweite der eingetretenen Bevölkerungsentwicklung vielfach übersehen werde. Falls die Prognosen des Landesamts zuträfen, würden die Gemeinden bis Mitte des kommenden Jahrhunderts rund ein Drittel ihrer heutigen Einwohner verlieren, wobei der schwach strukturierte ländliche Raum und möglicherweise die Großstädte erstrangig betroffen sein dürften. Eine unübersehbare Erosion der Wohnbevölkerung könne nur dann aufgehalten werden, wenn auch im ländlichen Raum leistungsfähige Zentren geschaffen würden. GERSTNER nennt zwei Probleme, die der Stärkung der zentralörtlichen Struktur tendenziell entgegenstehen: Einerseits sei es kaum möglich, den Rückgang der deutschen Bevölkerung durch einen Zuzug von Ausländern abzufangen, „weil sich nach aller Erfahrung der Zuzug von Ausländern primär in den urbanisierten Gemeindegebieten ergeben dürfte". Andererseits werde der prozentuale Anteil der älteren Mitbürger erheblich ansteigen, was zu einem beträchtlichen Ausbaubedarf an spezifischen Infrastrukturangeboten führen müsse. Die Schaffung leistungsfähiger Zentren im ländlichen Raum bedeute deshalb für die Landesregierung, „Bestandsgarantien für Infrastruktureinrichtungen der Daseinsvorsorge zu geben, selbst dann, wenn eine volle Auslastung von seiten der Wohnbevölkerung her nicht mehr gegeben ist" (GERSTNER CDU, 1979, S. 4749).

Erhebliche neue Probleme sieht GERSTNER auf Bund, Länder und Gemeinden, insbesondere aber auf die Großstädte zukommen, „da bei einer rückläufigen deutschen Bevölkerung und einem gleichzeitigen Zuzug von EG-Ausländern (...) der Ausländeranteil generell erheblich ansteigen dürfte". Mit diesem Zuzug sei, bei einem freien Niederlassungsrecht der EG-Bürger, aufgrund des deutschen Bevölkerungsvakuums zu rechnen. „In vielen Bereichen der Landes- und Kommunalpolitik, von der Bildungspolitik angefangen bis hin zur Wohnversorgung und zur Altenpflege, müßte dies gravierende Auswirkungen haben." So gebe es bei Kindergärten und Grundschulen bereits heute Anzeichen dafür, „daß bei einem Anwachsen des Ausländeranteils deutsche Eltern bestrebt sind, ihre Kinder aus solchen Einrichtungen herauszunehmen". Es müsse jedoch ein vitales Interesse daran bestehen, auch für ausländische Mitbürger gleiche Start-, Bildungs- und Ausbildungschancen zu schaffen, d. h., die entsprechenden Einrichtungen vermehrt den Ausländerkindern zu öffnen. Nur so lasse sich das Entstehen eines Subproletariats mit allen daraus folgenden politischen und sozialen Risiken verhindern (GERSTNER CDU, 1979, S. 4749f.).

1.2 Übersicht über die Debatten zur Landesentwicklung

Die für die Analyse der Landtagsdebatten zur Landesentwicklung herangezogenen vier Plenarprotokolle entstammen aus drei Legislaturperioden und dokumentieren einige der Diskussionsschwerpunkte, die in den Jahren 1976 bis 1980 im Landtag von Baden-Württemberg die parlamentarischen Auseinandersetzungen zur Landesentwicklung beherrscht haben. Da neben dem relativ langen Zeitraum auch der jeweilige Anlaß und die jeweilige Themenstellung der Debatten unterschiedlich waren, erscheint es besonders interessant festzustellen, daß — abgesehen von wenigen Ausnahmen — nur drei Problembereiche im Mittelpunkt aller Diskussionen standen. Dabei zeigen sich einerseits äußerst gegensätzliche Auffassungsunterschiede zwischen den Parteien, andererseits bestechen die meisten Debattenbeiträge trotz einiger politisch-ideologischer Divergenzen durch ihren bemerkenswert argumentativen Problemzugang. So wird
— durchgängig die Sorge sichtbar, der Bevölkerungsrückgang könne das gesamte Zielsystem der Landesentwicklungsplanung und mit ihm einige seiner sicher geglaubten Ordnungskonzepte dauerhaft gefährden;
— immer wieder die Frage aufgeworfen, welche Aufgabenstellung und welchen Bindungscharakter die Landesplanung unter den gegebenen und erwarteten Veränderungen der Rahmenbedingungen noch haben könne;
— intensiv über die Rolle beraten, die insbesondere die Festlegung von Richtwerten als konkretes Steuerungsinstrument der Landesentwicklungsplanung spielen könnte, wenn die Bevölkerungs- und Arbeitsplatzentwicklung den regionalen Disparitätenabbau lediglich noch über eine Umverteilung möglich macht.

Seit Beginn der 8. Wahlperiode sind neben den Fraktionen der CDU, SPD und F.D.P./DVP erstmals auch die GRÜNEN im Landtag von Baden-Württemberg vertreten. Damit erfährt im speziellen vorliegenden Fall eine Sichtweise Betonung, die in letzter Zeit auch in der wissenschaftlichen Literatur und in der Stellungnahme von Vertretern des ländlichen

Raums zunehmend an Bedeutung gewinnt: die Betonung der Eigenständigkeit und der spezifischen Eigenschaften und Strukturen der ländlich geprägten Gebiete.

1.2.1 Einflüsse der Bevölkerungs- und Arbeitsplatzentwicklung auf Zielsystem und Ordnungskonzepte der Landesplanung

Das grundsätzliche Problem, mit dem sich die Sprecher aller Parteien über den gesamten betrachteten Zeitraum mehr oder weniger intensiv auseinanderzusetzen haben, betrifft die Frage, wie stringent eine auf die Schaffung gleichwertiger Lebensverhältnisse in allen Teilräumen gerichtete Landesplanung ihre Ziele auch dann noch verfolgen kann und darf, wenn die Realisierung der Zielvorgaben den Eingriff in bestehende kommunale „Besitzstände" wenigstens teilweise zwingend erforderlich macht. Die Beantwortung dieser Frage wird um so schwieriger, je mehr man sich an den Erfolgen oder Mißerfolgen der Landesentwicklungsplanung in den Zeiten orientiert, in denen „schmerzliche" Umverteilungen noch die Ausnahme der Regel waren, Wirtschafts- und Bevölkerungs*wachstum* verteilen zu können. Schon unter den vergleichsweise günstigeren Rahmenbedingungen, zu denen auch das größere Fördermittelpotential zu zählen ist, gab es zahlreiche fehlgeschlagene Steuerungsversuche. Die im baden-württembergischen Landtag vertretenen Parteien ziehen unterschiedliche Konsequenzen aus diesen Erfahrungen, zumal alle Debattenredner sich zwar darin einig sind, daß die Schwierigkeiten zunehmen und die bisherigen Ordnungskonzepte im Zuge der veränderten Rahmenbedingungen modifiziert werden müssen, jedoch zum gegenwärtigen Zeitpunkt noch keine stimmige Vorstellung darüber entwickelt haben, wie die Modifizierung aussehen könnte.

Die SPD-Fraktion befürchtet eine ganze Reihe schwerwiegender Zielkonflikte. Nach ihrer Auffassung markieren die schrumpfende oder stagnierende Bevölkerung und die zumindest nur noch langsam wachsende Zahl der Arbeitsplätze einen totalen Wendepunkt in den Aufgaben der Landesentwicklungsplanung. Ordnungskonzepte, wie etwa das Konzept der Entwicklungsachsen, hätten überhaupt nur deswegen aufkommen können, weil es die Grundvorstellung der Landesplanung gewesen sei, Überdruck sinnvoll in noch freie Räume des Landes zu kanalisieren. Die sich nun völlig verändert darstellende Ausgangslage führe zunächst einmal dazu, „daß es einen Zielkonflikt gibt zwischen den landesplanerischen Vorstellungen einerseits (...), dem Gedanken also, gleichwertige Lebensverhältnisse in allen Teilen des Landes zu schaffen und einer Bevölkerungsentwicklung, die dem widerstrebt, entgegenzuwirken, und betriebswirtschaftlichen und volkswirtschaftlichen Ideallösungen auf der anderen Seite". Vergleichbares geschehe — und dies sei der zweite Zielkonflikt — in der Staatsverwaltung selbst. In der Frage der Verlegung oder Neuansiedlung von Landeseinrichtungen gebe es einen Zielkonflikt zwischen Funktionalität und landesplanerischen, am dezentralen Standortprinzip orientierten Gesichtspunkten. Der schwerste aller Zielkonflikte, der bis in die Problematik der Verfassung hineinreiche, sei jedoch der zwischen kommunaler Selbstverwaltung und den Zielvorstellungen des Landesentwicklungsplans: „Unter den Bedingungen stagnierender Bevölkerung müssen wir davon ausgehen (...), daß Landesplanung nur noch auf dem Wege der Umverteilung möglich ist (...). Jedes Wachstum in einem bestimmten Raum dieses Landes — und dies können nur die Verdichtungsringe sein — muß den Zielen des Landesentwicklungsplans deshalb widersprechen, weil dieses Wachstum auf Kosten von Räumen geht, in denen nach der Zielvorstellung des Landesentwicklungsplans eine weitere Abnahme nicht stattfinden kann (...). Ich will hier noch einmal sagen, wenn man dies nicht sieht — ich gehe bis an diesen Punkt —, muß man sich ernstlich überlegen, ob Landesplanung überhaupt noch möglich ist" (LANG SPD, 1977, S. 1633).

Die CDU betont zwar in ihren Stellungnahmen, derartige Zielkonflikte habe es schon immer gegeben, sie seien in allen Bereichen der Politik zu finden (vgl. BAUMHAUER CDU, 1977, S. 1649), dennoch ist auch die CDU der Ansicht, daß die Aufgabe, die Ziele der Landesentwicklung durch strukturpolitische Maßnahmen durchzusetzen, viel schwieriger geworden sei (LUDWIG CDU, 1977, S. 1635). „Wenn wir von Landesplanung reden, meinen wir im wesentlichen, daß die Angebote an den einzelnen Bürger, die Möglichkeiten zur Entfaltung des einzelnen Bürgers im ganzen Land gleich sein sollen. Das können wir wohl nicht erreichen, wahrscheinlich wäre es auch falsch, aber wir sollten dieses Ziel in der Ferne immer wieder sehen" (FREY CDU, 1977, S. 1645). Die CDU-Fraktion führt diese Schwierigkeiten ebenfalls auf den ausbleibenden Bevölkerungszuwachs und die wachsende Zahl der Arbeitslosen zurück. Damit habe sich das Grundmuster der Standortentscheidungen verändert: „Damals sind die Arbeitsplätze noch zu den Arbeitskräften gewandert, heute ist das umgekehrt." Hinzu komme die angespannte Haushaltslage, die die Mittel für investive Maßnahmen stark einschränke (LUDWIG CDU, 1977, S. 1635).

So nahe sich die beiden großen Fraktionen des baden-württembergischen Landtags in ihrer Skepsis gegenüber den Realisierungschancen landesentwicklungsplanerischer Zielvorstellungen sind, so übereinstimmend beide Fraktionen die weitere Gültigkeit dieser Zielvorstellungen hervorheben, so grundlegend unterschiedlich beantworten sie die an ihre Skepsis anschließende Frage nach den noch verbleibenden Möglichkeiten einer zielkonformen Landesentwicklung.

Während die SPD dahin tendiert, eine aktive Landesentwicklungsplanung nur noch für möglich zu halten, „wenn die Ziele der Landesplanung präzise quantifiziert, d. h., in Richtwerte gefaßt sind" (LANG SPD, 1977, S. 1634) und die Landespolitiker auch den Mut aufbrächten, „zur Bevölkerung hinauszugehen und ihr klarzumachen, daß wir diese Richtwerte und diese Strukturdaten auch dann brauchen, wenn sie bei den Gemeinden Proteste hervorrufen" (SACK SPD, 1977, S. 1647), zieht die CDU eher den entgegengesetzten Schluß. Nach ihrer Ansicht sind alle Entwicklungspläne mit einem Fragezeichen zu versehen, da sich die Grundlagen ständig verändern (FREY CDU, 1977, S. 1645). Zudem müsse, wer unter den gegenwärtigen Bedingungen erfolgreiche Landesplanung betreiben wolle, auch Entwicklungen zulassen, die nicht den ‚Idealplänen' entsprechen: „Wenn der ländliche Raum schon so rapide abnimmt, daß wir nicht mehr wissen, wie wir die Schulen halten können, ohne Entfernungen zuzulassen, über die wir Kinder nicht mehr transportieren können, dann ist es höchste Zeit, daß wir jeden unterstützen, der im ländlichen Raum überhaupt noch investiert (...), dann ist für mich der Zeitpunkt gekommen, umzuschalten und zu sagen: Jetzt geht es darum, in diesem Raum überhaupt noch eine Substanz zu erhalten. Dabei darf man dann nicht vor lauter Planungsauflagen noch den hemmen, der Gott sei Dank draußen noch etwas tun will" (SPÄTH CDU, 1978, S. 3260).

Neben die offensichtlich unterschiedliche Beurteilung über die exakte Planbarkeit komplexer Entwicklungsprozesse treten bei der CDU Zweifel an der Gültigkeit der SPD-These, Landesplanung reduziere sich künftig auf die Umverteilung der vorhandenen Ressourcen. Der seinerzeitige Innenminister SCHIESS bemerkt dazu: „Ich halte nichts von einer Politik, die da glaubt, durch Restriktionen an der einen Stelle das Wachstum an der anderen Stelle fördern zu können" (SCHIESS CDU, 1977, S. 1643). Im übrigen läßt sich aus anderen Bemerkungen vermuten, daß die CDU fürchtet, in den Geruch der Marktfeindlichkeit zu kommen, wenn sie die „freie Initiative" durch eine allzu restriktive Landesentwicklungspolitik behindert (vgl. dazu: SCHIESS CDU, 1977, S. 1643; BAUMHAUER CDU, 1977, S. 1649).

Der zuletzt genannte Aspekt erhält seine besondere Note durch die streng marktwirtschaftlich ausgerichtete Stellungnahme der F.D.P./DVP-Fraktion, die vom Abgeordneten RÖSCH vorgetragen wird. Er stellt sich voll hinter die von der SPD dargestellte Analyse, soweit diese die Zielkonflikte aufbereitet hat, wehrt sich jedoch nachdrücklich gegen die daraus gezogenen Schlüsse. RÖSCH betont, er „halte es für ein Glück, daß Sachzwänge, andere Einflüsse, wie z. B. betriebswirtschaftliche und volkswirtschaftliche, die Teilnahme an einer kommunalen Konkurrenz, also eine Konkurrenz unter den Gemeinden, im Prinzip perfekte Planung verhindern". RÖSCH stellt die Frage, „wie weit es zulässig ist, richtig und von der Systematik her in Ordnung ist, Wachstum zu verteilen, umzuverteilen und nicht in die Kanäle und Ebenen fließen zu lassen, aus denen und in denen es entstanden ist". Da der Eigendynamik des Marktes mehr zuzutrauen sei, als allen Versuchen von Lenkungen und Beeinflussungen, dürfe der Landesentwicklungsplan die Marktkräfte auf keinen Fall durch allerlei Methoden am Gängelband führen oder scharf beeinflussen (RÖSCH F.D.P./DVP, 1977, S. 1637).

1.2.2 Regionale und instrumentelle Konsequenzen der Bevölkerungsentwicklung für die Landesentwicklung

Zwei Entwicklungstendenzen, die bereits seit einiger Zeit zu beobachten sind, werden von den Fraktionen des baden-württembergischen Landtags mit besonderer Sorge betrachtet: Zum einen sei der ländliche Raum heute nicht mehr in der Lage, seine traditionellen Wanderungsverluste durch hohe Geburtenüberschüsse auszugleichen, so daß er eine stagnierende oder negative Bevölkerungsentwicklung aufweise. Zum anderen müsse auch die Abwanderung aus den Großstadtkernen, z. T. auch schon aus den Kernbereichen der größeren Mittelstädte, bedenklich stimmen (vgl.: SCHIESS CDU, 1977, S. 1640; LANG SPD, 1977, S. 1634; KRETSCHMANN GRÜNE, 1980, S. 363). Eine weitere ungebremste Bevölkerungsabnahme würde nach übereinstimmender Ansicht insbesondere für den ländlichen Raum bedeuten, „daß die dort vorhandene Infrastruktur nicht mehr ausgelastet werden könnte (...) und deshalb reduziert werden muß, was dann einen zweiten, die Abwanderung begünstigenden Fakt darstellt" (LANG SPD, 1977, S. 1634; vgl. u. a. SCHNEIDER CDU, 1980, S. 360). Doch blieben die Folgewirkungen der Entwicklungsprozesse nicht auf die Verdichtungskerne und die wirtschaftsschwachen ländlichen Gebiete beschränkt. Ihr „Ausbluten" berge die Gefahr in sich, daß die Verdichtungsräume ringförmig wucherten, das Gespenst einer europäischen Bandstadt entlang des Rheins und des Neckars immer wahrscheinlicher werde und das Gefälle zwischen Stadt und Land sich vergrößere (WEYROSTA SPD, 1976, S. 7688). In einem nächsten Schritt würde diese vorprogrammierte Konzentration dann wiederum zu Erosionsprozessen führen und die fortschreitende Zersiedlung der Landschaft begünstigen (LANG SPD, 1977, S. 1634).

Für die Debattenredner aller Fraktionen muß es daher das oberste Ziel der Landesentwicklungsplanung sein, den Bevölkerungsrückgang in Verdichtungskernen und ländlichen Räumen zu stoppen. Vorrang habe dabei allerdings der ländliche Raum, da hier — gerade für den empfindlichen Bereich der Infrastrukturversorgung — „der Bevölkerungsrückgang (...) auch bei gleichem Prozentsatz weit problematischer als in der Stadt (ist)" (SCHNEIDER CDU, 1980, S. 360). Andererseits seien Hilfen für den ländlichen Raum aber nur dann möglich, wenn gleichzeitig die Strukturschwächen und Bevölkerungsverluste der Verdichtungsräume erfolgreich bekämpft werden, denn sonst würden bald die finanziellen Mittel fehlen (SCHIESS CDU, 1977, S. 1642).

Unterschiedliche Auffassungen zwischen der CDU-Fraktion und den Fraktionen der SPD, der F.D.P./DVP und der GRÜNEN kristallisieren sich bei der Frage heraus, mit welchen Konzepten und Instrumentarien die regionale Verteilung der Bevölkerung künftig gesteuert, d. h., insbesondere die Abwanderung aus den ländlichen Gebieten und den Verdichtungsräumen zurückgeschraubt werden kann.

Für die CDU und die von ihr gestellte Landesregierung macht der damalige Innenminister SCHIESS deutlich, daß es zunächst darauf ankomme, die Vorteile des Lebens in den ländlichen Gebieten, u. a. also den Vorteil, daß dort noch Wohnungsbau und Eigentumsbildung zu vergleichsweise günstigen Preisen möglich sei, aktiv zu nutzen: „Die Bautätigkeit ist die beste Garantie dafür, daß die Menschen draußen bleiben und nicht zwangsweise in die verdichteten Räume abwandern." Neben die landespolitisch dringend erwünschte verstärkte Ausweisung von Siedlungsflächen im ländlichen Raum müsse allerdings eine adäquate Infrastrukturversorgung treten, da die Gemeinden ihre Wohnfunktion nur dann entwickeln könnten, wenn die Bevölkerung in erreichbarer Entfernung die notwendigen Versorgungseinrichtungen vorfinde. Eine Konzentration der infrastrukturellen Angebote in zentralen Orten sei zwar unverzichtbar, doch müsse man gegebenenfalls auch ein Unterschreiten von Mindestschwellen der Kapazitätsauslastung in Kauf nehmen. Um wesentliche Voraussetzungen für einen attraktiven und hinreichend differenzierten Arbeitsmarkt zu schaffen, ist es nach Ansicht der CDU darüber hinaus notwendig, „die bisherige Wirtschaftsförderung mit der Förderung der wirtschaftlichen Infrastruktur zu verzahnen". Den Problemen der größeren Städte sei am besten mit einer Städtebauaktion beizukommen, bei der die Rückbesinnung auf die vorhandene Bausubstanz im Mittelpunkt stehen müsse. Ein weiterer Landschaftsverbrauch in Verdichtungsräumen könne ökologisch bedenkliche Folgen haben. „Deshalb ist es auch notwendig, daß wir flankierend eine an den Zielen des Landesentwicklungsplans orientierte Handhabung der Bevölkerungsrichtwerte insoweit durchführen, als die Bevölkerungsrichtwerte in den Verdichtungsräumen Obergrenzen sein müssen" (SCHIESS CDU, 1977, S. 1641 ff.).

Ergänzende Bemerkungen zum Problembewältigungskatalog der CDU-Fraktion kommen von den Abgeordneten LUDWIG, SCHNEIDER und DREIER. LUDWIG unterstreicht zunächst die Bedeutung wirtschafts- und infrastruktureller Förderungsmaßnahmen für den ländlichen Raum, hält diese Instrumente jedoch nur für die zweitbeste Wahl. Nach Ansicht seiner Fraktion sei es viel nützlicher und effektiver, in den schwach entwickelten Landesteilen steuerliche Präferenzen einzusetzen, wie dies beispielsweise im Rahmen der Berlinhilfe geschehe. Die Kompetenz dazu liege jedoch nicht beim Land Baden-Württemberg, sondern beim Bund, und der sei dazu nicht bereit (LUDWIG CDU, 1977, S. 1636). Auch SCHNEIDER zählt die Wirtschafts- und Infrastrukturförderung zu den Hauptmaßnahmebereichen, wobei ganz allgemein die Frage der Abgrenzung der Fördergebiete und die Bildung sachlicher Schwerpunkte überprüft werden müsse. Wie sein Fraktionskollege, Innenminister SCHIESS, legt SCHNEIDER großen Wert auf die Feststellung, daß „nach wie vor (...) viele Menschen bereit (wären), ihr Domizil auf dem Land aufzuschlagen, wenn nur das allzu enge Baurecht nicht immer wieder entgegenstehen würde". Ein bißchen mehr Freiheit im Baurecht könne dazu führen, daß ohne Millionenbeträge für Förderungsmaßnahmen der Bevölkerungsrückgang erfolgreich gestoppt werde (SCHNEIDER CDU, 1980, S. 361). Die Voraussetzungen dafür sind nach den Worten des Abgeordneten DREIER schon deshalb nicht schlecht, weil auch junge Menschen heute dem, was der ländliche Raum an Erlebnis- und Kontaktmöglichkeiten, an Naturnähe und Ursprünglichkeit der Lebensbedingungen biete, aufgeschlossen gegenüberstünden (DREIER CDU, 1980, S. 369).

Für die SPD-Fraktion des baden-württembergischen Landtags spielen sich die von der CDU und der Landesregierung verfolgten Maßnahmen auf einem Nebenschauplatz der eigentlichen Problemsituation des ländlichen Raums ab. Richtig sei, daß man im ländlichen Raum einen Sog entstehen lassen müsse, der gegen die Sogwirkung der Verdichtungsgebiete gerichtet ist. Dies bedeute Konzentration. Die Grundkonzeption der CDU jedoch, diesen Konzentrationsprozeß vornehmlich mit dem Instrument der Infrastrukturverdichtung erreichen zu können, sei irrig, da die Infrastruktur weithin schon ausgebaut sei. Die SPD-Fraktion sieht den Ansatzpunkt jeder erfolgreichen Hilfe für den ländlichen Raum bei der Bevölkerungsentwicklung: „Wenn wir (...) die Entwicklung der Bevölkerung zum Kardinalproblem der Landesentwicklungsplanung machen, dann kann man nicht das entscheidende Instrumentarium, nämlich die Richtwerte, nur noch auf die Infrastruktur hin betrachten, die gar keine Rolle mehr spielt, sondern dann müssen wir uns fragen, ob wir bereit und fähig sind, die Zielvorstellungen des Landesentwicklungsplans im Blick auf die bevölkerungsmäßige Besiedlung dieses Landes anzugehen" (LANG SPD, 1977, S. 1651). Die restriktive Flächensteuerung über die Genehmigung und den Vollzug von Bauleitplänen bildet deshalb nach Auffassung der SPD das Instrument, mit dem unerwünschte Entwicklungen in Ballungsringen verhindert und denkbare Zuwächse auf bestimmte wenige Standorte in strukturschwachen Gebieten konzentriert werden können. Flankierend müßten „durch eine Dauerkostenentlastung in zentralen Orten im strukturschwachen Raum sonstige Standortnachteile ausgeglichen und auch gleichzeitig Standortvorteile im Umfeld von Verdichtungskernen durch Zurechnung öffentlicher Folgekosten reduziert werden" (GEISEL SPD, 1980, S. 359).

Wie bereits erwähnt, hält die Fraktion der F.D.P./DVP eine Stärkung der Eigendynamik des Marktes gerade in wirtschaftlich schwach strukturierten Gebieten für das geeignete Mittel, vorhandene regionale Disparitäten abzubauen. Für den Abgeordneten RÖSCH stellt sich daher im Zusammenhang mit der Umsetzung landesplanerischer Ziele durch strukturpolitische Maßnahmen die Frage, an welcher Stelle und mit welchen Instrumenten Wirtschaftswachstum zu bewirken ist. Zum Wachstum sei man in jedem Fall verdammt, wenn man die „gestellten Aufgaben — auch die Aufgabe der Ernährung unserer Bevölkerung und der Sicherung der Arbeitsplätze — tatsächlich ernst nehme und erfüllen" wolle. Die wirkungsvollste Möglichkeit, unter den spezifischen wirtschaftsstrukturellen Bedingungen Baden-Württembergs qualitatives Nettowachstum zu erzeugen, sieht RÖSCH in der Förderung der Innovationsfähigkeit von Unternehmen. Man müsse darauf achten, daß der Zugang zu den Erkenntnissen der Forschung, wodurch die Umwandlung in marktfähige Produkte erst möglich werde, und die Finanzierung „möglichst schnell, reibungslos und mit einem möglichst großen Impulsschub erfolgen können". Nicht nur die heute bestehenden Stiftungen und Einrichtungen, sondern unter anderem auch der universitäre Bereich müßten möglichst kurzfristig zu einer „Innovationsbörse" zusammengefaßt werden (RÖSCH F.D.P./DVP, 1977, S. 1637f.).

Da es zum Zielkatalog der F.D.P./DVP-Fraktion gehört, private Betriebe auch in Zeiten des wirtschaftlichen Rückgangs zu veranlassen, sich in entfernten Zonen mit ungünstigeren Standortvoraussetzungen zu engagieren (vgl. HAAG F.D.P./DVP, 1976, S. 7692), fordert der Abgeordnete WENG auch von der öffentlichen Hand, sie müsse bei der Standortwahl ihrer Verwaltungs-, Bildungs- und Dienstleistungseinrichtungen die zentralen Orte des ländlichen Raums mit Vorrang berücksichtigen. Auch müßten die einzelnen Förderprogramme zukünftig sowohl inhaltlich als auch geographisch besser koordiniert werden. Die bisherige Praxis, insbesondere die häufige Gleichschaltung von Fördergebietsgrenzen und administrativen Grenzen, auf Grund derer „benachbarte Gemeinden völlig gleicher Struktur nur deshalb ungleich behandelt werden, weil dort zufällig eine Kreis- oder Regionalgrenze verläuft, führe zu Ungerechtigkeiten und einer zu starken Streuung der Mittel (WENG F.D.P./DVP, 1980, S. 362).

Einen weiteren wichtigen Aspekt im Rahmen strukturpolitischer Maßnahmen für den ländlichen Raum sieht die F.D.P./DVP-Fraktion in der Verbesserung der Betriebsgrößenstruktur landwirtschaftlicher Haupterwerbsbetriebe. In diesem Zusammenhang gewinne die Ausbildungs- und Arbeitsplatzförderung im ländlichen Raum zusätzliche Bedeutung, denn nur dadurch „werden sich zum Beispiel weitere Landwirte dazu bereitfinden, vom Haupt- auf den Nebenerwerbsbetrieb umzustellen und dadurch zusätzliche Flächen für weitere Haupterwerbsbetriebe bereitzustellen, die dann gepachtet werden können" (WENG F.D.P./DVP, 1980, S. 362; vgl. HAAG F.D.P./DVP, 1980, S. 371). In seiner Replik warnt allerdings der für die Landwirtschaft zuständige Minister davor, über die Zielrichtung der Vergrößerung von Betriebsstrukturen zu einer Vollerwerbsideologie zurückzukehren. Wenn man im landwirtschaftlichen Bereich alles zum Vollerwerbsbetrieb führe, werde der ländliche Raum noch dünner besiedelt sein: „Wir wollen im ländlichen Raum ein Netz von Vollerwerbsbetrieben, aber auch die Zu- und Nebenerwerbslandwirtschaft, weil wir breitgestreutes Eigentum und damit die Seßhaftigkeit der Bürger wollen." Je dünner die Siedlungsdichte sei, desto höher würden die Kosten pro Einwohner bei den Infrastrukturmaßnahmen (WEISER CDU, 1980, S. 372).

Das Konzept der GRÜNEN unterscheidet sich vom Ansatz her deutlich von den Lösungsstrategien der übrigen Fraktionen. Der Auftrag der Landesentwicklungsplanung fordere die Schaffung und Erhaltung gleichwertiger, nicht aber gleichartiger Räume. Fördermaßnahmen für den ländlichen Raum müßten deshalb darauf gerichtet sein, die *ländliche* Struktur dieser Räume tatsächlich zu erhalten. Der Sprecher der GRÜNEN, der Abgeordnete KRETSCHMANN, bemängelt an der gegenwärtigen Förderpolitik, sie mißachte die spezifischen Eigenschaften und Strukturen des ländlichen Raums und sei auf dem besten Weg, die Fehler zu wiederholen, die in den Städten zur Stadtflucht geführt hätten. Dort, in den Städten, habe man die städtebauliche Qualität, das unverwechselbare Milieu und die Atmosphäre der Gassen und Plätze autogerecht zerhackt und mit Monotonie und Gesichtslosigkeit, mit überall gleichen Kaufhäusern, Bankhäusern und Parkhäusern aufgefüllt — bis immer weniger Menschen zurückblieben. Auf dem Lande passiere heute im Prinzip genau das gleiche: „Immer mehr fressen sich die Vorstädte ins Land, immer mehr Straßen (...) verschlingen bestes Ackerland und Wald, und der Rest wird zerstückelt. Der Entleerungsprozeß der Ortskerne hat in den Dörfern und Kleinstädten ebenso begonnen, wie er in den größeren Städten schon in beängstigender Weise fortgeschritten ist." Hinzu komme die kulturelle Entleerung der Dörfer, für die KRETSCHMANN u. a. die Ignoranz verantwortlich macht, mit der ‚städtische' Lösungsstrategien undifferenziert auf ländliche Strukturen übertragen werden: „Mit der Polemik gegen die Zwergschulen verschwanden die Schulen überhaupt aus vielen Dörfern, und mit dem Verschwinden der Dorfschulen verschwand auch der Dorfschulmeister, mit ihm verschwanden meistens auch der Organist, der Leiter des Gesangvereins, der Heimatforscher. So gibt es noch viele Beispiele. Ich glaube, daß die Landesregierung mit der Gebietsreform tatsächlich dieser Entwicklung die Krone aufgesetzt und viele Gemeinden im ländlichen Raum ihrer Identität beraubt hat."

Nach KRETSCHMANNS Ansicht muß eine Strukturförderung des ländlichen Raums, die der Abwanderung und damit auch der Identitätskrise entgegenwirken soll, den Erhalt bäuerlicher Existenz und Betriebe verfolgen, weil sie die Grundlage der dörflichen und ländlichen Struktur seien. KRETSCHMANN spricht der von den anderen Fraktionen für notwendig gehaltenen Politik der dezentralen Konzentration jede Erfolgschance ab, da Zentren nicht in der Lage seien, die Abwanderung aus dem ländlichen Raum zu stoppen. Sie würden bestenfalls helfen, die Abwanderung etwas kleinräumiger zu gestalten. Notwendig sei vielmehr, die Strukturförderung selbst kleinräumiger anzulegen. Ansatzpunkte sehen die GRÜNEN beispielsweise auf dem Sektor der alternativen Energien, etwa in der Förderung von Biogasanlagen, die es den Landwirten gestatten, selbst Strom zu produzieren und zu verkaufen oder in der Förderung von Kleinkraftwerken, die ganze Dörfer versorgen könnten. Im Gegensatz zum Atomprogramm, das nach Ansicht der GRÜNEN ausgesprochen mittelstandsfeindlich ist, „würde das alternative Energieszenario tatsächlich nur vom Mittelstand, also von Handwerksbetrieben und kleinräumigen Produktionseinheiten erstellt, montiert, gewartet usw. werden" (KRETSCHMANN GRÜNE, 1980, S. 362ff.).

1.2.3 Richtwerte als Steuerungsinstrument der Landesentwicklungsplanung bei rückläufiger Bevölkerungs- und Arbeitsplatzentwicklung

Die herausragende Bedeutung, die den Richtwerten als Steuerungsinstrument der Landesentwicklungsplanung unter den veränderten Rahmenbedingungen von nahezu allen Debattenrednern beigemessen wird, läßt es sinnvoll erscheinen, die jeweilige Position der drei Landtagsfraktionen CDU, SPD und F.D.P./DVP im Zusammenhang noch einmal knapp zu bestimmen.

Seitens der CDU wird betont, sie halte Richtwerte als Vorgabe für die Regionen für notwendig: „Wir müssen sagen, von welchem Entwicklungsvolumen sie in den nächsten 15 Jahren ausgehen können. Diese Vorgabe muß innerhalb des Landes abgestimmt sein." Es habe sich aber gezeigt, daß gerade in den dünnbesiedelten Räumen mit dem Hebel der Richtwerte Entwicklungen, die gewünscht seien, gebremst würden. Gerade dort sollte aber die Bevölkerungs- und Arbeitsplatzentwicklung positiv beeinflußt werden, so daß hier Richtwerte nicht die Obergrenze der Entwicklung markieren dürften (LUDWIG CDU, 1976, S. 7690f.). „In den Verdichtungsräumen, dort wo wir dämpfen müssen, um eine vernünftige Landesentwicklung in Gang zu halten, werden die Richtwerte unverändert mit dem Charakter der Obergrenze Bestand haben" (LUDWIG CDU, 1977, S. 1635). Für das Verfahren der Baugenehmigungs- und Planungsgenehmigungsbehörden bedeuten diese Grundsätze: „Der von den Gemeinden (im ländlichen Raum) im Genehmigungsverfahren nachzuweisende Bedarf ist großzügig zu beurteilen. Bei der Ausweisung der Bauflächen dürfen deshalb dort aus den Richtwerten keine Beschränkungen hergeleitet werden. In den Verdichtungsräumen sind die

Bevölkerungsrichtwerte Obergrenzen. Es dürfen nicht mehr Flächen ausgewiesen werden, als sich aus den Richtwerten ableiten läßt. In den Randzonen der Verdichtungsräume und in den Verdichtungsbereichen soll in den Nahbereichen, die Strukturschwächen aufweisen, wie im ländlichen Raum, in den übrigen Nahbereichen wie in den Verdichtungsräumen verfahren werden" (SCHIESS CDU, 1977, S. 1651).

Die SPD-Fraktion befürchtet, diese Haltung führe zum Ende jeglicher aktiven Landesplanung, weil die Entscheidung, wo im Lande etwas wächst und wo nicht, jeweils ausschließlich der einzelnen Gemeinde überlassen bliebe. Angesichts der Tatsache, daß Landesentwicklungsplanung bei stagnierender oder rückläufiger Wirtschafts- und Bevölkerungsentwicklung zunehmend auf eine Umverteilung und damit auf einen Zielkonflikt mit den Entwicklungsvorstellungen der Gemeinden hinauslaufe, sei es jedoch eine entscheidende Grundvoraussetzung, die Ziele der Landesplanung als verbindliche, präzise quantifizierte Richtwerte zu formulieren (LANG SPD, 1977, S. 1634). Auch die großzügige Regelung der Bauflächenausweisung für Gemeinden des ländlichen Raums, bei der die Richtwerte keinerlei Bindungswirkung mehr besäßen, schade dem ländlichen Raum insgesamt. Eine so pauschale Regelung hebe im Endeffekt die landesplanerische Zielsetzung der Konzentration völlig auf, da auf diese Weise die wirklich entwicklungsfähigen Zentren im ländlichen Raum kaum noch besonders gestärkt werden könnten. Damit vergebe man eines der wichtigsten Mittel, die geeignet seien, der Gefahr der Abwanderung entgegenzuwirken (KRAUSE SPD, 1978, S. 3258; vgl. auch GEISEL SPD, 1980, S. 359).

Die F.D.P./DVP-Fraktion stimmt weitgehend mit den Vorstellungen der CDU überein. Ihr Sprecher, HAAG, meint jedoch, Richtwerte als Höchstgrenzen sollten nur für die eigentlichen Verdichtungsgebiete vorgegeben werden. Diese Räume seien vielfach an den ökologischen Wachstumsgrenzen angelangt. Dies bedeute nicht, daß die Verdichtungsräume wirtschaftlich nicht mehr wachsen dürften, vielmehr sei die Beschränkung „ein Signal zur Umwandlung von Quantität in Qualität. Es werden also qualifizierte, umweltfreundlichere Arbeitsplätze geschaffen werden müssen." Für die Randzonen und den ländlichen Raum hingegen sollten — nach Überzeugung der F.D.P./DVP — Richtwerte als Mindestgrenzen vorgesehen werden, „d. h. als eine Garantie für die Entwicklung dieser Räume. Das Unterschreiten dieser Mindestgrenze wäre dann ein Alarmsignal und müßte ein verstärktes Engagement des Landes in diesem Bereich zur Folge haben" (HAAG F.D.P./DVP, 1976, S. 7692f.).

2. Parlamentsdebatten zur Bevölkerungs- und Landesentwicklung in Bayern

Allen hier ausgewählten Debatten des bayerischen Landtags über die Bevölkerungs- und Landesentwicklung liegen Interpellationen zugrunde. Die Interpellation zur „Geburtenentwicklung in Bayern und Bevölkerungsentwicklung im Raum" wurde im Juni 1977 von der SPD eingebracht und noch im selben Monat im Parlament beantwortet und diskutiert. Ziel der SPD war eine Auseinandersetzung über die Auswirkungen der Bevölkerungsentwicklung auf das Landesentwicklungsprogramm, dessen schnellstmögliche Fortschreibung angesichts der veränderten Rahmenbedingungen von der SPD-Fraktion gefordert wurde.

Die beiden anderen Interpellationen zur „Bevölkerungsentwicklung" und zur „Landesentwicklung" wurden von der CSU bzw. der SPD im Januar 1979 beantragt, in einer gemeinsamen Sitzung im März 1979 vor dem Plenum begründet und von den jeweils zuständigen Staatsministern beantwortet. Wenige Tage später fand die Debatte statt, in der beide Interpellationen ebenfalls gemeinsam diskutiert wurden.

Das Verfahren der gemeinsamen Behandlung der Interpellationen kennzeichnet die engen Verbindungen, die nach Ansicht aller Fraktionen des bayerischen Landtags zwischen der Bevölkerungs- und der Landesentwicklung bestehen.

2.1 Rahmenbedingungen und gesamtgesellschaftliche Konsequenzen der Bevölkerungsentwicklung

Der geburtenbedingte Bevölkerungsrückgang sowie einige der damit einhergehenden Veränderungen in der Bevölkerungsstruktur und -verteilung werden sowohl von der bayerischen Staatsregierung als auch von den Debattenrednern aller Fraktionen mit Sorge betrachtet. In ihrer Analyse über die Gründe des Geburtenrückgangs steht bei den Abgeordneten das Barrieremodell im Vordergrund der Betrachtungen: Würde der vorhandene bzw. ursprünglich geäußerte Kinderwunsch der Paare verwirklicht, so gäbe es nach übereinstimmender Ansicht keinen nennenswerten Geburtenrückgang. Daß dennoch die Geburtenzahlen abnehmen, könne also wohl nur damit erklärt werden, daß die mit der Geburt eines Kindes verbundenen Begleitumstände von den Eltern vielfach als belastender empfunden werden, als zunächst von ihnen angenommen wurde (Staatsminister PIRKL CSU, 1979, 9/16, S. 743; vgl. auch: MÜLLER SPD, 1979, 9/18, S. 845; REDEPENNING F.D.P., 1979, 9/18, S. 859).

Die Differenz zwischen dem Kinderwunsch und dem Grad seiner Realisierung stellt den Staat nach Auffassung aller Fraktionen des bayerischen Landtags vor die Aufgabe, die Rahmenbedingungen zu verbessern, unter denen die Entscheidungen der Eheleute für mehr oder weniger Kinder getroffen werden (MÜLLER SPD, 1979, 9/18, S. 843), sie erfordert, daß der Familienpolitik ein deutlich höherer Stellenwert eingeräumt und mit konkreten Maßnahmen auf die praktischen Bedürfnisse der Familien mit Kindern eingegangen wird (PIRKL CSU, 1979, 9/16, S. 744). Im Gegensatz zu SPD und F.D.P. fühlt sich die CSU auch durch die unkalkulierbaren Risiken, die langfristig mit dem „dramatischen Bevölkerungsrückgang" verbunden seien, zu einer solchen Politik motiviert (SCHMID CSU, 1979, 9/18, S. 850). Allerdings warnt der CSU-Abgeordnete LANG gleichzeitig davor, dem bevölkerungspolitischen Blickwinkel eine überzogene Priorität beizumessen und Familienpolitik auf Zeiten der rückläufigen Bevölkerungsentwicklung beschränken zu wollen (LANG CSU, 1979, 9/16, S. 722).

Staatsminister PIRKL CSU sieht mehrere Ansatzpunkte, die zur Schaffung günstiger materieller Rahmenbedingungen für Familien geeignet sind. Zu den wichtigsten zählt er das Jugendhilferecht, den Familienlastenausgleich, die Berücksichtigung der Familiengröße im Steuerrecht, die Anerkennung der Erziehungsjahre der Mütter im Rentenrecht und die Verbesserung der Wohnungsversorgung insbesondere von jungen Familien. PIRKL verweist in diesem Zusammenhang auf das Familienprogramm der Staatsregierung, auf das in diesem Maßnahmepaket enthaltene Familiengründungsdarlehen und auf die gute finanzielle Ausstattung des Programms (PIRKL CSU, 1979, 9/16, S. 744ff.).

Die SPD setzt bei der Ausgestaltung der einkommenspolitischen Maßnahmen andere Akzente und betont die nach ihrer Ansicht unsoziale verteilungspolitische Wirkung beim Einsatz des steuerrechtlichen Instrumentariums. Sie plädiert insbesondere für direkte Einkommenshilfen, etwa in Form von Kindergeldzahlungen, wobei von seiten der CSU der Vorwurf erhoben wird, direkte Einkommenshilfen seien mindestens ebenso problematisch, da gerade bei kinderreichen Familien mit geringem Einkommen die Mehrwertsteuer einen überproportionalen Anteil an den Lebenshaltungskosten ausmache. Weitere wichtige Ansatzpunkte sieht die SPD im Ausbau der Betreuungseinrichtungen für Kleinkinder — um der Mutter die weitere Berufstätigkeit zu erleichtern — und in der Verbesserung der Wohnungs- und Wohnumfeldsituation der Familien (MÜLLER SPD, 1979, 9/18, S. 843). Debattenredner der CSU und der F.D.P. legen zusätzlich Wert auf die Feststellung, daß nicht nur die materiellen Rahmenbedingungen, sondern vor allem auch die Einstellung der Gesellschaft zum Kind, d. h., die Werteordnung verändert werden müßten, „weil sonst alles andere ein Kurieren an Symptomen ist, aber die Kernfrage, die Einstellung zum jungen Leben nicht mehr berührt wird". (ALOIS GLÜCK CSU, 1979, 9/18, S. 839; vgl. REDEPENNING F.D.P., 1979, 9/18, S. 859).

Bei der Beurteilung der Folgewirkungen des Geburtenrückgangs wird erneut deutlich, daß SPD und F.D.P. momentan nicht bereit sind, langfristige Konsequenzen zu erörtern, da sie die Ergebnisse der Modellrechnungen für die Zeit nach der Jahrtausendwende als eine zu unsichere Basis ansehen. Die kurz und mittelfristigen Auswirkungen seien, so meint auch der CSU-Abgeordnete LANG, in der Tat relativ harmlos. LANG rechnet jedoch langfristig mit einschneidenden Folgen für Arbeitsmarkt, Wirtschaft, soziales Leben, Landesverteidigung, Schule, Bildung und Kultur. Die CSU mache sich insbesondere Sorgen über die Verwirklichung des Generationenvertrags in der Altenversorgung und die Sicherung gleichwertiger Lebens- und Arbeitsbedingungen in allen Landesteilen (LANG CSU, 1979, 9/16, S. 720f.).

Die SPD weist durch ihren Sprecher KOLO darauf hin, daß der Grundstein zur Beseitigung dieser Sorgen weitgehend in den nächsten Jahren gelegt werden könne und müsse. Der Dreh- und Angelpunkt sei die Arbeitsplatzsicherung: „Da dieses Argument mit der Rentenfinanzierung so lange nicht zieht, wie wir Arbeitsplätze haben und bei zunehmender Mobilität der Arbeitnehmer evtl. diese Arbeitsplätze auch durch Zuwanderungen (z. B. aus dem Ausland) jederzeit besetzen können, wäre es schon nteressant (sic!) zu erfahren, welche Nachteile eine geringere Geburtenrate nun wirklich hat und welche Vorteile gegebenenfalls, zumindest kurz- bis mittelfristig, damit verbunden sind". Im übrigen sei die Arbeitsplatzsicherung, z. B. neben der Beseitigung unzureichender Wohnverhältnisse auch ein Ansatz zur Verbesserung der Geburtenrate (KOLO SPD, 1977, 8/83, S. 4454).

In den Debattenbeiträgen der CSU-Politiker ist die langfristige Argumentationsebene deutlich von den Diskussionsschwerpunkten abgehoben, die sich mit den konkreten Folgen des Geburtenrückgangs im Bereich der Landesentwicklung beschäftigen. Unter Langfristperspektiven bleibt die obenerwähnte Sorge über die Sicherung gleichwertiger Lebens- und Arbeitsbedingungen in allen Teilräumen allgemein, sie erhält keine inhaltlichen Umrisse. Auch der für Bevölkerungsfragen zuständige Staatsminister PIRKL CSU weist, wenn er die Folgewirkungen des Geburtenrückgangs für die Landesentwicklung anspricht, lediglich auf kurz- und mittelfristige Probleme hin. Er meint, die sich überlagernden Prozesse des Geburtenrückgangs und der Abwanderung könnten für den ländlichen Raum mittelfristig, aber auch schon in den kommenden Jahren zu Auslastungs- und Kostenproblemen bei den verschiedenen Infrastruktureinrichtungen führen. Es sei davon auszugehen, daß sich der Wettbewerb der Verdichtungsräume und der ländlichen strukturschwachen Räume bei verringertem Investitionspotential verstärken werde. Dabei dürfte der Sog der Verdichtungsgebiete auch aus demographischen Gründen zunehmen. Es gelte, für die als Folge geburtenstarker Jahrgänge auf den Arbeitsmarkt drängenden Erwerbstätigen im ländlichen Raum in ausreichender Zahl qualitativ hochwertige Arbeitsplätze bereitzustellen, um bereits heute der Abwanderung insbesondere junger Menschen entgegenzuwirken (PIRKL CSU, 1979, 9/16, S. 741f.).

Gerade in der Gegensätzlichkeit kurz- und mittelfristiger und langfristiger Trends, bedingt durch die unausgewogene Altersstruktur der Bevölkerung, sieht Staatsminister DICK das eigentliche Gefährdungspotential für das differenzierte gesellschaftliche System unserer Zeit. Die Ansprüche der heute lebenden und arbeitenden Generation würden durch einen vielleicht wesentlich geringeren Bedarf der künftigen Generationen überschattet: „Sollen Investitionen (...), sagen wir im Gesundheitswesen, auf dem Bildungs- und Ausbildungssektor, im Wohnungsbau usw., nicht mehr getätigt werden, weil sie in 20, 30 oder 50 Jahren, zum Teil schon früher, überflüssig werden könnten? Die Zukunft könnte so zum Feind der Gegenwart werden". Diese Problematik bestimmte das grundsätzliche bevölkerungspolitische Ziel der Staatsregierung, eine in allen Altersgruppen ausgewogene Struktur zu erreichen (DICK CSU, 1977, 8/83, S. 4474).

2.2 Regionale Aspekte der Bevölkerungs- und Arbeitsplatzentwicklung

Die von Staatsminister PIRKL angesprochene Befürchtung, es könne als Folge der veränderten Rahmenbedingungen zu einer Verschärfung des Verteilungskampfes um Bevölkerung und Arbeitsplätze zwischen den Verdichtungsgebieten und den strukturschwachen ländlichen Räumen kommen, wird von allen Debattenrednern geteilt. Dabei konzentrieren sich die negativen Konsequenzen nach Ansicht der Abgeordneten im ländlichen Raum, denn einerseits würde ein weiteres geburten- oder wanderungsbedingtes Absinken der Bevölkerungsdichte die Funktionsfähigkeit dieser Räume eher und stärker belasten als die der verdichteten Regionen (ALOIS GLÜCK CSU, 1977, 8/83, S. 4485), andererseits spiele sich der wirtschaftliche Verteilungskampf vor dem Hintergrund einer bereits erheblichen Benachteiligung der ländlichen Räume gegenüber den Ballungsgebieten ab (SCHUHMANN SPD, 1977, 8/83, S. 4497). Die Perspektive, daß sich insbesondere an der regionalen Arbeitsplatzverteilung etwas ändern könnte, beurteilt der zuständige Ressortminister, Staatsminister JAUMANN, skeptisch. In Anbetracht der zu erwartenden technischen Revolution, etwa im Bereich der Mikroelektronik, sei selbst bei positiver Wirtschaftsentwicklung kaum eine quantitative Ausweitung der Arbeitsplätze möglich: „Wenn nicht mehr Wirtschaftswachstum kommt als Zunahme an Produktivitätsfortschritt, werden die Arbeitslosen nicht weniger, sondern sie werden mehr". Das geringer gewordene Entwicklungspotential gerate daher zunehmend in den Konkurrenzkampf zwischen Ballungsgebieten und schwachstrukturierten Gebieten, da jede Gemeinde — voran München — seine Standortvorteile bis zum letzten ausreize (JAUMANN CSU, 1977, 8/83, S. 4491).

Trotz der skeptischen Beurteilung bleibt die regionale Arbeitsplatzentwicklung nach übereinstimmender Auffassung der Fraktionen sowohl das zentrale Problem als auch das wirkungsvollste Instrument der Landesentwicklungsplanung, zumal „das eigentliche Abwanderungsproblem und der eigentliche Abwanderungsanlaß die *erwerbsstrukturelle Benachteiligung* in diesen (ländlichen) Räumen ist" (KAISER SPD, 1977, 8/83, S. 4480; vgl. auch: DICK CSU, 1977, 8/83, S. 4464; KEILHOLZ CSU, 1977, 8/83, S. 4504). Sollte die bis etwa 1985 ansteigende Zahl der Erwerbspersonen mit einem erheblichen Rückgang der Beschäftigten im sekundären Bereich zusammentreffen, und sollten in den strukturschwachen und peripheren Gebieten nicht genügend Arbeitsplätze im tertiären Bereich zur Verfügung stehen, dann erwartet der SPD-Abgeordnete KAISER „mit absoluter Sicherheit einen neuen Wanderungsschub (...), der an den zentralen Orten der strukturschwachen Regionen vorbei direkt hinein in die Ballungsgebiete unseres Landes gehen wird" (KAISER SPD, 1977, 8/83, S. 4481).

Unter den schwierigen Rahmenbedingungen eines verschärften Verteilungskampfes um knappes Entwicklungspotential hält es die bayerische Staatsregierung und die sie tragende Partei für unrealistisch, die regionale Bevölkerungs- und Arbeitsplatzverteilung in Bayern in den nächsten Jahren günstiger gestalten zu können. Es sei ein Erfolg der Politik, wenn es gelänge, das in jeder Region noch vorhandene Entwicklungspotential an Bevölkerung und Arbeitskräften zu erhalten und, wo dies nötig sei, mit verstärkten raumordnungspolitischen Mitteln die Abwanderungen einzudämmen (vgl. ALOIS GLÜCK CSU, 1979, 9/18, S. 841; DICK CSU, 1977, 8/83, S. 4470).

2.2.1 Ziele der bayerischen Landesentwicklungsplanung

Weite Gebiete des Flächenstaats Bayern, vor allem der nord- und ostbayerische Raum, gehören zu den ausgesprochen strukturschwachen ländlich geprägten Peripherräumen der Bundesrepublik Deutschland. Dem stehen als einer der führenden Wirtschaftsräume der Bundesrepublik nur die Region München, mit Abstrichen auch die Verdichtungsgebiete um Nürnberg und Augsburg gegenüber. Die überwiegende Mehrzahl aller bayerischen Kreise weist eine geringe Besiedlungsdichte auf. Erst vor diesem Hintergrund werden die raumordnungspolitischen Positionen der bayerischen Staatsregierung im nationalen Rahmen sowie die relativ geschlossene Haltung aller bayerischen Landtagsabgeordneten zugunsten des ländlichen Raums und gegen einige auf Bundesebene gesetzte Rahmenbedingungen, insbesondere gegen die Ausweitung der nationalen Fördergebietskulisse im Zuge länderübergreifender Programme und deren Präferenzstruktur verständlich.

Wenn „der zu verteilende Kuchen kleiner wird, müssen die größeren Stücke für die Landesteile aufgebracht werden, in denen die Selbstheilungskräfte der Wirtschaft nicht so groß und widerstandsfähig sind wie z. B. in der Region München (...). Bei abnehmender Bevölkerung werden weniger Menschen mehr Versicherungsleistungen und Infrastrukturmaßnahmen finanzieren müssen. Das wird nur gelingen, wenn man die Fördergebiete begrenzt, die Mittel stärker konzentriert und die Gießkanne endlich aus der Hand legt. Dabei müssen notfalls die Ballungsräume zurückstecken, wenn wir der Konzentration entgegenwirken wollen". Mit dieser Auffassung steht der F.D.P.-Abgeordnete Grosser (1979, 9/18, S. 848) in vollem Einklang mit entsprechenden Erklärungen der anderen Fraktionen (vgl. Schumann SPD, 1979, 9/18, S. 851; Alois Glück CSU, 1977, 8/83, S. 4485). Für die Staatsregierung betont Minister Dick, er lehne jede Konzeption, die im ländlichen Raum nur noch Ausgleichsfunktionen für die Verdichtungsräume sieht, entschieden ab und bekenne sich zu einer Förderpriorität zugunsten der konjunkturschwachen Gebiete und des Zonenrandgebiets (Dick CSU, 1979, 9/18, S. 876).

Auch Glück CSU geht auf das Thema „großräumige Funktionsteilung" ein und setzt sich mit einem der Hauptargumente seiner Verfechter auseinander. Dieses Argument ziele darauf ab, die zentralgelegenen Verdichtungszentren gerade in Zeiten eines abnehmenden Entwicklungspotentials zu stärken, da diese Zentren aufgrund ihrer Standortvorteile den internationalen Wettbewerb besser bestehen könnten. Glück meint, in diese Argumentation gingen weder die sozialen Kosten noch die Umweltkosten ein, die beispielsweise durch eine Industrieansiedlung im Verdichtungsraum verursacht würden, so daß eine einseitige Rechnung zugunsten der Verdichtungsräume entstehe. Folgekosten der öffentlichen Hände würden dabei schlichtweg ignoriert (Alois Glück CSU, 1977, 8/83, S. 4486).

Angesichts der von allen verantwortlichen Politikern konstatierten zunehmenden Gefährdung der ländlich geprägten, strukturschwachen Räume hält die SPD eine Präzisierung der Ziele der Landesentwicklung „unter Berücksichtigung des Entwicklungspotentials, des Zeitpunkts, Umfangs und Standorts staatlicher Investitionen als Rahmenbedingungen" für erforderlich. Gleichwertigkeit werde zwar „nicht an jedem Ort oder in jedem Ortsteil zu gewährleisten sein, aber in jedem Lebens- bzw. Wirkungsbereich, wobei eine Erreichbarkeit (...) in einer Zeitspanne von einer halben bis eineinhalb Stunden möglich sein sollte, je nach Art der Einrichtung bzw. dem Lebensalter der Nutzer". Weiterhin ist nach Ansicht der SPD zu präzisieren, daß eine Mindestversorgung mit Einrichtungen und Geschäften, insbesondere aber fehlende Arbeitsplätze bzw. Einkommen durch nichts zu ersetzen seien, weder durch landschaftliche Schönheit noch durch Ruhe oder gute Luft. Zur präzisen Zielbestimmung gehöre außerdem die Feststellung, daß ein „Halten der Bevölkerung an einem bestimmten Ort (...) nicht unbedingt möglich und sinnvoll" sei, daß aber „ein Halten in dem von ihm geprägten und wiederum ihn selbst prägenden Gesamtraum (...) für jeden Bürger erreicht werden (müsse)" (Kolo SPD, 1979, 9/16, S. 732).

2.2.2 Einflüsse des Geburtenrückgangs und der Wanderungen auf die Entwicklungschancen des ländlichen Raums

Während sich — wie später zu zeigen sein wird — die Auffassungen der Fraktionen über die drohenden Konsequenzen des Bevölkerungsrückgangs für den ländlichen Raum nur in Nuancen voneinander unterscheiden, ergeben sich insbesondere zwischen den Abgeordneten der SPD und der CSU sowie der bayerischen Staatsregierung Argumentationsunterschiede, die den relativen Beitrag der Wanderungen bzw. des Geburtenrückgangs zur räumlichen Entwicklung betreffen.

Die weitaus größte Gefahr für den ländlichen Raum geht nach Ansicht der bayerischen SPD-Landtagsabgeordneten nicht vom geburtenbedingten Bevölkerungsrückgang aus, sondern von den innerbayerischen Wanderungen. Dafür werden zwei Gründe geltend gemacht: Zum einen würde der natürliche Bevölkerungsrückgang die relative Position der Gebietstypen zueinander in absehbarer Zeit kaum drastisch verändern, da die Geburtenentwicklung in allen Teilen Bayerns etwa gleich verlaufe. Zwar führe auch dies auf längere Sicht zu einer Unterauslastung bestimmter Infrastruktureinrichtungen und, aufgrund zunehmender Überalterung in allen Landesteilen, zu einem Nachhol- oder Neubedarf an anderen Einrichtungen, jedoch langsamer und regional ausgewogener. Wanderungen hingegen, und das ist der zweite, wichtigere Aspekt, vergrößerten kurz-, mittel- und langfristig die regionalen Disparitäten weiter zuungunsten der ländlichen Räume, und zwar nicht nur wegen ihrer gebietstypisch unterschiedlichen quantitativen Ausprägung, sondern insbesondere deshalb, weil sie den Altersaufbau und die sozioökonomische Struktur der Bevölkerung in den einzelnen Regionen beeinflußten.

Durch Abwanderung der jungen und Zuwanderung der älteren Bürger sei einerseits eine beschleunigte Überalterung mit der Folge steigender Sterbeziffern, andererseits der damit ursächlich verbundene beschleunigte Rückgang der Geburtenzahlen im ländlichen Raum vorprogrammiert. Auch mindere der wanderungsbedingte Verlust qualifizierter Facharbeiter die Chancen einer qualifizierten Industrieansiedlung weiter, womit ein wichtiger Teilsektor als Ansatz für eine Arbeitsplatzsicherung im ländlichen Raum geschmälert würde. Hier schließt sich nach Ansicht der SPD-Fraktion der für die hohen Wanderungsverluste, die beschleunigt steigenden Sterbeziffern und sinkenden Geburtenzahlen im ländlichen Raum wesentlich mitverantwortliche Teufelskreis: Abwanderungen seien einerseits ein Signal für mangelnde Arbeitsplätze, andererseits verschlechterten sie selbst die Chancen, diesen Mangel abzubauen. Der Problemdruck aber steige, denn jüngere Menschen seien immer weniger geneigt, ihr berufliches und persönliches Schicksal mit der jeweiligen Geburtsregion zu verbinden. Die ursprüngliche Bodenständigkeit nehme gerade bei der jungen Bevölkerung zunehmend ab (vgl. KOLO SPD, 1977, 8/83, S. 4454f. und 1979, 9/16, S. 725f.; KAISER SPD, 1977, 8/83, S. 4482f.; SCHUHMANN SPD, 1977, 8/83, S. 4499f.).

Der bayerische Staatsminister für Landesentwicklung und Umweltfragen, ALFRED DICK, sieht das Problem anders. Zwar meint auch er, daß der Rückgang der Geburtenhäufigkeit in allen Landesteilen nahezu gleichmäßig verlaufen sei, so daß sich daraus eine unterschiedliche Entwicklung der Regionen nicht ergeben könne. Dennoch beruhe der Bevölkerungsverlust der ländlichen Räume zum Teil zu mehr als 70 Prozent auf dem Geburtendefizit, da die Wanderungssalden keineswegs so negativ ausfielen, wie dies häufig dargestellt werde. Wanderungsbewegungen fänden nicht auf einer Einbahnstraße vom ländlichen Raum in die Verdichtungsgebiete statt, sondern brächten einen Ausgleich zwischen den verschiedenen Teilräumen. Dies gelte gerade und in zunehmendem Maße für die Gruppe der jüngeren qualifizierten Arbeitskräfte, deren höhere Mobilitätsbereitschaft sich auch in einer Zuwanderung in den ländlichen Raum niederschlage. Im übrigen halte er ein Wanderungsvolumen, wie es beispielsweise in der Raumordnungsprognose des Bundes vorausgeschätzt worden sei, ohnehin für wenig realistisch. Dagegen spräche nicht zuletzt, daß sich der Strukturwandel in der Landwirtschaft aufgrund der anhaltenden rezessiven gesamtwirtschaftlichen Entwicklung deutlich verlangsamt habe.

Nach Ansicht des Staatsministers kann das Problem der Überalterung peripherer, schwachstrukturierter Gebiete deshalb auch nicht allein auf Abwanderungen zurückgeführt werden. Weitere Ursachen seien die höhere Lebenserwartung, die zurückgehende Geburtenhäufigkeit, der geringe Anteil der fast ausnahmslos jüngeren Gastarbeiter und vor allem die nicht ausreichende Zuwanderung. In einigen landschaftlich attraktiven Gebieten gebe es allerdings eine zunehmende Überalterung, die durch den starken Zuzug älterer Menschen bedingt sei. Dabei dürfe jedoch der wirtschaftliche Belebungs- und Stabilisierungseffekt nicht verkannt werden (DICK CSU, 1977, 8/83, S. 4466ff. und 1979, 9/16, S. 752 und 760f.).

Ganz so unproblematisch wie Minister DICK beurteilt indessen auch die CSU-Fraktion die Frage der Abwanderungen nicht. Sie drängt auf eine stärkere Differenzierung. Zwar habe die Abwanderung aus den strukturschwachen Gebieten insgesamt tatsächlich erheblich abgenommen, jedoch gelte dies nicht für alle Altersgruppen gleichermaßen. Insofern sei das Problem drastischer, „als das bisher auch vom Herrn Staatsminister (...) dargestellt worden ist" (DIETZ CSU, 1977, 8/83, S. 4495). Namens der CSU-Fraktion betont DIETZ: „Wir sehen natürlich ganz deutlich, daß der Verlust in der Gruppe, die die Zukunft dieser schwach strukturierten Räume im wesentlichen darstellt, der Gruppe der 16- bis 34jährigen, (...) besonders groß ist. Und ich sehe (...), welche Folgerungen wir zu erwarten haben, wenn nicht für diese schwachstrukturierten Gebiete massiv gegengesteuert wird (...), wenn uns die Jungen abwandern, die heute in der Zahl vielleicht nicht so sehr viel ausmachen, weil sie großenteils nicht sofort eine ganze Familie mit Kind und Kegel mitziehen. Aber wir befürchten eine gewisse Überalterung (...) auch" (DIETZ CSU, 1977, 8/83, S. 4495).

Es scheint an dieser Stelle sinnvoll, mit den Abgeordneten GLÜCK CSU und KOLO SPD die Frage aufzuwerfen, ob nicht ein Teil der kontrovers geführten Diskussion auf bewußte Vereinfachungen zugunsten einer (partei)politischen Dramaturgie zurückzuführen ist. Beide Abgeordneten beschuldigen das jeweils andere politische Lager, die Definition des „ländlichen Raums" nach dem jeweiligen Argumentationsziel auszurichten. GLÜCK wirft der SPD-Fraktion vor, sie verbreite mit ihrer globalen Schwarzmalerei Resignation: „Natürlich haben wir äußerst problematische Räume, und wir haben darüber hinaus weit mehr ländliche Räume mit einer zum Teil weit erfreulicheren Entwicklung als etwa im Verdichtungsraum" (ALOIS GLÜCK CSU, 1977, 8/83, S. 4484). Umgekehrt hält es KOLO „für einigermaßen abwegig (...), hier immer zu sprechen von ‚ländlichen Räumen' und ‚Verdichtungsräumen', dabei aber die ländlichen Räume innerhalb der Ballungs- und Verdichtungsräume auch zum ländlichen Raum zu zählen (...), denn nur so kommen Sie zu Ihren Zahlen" (KOLO SPD, 1977, 8/83, S. 4509).

2.2.3 Sicherung der infrastrukturellen Versorgungssituation des ländlichen Raums bei rückläufiger Bevölkerungsentwicklung

Wie eingangs des vorigen Kapitels erwähnt, herrscht zwischen allen Landtagsfraktionen und der bayerischen Staatsregierung weitgehende Einigkeit über die möglichen Konsequenzen eines — wie auch immer verursachten — Bevölkerungsrückgangs für den ländlichen Raum. Dabei steht, neben der befürchteten Verschärfung regionaler Disparitäten im Bereich der Arbeitsmarktsituation und damit auch der wirtschaftlichen Wettbewerbsfähigkeit, die Frage der Aufrechterhaltung angemessener Versorgungseinrichtungen im Mittelpunkt der Plenardebatten.

Am Beispiel einer Argumentationskette des SPD-Abgeordneten KOLO läßt sich die grundsätzliche Sorge aller Debattenredner zusammenfassend wiedergeben. KOLO meint, mit zunehmendem Bevölkerungsrückgang verschlechtere sich die Versorgungssituation der verbleibenden Bevölkerung insbesondere bei Gütern des täglichen Bedarfs, da bei abnehmender Nachfrage die Zahl der Einzelhändler und Dienstleistungsbetriebe geringer werde, durch fehlenden Wettbewerb die Preise anstiegen, der Service schlechter werde und das Angebot sich verringere. Die Versorgung sei dann nur noch unter Inanspruchnahme von Transportmitteln, verbunden mit Aufwand und Zeit, gewährleistet. Gleichzeitig aber würden die Verkehrsmittel weniger ausgelastet, sie würden teurer, der Fahrplan werde schlechter, was wiederum zu geringerer Auslastung führe, schließlich zu neuerlichen Preiserhöhungen und letztlich zur Schließung der Linien. Damit werde die Mobilität der Bevölkerung, vor allem der älteren Menschen, die auf den öffentlichen Personenverkehr angewiesen seien, eingeschränkt, ihr Lebensstandard sinke. Auch andere Einrichtungen der Infrastrukturversorgung würden immer weniger ausgelastet, die Einnahmen gingen zurück, die Kosten und Belastungen für den kommunalen Haushalt stiegen. Eine eventuelle Gebührenerhöhung mindere die Auslastung weiter und könne auch hier letztlich die Schließung bedeuten (KOLO SPD, 1979, 9/16, S. 727 f.).

Nun wird von keinem Abgeordneten des bayerischen Landtags in den Debatten die Ansicht vertreten, allein mit einer Verbesserung der infrastrukturellen Ausstattung des ländlichen Raums könne der Abwanderung wirksam begegnet werden. Im Gegenteil, es wird immer wieder das absolute Primat der Arbeitsmarktpolitik hervorgehoben. Allerdings weist Staatsminister DICK darauf hin, daß eine gut ausgebaute Infrastruktur, die vielfach mit einer guten Wohnsituation zusammentreffe, als Anreize für Zuwanderungen und für die Schaffung qualifizierter Arbeitsplätze von erheblicher Bedeutung sei. Das Fehlen entsprechender Infrastruktureinrichtungen jedoch würde gerade in Zeiten wirtschaftlicher Stagnation die negativen Entwicklungen beschleunigen (vgl. KOLO SPD, 1977, 8/83, S. 4458f.; DICK CSU, 1977, 8/83, S. 4464 und 4468).

Angesichts ihrer landesentwicklungsplanerischen Prioritäten zeigen sich die Sprecher aller Fraktionen bereit, zugunsten der Schaffung gleichwertiger Lebensbedingungen, mindestens aber der Erhaltung vorhandener Chancen im ländlichen Raum, auch eine Unterauslastung von Infrastruktureinrichtungen politisch mitzutragen. Im Vergleich zu anderen Länderparlamenten, in denen das Problem ebenfalls ansteht und diskutiert wird, fallen die Aussagen der bayerischen Landtagsabgeordneten entschieden deutlicher aus. So vertritt KOLO SPD namens seiner Fraktion die Ansicht, private und öffentliche Einrichtungen der Daseinsvorsorge dürften nicht allein unter dem Gesichtspunkt ihres Versorgungscharakters gesehen werden, sondern verstärkt unter dem Aspekt der Arbeitsplatzsicherung: „Mich interessiert auf die Dauer nicht die mangelnde Auslastung einer öffentlichen Einrichtung, wenn bei Verlust dieser öffentlichen Einrichtung nicht nur die Versorgungslage schlechter wird, sondern eine Vielzahl qualifizierter Arbeitsplätze in diesem Ort ebenfalls verlorengeht". Wer in diesem Zusammenhang allerdings den Aspekt der Arbeitsplatzsicherung ernst nehme, dürfe nicht gleichzeitig von der „Privatisierung öffentlicher Einrichtungen unter Kostenminimierungsgesichtspunkten" reden (KOLO SPD, 1979, 9/16, S. 733).

Auch Staatsminister DICK betont für die Regierung und im Einvernehmen mit der CSU-Fraktion, es wäre unrealistisch und landesentwicklungspolitisch unvertretbar, zu verlangen, daß die öffentliche Infrastruktur immer kostendeckend sein müsse, da die öffentlich-rechtliche Organisationsform für wichtige Infrastruktureinrichtungen ja gerade gewählt worden sei, um auch dann eine ausreichende und gleichwertige Versorgung der Bevölkerung mit Gütern und Dienstleistungen zu sichern, wenn die Rentabilität nicht voll gewährleistet werden könne. Im übrigen verweist DICK darauf, daß Betriebsdefizite bei Versorgungseinrichtungen nicht nur in dünnbesiedelten Gebieten auftreten: „Es ist im gesamten Staatsgebiet festzustellen, daß die Folgekosten für Versorgungseinrichtungen in zentralen Orten aller Stufen ebenso wie auch in den übrigen Gemeinden durch Gebühren vielfach nicht gedeckt werden können und deshalb aus anderen Einnahmen, d. h. im wesentlichen aus Steuergeldern, mitfinanziert werden müssen". Was also für Verdichtungsräume, dort beispielsweise für den öffentlichen Personennahverkehr, gelte, müsse für den ländlichen Raum ebenso selbstverständlich sein. Sollte es dennoch in einem Teilraum zu auslastungsbedingten Gebührenerhöhungen kommen, dann sei die Zumutbarkeit auch unter Berücksichtigung der übrigen Lebenshaltungskosten, d. h. der Gesamtbelastung des einzelnen Bürgers zu klären (DICK CSU, 1979, 9/16, S. 760).

Weder der Minister noch die Fraktionssprecher wollen allerdings ausschließen, daß die im Zuge einer weiter zurückgehenden Bevölkerung möglicherweise auftretenden Finanzierungsprobleme dazu zwingen können, das Vorhalteprinzip noch stärker als bisher auf die zentralen Orte im ländlichen Raum auszurichten. Die Stellungnahme des SPD-Abgeordneten KOLO markiert ohnehin ein gewisses Umdenken der Fraktion zugunsten der Erhaltung infrastruktureller Standortnetze. Noch in der Debatte des Jahres 1977 hatten KOLO und SCHUHMANN für die SPD erklärt, auslastungsbedingte Defizite der kommunalen Gebührenhaushalte zwängen zu einer konzentrierten Förderung von nur wenigen zentralen Orten. Lediglich die Grundversorgung der Bevölkerung müsse in allen Orten gewährleistet sein (vgl. KOLO SPD, 1977, 8/83, S. 4457f. und S. 4509f.; SCHUHMANN SPD, 1977, 8/83, S. 4500).

Nun spiegelt die politisch eindeutige Absichtserklärung der Fraktionen, das Spannungsfeld zwischen dem Vorhalte- und dem Auslastungsprinzip im Zweifelsfalle weitgehend zugunsten des Vorhalteprinzips zu lösen, schon deshalb nur die ultima ratio der Landesentwicklungspolitik wider, weil die Auslastungsproblematik für unterschiedliche Infrastruktureinrichtungen auch unterschiedlich auftritt und dementsprechend differenziert beurteilt werden muß. So gibt es nach Ansicht von Staatsminister Dick Infrastruktureinrichtungen, die gegen eine gewisse Schwankungsbreite der Bevölkerungszahl unempfindlich sind und keine besonderen Maßnahmen der Staatsregierung erfordern. Insbesondere im Bereich der Ver- und Entsorgung sei einerseits der Nachholbedarf an entsprechenden Anlagen groß, andererseits gleiche die weiterhin ansteigende, pro Kopf zu erbringende Leistung Bevölkerungsverschiebungen aus. Auch für die Notwendigkeit verkehrlicher Einrichtungen könne die Bevölkerungszahl nur als eines von vielen Kriterien herangezogen werden. Gerade im schwachstrukturierten ländlichen Raum widerspräche eine ausschließlich am jeweiligen Bedarf orientierte Anpassungsplanung den inner- und überregionalen Aufgaben der Verkehrsinfrastruktur. Anders sieht Minister Dick die Probleme im Bereich der sozialen Infrastruktur: Während bei der Altenhilfe die bereits gegenwärtig völlig ausgelasteten stationären Einrichtungen einer Erweiterung bedürften, seien bei den Krankenhäusern die Folgekosten so hoch, „daß hier das Vorhalteprinzip wohl nur in vorsichtiger Form angewendet werden darf" (Dick CSU, 1977, 8/83, S. 4470ff.).

Einen vergleichsweise breiten Raum nimmt die Diskussion über die bei Kindergärten und bei Einrichtungen der schulischen und beruflichen Ausbildung anstehenden Entwicklungen ein. Die Parlamentarier betonen nachdrücklich ihre Absicht, gerade in diesen Bereichen eine gleichwertige Versorgung der Bevölkerung in allen Landesteilen sicherzustellen. Nach Auffassung des CSU-Abgeordneten Glück fällt hier eine der wesentlichen Vorentscheidungen über die Realisierungschance jeder Politik zur Stabilisierung des ländlichen Raums. Glück meint, wenn es nicht gelänge, die geburtenstarken Jahrgänge während ihrer berufsbezogenen Ausbildung auf dem Land zu halten, wenn sie ihre Ausbildung im Verdichtungsraum absolvieren müßten, „weil wir die Ausbildungsplätze draußen nicht schaffen können, ist im Grunde genommen die Entscheidung darüber gefallen, wo sie später in ihrem Erwerbsleben sein werden" (Alois Glück CSU, 1977, 8/83, S. 4486).

Staatsminister Dick weist darauf hin, daß die rückläufigen Geburtenzahlen mittel- und langfristig alle Einrichtungen der Bildungs- und Ausbildungsstruktur tangieren würden — selbst diejenigen, bei denen die gegenwärtig noch wachsenden Schülerzahlen zusätzliche Kapazitäten erforderten. Wenn es dennoch auch künftig nicht zu einem Abbau der Einrichtungen im dünnbesiedelten Raum kommen solle, müßten neue Konzepte und flexiblere Organisationsformen entwickelt werden. So sei nach Ansicht der Staatsregierung die vom Kindergartengesetz geforderte Heimatnähe im ländlichen Raum häufig nur noch bei eingruppiger Führung zu erzielen, wobei die Existenz eingruppiger Kindergärten durch die gleiche staatliche Förderung gesichert werden müsse, wie die mehrgruppig geführten. Um das lückenlose Netz von Grund- und Hauptschulen aufrechterhalten zu können, müsse erforderlichenfalls von einer Gliederung in Jahrgangsklassen abgesehen und/oder die Klassenstärke unter den Landesdurchschnitt herabgesetzt werden. Wo dies für eine pädagogisch sinnvolle Betreuung notwendig sei, werde die Staatsregierung als Ausgleich besondere Fördermaßnahmen ergreifen, wie beispielsweise verstärkte innere Differenzierung, bevorzugte Zuweisung von pädagogischen Assistenten und Unterrichtung der Schüler getrennt nach Jahrgangsstufen in Vorrückungsfächern. Bei den Realschulen könne ein Abbau ebenfalls durch die Herabsetzung der Klassenstärken oder, soweit erforderlich, mit einer Festsetzung von Schulsprengeln verhindert werden. Im Bereich der Gymnasien werde man den zurückgehenden Schülerzahlen durch die Reduzierung der Klassengröße und den Abbau von Mehrarbeit der Lehrkräfte begegnen (Dick CSU, 1977, 8/83, S. 4470f.).

Die Ausführungen des Ministers bleiben in ihren Grundgedanken bei der SPD-Fraktion ohne Widerspruch, die Fraktionen der CSU und der F.D.P. betonen ihre Zustimmung. Eine Ausnahme bildet allerdings das Konzept der Zusammenfassung mehrerer Jahrgänge in einer Klasse. An diesem Punkt kündigt der F.D.P.-Abgeordnete Grosser die Zusammenarbeit seiner Fraktion mit der Regierung auf. Als Alternative bevorzugt die F.D.P., „die Jahrgangsstufen zu verkleinern und mit weniger Schülern eine Klasse zu bilden" (Grosser F.D.P., 1977, 8/83, S. 4489).

2.2.4 Instrumente der regionalen Strukturpolitik bei rückläufigem Bevölkerungspotential

Zu den wichtigsten Aufgaben einer auf die Stabilisierung des ländlichen Raums gerichteten Politik muß es nach den bisherigen Analysen der Plenardebatten gehören, die Wettbewerbsfähigkeit des ländlichen Raums durch die Sicherung bzw. Schaffung qualitativ hochwertiger Arbeitsplätze zu gewährleisten, den wanderungsbedingten Bevölkerungsverlust bzw. die damit verbundenen ungünstigen Verschiebungen in der Bevölkerungsstruktur zu vermindern und den natürlichen Bevölkerungsrückgang aufzuhalten. Während der zuletzt genannte, im wesentlichen von der CSU-Fraktion hervorgehobene Schwerpunkt in den Aufgabenbereich der Familienpolitik fällt und dort, zum Teil aus anderen Überlegungen, auch von den Fraktionen der SPD und F.D.P. unterstützt wird, bilden die beiden übrigen Handlungsfelder einen integralen Bestandteil der regionalen Strukturpolitik.

Nach Ansicht des bayerischen Staatsministers für Wirtschaft und Verkehr, ANTON JAUMANN, bestimmen gegenwärtig vier Komponenten die gesamte regionale Strukturpolitik. Dazu zählt JAUMANN die Abgrenzung der Fördergebietskulisse, die Förderpräferenzen, das Schwerpunktkonzept sowie die Höhe und Verteilung der Finanzmittel. Die zu stellenden Fragen lauteten nun, ob einerseits das vorhandene Instrumentarium in einer Phase zunehmenden Konkurrenzkampfes zwischen den Ballungsräumen und den schwachstrukturierten Gebieten um das knapper werdende Bevölkerungs- und Arbeitsplatzpotential ausreiche und ob andererseits die gegebenen Handlungsspielräume richtig genutzt worden seien bzw. wie sie gegebenenfalls zukünftig besser genutzt werden könnten (JAUMANN CSU, 1977, 8/83, S. 4491ff.).

Von wenigen Ausnahmen abgesehen, stecken diese Fragen den Rahmen der themenbezogenen Plenardiskussionen im bayerischen Landtag ab. Verfolgt man allerdings die Beantwortung der Fragen, dann läßt sich feststellen, daß sich alle Abgeordneten bei ihrer Argumentation in einem politischen Spannungsfeld bewegen, das — je nach Parteizugehörigkeit — durch Rücksichtnahme auf die Bundesregierung oder die bayerische Staatsregierung gekennzeichnet ist. Hinzu kommt die für jeden Landespolitiker häufig notwendige Ausbalancierung zwischen dem Gesamtinteresse des Landes und dem Partikularinteresse des eigenen Wahlkreises. Beide Spannungsfelder sind zwar nicht nur für Bayern typisch, dennoch machen sie sich in ihrer Ausprägung in den hier herangezogenen Parlamentsdebatten stärker bemerkbar als in den Debatten anderer Landtage.

Abgeordnete der CSU legen durchgängig großes Gewicht auf die Folgen der in ihren Augen fehlerhaften Politik der Bundesregierung und sind — was die Politik der Staatsregierung angeht — eher bereit, ‚Sachzwänge' oder den ‚notwendigen Interessenausgleich' zu akzeptieren, selbst wenn das nicht in vollem Einklang mit den Interessen des eigenen Wahlkreises steht. Dagegen weisen die Abgeordneten der bayerischen Oppositionsparteien SPD und F.D.P. lieber auf ‚hausgemachte' Fehlentwicklungen hin und äußern sich auch dann kaum oder gar nicht zu den durch die Bundespolitik gesetzten Rahmenbedingungen, wenn diese nach ihrer Ansicht für Bayern negative Auswirkungen zeitigen.

Zu den Themen, die von den CSU-Abgeordneten besonders intensiv behandelt werden, gehört die Abgrenzung der nationalen Fördergebietskulisse und die Struktur der Förderpräferenzen. Sowohl die bayerische Staatsregierung als auch die Abgeordneten der sie tragenden CSU-Fraktion sehen in der gegenwärtigen Handhabung dieser Instrumente eine der wesentlichen Ursachen für die negative wirtschaftliche Entwicklung der strukturschwachen, ländlich geprägten Peripherregionen Bayerns. KEILHOLZ CSU meint, mit der Einführung der Gemeinschaftsaufgabe „Verbesserung der regionalen Wirtschaftsstruktur", mit der Ausdehnung der Fördergebiete auf ca. 60 Prozent der Fläche des Bundesgebiets, seien die Aussichten immer schlechter geworden, in den wirtschaftlich schwächsten und peripherst gelegenen Gebieten eine Verbesserung der Wirtschaftsstruktur zu bewirken. Die CSU-Fraktion halte deswegen eine einschneidende Verringerung der Fördergebiete für unumgänglich. Auch die Novellierung der Förderpräferenzen habe zu einer weiteren Benachteiligung der strukturschwächsten Gebiete, insbesondere des bayerischen Zonenrandgebiets geführt (KEILHOLZ CSU, 1977, 8/83, S. 4502). Staatssekretär VON WADENFELS hält es für „eine Pervertierung der regionalen Strukturpolitik", wenn ein Bereich wie Coburg und einer wie Köln gleich gefördert werden. Er spricht sich generell dagegen aus, beispielsweise Nordrhein-Westfalen in irgendeiner Form zu subventionieren, „weil das in jedem Fall zu Lasten unseres Raumes gehen muß" (VON WADENFELS CSU, 1979, 9/18, S. 861). Ähnlich äußert sich Staatsminister JAUMANN. Für ihn ist Förderpolitik „nicht so sehr eine Frage des Geldes, der Höhe, sondern es ist eine Frage, wer überhaupt in die Förderung hineinkommen kann und wer nicht hineinkommen kann". Was die Förderpräferenzen betrifft, ist JAUMANN der Ansicht, „daß bei einem härter werdenden Konkurrenzkampf zwischen Ballungsgebieten und diesen (strukturschwächsten) Räumen um das Entwicklungspotential die Förderpräferenzen verstärkt werden müssen" (JAUMANN CSU, 1977, 8/83, S. 4492).

Auch der SPD-Abgeordnete SCHUHMANN plädiert nachdrücklich für eine überproportionale staatliche Förderpolitik in entwicklungsschwachen Gebieten. Dabei greift er jedoch — wie seine Fraktionskollegen — nicht die mit der Fördergebietskulisse und den Förderpräferenzen verbundenen Probleme auf, sondern kritisiert die Politik der bayerischen Staatsregierung. SCHUHMANN begründet diese Kritik mit dem Hinweis, daß in vielen Bereichen nicht einmal eine Übereinstimmung von Bevölkerungs- und Fördermittelanteil bestehe: „Ich meine, es ist langsam ein Skandal, wenn gerade diejenigen Regionen, die vorrangig überproportional gefördert werden sollten, geringere Anteile bei den Mittelzuflüssen erhalten, als sie Anteil an der Bevölkerung haben" (SCHUHMANN SPD, 1979, 9/18, S. 851ff.).

Diese Kritik will der CSU-Abgeordnete DIETZ so nicht gelten lassen. Als Vertreter eines ländlich geprägten Wahlkreises beklagt er zwar ebenfalls jede vorhandene unterproportionale Beteiligung des ländlichen Raums an den Fördermitteln, äußert jedoch andererseits ein gewisses Verständnis dafür, „weil die Aufgaben, die in der Großstadt zu erfüllen sind, erheblich kostspieliger sind und weil deshalb leider Gottes erheblich mehr Mittel eingesetzt werden müssen". Viel wesentlicher für die wirtschaftliche Benachteiligung der ländlichen Gebiete und insbesondere für die Abwanderung, so meint DIETZ, sei die die Konzentration fördernde Politik der Bundesregierung. Hilfe für die strukturschwachen Gebiete gehe eben „nicht über die Konzentration durch die Hintertür, nämlich über die Ausweitung der Förderkulisse, die der Nivellierung, der Förderpräferenzen ohne eine entsprechende Anhebung der Fördermittel mit der Folge Konzentration zu erzwingen auf einige Schwerpunkte und nicht viele zentrale Punkte in einem Flächenstaat wie im Freistaat Bayern" (DIETZ CSU, 1979, 9/18, S. 853ff.).

Wie bereits an anderer Stelle angesprochen, gehört das Schwerpunktkonzept im Rahmen der regionalen Strukturpolitik zu den umstrittendsten Themen. Auch wenn die SPD-Fraktion in den Debatten des Jahres 1979 aus Gründen der Arbeitsplatzsicherung das *infrastrukturelle Netz* im ländlichen Raum auf jeden Fall erhalten und in Teilbereichen sogar weiter ausbauen will, hält sie an ihrer Einschätzung fest, daß eine Konzentration der Fördermittel in Schwerpunktorten unbedingt erforderlich sei (vgl. KOLO SPD, 1979, 9/16, S. 729). Die Aufgabe, die diesen Orten nach Ansicht der SPD-Abgeordneten zukommt, besteht insbesondere darin, die Abwanderung als Fernwanderung in die Ballungsräume zu verhindern: „Für die Grenzräume wäre es zweifelsohne besser, wenn die Sogwirkung, die die Verdichtungsräume München und Nürnberg auf die ländlichen Gebiete ausüben, entlang einer Linie, die z. B. durch die Orte Würzburg, Schweinfurt, Bamberg, Bayreuth, Weiden, Regensburg, Straubing und Passau gezogen würde, aufgefangen werden würde" (SCHUHMANN SPD, 1977, 8/83, S. 4500). Gelänge es nicht, durch eine Konzentration der Mittel für derartige Magnete im ländlichen Raum die Bevölkerung im jeweiligen Raum zu halten, dann seien auch die übrigen zentralen Orte, gleichgültig welcher Zentralitätsstufe, in ihrer Funktionserfüllung gefährdet (KOLO SPD, 1977, 8/83, S. 4459; vgl. auch KAISER SPD, 1977, 8/83, S. 4483).

Während die F.D.P.-Fraktion durch ihren Abgeordneten GROSSER ebenfalls die schwerpunktmäßige Förderung des ländlichen Raums fordert und die Zahl der zentralen Orte eingeschränkt wissen möchte, betont KEILHOLZ für die CSU-Fraktion, daß das Schwerpunktkonzept der Bundesraumordnung durch die in Bayern beobachteten Wanderungsbewegungen in keiner Weise gestützt werde und für einen Flächenstaat keine Lösung der Probleme darstelle (vgl. GROSSER F.D.P., 1977, 8/83, S. 4490; KEILHOLZ CSU, 1977, 8/83, S. 4501).

Auch Staatsminister DICK betont, eine Verringerung zentraler Orte komme nicht in Betracht, da dadurch die Wege zu den Versorgungseinrichtungen zeit- und kostenmäßig unzumutbar verlängert würden. Das Zentrale-Orte-Konzept sei im ländlichen Raum vor allem aber ein Versorgungskonzept und kein Konzept zur Schaffung von Durchgangs- oder Sammellagern. Im Gegensatz zur SPD-Fraktion sei die Staatsregierung der Auffassung, „daß wir das Land nur halten können, wenn wir bis hin zu den Kleinzentren zentrale Orte ausweisen und halten" (DICK, 1977, 8/83, S. 4472f. und S. 4507). Zur Begründung merkt der CSU-Abgeordnete DIETZ an, daß Abwanderungen an ihrem Ursprungsort verhindert werden müßten, sonst machten sie auch an den größeren Zentren des ländlichen Raums nicht halt (DIETZ CSU, 1977, 8/83, S. 4497).

Staatsminister JAUMANN sieht das Problem entschieden pragmatischer. Er plädiert für ein „moderiertes Schwerpunktprinzip" und versteht darunter, daß Aktivitäten dort unterstützt werden sollten, wo sie auftreten. In Zeiten zunehmender kommunaler Konkurrenz um knappes Entwicklungspotential sei in der politischen Praxis ohnehin kaum etwas anderes durchsetzbar. „Es ist hier so leicht gesagt: weniger Schwerpunkte. Und wenn auch nur einer in Gefahr ist, dann kommen die Herren Kollegen und Kolleginnen aus allen Fraktionen in gleicher Weise: Um Gottes Willen, der aber auf keinen Fall! Jeder kämpft um seine Schwerpunkte, weil damit natürlich auch Geld verbunden ist" (JAUMANN CSU, 1977, 8/83, S. 4492).

Ein weiteres wichtiges Instrument zur Konsolidierung der Lebensbedingungen im ländlichen Raum stellt nach Ansicht der CSU-Abgeordneten und der bayerischen Staatsregierung der Ausbau der Verkehrsinfrastruktur dar. Hier sehen die Debattenredner allerdings ihre eigenen Bemühungen durch die Verkehrspolitik der Bundesregierung erheblich gestört. Insbesondere das stark betriebswirtschaftlich orientierte Netzkonzept der Deutschen Bundesbahn verstoße mit seinen Streckenstillegungen in ländlichen Gebieten gegen die erklärten Ziele der Raumordnung (vgl. KEILHOLZ CSU, 1977, 8/83, S. 4503; DICK CSU, 1979, 9/18, S. 877). Aus einem Zwischenruf des SPD-Abgeordneten ROTHEMUND geht hervor, daß sich die SPD-Fraktion dieser Kritik anschließt, die Verantwortung für das Netzkonzept aber dem Deutschen Bundestag in seiner Gesamtheit anlastet, da dieser den Auftrag zur Ausarbeitung eines betriebswirtschaftlichen Konzepts gegeben habe (ROTHEMUND SPD, 1977, 8/83, S. 4503).

Entsprechend der grundlegenden Bedeutung, die alle Fraktionen der Schaffung und Sicherung qualitativ hochwertiger Arbeitsplätze im ländlichen Raum beimessen und entsprechend der zunehmenden Dringlichkeit der Aufgabenstellung, bildet die Frage des möglichst effektiven Mitteleinsatzes im Rahmen der Wirtschaftsförderung ein Hauptthema der Plenardebatten des Jahres 1979. Die Oppositionsparteien des bayerischen Landtags fordern in diesem Zusammenhang eine wesentlich stärkere Ausrichtung wirtschaftspolitischer Hilfen auf mittelständische Industrie- und Handwerksbetriebe, da diese in der Wirtschaftsstruktur der ländlichen Räume dominierten. Nach Auffassung des F.D.P.-Abgeordneten GROSSER lag das Gewicht aller bisherigen Fördermaßnahmen zu sehr auf dem Großbetrieb. Hilfsmaßnahmen für das Handwerk, den Mittelstand und die freien Berufe hätten nicht gegriffen oder seien schon im Vorfeld gescheitert, weil der Perfektionismus, das Antrags- und Formularwesen die Betroffenen abhalte, Hilfen überhaupt anzunehmen (GROSSER F.D.P., 1979, 9/18, S. 847).

Auch der SPD-Abgeordnete KOLO meint, das Werben um die Ansiedlung weniger Großunternehmen müsse zugunsten einer stärkeren Stützung vorhandener und Förderung anzusiedelnder mittelständischer Betriebe eingestellt werden. KOLO betont, das Schielen auf wenige Großbetriebe führe letztlich zu einer nutzlosen Vergeudung von Steuergeldern und dividiere die öffentlichen Hände auseinander. Es komme zu einer Konkurrenz der Bundesländer untereinander, der Regionen untereinander und der Kommunen untereinander, weil in Erwartung einiger Großbetriebe unverhältnismäßig umfangreiche Infrastruktur und Grundstücke mit

Steuermitteln von den Kommunen vorgehalten würden, ohne daß z. B. eine Nachfrage entstünde, die die mittelständische Struktur des Einzelhandels und des Handwerks in den Ansiedlungsregionen stützten (KOLO SPD, 1979, 9/16, S. 734).

Staatsminister DICK sieht die Gefahr einer innerbayerischen Konkurrenz um Großbetriebe nicht als gegeben, sondern allenfalls einen Verteilungskonflikt mit außerbayerischen Räumen. Für Großbetriebe, die auf besondere Fühlungsvorteile oder Standortvoraussetzungen angewiesen seien, käme fast ausnahmslos nur die Region München in Frage. Diese Region habe im Rahmen der Landesentwicklung wichtige überregionale Aufgaben zu erfüllen, so daß die dort angesiedelten Großbetriebe zum Impulsgeber für Bayern und darüber hinaus wirkten. Die Frage, ob eine wichtige Investition in der Region München oder überhaupt nicht in Bayern getätigt wird, dürfe sich daher für niemanden in Bayern stellen (DICK CSU, 1979, 9/16, S. 755).

Im wissenschaftlichen und politischen Raum gewinnt die Forschungs- und Technologieförderung als Instrument der Wirtschaftspolitik zunehmende Beachtung. Wenn dieses Instrument allerdings auch zum Abbau bestehender regionaler Disparitäten, insbesondere zur Stärkung der Wettbewerbsfähigkeit der ländlich geprägten Gebiete wirksam eingesetzt werden soll, dann darf — nach Ansicht von KOLO SPD — auch diese Förderpolitik nicht, wie bisher, auf die Großindustrie und die Großtechnologien zugeschnitten bleiben. Solange die Großindustrie bei der Forschungsförderung begünstigt werde, fließe ein übergroßer Anteil der Mittel in Ballungs- und Verdichtungsräume. Indirekt bedeute dies auch die Förderung von Wachstumsbranchen und qualifizierten Arbeitsplätzen in Verdichtungsgebieten, anstatt einer Förderung der Wettbewerbsfähigkeit strukturschwacher Gebiete. Eine Änderung der bisherigen Strategie hält KOLO jedoch nur dann für möglich, wenn gleichzeitig auch die regionale Verteilung der Forschungs- und Entwicklungskapazitäten der Hochschulen, Universitäten und anderen Forschungseinrichtungen zugunsten der ländlichen Gebiete verändert werde. Deshalb fordere die SPD, die überproportionale Förderung der Universitäten in Ballungsräumen drastisch zugunsten der Neugründungen in strukturschwachen Räumen zu verändern. Sie fordere des weiteren, die Ansiedlung von Forschungslabors und entsprechenden Einrichtungen in strukturschwachen Räumen vorrangig zu fördern und mittelständische Firmen über die Möglichkeiten der Inanspruchnahme von Förderungsmitteln besser zu informieren (KOLO SPD, 1979, 9/16, S. 731f.).

Was die künftige Ausrichtung der Forschungs- und Technologieförderung betrifft, befindet sich die SPD in vollem Einklang mit den Vorstellungen der Staatsregierung. Auch Minister DICK betont, vornehmliches Ziel sei es, das Forschungs- und Entwicklungsdefizit der mittelständischen Unternehmen auszugleichen und betriebsgrößenspezifische Nachteile kleinerer und mittlerer Unternehmen gegenüber Großunternehmen bei der Lösung technologischer Probleme, d. h. bei der Einführung neuer Technologien, der Realisierung von Erstinnovationen und bei der Informationsbeschaffung und -auswertung zu verringern. Schon aufgrund der regionalspezifischen Betriebsgrößen- und Branchenstruktur komme die Forschungs- und Technologieförderung kleinerer und mittlerer Betriebe in erheblichem Maße den Fördergebieten der regionalen Strukturpolitik zugute. Die Staatsregierung prüfe außerdem, welche Maßnahmen den größten Fördereffekt auf die telekommunikative Versorgung der strukturschwachen Gebiete haben (DICK CSU, 1979, 9/16, S. 757f.).

Alle Maßnahmen der regionalen Strukturpolitik, die in irgendeiner Form auf das zielkonforme Verhalten privater Wirtschaftsunternehmen ausgerichtet sind oder die Abwanderung der Bevölkerung aus ländlichen Gebieten verhindern sollen, bedürfen jedoch, darüber herrscht im bayerischen Parlament Einigkeit, sowohl der psychologischen Absicherung als auch der signalsetzenden Eigeninitiative der öffentlichen Hände. Wer ständig in der Öffentlichkeit lautstark über die angebliche Verschlechterung der Lebensbedingungen in ländlichen Räumen klage, wer diese Gebiete unaufhörlich mit pauschalen Negativparolen wie etwa „Zonenrandgebiet", „Grenzland", „unterentwickeltes Gebiet" oder „schwachstrukturiertes Gebiet" belege oder wer z. B. voreilig aus fiskalischen Erwägungen die Gefahr der Unterauslastung von Infrastruktureinrichtungen hochspiele, der trage letztlich selbst zu einer passiven Sanierung dieser Regionen bei und dürfe sich nicht wundern, wenn private Investoren oder Angehörige freier Berufe vor einer Standortwahl in dünnbesiedelten, strukturschwachen Gebieten zögerten oder sich aus diesen Räumen sogar zurückzögen.

Stattdessen sollten sich gerade die Politiker dazu bekennen, die unbestreitbaren Vorzüge dieser Gebiete als Wirtschafts- und Lebensraum zu verdeutlichen und von ihnen ein positives Bild vermitteln. Hinzukommen müsse allerdings ein verstärktes Engagement der öffentlichen Hände in den Bereichen, auf die sie selbst unmittelbaren Einfluß hätten. Staatliche Einrichtungen müßten mehr als bisher „in die Fläche" gebracht werden oder, besser noch, sie müßten dort belassen und dürften nicht weiter aufgelöst werden (vgl. u. a.: DICK CSU, 1979, 9/16, S. 760f.; GROSSER F.D.P., 1979, 9/18, S. 847).

3. Parlamentsdebatten zur Bevölkerungs- und Landesentwicklung in Nordrhein-Westfalen

Auch der Landtag Nordrhein-Westfalen hat sich in den vergangenen Jahren mehrfach mit den Problemen der Bevölkerungs- und Landesentwicklung auseinandergesetzt. Anlaß der für diese Untersuchung herangezogenen Debatte über die Bevölkerungsentwicklung in Nordrhein-Westfalen war eine von der CDU-Fraktion im Dezember 1978 eingebrachte Große Anfrage, deren Beantwortung durch die Landesregierung im Oktober 1979 erfolgte. Die Plenardebatte fand im Januar 1980 statt. Den hier berücksichtigten Aussprachen über die Landesentwicklung vom Dezember 1977 und März 1980 lagen Berichte der Landesregierung zugrunde, zu deren Erstellung die Regierung nach dem Landesplanungsgesetz verpflichtet ist.

3.1 Übersicht über die Debatte zur Bevölkerungsentwicklung

Versucht man zunächst den Tenor der Debatte über die Bevölkerungsentwicklung aufzuzeigen, so läßt sich sagen, daß Sprecher aller im Landtag vertretenen Parteien den Rückgang der deutschen Bevölkerung aufmerksam verfolgen. Übereinstimmend werden in dieser Bevölkerungsentwicklung Rahmenbedingungen gesehen, die alle Politikbereiche mittelbar oder unmittelbar tangieren. Im Gegensatz zu ähnlichen Debatten in anderen Ländern liegt das Schwergewicht der Diskussionsbeiträge nicht auf den Ursachen des generativen Verhaltens — hier wird ein erhebliches Forschungsdefizit festgestellt —, sondern im Bereich der Konsequenzen, die sich aus der Bevölkerungsentwicklung und insbesondere aus der Veränderung des Altersaufbaus der Bevölkerung ergeben können. Alle Parteien lehnen eine „Geburtenanregungspolitk" (KÖPPLER CDU, 1980, 8/123, S. 8331) ab. Dennoch ergeben sich erhebliche Auffassungsunterschiede in der Zielrichtung und im Inhalt eines politischen Handlungsbedarfs. Auch die Konsequenzen werden unterschiedlich beurteilt, was insbesondere damit zusammenhängen dürfte, daß der in den Argumentationen von SPD, F.D.P. und CDU gewählte Zeithorizont auseinandergeht. So beziehen sich die Sprecher der Koalitionsparteien SPD und F.D.P. eher auf die Zeit bis zur Jahrtausendwende (RAU SPD, 1980, 8/123, S. 8328: „Später? Dazu ist schwer etwas zu sagen (...); die professionellen Bevölkerungsforscher sind eher zurückhaltend."), während die CDU eine langfristige Konsequenzen-Darstellung bevorzugt. Entsprechend sind die Problemaspekte ausgewählt, die von den Debattenrednern in den Mittelpunkt ihrer jeweiligen Ausführungen gestellt werden.

SPD- und F.D.P.-Sprecher weisen auf eine Reihe positiver Auswirkungen des Geburtenrückganges z. B. im Vorschul- und Bildungswesen, im Sozialwesen oder im Energiebereich hin, bei denen eine Entlastung aufgrund der zurückgehenden Benutzerzahlen zu einer qualitativen Verbesserung des Infrastrukturangebots und/oder zu einer Freisetzung von Mitteln für neu hinzukommende Aufgaben, für die Deckung sektoraler Nachholbedarfe oder für regionalpolitische Entscheidungen im Spannungsfeld zwischen Kapazitätsauslastung und Angebotsdichte führen könne (vgl. GERIGK-GROHT F.D.P., 1980, 8/123. S. 8338ff.). Demographisch bedingte Anpassungsprobleme blieben bei genügender Flexibilität politisch durchaus handhabbar (RAU SPD, 1980, 8/123, S. 8328), zumal die Bevölkerungsveränderung meist nur ein Faktor unter vielen sei. Dies gelte insbesondere für die Bereiche Konsumentwicklung und Rentensicherheit. Getreu ihres Standpunktes, daß die Pflichten des Staates erst dann einsetzten, „wenn sich Menschen frei und verantwortlich zugunsten einer Familie und für Kinder entschieden haben" (RAU SPD, 1980, 8/123, S. 8329), geht es für die Koalitionsparteien des Düsseldorfer Landtags um die Schaffung eines freundlicheren Umfeldes für die vorhandene Bevölkerung und, als gern gesehenes Nebenprodukt, für die Bevölkerungsentwicklung. Hier seien u. a. Familienpolitik und Landesplanung gefordert; Landesplanung auch unter dem Aspekt einer Verringerung unerwünschter Wanderungsbewegungen. Als Instrument biete sich eine familiengerechte Wohnungs- und Städtebaupolitik an (VOGT F.D.P., 1980, 8/123, S. 8350ff.).

Sprecher der CDU-Fraktion beurteilen die Bewältigung der aus einem längerfristig anhaltenden Geburtendefizit erwachsenden Probleme mit tiefgreifender Sorge und fordern eine Politik, die den „Willen zum Kind bei den Menschen im Lande nicht (...) erschwert oder vernichtet" (KÖPPLER CDU, 1980, 8/123, S. 8331). Es sind vor allem zwei Themenkreise, deren Bedeutung hervorgehoben wird: Erstens das Problem des möglicherweise sprunghaft ansteigenden Ausländeranteils, das sich noch verstärken könnte, wenn der Rückgang der deutschen Bevölkerung ein Vakuum entstehen ließe, und zweitens die mit einer Überalterung der Bevölkerung verbundene Gefährdung des Generationenvertrags. Im Zusammenhang mit der Ausländerproblematik wird von der CDU auf die gewaltigen sozialpolitischen Risiken verwiesen (SCHLOTTMANN CDU, 1980, 8/123, S. 8324), die Überalterung birgt nach Ansicht der CDU auch die Gefahr einer zunehmenden Vereinsamung und sozialen Bezugslosigkeit alter Menschen für viele Generationen in sich (OSTROP CDU, 1980, 8/123, S. 8345f.). Die CDU legt das Schwergewicht der notwendigen Politik auf finanzielle Fördermaßnahmen für die Familien und auf einen familienfreundlichen Wohnungsmarkt. Raumordnungspolitische oder landesplanerische Aspekte werden in der Debatte über die Bevölkerungsentwicklung von den Rednern der CDU-Fraktion nicht ausdrücklich angesprochen.

3.2 Übersicht über die Debatten zur Landesentwicklung

Drei Komponenten der Bevölkerungsentwicklung spielen nach Ansicht der Abgeordneten des Landtags Nordrhein-Westfalen eine entscheidende Rolle als Rahmenbedingung für die künftige Landesentwicklung: die absolute Bevölkerungsentwicklung, der altersstrukturelle Aufbau der Bevölkerung und die Frage des Ausländeranteils an der Bevölkerung. Für die Betonung der einen oder anderen Komponente innerhalb eines Diskussionsbeitrags ist nicht die Parteizugehörigkeit, sondern der jeweilige inhaltliche Aussageschwerpunkt der Debattenredner von Bedeutung. So wird das erheblich reduzierte Entwicklungspotential an Bevölkerung, d. h. die regionale Verteilung des Bevölkerungsmangels überwiegend im Zusammenhang mit den Realisierungschancen des landesplanerischen Ziels der Schaffung und Sicherung gleichwertiger Lebensbedingungen in allen Landesteilen (vgl. etwa KÜHN SPD, 1977, S. 3621; VÖLKER CDU, 1977, S. 3659; VOGT F.D.P., 1977, S. 3644ff.) oder, konkreter, in der Auswirkung auf Finanzierbarkeit und Leistungsfähigkeit der regionalen Infrastrukturausstattungen (vgl. u. a.: ANTWERPES SPD, 1977, S. 3627f.) angesprochen. Hingegen finden die Probleme, die sich aus den Verschiebungen zwischen einzelnen Altersgruppen ergeben, ihren Niederschlag vor allem in Diskussionsbeiträgen zu sektoralen Fragestellungen, insbesondere im Bereich der Bildungspolitik (vgl. GERIGK-GROHT F.D.P., 1977, S. 3659f.; HEINZ F.D.P., 1980, 8/131, S. 8920f.; RAU SPD, 1980, 8/131, S. 8925; HINRICHS F.D.P., 1980, 8/131, S. 8950f.). Die Ausländerproblematik schließlich wird vorwiegend unter dem Aspekt der Integrationsmöglichkeiten behandelt (vgl. RAU SPD, 1980, 8/131, S. 8935; EINERT SPD, 1980, 8/131, S. 8942f.), wobei die regionale Konzentration der Ausländer in den Ballungszentren und, in ihrer Folge, der hohe Anteil von Ausländerkindern in den dort vorhandenen Schulen als besonders problematisch betont werden (GERIGK-GROHT F.D.P., 1977, S. 3660).

3.2.1 Ziele der Landesplanung unter veränderten Rahmenbedingungen

Im Gegensatz zu den wissenschaftlichen Publikationen, in denen das gegenwärtige Zielsystem der Raumordnung und Landesplanung insbesondere von den Vertretern des Prinzips einer großräumig raumfunktionellen Arbeitsteilung kritisch hinterfragt wird, bleibt die im Landesplanungsgesetz verankerte Aufforderung zur Schaffung und Sicherung gleichwertiger Lebensbedingungen in allen Teilen des Landes von den Abgeordneten aller Parteien unangetastet. Nuancen ergeben sich eher unterhalb dieser programmatischen Ebene, dann nämlich, wenn es beispielsweise um die Frage der Fördermittelpriorität unterschiedlicher Raumkategorien oder zentralörtlicher Gliederungsstufen geht. Auf dieser Ebene ist es allerdings schwierig, wenn nicht unmöglich, den tatsächlichen Hintergrund einer bestimmten Argumentationskette freizulegen.

Eines ist jedoch zumindest auffällig und aus der wirtschaftlichen Bedeutung nordrheinwestfälischer Verdichtungsgebiete und Großstädte für die Bundesrepublik Deutschland auch erklärbar: Während sich z. B. alle Abgeordneten des Bayerischen Landtags zur Priorität des ländlichen Raumes bei der Vergabe öffentlicher Mittel bekennen, betonen einzelne Abgeordnete des Landtags Nordrhein-Westfalen im Einklang mit der Landesregierung die besondere Situation der Verdichtungsgebiete und Verdichtungszentren im Hinblick auf Arbeitslosigkeit und Bevölkerungsrückgang (KÜHN SPD, 1977, S. 3622), auf den Ausbau der Wettbewerbsfähigkeit bei der Energieproduktion für das gesamte Bundesgebiet (SOENIUS CDU, 1977, S. 3646; WENDZINSKI SPD, 1977, S. 3649f.) sowie im Hinblick auf ihre Steuerkraft, mit der die „Ballungsgebiete an Rhein und Ruhr (...) in der Vergangenheit (...) die überdurchschnittliche Infrastruktur in der ländlichen Zone finanziert (haben)" (WENDZINSKI SPD, 1980, 8/131, S. 8916). Für WENDZINSKI folgt daraus, daß das „Aktionsprogramm Ruhr (...) daher nur die notwendige Konsequenz (ist), durch gezielte Maßnahmen die Chancengleichheit im Lande herzustellen" (1980, 8/131, S. 8916). Ministerpräsident KÜHN betont, in Anbetracht der besonderen Probleme der Verdichtungsgebiete verpflichte ihn das Landesplanungsgesetz, „mit Vorrang die Voraussetzungen für die Erhaltung und Verbesserung ihrer Leistungsfähigkeit als Bevölkerungs-, Wirtschafts- und Dienstleistungszentren zu schaffen" (KÜHN SPD, 1977, S. 3622).

3.2.2 Regionale und sektorale Auswirkungen der Bevölkerungsentwicklung auf die Landesentwicklung

Alle Debattenredner gehen mehr oder weniger explizit davon aus, daß sich der regionale und kommunale Verteilungskampf um die vorhandenen Ressourcen im Zuge des Bevölkerungsrückgangs verschärfen wird. Für um so notwendiger und vordringlicher halten es die Sprecher der drei im Parlament vertretenen Parteien, einerseits die Landesplanung an die veränderten Prognosewerte anzupassen, andererseits aber auch eine regionale Verteilung der prognostizierten Bevölkerungswerte vorzunehmen. Verschiedene Abgeordnete weisen darauf hin, daß in vielen Gemeinden noch von unrealistischen Erwartungshorizonten über die künftigen Bevölkerungszahlen ausgegangen wird (vgl. u. a.: EINERT SPD, 1977, S. 3641) und warnen — im Zusammenhang mit infrastrukturellen Ausstattungswünschen — insbesondere „die als Unterzentren ausgewiesenen Gemeinden vor einem unrealistischen Glauben an unbegrenzte Entwicklungsmöglichkeiten" (VOGT F.D.P., 1977, S. 3646). Die Bevölkerungsprognose müsse ernst genommen werden, da sonst die Chancen für unerträgliche Fehlinvestitionen im infrastrukturellen Bereich außerordentlich groß seien (vgl. ANTWERPES SPD, 1977, S. 3627; EINERT SPD, 1977, S. 3642; VOGT F.D.P., 1977, S. 3646).

Die Frage der regionalen Infrastrukturversorgung bei rückläufiger Bevölkerung bildet für die Abgeordneten eines der Kernprobleme, mit denen sich die Landesplanung in den kommenden Jahren zu beschäftigen habe. Auch in dieser Beurteilung sind sich die Parteien weitgehend einig. Allerdings dürfe, so betont der SPD-Abgeordnete ANTWERPES, das Problem angemessener regionaler Infrastrukturnetze nicht isoliert als eine Konsequenz des natürlichen Bevölkerungsrückgangs betrachtet werden: Zum einen bedeuteten auch übermäßige Wanderungen, „daß ein Netz von vorhandener Infrastruktur nicht mehr in dem notwendigen Umfang angenommen werden kann", zum anderen führe der notwendige Abbau von Haushaltsdefiziten dazu, „daß nicht unentwegt neue Infrastrukturnetze gewoben werden (können), sondern vorhandene verdichtet und ausgebaut werden müssen und das Notwendige außerhalb der Ballungskerne und Ballungsrandzonen zu konsolidieren ist" (ANTWERPES SPD, 1977, S. 3627).

Frau GERIGK-GROHT von der F.D.P.-Fraktion präzisiert die Gefahren, die aufgrund einseitiger Wanderungsbewegungen für die Infrastrukturversorgung ländlicher Zonen entstehen könnten. Für sie liegt dabei die eigentliche Problematik in einer Veränderung der Bevölkerungsstruktur der wirtschaftsschwachen, dünn besiedelten Periphergebiete, verursacht einerseits durch Altenzuwanderung, andererseits durch die Abwanderung jüngerer Menschen in die Städte (GERIGK-GROHT F.D.P., 1977, S. 3660). Eine weitere Entleerung ländlich geprägter Regionen hält auch der SPD-Abgeordnete FELDHAUS schon deshalb für wahrscheinlich, weil diese Gebiete eine „überhöhte" Zahl von Personen mit hohen Qualifikationen haben, die dort keinen entsprechenden Arbeitsplatz finden können. Um diese Leute in den betreffenden Regionen zu halten, wären wirtschafts- und strukturpolitische Maßnahmen notwendig gewesen, die wegen der geringer werdenden Ressourcen nun wahrscheinlich nicht mehr durchzuführen seien (FELDHAUS SPD, 1980, 8/131, S. 8949).

Ihren deutlichsten Niederschlag in den Plenardebatten des Landtags Nordrhein-Westfalen finden die vielfältigen Aspekte der Infrastruktursicherung unter veränderten Rahmenbedingungen, wenn es um die bereits konkret sichtbaren Probleme künftiger Bildungspolitik geht. Insbesondere die Abgeordneten der Koalitionsparteien SPD und F.D.P. setzen sich mit diesem Themenkreis auseinander. Der zentrale Diskussionspunkt aller Redner bewegt sich um die Frage, wie das Spannungsfeld zwischen wohnortsnahem Bildungsangebot einerseits und wirtschaftlich vertretbarer Auslastung und pädagogischer Effizienz andererseits aufzulösen sei. Für die Landesregierung macht Ministerpräsident RAU deutlich, daß es bislang noch keine endgültige Einschätzung darüber gebe, wo die optimale Größe der Bildungseinrichtungen unter Qualitätsgesichtspunkten liege. Dies gelte besonders für den Sekundarbereich I, während der Primarbereich nach Auffassung der Landesregierung auf jeden Fall wohnortsnah angesiedelt werden müsse (RAU SPD, 1980, 8/131, S. 8925). Auch die SPD-Fraktion bringt durch ihren Sprecher, den Abgeordneten WENDZINSKI, die Priorität eines ortsnahen Bildungssystems zum Ausdruck. Beim Zielkonflikt Ortsnähe oder differenziertes, leistungsfähiges Schulwesen fordert die SPD dazu auf, über neue Schul- und Organisationsformen nachzudenken, um eine Funktionsentleerung zu vermeiden. Für sie ist die Gesamtschule eine mögliche pädagogische und funktionale Antwort (WENDZINSKI SPD, 1980, 8/131, S. 8917).

Die Debattenredner der F.D.P.-Fraktion gelangen zu einer ähnlichen Einschätzung, wenngleich bei ihnen eine gewisse Skepsis gegenüber der Finanzierbarkeit und pädagogischen Effizienz unterausgelasteter oder zu kleiner, dafür jedoch wohnortsnaher Bildungseinrichtungen stärker spürbar wird. Zwar könne man den Konzentrationsprozeß bei Bildungseinrichtungen nicht zu allen Zeiten und nahezu um jeden Preis weitertreiben (HEINZ F.D.P., 1980, 8/131, S. 8920), doch müsse man sich bei jeder Frage, die heute bezüglich des quantitativen Ausbaus des Bildungssystems zu beantworten sei, vorab darüber klarwerden, ob dies angesichts sinkender Schülerzahlen in den verschiedenen Schulstufen einerseits und steigender Studentenzahlen andererseits Mitte der 80er Jahre tatsächlich noch gebraucht werde. Ein flächendeckendes Netz von Schulkindergärten, Grundschulen, Gymnasien oder auch Sonderschulen könne man heute nicht mehr vorhalten, auch könne nicht jedes Gymnasium seine Oberstufe behalten (HINRICHS F.D.P., 1980, 8/131, S. 8950). Mit einem eher ambivalenten Unterton merkt HINRICHS weiter an, daß im Jahr 1980 — selbst in den Ballungskernen — nur noch 50% der Grundschulen zweizügig seien. Für die F.D.P. folge aus diesen Problemen die Forderung nach mehr Flexibilität und besserer Kooperation auf allen Stufen des Bildungssystems. Als Ersatz für Schulkindergärten, von denen eine Reihe bereits geschlossen worden seien, biete es sich beispielsweise an, den Übergang in die Grundschule flexibler und nicht mehr streng jahrgangsbezogen zu gestalten (HINRICHS F.D.P., 1980, 8/131, S. 8950).

3.2.3 Instrumente der Landesplanung unter den Bedingungen rückläufiger Bevölkerungsentwicklung

Bei den Auseinandersetzungen mit dem landesplanerischen Instrumentarium zur Bewältigung der im Zusammenhang mit der Bevölkerungsentwicklung auftretenden Probleme lassen sich im wesentlichen drei Diskussionsschwerpunkte abgrenzen, die allerdings untereinander in vielfältiger Wechselbeziehung stehen. Von allen Debattenrednern werden die besondere Bedeutung des zentralörtlichen Gliederungssystems, die verstärkte Notwendigkeit zur Koordinierung von Fachpolitiken und Fördermitteln sowie die Steuerungsfunktion einer problemgerechten Ausgestaltung des Finanzzuweisungssystems hervorgehoben. Grundsätzliche Unterschiede in der Beurteilung einzelner Instrumente im Hinblick auf ihre Gültigkeit unter den Bedingungen der rückläufigen Bevölkerungsentwicklung sind zwischen den im Landtag vertretenen Parteien nicht zu erkennen. Das mag einerseits daran liegen, daß bislang noch keine Partei zu einer wirklich differenzierten und fundierten Situations- und Konsequenzenanalyse gelangt ist — Sprecher aller Parteien betonen ihre Bereitschaft zur offenen Diskussion —, andererseits aber auch daran, daß alle Debattenredner außerordentlich vorsichtig argumentieren, weil auf der Instrumenten-Ebene die z. T. gegensätzlichen Interessenlagen des Landes und der Kommunen besonders konkret und damit empfindlich berührt werden.

Ein gutes Beispiel dafür bietet die Diskussion über das im Landesentwicklungsplan festgelegte zentralörtliche Gliederungssystem Nordrhein-Westfalens, dessen Bedeutung für die Sicherung einer flächendeckenden bestmöglichen Versorgung der Bevölkerung unter den veränderten Rahmenbedingungen von keiner Partei in Frage gestellt wird. Die CDU-Fraktion sieht sich hier lediglich in der Rolle des Mahners, der stellvertretend für die Kommunen „die große Sorge" ausdrückt, „daß vieles an Infrastruktur dadurch abgeblockt werden sollte — so wird es jedenfalls ausgelegt —, weil der Aufgabenkatalog im Erläuterungsbericht hier eine Begrenzung zieht. Das kann für uns nur eine Mindestausstattung sein. In der eigenverantwortlichen freiheitlichen Entscheidung der (Bezirksplanungs-)Räte muß es möglich sein, darüber hinaus eine bessere Infrastruktur auch in den Unterzentren in Abstimmung des Mittelbereiches zu schaffen" (FAUST CDU, 1977, S. 3640).

Aber auch in diesem Punkt sind sich die Parteien weitgehend einig. So warnt der seinerzeitige Ministerpräsident vor einer allzu schematischen Vorgehensweise und betont: „Wenn Zentren über einzelne mittelzentrale Infrastruktureinrichtungen verfügen, sollen diese Einrichtungen, wenn dafür ein eindeutiger öffentlicher Bedarf besteht, weiter ausgebaut werden" (KÜHN SPD, 1977, S. 3622). Für die F.D.P.-Fraktion macht der Abgeordnete VOGT deutlich, daß keine Gemeinde von der Entwicklung abgeschnitten werden dürfe. Nachgewiesener Ersatz- oder Ergänzungsbedarf — insbesondere in Gemeinden mit zentralörtlichen Funktionen in Teilbereichen, zum Beispiel im Siedlungsbereich — müsse auch künftig berücksichtigt werden. Auch sollten gewachsene Strukturen nicht gestört, begonnene oder bereits geförderte Entwicklungsmaßnahmen zu Ende geführt werden. Allerdings müßten Industrieansiedlungen in Entwicklungsschwerpunkten eindeutigen Vorrang vor entsprechenden Maßnahmen in Unterzentren haben, ohne daß diese jedoch nur auf ländliche Strukturen festgelegt werden (VOGT F.D.P., 1977, S. 3645f.).

Wie bereits erwähnt, sehen alle Parteien die zentralörtliche Gliederung als ein Instrument, mit dessen Hilfe gerade bei rückläufiger Bevölkerungsentwicklung die Ziele der Raumordnung und Landesplanung im infrastrukturellen Versorgungsbereich auch in ländlich geprägten Regionen gesichert, der unrealistische Glaube vieler Gemeinden an unbeschränkte

Entwicklungsmöglichkeiten gebremst und Fehlinvestitionen vermieden oder wenigstens deutlich eingeschränkt werden können. Daß jedoch auch von einer zu starren Abgrenzung von oberzentralen und ebenso von mittelzentralen Einzugsbereichen die Gefahr einer Fehlinvestition ausgehen kann, darauf weist der SPD-Abgeordnete Einert hin. Aufgrund der unterschiedlichen Bedeutung und Ausstattung gleichgeordneter Zentren müsse auch hier eine Schwerpunktförderung erfolgen, die sich an dieser unterschiedlichen Qualitätsstruktur orientiere. Andernfalls käme man zur Förderung einer unsinnigen Konkurrenzentwicklung zwischen benachbarten Ober- oder Mittelzentren (Einert SPD, 1977, S. 3642).

So wichtig das Instrument der zentralörtlichen Gliederung auch sein mag, mehrere Debattenredner verweisen auf die außerordentlich hohe Bedeutung der Fachpolitiken und Fachplanungen bei der Realisierung räumlicher Ordnungsprinzipien. Gerade bei zurückgehendem Verteilungsspielraum sei die bessere Koordinierung des Mitteleinsatzes ein Gebot der Stunde. Heute erfolge die Förderung häufig ohne hinreichende Koordination, fachbezogen nach Einzelzielvorstellungen sektoraler Bundes- und Landesprogramme, darüber hinaus oft nach Proporzdenken und Schlüsselzahlen, nach dem Gießkannensystem oder nach dem möglichen Einfluß von Parlamentskollegen auf die entsprechenden Ressorts (Neu F.D.P., 1977, S. 3664). Nach Ansicht des SPD-Abgeordneten Antwerpes ist ein Bündel koordinierter Fachpolitiken erforderlich, um eine erfolgreiche Landesentwicklung zu erreichen. Antwerpes zählt neben der Wirtschaftsförderung insbesondere die Verkehrspolitik, den kommunalen Finanzausgleich, die Städtebauförderung und die Standortwahl für öffentliche Einrichtungen zu den wesentlichen Elementen dieses Bündels (Antwerpes SPD, 1977, S. 3628).

Auf einige Aspekte des Zusammenhangs zwischen Städtebaupolitik und Bevölkerungsentwicklung kommen die CDU-Abgeordneten Faust und Völker zu sprechen. Faust warnt davor, auf den Rückgang der Bevölkerung mit einer Streichung von Baugelände zu reagieren. Gebraucht werde im Gegenteil eine Ausweisung weiteren Baulands, um einerseits der Verpflichtung nachkommen zu können, der vorhandenen Bevölkerung die Eigentumsbildung zu ermöglichen, andererseits aber auch die Wanderungsverluste aufzuhalten, die über den künstlich erzeugten Grundstückspreis hervorgerufen werden (Faust CDU, 1977, S. 3639). Eine andere Sichtweise vertritt Völker. Für ihn bedeutet der Bevölkerungsrückgang in den Ballungszentren eine doppelte Chance. Völker sieht die Möglichkeit, „den Familien ein entsprechendes Umfeld — nicht nur der Wohn-, sondern auch der sonstigen Lebensbedingungen — zu schaffen und in unseren Städten auch so etwas wie Familiengerechtigkeit herzustellen". Eine solcherart gestaltete Familienpolitik könne letztlich in eine positive Bevölkerungspolitik umschlagen, denn „wenn man einmal feststellt, daß es allein bei Familien mit drei Kindern eine wohnungsmäßige Unterversorgung von über 50 Prozent gibt, dann weiß man, wo die Ansätze zu suchen sind" (Völker CDU, 1977, S. 3659).

Für die Frage, wie vollständig, effektiv und eigenverantwortlich Bund, Länder und Gemeinden die ihnen im Rahmen der Raumordnung, Landes- und Kommunalentwicklung jeweils obliegenden Aufgaben wahrnehmen können, spielt die Ausgestaltung des vertikalen und horizontalen Finanzausgleichs eine bedeutende Rolle. Seine Raumwirksamkeit ist ebenso unumstritten, wie die politische Brisanz des Themas. Auch im Landtag Nordrhein-Westfalen gehen insbesondere zwei Debattenredner auf diese Problematik ein. Die Redner versuchen dabei nicht, neue und/oder fertige Lösungskonzepte anzubieten, sie beschränken sich jeweils auf einzelne Aspekte und stellen diese in direkten oder indirekten Zusammenhang mit räumlichen oder sektoralen Auswirkungen der rückläufigen Bevölkerungsentwicklung auf die zielorientierte Landesentwicklung.

Der SPD-Abgeordnete Antwerpes wählt die erwarteten Probleme im Bereich der räumlichen Infrastrukturausstattung als Ausgangspunkt seiner Überlegung und richtet das Augenmerk dann auf die Frage der bedarfsgerechten Finanzausstattung der Teilräume des Landes: „Eine wichtige Aufgabe wird es sein, aufgrund des späteren Einwohnerpotentials zu dieser bedarfsgerechten Ausstattung aller Gemeinden mit allgemeinen Deckungsmitteln beizutragen und (...) die Unterschiede in der Steuereinnahmekraft zwischen den einzelnen Gemeinden auch unter Berücksichtigung des unterschiedlichen Ausgabenbedarfs nach Zentralitätsgrad weitestmöglich auszugleichen." Dieses finanzpolitisch und landesplanerisch gleichermaßen relevante Ziel sieht ANTWERPES durch das gegenwärtige Dotationssystem nicht abgedeckt. Solange allerdings die kommunale Finanzbedarfsermittlung nicht verbessert werden könne, bleibe das prinzipielle Problem ungelöst. Daher gelte es zunächst, behutsam die Disparitäten zu verringern (ANTWERPES SPD, 1977, S. 3628).

Was die derzeitige Praxis des Finanzzuweisungssystems betrifft, wird der CDU-Abgeordnete WORMS deutlicher. Entgegen der zentralen Entwicklungsforderung, Gleichheit der Lebensverhältnisse in allen Teilen des Landes zu gewährleisten, werde der Einwohner in größeren Städten im Zuge des Finanzausgleichs höher gewichtet mit der Folge, daß — unter Berücksichtigung der eigenen Steuerkraft — die Gemeinde mit wachsender Einwohnerzahl auch überproportional steigende Schlüsselzuweisungen vom Lande erhalte. „Wer, so muß doch jetzt gefragt werden, erhält demzufolge weniger, und wie wirkt sich dies auf die so betroffenen Gemeinden aus? Das ist die Problemstellung, der wir uns in der Betrachtungsweise gegenüber dem ländlichen Raum politisch zu stellen haben" (WORMS CDU, 1980, 8/131, S. 8912).

Auch eine andere Praxis scheint der von allen Fraktionen erhobenen Forderung nach mehr Flexibilität und differenzierterer Handhabung landesplanerischer Vorgaben nicht angemessen zu sein. WORMS greift diese Praxis unter dem Stichwort der zunehmenden Bürokratisierung auf. Er kritisiert das gegenwärtige Verhältnis von Zweckzuweisungen zu den allgemeinen Finanzzuweisungen im Steuerverbund und stellt fest, daß die Gemeinden heute nahezu die Hälfte aller Zuweisungen des Landes als zweckgebundene Gelder erhielten, versehen mit Auflagen und Richtlinien. Es handele sich dabei um 200 und mehr Einzeldotationen im Haushalt, die zugleich auch Mitursache dafür seien, „daß wir vor einer Flut von Erlassen und Verordnungen in der Kommunalpolitik stehen" (WORMS CDU, 1980, 8/131, S. 8912).

Zusammenfassung

Die freie Entscheidung der (potentiellen) Eltern über die von ihnen gewünschte Kinderzahl ist kein Thema politischer Auseinandersetzungen. Ebenso unumstritten ist die Aufgabe des Staates, dort auf eine Verbesserung gesellschaftspolitischer Rahmenbedingungen hinzuwirken, wo diese Bedingungen einer Realisierung vorhandener Kinderwünsche entgegenstehen. Welches allerdings diese widrigen Bedingungen sind und mit welchen Maßnahmen man ihnen begegnen sollte, darüber gibt es unterschiedliche Auffassungen zwischen den in den Landtagen vertretenen politischen Kräften.

Konträr wird auch die eher grundsätzliche Frage beurteilt, ob der Staat mit seinen Hilfeleistungen eine bevölkerungspolitische Zielsetzung verbinden darf. Während CDU- und CSU-Parlamentarier diese Blickrichtung durchgängig für legitim halten, lehnen die meisten Abgeordneten von SPD und F.D.P. jede instrumentelle Motivation für familienpolitische Maßnahmen ab, obwohl sie andererseits positive Wirkungen auf die Bevölkerungsentwicklung als „Nebenprodukt" gerne akzeptieren.

Der seit Beginn der 70er Jahre anhaltende geburtenbedingte Bevölkerungsrückgang sowie die durch eine unausgewogene Altersstruktur der Bevölkerung hervorgerufene Gegensätzlichkeit zwischen den kurz- und mittelfristigen und den langfristigen Entwicklungstrends stellen das gesellschaftliche System und die politischen Entscheidungsträger nach Ansicht aller Fraktionen vor eine neue und z. T. schwierige Situation. Man ist sich jedoch darin einig, daß zumindest die bis zur Jahrtausendwende zu erwartenden Anpassungsprobleme bei flexibler Anwendung und voller Ausschöpfung der vorhandenen Handlungsmöglichkeiten politisch durchaus handhabbar bleiben.

Gravierende Folgewirkungen der demographischen Entwicklung werden von den Debattenrednern durchweg erst nach dem Jahr 2000 erwartet, wobei Art und Brisanz der Konsequenzen nicht unwesentlich vom künftigen generativen Verhalten der deutschen Bevölkerung abhängen. Genau diese Unwägbarkeit verhindert auch weitgehend eine Diskussion über die im kommenden Jahrhundert möglicherweise anstehenden Probleme und markiert die eigentliche Konfrontation zwischen Politikern der CDU bzw. CSU einerseits und der SPD und F.D.P. andererseits.

CDU- und CSU-Abgeordnete halten es für unumgänglich, daß sich die politischen Instanzen bereits heute mit möglichen Langfristkonsequenzen des Geburtenrückgangs beschäftigen, da nur in diesem Fall genügend Zeit verbleibe, um sich auf die Probleme einzustellen. Sie verweisen dabei insbesondere auf die Anlaufzeit etwaiger Gegenmaßnahmen. SPD- und F.D.P.-Abgeordnete hingegen sind nicht bereit, auf der Grundlage höchst unsicherer Modellrechnungen weitreichende Schlußfolgerungen zu ziehen und lehnen eine entsprechende Diskussion mit dem Hinweis ab, dies könne gegenwärtig nur zu einer unbegründeten Zukunftsangst in der Öffentlichkeit führen. Die Abgeordneten betonen außerdem, daß die Bevölkerungsentwicklung bei allen von der CDU bzw. CSU aufgezeigten Gefahren nur einer der zu berücksichtigenden Faktoren sei. Von größerem Einfluß — und damit auch viel stärker in die Überlegungen einzubeziehen — seien Faktoren, die die Flexibilität und Anpassungsfähigkeit des sozialen Systems selbst betreffen, also etwa die Wirtschafts- und Arbeitsmarktentwicklung oder die Entwicklung der Produktivität. Dies gelte insbesondere für die Frage der Rentenfinanzierung.

Was das Verhältnis von Bevölkerungsrückgang und Landesentwicklung angeht, so sind sich die Debattenredner in ihren Auffassungen bei der Wirkungsanalyse weit näher als bei den daran anknüpfenden Maßnahmestrategien. Alle Sprecher erwarten einen verschärften regionalen und kommunalen Verteilungswettbewerb um das noch verbleibende Bevölkerungs-, Arbeitsplatz- und Investitionspotential, der die räumlichen Disparitäten weiter zuungunsten der ländlich geprägten Periphergebiete verstärkt. Die Abgeordneten befürchten, daß der Sog der Verdichtungsgebiete u. a. aus demographischen Gründen zunehmen werde. Aber auch die Probleme der Verdichtungsgebiete selbst und insbesondere ihrer Kernstädte werden angesprochen, wobei die Betonung dieser Problematik mit der Bedeutung wächst, die die Verdichtungsgebiete für das jeweilige Bundesland und im nationalen Rahmen haben.

Die sich überlagernden Prozesse des Geburtenrückgangs und der Abwanderung könnten nach Ansicht der meisten Debattenredner mittelfristig, aber auch schon in den kommenden Jahren zu Auslastungs- und Kostenproblemen bei den verschiedenen Infrastruktureinrichtungen im ländlichen Raum und damit zu einer Gefährdung des dort unter erheblichen Anstrengungen geschaffenen Versorgungsnetzes führen. Eine Verschlechterung des infrastrukturellen Angebots, etwa durch die Ausweitung der jeweiligen Einzugsbereiche, würde seinerseits die Anziehungskraft des ländlichen Raums weiter vermindern und Gegenmaßnahmen erschweren. Andererseits, so meinen die Abgeordneten, trete im Zuge altersstruktureller Verschiebungen ein gegenüber den vorhandenen Einrichtungen veränderter Infrastrukturbedarf auf, der neu zu decken wäre.

Unabhängig von ihrer Parteizugehörigkeit weisen einige Abgeordnete darauf hin, daß die sogenannten infrastrukturellen Auslastungsprobleme vor allem im vorschulischen und schulischen Ausbildungsbereich zumindest mittelfristig auch pädagogische Chancen eröffnen, beispielsweise durch die Herabsetzung der Klassenstärken. Hier könne eine „Belastung" durch politische Entscheidungen in einen Vorteil verwandelt werden.

Generell sprechen sich die Politiker dafür aus, das Spannungsfeld zwischen wohnortnahem Infrastrukturangebot und wirtschaftlich vertretbarer Auslastung differenziert zu betrachten und in bestimmten Versorgungsbereichen, insbesondere bei Kindergärten und im schulischen Primarbereich, zugunsten der Nähe auch eine Unterauslastung der Einrichtungen in Kauf zu nehmen, Dennoch ergeben sich Unterschiede: Je größer der ländlich geprägte Bereich eines Landes ist, je stärker also die Probleme der dünn besiedelten ländlichen Räume im Mittelpunkt der Landesentwicklungsplanung stehen, desto eindeutiger fällt auch die Bereitschaft der Landtagsabgeordneten aus, das Vorsorgeprinzip vor das Auslastungsprinzip zu stellen.

Bei den Auseinandersetzungen über das raumordnungspolitische Instrumentarium zeigen sich die deutlichsten und zugleich grundsätzlichsten Meinungsunterschiede zwischen den Fraktionen in der Frage, welchen Bindungscharakter Landesentwicklungspläne und welche Steuerungsfunktion Instrumente überhaupt noch haben können. Zwar wird diese Diskussion im wesentlichen im Landtag von Baden-Württemberg geführt, die dabei geäußerten parteispezifischen Positionen charakterisieren jedoch auch einige Argumentationslinien in den Parlamentsdebatten der anderen Landtage.

Abgeordnete und Regierungsvertreter der CDU bzw. CSU meinen, in Zeiten knapper und weiterhin zurückgehender Entwicklungspotentiale sei eine erfolgreiche Landesplanung für den ländlichen Raum nur möglich, wenn man jede sich bietende Entwicklungschance ergreife und fördere, selbst wenn diese nicht mit den Idealvorstellungen übereinstimme. Man dürfe den, der im ländlichen Raum überhaupt noch etwas tun wolle, nicht durch lauter Planungsauflagen davon abhalten. Umgekehrt tendieren die SPD-Landtagsfraktionen zu der Ansicht, gerade in Zeiten, in denen es für die Landesentwicklungsplanung um die Verteilung von Mangel gehe, müßten die Ziele der Landesplanung präzise quantifiziert und mit Hilfe von ebenso präzise ausgerichteten und abgestimmten Steuerungsinstrumenten durchgesetzt werden. Eine Mangelsituation erfordere eine stärkere, nicht eine schwächere oder unverbindlichere Planung, denn nur so könnten die Interessenkonflikte auf regionaler oder kommunaler Ebene im Sinne übergreifender Ziele gelöst werden.

Ein großer Teil der im Rahmen der Parlamentsdebatten zur Sprache gekommenen Befürchtungen und Anregungen hat auch den Arbeitskreis beschäftigt. Ihnen soll in den folgenden Beiträgen dieses Bandes aus wissenschaftlicher Sicht und konkreter Praxiserfahrung nachgegangen werden.

Quellennachweis

A. Ausgewertete Quellen

1. Baden-Württemberg

1976 Plenarprotokoll 6/109 vom 20. Februar 1976
Landtag von Baden-Württemberg

1977 Plenarprotokoll 7/27 vom 22. April 1977
Landtag von Baden-Württemberg

1978 Plenarprotokoll 7/49 vom 10. Mai 1978
Landtag von Baden-Württemberg

1979 Plenarprotokoll 7/71 vom 1. März 1979
Landtag von Baden-Württemberg

1980 Plenarprotokoll 8/10 vom 8. Oktober 1980
Landtag von Baden-Württemberg

2. Bayern

1977 Stenographischer Bericht 8/83 vom 29. Juni 1977
Bayerischer Landtag

1979 Stenographischer Bericht 8/16 vom 4. April 1979
Bayerischer Landtag

1979 Stenographischer Bericht 8/18 vom 26. April 1979
Bayerischer Landtag

3. Nordrhein-Westfalen

1977 Plenarprotokoll 8/64 vom 15. Dezember 1977
Landtag Nordrhein-Westfalen

1980 Plenarprotokoll 8/123 vom 23. Januar 1980
Landtag Nordrhein-Westfalen

1980 Plenarprotokoll 8/131 vom 13. März 1980
Landtag Nordrhein-Westfalen

B. Gesichtete Quellen

1. Bund

1976 Stenographischer Bericht 7/239 vom 7. Mai 1976
Deutscher Bundestag

1978 Stenographischer Bericht 8/109 vom 5. Oktober 1978
Deutscher Bundestag

1979 Stenographischer Bericht 8/164 vom 28. Juni 1979
Deutscher Bundestag

1980 Stenographischer Bericht 8/205 vom 6. März 1980
Deutscher Bundestag

2. Saarland

1977 Plenarprotokoll 7/21 vom 16. Februar 1977
Landtag des Saarlandes

1978 Plenarprotokoll 7/43 vom 17. Mai 1978
Landtag des Saarlandes

3. Schleswig-Holstein

1977 Plenarprotokoll 8/37 vom 16. März 1977
Schleswig-Holsteinischer Landtag

1978 Plenarprotokoll 8/66 vom 17. Juli 1978
Schleswig-Holsteinischer Landtag

1979 Plenarprotokoll 8/79 vom 1. Februar 1979
Schleswig-Holsteinischer Landtag

1979 Plenarprotokoll 9/10 vom 1. November 1979
Schleswig-Holsteinischer Landtag

Literaturbericht zu Fragen der regionalen Unterschiede des generativen Verhaltens

von
Christel Bals, Bonn

Gliederung

1. Zur Geschichte der Entwicklung einer Theorie des generativen Verhaltens in der Bundesrepublik Deutschland
2. Forschungsansätze in der ausländischen Literatur
   2.1 Ökonomische Theorien des generativen Verhaltens
   2.2 Soziologische und psychologische Forschungsansätze
   2.3 Empirische Analysen
3. Neuere Ansätze in der Bundesrepublik Deutschland zur Entwicklung einer Theorie des generativen Verhaltens
   3.1 Massenstatistische Analysen
   3.2 Untersuchungen zu Motivationen des generativen Verhaltens
4. Zusammenfassung und Ausblick
5. Literaturverzeichnis

1. Zur Geschichte der Entwicklung einer Theorie des generativen Verhaltens in der Bundesrepublik Deutschland

Verfolgt man das Entstehen und den Verlauf der bevölkerungspolitischen Diskussion in der Bundesrepublik, so ist erstaunlich, in welch relativ kurzer Zeit das Interesse von Wissenschaftlern und Politikern an diesem Thema gewachsen ist. In den ersten Jahrzehnten des Bestehens der Bundesrepublik galt die Bevölkerung sowohl unter wissenschaftlichen als auch unter politischen Aspekten als gegebene Größe; demographische Analyse wurde von nur wenigen Wissenschaftlern betrieben und deren Ergebnisse nur im eng begrenzten fachlichen Kreis diskutiert. Selbst die Wirkung von MACKENROTHS 1953 erschienener und außerordentlich positiv aufgenommener „Bevölkerungslehre" war bald verblaßt. Erst in jüngsten Diskussionen wurde MACKENROTHS Konzept der generativen Strukturen, in dem der Autor die unterschiedlichen Bevölkerungsweisen in der Agrargesellschaft und in der Industriegesellschaft darlegt, wieder aufgenommen (vgl. u. a. LINDE, 1979; BOLTE, 1980). Für die gegenwärtige industrielle Gesellschaft soll demnach charakteristisch sein, daß die instrumentellen Variablen zur Regelung der Bevölkerungsweise nicht mehr Heiratshäufigkeit und Heiratsalter — als die Fortpflanzung bestimmenden Faktoren — (und außerordentlich hohe Sterblichkeit) sind; vielmehr geht die Entwicklung dahin, daß die Bevölkerungsweise durch die rationale Planung der Geburten in den Ehen bestimmt ist. Diese Bevölkerungsweise ist, laut MACKENROTH, aber auch Kennzeichen der Spätstufen historischer Hochkulturen gewesen. Da die Bevölkerungsweise ein „dauerndes Übergangsphänomen" sei (S. 328), befürchtete MACKENROTH nun speziell für entwickelte Industriegesellschaften, daß sich in diesen „demographische Hohlräume bilden, die nicht mehr aufgefüllt werden" (S. 480). Mit anderen Worten: Die Zahl der Geburten reicht nicht mehr aus, den Bevölkerungsstand zu halten (vgl. dazu auch, bei MACKENROTH ansetzend, LINDE 1979). Seinerzeit wurden MACKENROTHS Analysen allerdings nur von wenigen Demographen und Soziologen weiterverarbeitet.

Der Mitte der 60er Jahre in der Bundesrepublik einsetzende Geburtenrückgang blieb zunächst ebenfalls im wesentlichen unbeachtet. Untersuchungen von Demographen über das Ausmaß und über mögliche Auswirkungen, deren Grundton im übrigen durchweg optimistisch war, fanden zu jener Zeit über den fachlichen Bereich hinaus noch keine besondere Aufmerksamkeit. Beispiele für optimistische Ausblicke finden sich etwa in den Arbeiten von SCHUBNELL und WANDER: Darin wurde davor gewarnt, „die künftige demographische Entwicklung zu dramatisieren" (SCHUBNELL 1973, S. 66), und es wurde langfristig eine stationäre bzw. mäßig wachsende Bevölkerung erwartet, die — insbesondere mit Blick auf die Wirtschaftsentwicklung — als optimal für die gesamtgesellschaftliche Entwicklung angesehen wurde (vgl. WANDER 1971). Es war dies die Zeit, zu der die Idealvorstellung vom „Nullwachstum" politisch an Aktualität gewann und von der wissenschaftlichen Diskussion aufgegriffen wurde (vgl. z. B. OLSON und LANDSBERG, 1973).

Der Wendepunkt im Verlauf der wissenschaftlichen Diskussion über Bevölkerungsfragen bzw. über die negative Entwicklung des Geburtenniveaus läßt sich rückblickend ziemlich genau fixieren: Die 1974 veröffentlichten Ergebnisse der Modellrechnungen der vierten koordinierten Bevölkerungsvorausschätzung des Statistischen Bundesamtes veranlaßten Wissenschaftler verschiedener Fachdisziplinen und bald auch die Politiker zu Überlegungen, welche Konsequenzen aus diesen Ergebnissen zu ziehen seien (zu den Resultaten dieser Überlegungen vgl. STIENS 1978). Gleichzeitig wurde die Frage nach den Ursachen des Geburtenrückgangs virulent, und in stark zunehmendem Maße versuchten Wissenschaftler, die möglichen Einflußfaktoren zu ermitteln. Statistische Untersuchungen zur Geburtenhäufigkeit und speziell zu den regionalen Unterschieden der Geburtenhäufigkeit in ihrer zeitlichen Entwicklung stießen nun auf besonderes Interesse. Die Ergebnisse führten nahezu von selbst zu der Frage, welche Faktoren jeweils bewirken, daß in einigen Teilräumen des Bundesgebietes mehr Kinder als in anderen geboren werden, oder zur Frage, ob es so etwas wie ein „kinderfreundliches Klima" gibt.

Eine kurze Bemerkung an dieser Stelle über den vorausgegangenen Entwicklungsverlauf der regionalen Unterschiede im generativen Verhalten. Unter generativem Verhalten werden diejenigen Motivationen und Verhaltensweisen verstanden, welche die Geburt oder die Verhinderung der Geburt von Kindern beinhalten[1]). Wissenschaftliche Untersuchungen haben dieses Phänomen schon vor langem bekanntgemacht. Erinnert sei an bereits zu Beginn dieses Jahrhunderts durchgeführte Analysen, die einen Zusammenhang zwischen Konfessionszugehörigkeit und generativem Verhalten herausfanden. Allgemein geläufig war die Beobachtung, daß „auf dem Land" mehr Kinder geboren wurden als „in der Stadt". Charakteristisch für die jüngere Entwicklung ist nun die Erscheinung, daß mit dem Einsetzen des Geburtenrückgangs Mitte der 60er Jahre das Geburtenniveau in denjenigen Teilräumen des Bundesgebietes, die bis dahin die höchste Geburtenhäufigkeit aufwiesen, am stärksten absank. Durchweg handelte es sich dabei um ländliche, meist abgelegene Gebiete, wie z. B. das Emsland. Zwar sanken die Geburtenziffern auch in den Gebieten, die in der Ausgangslage bereits ein niedrigeres Niveau hatten (insbesondere in den Verdichtungsgebieten, in denen die Hauptphase des Geburtenrückgangs schon weiter zurücklag). Relativ gesehen war der Abfall hier jedoch nicht so stark ausgeprägt. Heute zeigt sich, daß — auch nach den Veränderungen des letzten Jahrzehnts — das Geburtenniveau in den ländlichen peripheren Gebieten in der Regel immer noch höher liegt als in den stark verdichteten Räumen. Verschiedentlich wird von Demographen die Vermutung geäußert, daß sich die regionalen Unterschiede des generativen Verhaltens langfristig angleichen werden. SCHWARZ hat wiederholt darauf hingewiesen, daß die regionalen Veränderungen, und hier speziell die relativen Veränderungen des generativen Verhaltens, für den Demographen der eigentlich interessierende Gegenstand der Analyse sind (vgl. SCHWARZ 1977 und 1978).

Schon früh zeigte sich die Vielschichtigkeit jeder wissenschaftlichen Behandlung von Bevölkerungsfragen. So wurde ebenfalls sehr früh — neben den regional differenzierten Forschungsansätzen — die schichtenspezifische Analyse betrieben, war doch aufgefallen, daß in den verschiedenen Sozialschichten die durchschnittlichen Kinderzahlen beachtliche Unterschiede aufwiesen. Bereits bei diesen ersten, aus heutiger Sicht noch wenig differenzierten Untersuchungen trat die disziplinäre und auch die theoretische Komplexität des Faches deutlich in Erscheinung. Die Untersuchungen zu diesem Thema hatten teilweise die Zielsetzung, Ansatzpunkte für eine mögliche aktive Bevölkerungspolitik zu finden. Es muß allerdings in diesem Zusammenhang darauf hingewiesen werden, daß damit nicht in jedem Fall eine nationalsozialistisch-ideologische Problemsicht verbunden war. Eine derartige Verknüpfung ist verschiedentlich im nachhinein vorgenommen worden, was in der Nachkriegszeit dazu führte, daß die Bevölkerungswissenschaft, wie bekannt, zuerst einmal ins Abseits gestellt wurde.

In der Rückschau läßt sich feststellen, daß in der deutschen Literatur der regionale (= horizontale) Forschungsansatz und der sozialstrukturelle (= vertikale) Ansatz zur Untersuchung des generativen Verhaltens weitgehend parallelliefen. Indem man von beiden Seiten aus nach den verursachenden Faktoren suchte, kam es zwangsläufig zu Überschneidungen. Doch trotz der immer komplexer angelegten Analysen konnte aus deren Ergebnissen bis heute keine Theorie des generativen Verhaltens entwickelt werden. Für HILDE WANDER besteht in Anleh-

---

[1]) Die Demographen sind sich darüber einig, daß die rückläufigen Geburtenziffern u. a. auch durch veränderte (sinkende) Heirats- und (in der Tendenz steigende) Scheidungshäufigkeiten mitbestimmt sind, das generative Verhalten also von diesen veränderten Verhaltensmustern mitbetroffen ist. Es spricht einiges für die Annahme, daß in der Bundesrepublik Deutschland dabei regionale Unterschiede vorhanden sind; dies scheint speziell hinsichtlich des Bestehens von nichtehelichen Verbindungen zu gelten, die eher zur Kinderlosigkeit neigen (vgl. SCHWARZ 1980). Im Rahmen dieses Berichtes sollen die Einflußfaktoren, die in ihren Auswirkungen nur schwer zu erfassen sind, jedoch ausgeklammert bleiben. Vielfach wird — aus Gründen der Praktikabilität — das generative Verhalten und vor allem seine Veränderungen anhand der Kinderzahlen in den Ehen analysiert.

nung an NOTESTEIN[2]) der Weg zu einer Theorie des generativen Verhaltens in erster Linie darin, die bisher sehr allgemeinen und wenig belegten Hypothesen dadurch auszubauen, daß man sie operabel formuliert und durch empirische Nachweise sichert (WANDER 1979, S. 63).

Dieser Weg wird beschritten, wie die zunehmende Zahl an empirischen Untersuchungen verdeutlicht. HILDE WANDER aber macht auch darauf aufmerksam, daß die Entwicklung einer allgemein gültigen Theorie des generativen Verhaltens nicht zu erwarten und auch nicht zu wünschen sei: „ ‚Fertige' Theorien sind zur Erklärung einer sich ständig wandelnden Umwelt ungeeignet. Theoretische Konzepte müssen deshalb flexibel und ausbaufähig sein" (WANDER 1979, S. 63). Dieser notwendig flexible Charakter demographischer Theorien erleichterte nicht gerade die Situation, in der sich die Bevölkerungswissenschaft in der Bundesrepublik Deutschland befand, als mit der oben geschilderten allgemeinen Bewußtwerdung des Geburtenrückgangs und seiner Auswirkungen das Interesse an ihr plötzlich anstieg.

Die nun mit zunehmender Intensität zu betreibende demographische Forschung mußte mangels eigenständiger Theorie auf Forschungsansätze und -ergebnisse nicht nur aus dem angloamerikanischen Raum (speziell aus den USA), sondern auch aus dem übrigen westeuropäischen Raum zurückgreifen und diese verarbeiten. Ein beachtlicher Nachholbedarf war zu decken.

2. Forschungsansätze in der ausländischen Literatur

Schon ein erster Überblick über die ausländische Literatur läßt einige Hauptrichtungen erkennen, die sich grob klassifizieren lassen als:

— ökonomische Theorien des generativen Verhaltens

— soziologische und psychologische Forschungsansätze

— empirische Analysen.

Aufgrund der zur hiesigen Ausgangslage unterschiedlichen Fragestellungen und Datensituation spielen regionale Fragestellungen in der herangezogenen ausländischen Literatur meist nur eine untergeordnete Rolle. Massenstatistische Daten, wie sie die amtliche Statistik der Bundesrepublik für Sekundäranalysen anbietet, stehen woanders nicht in gleichem Umfang zur Verfügung. In den USA, von wo die hiesige demographische Forschung ihre wichtigsten Impulse erhielt, stand zudem die ethnische Fragestellung in Verbindung mit dem generativen Verhalten weit stärker im Vordergrund als die Frage der regionalen Differenzierung der Fruchtbarkeit.

2.1 Ökonomische Theorien des generativen Verhaltens

Die ersten ökonomischen Erkärungsansätze des generativen Verhaltens sind in den USA entwickelt worden. Wie HILDE WANDER betont, ist unter diesbezüglicher ökonomischer Theorie nicht zu verstehen, daß generatives Verhalten ausschließlich durch ökonomische Einflüsse

---

[2]) HILDE WANDER bezeichnet NOTESTEIN als „Vater der umstrittenen ‚Theorie' des demographischen Übergangs" (WANDER 1979, S. 63). Die gleichen Überlegungen stellt aber auch MACKENROTH in seinem Kapitel „Zur Methodik einer soziologischen Bevölkerungstheorie" an, wenn er vom gegenwärtigen „Prozeß einer weltweiten Umprägung der historisch überkommenen Bevölkerungsweisen" spricht (S. 332). MARSCHALCK verweist auf die Komplexität des „demographischen Übergangs", es sei noch viel zu wenig über seinen Ablauf bekannt; den eigentlichen Ursprung dieser Theorie setzt er etwa 30 Jahre früher an (MARSCHALCK 1979).

erklärt werde, sondern lediglich, daß hier ein ökonomischer Denkansatz gewählt worden sei. „Ökonomie heißt knappe Ressourcen so einzusetzen, daß sie einen größtmöglichen Nutzen stiften" (WANDER 1979, S. 64). Eine gründliche Aufarbeitung dieser Literatur hat ULRICH ROPPEL (1980) vorgenommen. Zu erwähnen sind auch die Zusammenfassung von FITZ und OPPITZ (1977) sowie die Berichte von HILDE WANDER (1979 und 1980). Die ökonomischen Theorien lassen sich in der Hauptsache danach aufteilen, ob sie einem konsumtheoretischen oder einem investitionstheoretischen Ansatz folgen, worauf hier aber nicht weiter eingegangen werden soll (vgl. dazu aber ROPPEL 1980).

Ausgangspunkt dieser Theorien ist die Überlegung, daß die Entscheidungen für oder gegen die Geburt von Kindern heute weitgehend rational gefällt werden. Dabei wird unterstellt, daß sowohl Kenntnis als auch Praxis der Geburtenkontrolle allgemein verbreitet sind. Unter dieser Annahme ist es möglich, einen ökonomischen Denkansatz zur Erklärung des generativen Verhaltens der Paare anzuwenden. Somit ergibt sich, daß im individuellen Bereich um die knappen Ressourcen verschiedene Lebensinhalte konkurrieren; dazu gehören u. a. auch Kinder. Langfristig wird der größtmögliche Nutzen, der auch in psychischer Befriedigung bestehen kann, als Ziel angestrebt. Vorteile (= Nutzen) und Nachteile (= Kosten) der Kindererziehung werden von den einzelnen Paaren im Rahmen eines Entscheidungsprozesses gegeneinander abgewogen. Die einzelnen Paare wählen für sich diejenige Kinderzahl, von der sie langfristig den größten Nutzen erwarten; (am Rande sei vermerkt, daß Kinder ihre Bedeutung für die Alterssicherung mit zunehmendem Pro-Kopf-Einkommen verloren haben.) Zu den Kosten zählen auch die sog. Schattenkosten, d. h. alle Aufwendungen, die über den monetären Bereich hinausgehen, u. a. auch der Verzicht auf Erwerbstätigkeit oder berufliches Fortkommen der Frau. Hauptvertreter einer ökonomischen Theorie des generativen Verhaltens sind BECKER (Chicago-Schule), LEIBENSTEIN und EASTERLIN.

Im Modell der Chicago-Schule wird der Geburtenrückgang in den Industrienationen folgendermaßen erklärt (vgl. BECKER 1960 und 1965): Statt nach der früher üblichen größeren Kinderzahl fragen die Eltern nunmehr nach weniger Kindern mit jeweils größerer Qualität (im Modell wird dabei von „Qualitätsbündeln" ausgegangen). Je größer die Zahl der Kinder ist, desto höher ist der Preis für die Steigerung der „Qualität". Für wohlhabende Eltern mit höherem Qualitätsprofil sind Kinder teurer als für arme Eltern. BECKER unterstellt, daß reiche Eltern stets eine hohe Qualität (der Bildung) ihrer Kinder anstreben und deshalb ihren Kinderwunsch quantitativ reduzieren. ROPPEL unterzieht diese Überlegungen insbesondere hinsichtlich der Einkommenselastizität einer ausführlichen Kritik (ROPPEL 1980).

Die Entwicklung der ökonomischen Theorie des generativen Verhaltens erfolgte in fortlaufender Auseinandersetzung der drei Schulen. LEIBENSTEINS erste Veröffentlichung zum Thema erfolgte bereits 1957. Er entwickelte darin die These, daß mit dem Einkommen auch die Kinderkosten wachsen. (Die Unterscheidung zwischen Kinderkosten und Ausgaben für Kinder wurde erst später, speziell von BECKER, in die Diskussion eingeführt.) Ferner sieht LEIBENSTEIN als einen Hauptfaktor an, daß die Geburt eines Kindes für die Eltern langfristige Verpflichtungen (d. h. Fixkosten), die mit dem Status zunehmen, beinhaltet (vgl. LEIBENSTEIN 1965). Ferner argumentiert LEIBENSTEIN, daß der Zeitaufwand der Mutter für die Kindererziehung (als Opportunitätskosten) nicht allein anhand des ihr entgangenen Arbeitsentgelts bewertet werden dürfe; diese Aufgabe der Betreuung könne ja ebensogut von (billigeren) Kindermädchen oder von Verwandten, z. B. Großmüttern, übernommen werden.

LEIBENSTEIN hat einige seiner damals entwickelten Thesen allerdings wieder aufgegeben (vgl. WANDER 1979, S. 72). So geht er später nicht mehr von einer Maximierung der Entscheidungen der Einzelhaushalte aus, sondern unterstellt ein gewisses, zu submaximalen Lösungen führendes Trägheitsprinzip. Hier könnte auch ein Ansatzpunkt für die Erklärung der schichtenspezifischen und regionsspezifischen Differenzierungen der Fruchtbarkeit gesehen werden.

Die Arbeiten von EASTERLIN zum generativen Verhalten ziehen neben der ökonomischen Betrachtungsweise bereits soziologische Aspekte in den Erklärungsansatz mit ein (EASTERLIN,

R. A., 1969, 1973). EASTERLIN argumentiert, daß die Erwartungen, die Paare bezüglich Einkommen und Status an ihr Leben stellen, von ihrer Herkunftsfamilie mitbestimmt sind. Ihre Kinderzahl richten sie an diesen vorgeprägten Lebenserwartungen und an dem langfristig erwarteten Einkommen aus. Mit dieser These ließe sich nicht nur der Babyboom der 50er Jahre und der Geburtenrückgang der 60er Jahre weitgehend erklären, man hätte damit ganz allgemein eine Begründung für die beobachteten Wellenbewegungen der Fruchtbarkeit. Nach dieser These wäre beispielsweise in den 80er Jahren erneut eine Zunahme der Fruchtbarkeit zu erwarten (vgl. hierzu auch ERMISCH 1979). Gegen diese These ist eingewandt worden, daß die Umkehrpunkte der Wellenbewegungen mit ihr nicht zu erklären sind (vgl. ROPPEL 1980).

Von den Kritikern einer ökonomischen Theorie des generativen Verhaltens wird als wohl bedeutendstes Argument eingewandt, daß der Kinderwunsch keine konstante Größe ist, sondern im zeitlichen Ablauf des Familienzyklus Schwankungen unterliegt. Allenfalls könne man nach Beendigung der reproduktiven Phase davon ausgehen, daß die nunmehr endgültige Kinderzahl für die Eltern eine langfristige Nutzenmaximierung bedeute (vgl. z. B. MORSA et al., 1979, S. 44ff.).

Mit einiger — notwendig grober — Generalisierung kann man sagen, daß in zunehmender Auseinandersetzung mit den Arbeiten zu einer ökonomischen Theorie des generativen Verhaltens die soziologische und psychologische Betrachtung Raum gewann. Als ein Beispiel für andere sei TURCHI genannt, der den ökonomischen Ansatz aufrechterhalten wissen möchte, jedoch eine Erweiterung um eine soziale Dimension für erforderlich hält:

„A major goal of this study has been to increase the acceptance of the micro theory approach to fertility by placing it firmly in the general social and psychological context within which family size decisions are made. The second major goal of the study has been to develop an integrated socioeconomic model of completed family size that takes account of the noneconomic factors affecting allocative decisions ... Parenthood is a social and religious institution of profound dimensions, and noneconomic factors can be expected to play an important role in this allocative decision." (TURCHI, 1975, S. 209—210).

In die gleiche Richtung ging die Kritik von WILLIS (1973); RYDER (1973) stellte heraus, daß eher soziale Normen das generative Verhalten beeinflussen. Schon früher hatte JUDITH BLAKE bei der Auseinandersetzung mit BECKER auf die Vernachlässigung des sozialen Zusammenhangs aufmerksam gemacht; sie fand dies am deutlichsten in vier wichtigen Punkten seiner Analyse:

„The analogy of children with consumer durables; the concentration on the ‚consuming' as against the ‚producing' role of parents with respect to children; the misapprehension of child cost; and the failure to analyse the utilities involved in having children" (BLAKE 1968).

SWEEZY hatte 1971 darauf aufmerksam gemacht, daß für den *Wechsel* im generativen Verhalten jeweils ein Wechsel der Werthaltungen (attitudes) primär verantwortlich sei (SWEEZY 1971). NAMBOODIRI hielt den Vertretern der ökonomischen Theorie des generativen Verhaltens entgegen, daß die Entscheidungen hinsichtlich der gewünschten Kinderzahl nicht auf einmal getroffen werden, sondern im zeitlichen Ablauf; eine wichtige Grundentscheidung sei zunächst einmal der Entschluß, überhaupt Kinder haben zu wollen (oder nicht). Ebenso warf NAMBOODIRI die Frage des Geschlechts der Kinder auf (NAMBOODIRI 1972).

Nahezu alle Autoren versuchen, ihre Arbeiten mit differenzierten Daten zur Geburtenentwicklung zu belegen, wobei vielfach auf Sekundärmaterial zurückgegriffen wird. Eine befriedigende Erklärung des generativen Verhaltens haben die Vertreter der ökonomischen Theorie allerdings bislang nicht vorgelegt, die Diskussionen dauern aber — wie eine Durchsicht der angloamerikanischen Fachzeitschriften zeigt — wohl an. Die Ergebnisse dieser Forschungsrichtung haben bislang in den Arbeiten der bundesdeutschen Demographen eher indirekten Niederschlag gefunden. Sah es zeitweilig gegen Ende der 70er Jahre (u. a. initiiert durch die Ausarbeitung von HILDE WANDER) so aus, als ob der Ansatz auf Interesse stieße, so scheint das

Schwergewicht der Forschung inzwischen eher in eine andere Richtung zu gehen (vgl. weiter unten). Festzuhalten bleibt, daß die Diskussion um eine Theorie des generativen Verhaltens wesentliche Impulse aus der ökonomischen Theorie erhalten hat.

2.2 Soziologische und psychologische Theorieansätze des generativen Verhaltens

So ausgeprägt wie die ökonomischen Theorien des generativen Verhaltens wurden in der angloamerikanischen Literatur entsprechende soziologische Theorien bisher nicht behandelt. Allerdings sind soziologische Überlegungen — zunächst randlich, dann aber zunehmend differenziert, wie oben schon erwähnt — in die ökonomischen Erklärungsansätze eingebaut worden.

Unter den soziologischen Analysen des generativen Verhaltens sind Ansätze auf der Mikroebene und auf der makrosoziologischen Ebene unterschieden worden (vgl. dazu SCHMID 1976 und 1979). Eine strenge Trennung dieser Ebenen dürfte jedoch nur theoretisch möglich sein. Im übrigen muß festgestellt werden, daß es noch keine voll befriedigenden Ansätze einer soziologischen Theorie des generativen Verhaltens gibt. In der bundesdeutschen Literatur wird das „Davis-Blake-Modell" als die erste wichtige Arbeit mit mikrosoziologischem Ansatz angesehen; es stellt einen „Katalog notwendiger Bedingungen von Fruchtbarkeit" dar (vgl. SCHMID 1979, S. 80). Umfassender ist dann die von FREEDMANN 1961 vorgelegte Konzeption, die 1975 in Überarbeitung veröffentlicht wurde. SCHMID bezeichnet FREEDMANN'S Vorgehen als beispielhaft: „Er griff nach dem bis zu seiner Zeit fortgeschrittensten Theoriestück, dem Davis-Blake-Modell, und prüfte die Verwobenheit der elf intermediären Variablen mit der Kultur einer Gesellschaft und erweitert die beschränkte Darstellungsweise, indem er diese Variablen an die gesamte Sozialstruktur und ihr normatives System koppelt" (SCHMID 1979, S. 83).

Einige wichtige Arbeiten, die zum Teil in der Auseinandersetzung mit anderen Theorierichtungen entstanden, sollen im folgenden kurz vorgestellt werden. Das Verdienst dieser Autoren ist es, auf die Einbindung des generativen Verhaltens in den sozialen Zusammenhang hingewiesen zu haben. Der Einfluß von sozialen Normen als Faktor des generativen Verhaltens wurde bereits erwähnt. In Anlehnung an GIBBS unterscheiden MORSA et al. verschiedene Kategorien sozialer Normen, die unterschiedlichen (sozialen) Zwang zur Befolgung beinhalten. Sie nehmen in diesem Zusammenhang Überlegungen von NAMBOODIRI und POPE auf, die meinen, daß „the role of moral norms in family size is more important in nonindustrialised societies than in industrialised societies." Weiter folgern sie daraus:

> „It may be supposed that the transition from the moral to the collective convention did not take place at the same time in all social groups, and this would perhaps partly explain the differing fertility of the groups regarded as the most traditional. For example, catholics who regularly practise their religion presumably remained subject, until recently, to a stricter fertility norm than that observed by other religious groups." (MORSA et al. 1979, S. 30).

Es dürfte deshalb von außerordentlicher Bedeutung für die Entwicklung bzw. die Veränderungen der Fruchtbarkeit sein, welche sozialen Normen in einer Gesellschaft hinsichtlich der optimalen Kinderzahl in den Ehen bestehen und welchen Veränderungen diese sozialen Normen unterworfen sind.

ANDORKA macht allerdings darauf aufmerksam, daß eine soziologische Theorie des generativen Verhaltens sich nicht darin begnügen darf, eine Erklärung der sozialen Normen und der sich daraus ergebenden Idealvorstellungen über die Familiengröße zu geben. Nachdem er zu dem Schluß kommt, daß es — außer Ansätzen (u. a. bei SAUVY und HAWTHORN) — noch keine befriedigende soziologische Theorie des generativen Verhaltens gibt, versucht er einen möglichen Weg dazu aufzuzeigen:

> „Taking into consideration norms, values and goals is necessary for a sociological theory of fertility, although they should not be considered — as sociologists tend to do — as causes of fertility levels. An

explanation by the norms should be followed by the explanation of the development of these norms and values." (ANDORKA 1978, S. 370).

Mit Bezug auf die Psychologie konstatiert LUTZ VON ROSENSTIEL eine merkwürdige Zurückhaltung hinsichtlich Erklärungsversuchen zum generativen Verhalten (1978, S. 163 und 1979). Erste bemerkenswerte Ansätze scheinen ihm bei POHLMANN (1967), RAINWATER (1960 und 1965) und FAWCETT (1973) vorzuliegen. Die größten Chancen für die Psychologie, einen Beitrag zu einer Theorie des generativen Verhaltens zu leisten, scheinen sich ihm am ehesten im Rahmen interdisziplinärer Zusammenarbeit zu ergeben.

Einen kombinierten soziologischen und psychologischen Ansatz sehen MORSA et al. in den Arbeiten zu „motivation of parenthood". Da die Analyse der psychologischen Variablen jedoch zu Recht unbefriedigende Ergebnisse hervorgebracht habe, würde es verschiedentlich (u. a. von GOLDBERG) als nicht ratsam betrachtet, solche Faktoren „as major independent variables into the study of fertility" einzuführen. (MORSA et al. 1979, S. 32 ff.)

Mehrere Autoren, u. a. NAMBOODIRI (1972), TURCHI (1975), haben versucht, Kausalbeziehungen zwischen psychologischen und sozialen Faktoren herzustellen, wobei dann der Einfluß der psychologischen Faktoren eher als indirekt angesehen wurde. KISER äußerte schon früher den Verdacht, daß u. U. „the relevant psychological attributes either were not chosen or were inadequately measured." (KISER 1967, S. 394). Ein sozialpsychologisches Modell zur Erklärung der Fruchtbarkeit stellen BAGOZZI und VAN LOO vor, in dem sie der Qualität der sozialen Beziehungen zwischen den Partnern (social exchange) erhebliche Bedeutung beimessen (BAGOZZI und VAN LOO 1978).

In ihren weiteren Überlegungen zur Darstellung der psychologischen Faktoren kommen MORSA et al. zu dem Ergebnis, daß vor allem das Unbewußte von psychologischen Faktoren gesteuert sei. Der Kinderwunsch werde in erheblichem Ausmaß im Unbewußten entwickelt; viel mehr Beachtung als bisher müsse deshalb der Frage gewidmet werden, ob ein Paar überhaupt Kinder haben wolle oder nicht. „Psychological factors (perhaps together with instinctive drives) are regarded as determinant factors in the wish to have children". (MORSA et al. 1978, S. 35 ff.) Darüber hinaus sei es erforderlich, die Entwicklung des Kinderwunsches der Paare im Laufe der Zeit zu untersuchen, da er erfahrungsgemäß ständig Einflüssen durch die gesellschaftliche Mikro- und Makroebene ausgesetzt sei. In der praktischen Anwendung dürften diese Überlegungen wieder vorwiegend zu interdisziplinären Forschungsansätzen führen.

2.3 Empirische Analysen

Wenn im folgenden die Ergebnisse von empirischen Analysen wiedergegeben werden, so ist vorab festzustellen, daß diese Arbeiten letztlich immer in einem theoretischen Rahmen entstanden sind: Der Forschungsansatz wurde aus einem theoretischen Konzept entwickelt, und die herausgearbeiteten Ergebnisse führten wiederum einen Schritt weiter auf dem Wege zur Entwicklung einer Theorie des generativen Verhaltens. Empirische Untersuchungen und theoretische Überlegungen bzw. Theorieansätze stehen also immer wechselseitig in Verbindung. Diese Zusammenhänge sollten also bei dem folgenden immer gesehen werden.

Eingangs seien einige Arbeiten vorgestellt, die als klassisch angesehen werden können.

Zur Frage der Familienplanung — speziell unter dem Aspekt zur Einstellung und Verwendung von Kontrazeptiva — wurden in den USA schon relativ früh Einzelfallstudien durchgeführt. Als klassische Untersuchung gilt inzwischen die Indianapolis-Studie, die auf empirischen Erhebungen der Jahre 1938—1941 bei 1 441 weißen Ehepaaren aufbaut (WHELPTON und KISER 1946—1958). Besonderes Gewicht der Analyse lag darauf, den Zusammenhang zwischen sozialer Schichtung und Fruchtbarkeit herauszuarbeiten. Als weitere bedeutende US-amerikanische Studie, deren Ansatz im übrigen später von der demographischen Forschung in der Bundesrepublik aufgenommen wurde, ist die Princeton-Studie von WESTOFF, POTTER, SAGI und MISHLER (1961) zu nennen, die auf 1957 und 1960 durchgeführten Erhebungen basiert. Wesentlich an dieser Untersuchung, in der im ersten Durchgang 1 165 Paare nach der Geburt des zweiten Kindes befragt wurden, ist ihre Anlage als Langzeitstudie. Anliegen der Untersuchung war es, Aufschluß über die Bedeutung von psychologischen Einflußfaktoren zu gewinnen.

Ebenso häufig erwähnt wird die sog. Detroit-Studie, die ebenfalls als Langzeit-Untersuchung (und zwar ab 1962) über 15 Jahre angelegt war. Im Verlauf dieser Untersuchung, die weiße, während des ganzen Zeitraumes verheiratete Frauen (1. Stufe = 1 304 Frauen) einbezog, wurden die Präferenzen hinsichtlich der gewünschten Kinderzahl erfragt (vgl. dazu COOMBS 1979). Neu an diesem Vorgehen war, daß nach veschiedenen Kinderzahl-Präferenzen gefragt wurde (welche Nennungen lagen an 1., 2., 3. bis 6. Stelle). Am Ende des Untersuchungszeitraumes ergab sich, daß die höchsten Kinderzahlen von denjenigen Frauen realisiert waren, die in ihrer Rangfolge der gewünschten Kinderzahl eingangs eher mehreren als wenigen Kindern den Vorzug gaben. Die diesbezüglichen Unterschiede waren signifikanter als schichtenspezifische Differenzierungen.

Es würde den Rahmen dieser Arbeit übersteigen, nun alle bekanntgewordenen empirischen Analysen und Fallstudien zu Fragen des generativen Verhaltens darzustellen. Statt dessen erscheint es angebracht, eine zusammenfassende Darstellung nach den wichtigsten Determinanten — die in diesen Untersuchungen herausgearbeitet wurden — zu versuchen. Damit soll allerdings keine Klassifizierung vorgenommen werden, da die Beziehungen zwischen den Determinanten bzw. Einflußfaktoren noch nicht geklärt sind. Die Vorgehensweise wurde lediglich aus Gründen der Praktikabilität gewählt.

Weiter oben wurde bereits auf ältere Arbeiten aufmerksam gemacht, welche den Einfluß der *sozialen Schichtzugehörigkeit* auf das generative Verhalten aufzeigten. Die sog. U-Kurve ist mehr oder weniger ausgeprägt in nahezu allen Industriegesellschaften zu finden: hohe Fruchtbarkeit in den unteren sozialen Schichten, niedrige Fruchtbarkeit in der Mittelschicht — vor allem der unteren Mittelschicht —, und wiederum höhere Fruchtbarkeit in der Oberschicht. ANDORKA zeigt in ausführlichen statistischen Übersichten die Zusammenhänge in den USA, in Frankreich, Großbritannien, Belgien, Ungarn und den Niederlanden auf. (ANDORKA 1978, S. 251—278.) Landwirte haben in westlichen Industriegesellschaften die höchsten durchschnittlichen Kinderzahlen. Eine Ausnahme davon bildet Ungarn, wo die durchschnittlichen Kinderzahlen von Landwirten und Arbeitern 1968 etwa gleich waren (ANDORKA 1978, S. 256f.). Der Autor hält es nicht für ausgeschlossen, daß auch dann, wenn sich die schichtspezifischen Kinderzahlen allmählich angleichen, unter Landwirten und Arbeitern in ländlichen Gebieten Subkulturen mit größeren Familien fortbestehen werden.

Diese relativ grobe Betrachtung bedarf jedoch der Differenzierung. Eine 1966 durchgeführte belgische national fertility Untersuchung, in der eine weitere Differenzierung der schichtspezifischen Ergebnisse nach dem Faktor „*Erwerbstätigkeit der Frau*" und „*Haushaltseinkommen*" vorgenommen wurde, ergab folgendes: Die berufstätigen Frauen mit der besten Ausbildung planen die niedrigsten Kinderzahlen. In diesen Fällen ist die Familienplanung völlig unabhängig vom Familieneinkommen (MORSA et al. 1979, S. 13ff.). Ein positiver Zusammenhang zwischen Höhe des Haushaltseinkommens und Kinderzahl zeigt sich nur in den Fällen, wo die Frau keiner Erwerbstätigkeit nachgeht. Im Gegensatz zu den Ergebnissen in den USA, die RYDER und WESTOFF 1977 herausfanden, besteht nach der Meinung von MORSA et al. in den Staaten des Europarates zwischen dem *Ausbildungsstand der Frau* und der Kinderzahl kein negativer Zusammenhang mehr. In Genf wurde sogar eine schwach positive Relation zwischen der Ausbildung von Schweizer Frauen und der Kinderzahl herausgefunden. Dagegen ergab sich für die Türkei eine eindeutig negative Korrelation zwischen dem Ausbildungsstand der Frau und der Kinderzahl. Weitere Analysen zeigten jedoch — z.B. in Belgien —, daß auch der Faktor Ausbildung der Frau noch weiter differenziert werden muß hinsichtlich Berufstätigkeit vor der Ehe, Dauer der Berufstätigkeit, Zeitpunkt der Geburt des ersten Kindes, Zahl der Geschwister etc. Daß unter bestimmten Voraussetzungen die Geburtenfreudigkeit berufstätiger Frauen relativ hoch sein kann, konnte für Ungarn (1967) gezeigt werden: Berufstätigen Frauen wurde für drei Jahre ihre Arbeitsstelle freigehalten bei gleichzeitiger Fortbezahlung eines Drittels ihrer Bezüge. Es stellte sich dann heraus, daß berufstätige Frauen im Durchschnitt mehr Kinder bekamen als nicht berufstätige Frauen (ANDORKA 1978, S. 296). Ein eindeutiges Ergebnis hinsichtlich des Einflusses der weiblichen Erwerbstätigkeit und des Ausbildungsstandes auf die Höhe der Kinderzahlen läßt sich somit nicht feststellen.

Noch nicht sehr zahlreich sind Untersuchungen, die den Zusammenhängen zwischen sozialer Mobilität und generativem Verhalten nachgehen. Englische Daten — grob gegliedert nach manual/non-manual categories — lassen vermuten, daß sozialer Aufstieg negative Auswirkungen auf die Fruchtbarkeit hat (WOOLF 1971). Belgische Ergebnisse zeigen dagegen einen positiven Zusammenhang, die Autoren glauben dies als Anpassungsprozeß interpretieren zu können (CLIQUET und VAN LOON 1972). Ebenfalls für Belgien (Gent) liegt eine differenzierte Analyse vor: Danach wurde bei einem sozialen Aufstieg Vater-Sohn ein negativer Effekt auf die Fruchtbarkeit ermittelt. Ein positiver Effekt wurde in den Fällen beobachtet, wo der Befragte selbst sozial aufgestiegen war (BRUTSAERT und PEETERS 1976).

In den USA wurde der Einfluß der sozialen Mobilität auf die Höhe der Kinderzahl in verschiedenen Untersuchungen verfolgt. Vielfach stellte sich heraus, daß ein sozialer Aufstieg eher einen negativen Effekt auf die Höhe der Kinderzahl ausübt (Indianapolis survey, WHELPTON und KISER), und zwar sowohl bei Intergenerationen- als auch Intragenerationen-Mobilität. Ähnliches wurde von BALTZELL (1953) für die Elite von Philadelphia festgestellt. Differenzierter waren die Ergebnisse im Rahmen der Princeton-Studie: Unterschiede ergaben sich nach der Zugehörigkeit zu bestimmten Denominationen (WESTOFF, POTTER und SAGI, 1973).

ANDORKA nennt eine weitere ausführliche Untersuchung zu diesem Thema: BLAU und DUNCAN kamen eher zu dem Ergebnis, daß die Fruchtbarkeit mobiler Paare in der Regel zwischen derjenigen nicht-mobiler Paare in der Herkunftsschicht und der erreichten Schicht liegt (ANDORKA 1978, S. 272).

Spezielle Untersuchungen über *regionale Unterschiede* des generativen Verhaltens finden sich in der angloamerikanischen und französischen Literatur nicht in dem Umfang, wie man es erwarten könnte. So stellen französische Analysen wohl fest, daß im Norden Frankreichs und den Ardennen die Fruchtbarkeit höher war als im südlichen Teil des Landes (BLAYO 1974). Ebenso ist den Zusammenhängen zwischen Fruchtbarkeit und Urbanisierung differenziert nachgegangen worden, befriedigende Erklärungen der Unterschiede konnten jedoch nicht gegeben werden (TUGAULT 1976).

Nachdem regionale Unterschiede der Fruchtbarkeit in Schottland zunächst der unterschiedlichen demographischen Struktur zugeschrieben worden waren, kam WILSON (1978) zu dem Ergebnis, daß darin tiefverwurzelte Differenzierungen innerhalb der schottischen Gesellschaftsstruktur zum Ausdruck kommen müssen. In den USA hatte bislang der Süden traditionell eine höhere Fruchtbarkeit als der Norden, es scheint jedoch allmählich eine Angleichung der Kinderzahlen stattzufinden; nach der Meinung des Autors dieser Untersuchung bedeute dies jedoch nicht, daß eine völlige Nivellierung erfolgen werde (RINDFUSS 1978). Die genannten Analysen zeigen stets, daß die regionalen Unterschiede der Fruchtbarkeit in allen sozialen Schichten zu beobachten sind.

Die gleiche Feststellung gilt, wenn eine grobe Stadt-Land-Klassifizierung zur Anwendung kommt. ANDORKA weist dies vor allem für Ungarn an umfangreichem Zahlenmaterial nach und zeigt auf, daß dort in den 60er Jahren diese Differenzierung signifikanter war als diejenige nach der sozialen Schichtzugehörigkeit (ANDORKA 1978, S. 279ff.). Nach WESTOFF, POTTER und SAGI (1963) schien der Wohntyp den deutlichsten Einfluß darauf zu haben, ob Familien mit zwei Kindern noch ein drittes Kind bekamen. Dazu ist jedoch zu bemerken, daß die Meinungen zur Bedeutung des Faktors Wohnen außerordentlich differieren (vgl. dazu weiter unten). MORSA et al. vermuten, daß die Stadt-Land-Unterschiede — ausgenommen vielleicht in den Niederlanden und der Bundesrepublik Deutschland — allmählich verschwinden werden (MORSA et al. 1979, S. 20).

Interessant ist nun jeweils, ob und wieweit *regionale Mobilität* das generative Verhalten beeinflußt. In der belgischen Nationalstudie wird ermittelt, daß die Orientierung der Paare an ihrer Herkunftsfamilie stärker ist, wenn sie keine Veränderung in ihrem sozialen Hintergrund — u. a. auch ihrem Wohnort — erfahren haben. GOLDBERG vermutete sogar, daß schichtenspezifische Unterschiede in den USA letztlich darauf zurückzuführen seien, daß die bäuerliche Herkunft weiterhin zu höheren Kinderzahlen führt (GOLDBERG 1959). Bei differenzierterer Betrachtung fand diese Annahme aber keine Bestätigung (DUNCAN 1965).

ANDORKA kommt zu folgendem Schluß:

„Also, this special migration effect might be masked by the additive effects which in the majority of migrants (being rural people coming to towns) have an opposite sign — that is, while the special migration effect might probably depress fertility, the additive effect in the case of migrants with rural background causes their fertility to be higher than that of the native urbanites." (ANDORKA 1978, S. 291.)

Wie schon oben erwähnt, scheinen *soziokulturelle Einflüsse,* die nur schwer in ihrem vollen Umfang zu erfassen und kaum zu messen sind, letztlich die größte Bedeutung für das generative Verhalten zu haben. In empirischen Untersuchungen wird dann auch den sozial bedingten Faktoren intensiv nachgegangen.

Zunächst ist in diesem Zusammenhang die religiöse Dimension zu erwähnen: Familien mit enger religiöser Bindung haben in der Regel höhere Kinderzahlen als Familien mit geringerer religiöser Bindung. In England und Wales ist der Unterschied zwischen Protestanten und Katholiken im Laufe der Zeit klein geworden, wobei der Rückgang der Fruchtbarkeit bei Katholiken größer war. Auffallend war seit 1964 in den Niederlanden das Absinken der Kinderzahlen bei Katholiken, sie fielen noch unter das Niveau in calvinistischen Familien (vgl. dazu MORSA et al. 1979, S. 19). WESTOFF und JONES stellten in den USA einen klaren Trend zur Konvergenz der Kinderzahlen in protestantischen und katholischen Familien fest (WESTOFF und JONES 1979).

Differenzierungen hinsichtlich der religiösen Praxis führten allerdings in den belgischen, den niederländischen und den schweizerischen national fertility Untersuchungen zu sehr unterschiedlichen Ergebnissen (MORSA et al. 1979, S. 19f.).

Breiten Raum nehmen in den empirischen Analysen — wie in den Ansätzen zu einer soziologischen Theorie des generativen Verhaltens — die Untersuchungen zu dem breiten Spektrum sozialer Normen (norms, values und attitudes) ein. In einer 1975 in Frankreich durchgeführten Befragung fanden GIRARD, ROUSSEL und BASTIDE (1976) heraus, daß die Norm für die ideale Familiengröße — bei zunehmender Tendenz zu drei Kindern — mit dem Schwerpunkt bei zwei Kindern liegt. Ende 1978 wurden trotz sinkendem Geburtenniveau die gleichen Meinungen vorgefunden (GIRARD und ROUSSEL, 1979). Im Zeitraum zwischen 1966 und 1970 wurde in Belgien die Norm zwischen einem Kind und drei Kindern gefunden, wobei die jüngeren, gerade verheirateten Frauen 1970 eher zu 1—2 Kindern neigten (MORSA et al., S. 31). GOLDBERG und COOMBS kamen in anderem Zusammenhang zu dem Schluß, daß die untere Grenze der Norm wahrscheinlich festgefügt ist, die obere Grenze dagegen wohl eher fließend und weniger zwingend ist (GOLDBERG und COOMBS 1974).

In der jüngsten Vergangenheit, etwa in der zweiten Hälfte der 70er Jahre, hat in Europa ein Untersuchungsansatz zunehmend Beachtung gefunden, der in den USA schon früher entwickelt wurde. Man hatte in den Longitudinalstudien Zusammenhänge zwischen dem Alter der Frau bei der Eheschließung und dem Zeitpunkt der Geburt des ersten Kindes sowie dem zeitlichen Abstand weiterer Geburten aufgedeckt. Dies warf nahezu von selbst das Problem auf, welchem Meinungswandel die Vorstellungen hinsichtlich der gewünschten Kinderzahl während dieser Phase unterliegen.

Auf die Arbeiten von Coombs wurde oben schon verwiesen, Freedman und Thornton berichten aus dem Material der Detroit-Studie über Änderungen der Meinungen zur Fruchtbarkeit und die endgültigen Kinderzahlen im Zeitraum 1962 bis 1977. Sie fanden folgendes heraus: Änderungen der persönlichen Wünsche im frühen Stadium der Ehe hatten einen signifikanten Langzeiteffekt auf die endgültige Kinderzahl; ebenso schlugen sich Differenzen zwischen den Erwartungen der Frau und den Präferenzen des Mannes nieder. Ungeplante Geburten verschoben die endgültige Familiengröße beachtlich nach oben. Religion, Ausbildung und Einkommen standen in keinem systematischen Zusammenhang zu den Diskrepanzen zwischen ursprünglichen Vorstellungen und endgültiger Kinderzahl (Freedman, Freedman und Thornton 1980).

Für Europa können Ergebnisse einer französischen Longitudinalstudie über den Zeitraum 1974—1976 (2 1/2 Jahre) wiedergegeben werden: Die Übereinstimmung zwischen Plänen und Verhalten der Familienplanung ist unter den Frauen, die kein weiteres Kind wünschen, am größten; geringer ist die Übereinstimmung bei den Frauen, die ein weiteres Kind wünschten. Bei Arbeitern ist die Übereinstimmung erheblich schwächer als bei Angehörigen höherer Berufe (Monnier 1978).

Vom Ansatz her interessant ist eine dänische Untersuchung. Neu ist dabei, daß in die Erhebung nicht nur vollständige Familien, sondern auch eheähnliche Verbindungen einbezogen wurden. Auf eine Differenzierung nach Größe des Wohnorts, Religion oder Ausbildung glaubten die Autoren verzichten zu können. Als Ergebnis berichten sie folgendes:

„A low age at the start of recorded cohabitation (instead of at first birth) serves to increase fertility somewhat even for birth order two and three, but the pace of childbearing behaviour during the first years of childbearing seems to have a stronger impact. It is as if high initial childbearing activity is an indicator of a comparatively high subsequent fertility as well, over and above any effect of early recorded cohabitation.

Differences in the influence of recorded starting age of cohabitation seem to have diminished quite strongly from our oldest to our youngest cohort." (Finnas und Hoem 1980, S. 292).

Im Rahmen der belgischen national fertility Untersuchung wurden 1970 zwischen den Wünschen zur Zeit der Eheschließung und der erreichten Kinderzahl relativ niedrige Korrelationen gefunden. Morsa et al. (S. 34) meinen dazu, daß ähnliche Abweichungen zwischen Vorstellungen und endgültigem Verhalten sicher leicht zu finden seien.

Für die Niederlande wurde festgestellt, daß dem zeitlichen Intervall zwischen der ersten und zweiten Geburt für die endgültige Familiengröße erhebliche Bedeutung zukomme; dabei spiele es eine Rolle, ob Kontrazeptiva gebraucht werden oder nicht (Morsa et al., S. 23).

Eine Durchsicht der Veröffentlichungsverzeichnisse (insbesondere des Population Index) läßt erkennen, daß sich die Bevölkerungswissenschaftler für diese Thematik zunehmend interessieren.

3. Neuere Ansätze in der Bundesrepublik Deutschland zur Entwicklung einer Theorie des generativen Verhaltens

Als die Bevölkerungsforschung Mitte der 70er Jahre in der Bundesrepublik Auftrieb erhielt und die Gründe für den Geburtenrückgang in der Öffentlichkeit diskutiert wurden, hatten die bundesdeutschen Demographen bereits begonnen, den ausländischen „Vorlauf" aufzuarbeiten. Heute ist der Anschluß an den internationalen Forschungsstand wohl gewonnen. Spezielles Faktum ist dabei: Die in den USA entwickelten ökonomischen Theorien des generativen Verhaltens haben bei bundesdeutschen Demographen — wie oben schon erwähnt — bislang relativ wenig Berücksichtigung gefunden. Statt dessen ist die hiesige Bevölkerungsforschung, obwohl sie auch ausländische Ergebnisse mit verarbeitete, durchaus eigene Wege gegangen. Einer dieser Wege war die Wiederaufnahme einer alten Fragestellung, das Interesse an der regionalen Betrachtung. Im folgenden soll diese Problematik im Vordergrund des Berichtes stehen.

Mit dem Beginn der 70er Jahre hatte, da zu dieser Zeit in den USA das Interesse der Politiker an Bevölkerungsfragen erwachte, zunächst in den USA und dann in den westlichen Industrienationen eine Intensivierung der Forschung zum generativen Verhalten eingesetzt (vgl. dazu MORSA et al., 1979). Im vorigen Abschnitt wurde zwar versucht, eine Grobgliederung dieser Forschungsrichtungen vorzunehmen, es fällt jedoch schwer, darin Kontinuität oder gar die systematische Entwicklung einer Theorie des generativen Verhaltens zu sehen. Es erscheint vielmehr so, als ob jede Untersuchung im Ergebnis neue Probleme aufwarf und jeweils ein gewisser Bodensatz nicht greifbarer bzw. nicht differenzierbarer Einflußfaktoren blieb. Im Verlauf dieses Trial-and-error-Verfahrens entwickelten sich immerhin zunehmend differenzierte Untersuchungsansätze. Heute ist man sich darüber einig, daß interdisziplinäre Zusammenarbeit erforderlich ist, wenn weitere Einsichten in den komplizierten Bereich des generativen Verhaltens gewonnen werden sollen.

3.1 Massenstatistische Analysen

Die neuen EDV-Techniken ermöglichten in der Statistik die Entwicklung neuer Verfahren. Es lag deshalb nahe, die gute Datenlage der amtlichen Statistik in der Bundesrepublik für Zwecke der Bevölkerungsforschung nutzbar zu machen. Bedeutung erlangte dabei vor allem die Mehrebenenanalyse. So versuchten RÜCKERT und SCHMIEDEHAUSEN, aus den Daten der Volks- und Berufszählung 1970 „Bestimmungsgründe der regionalen Unterschiede der Geburtenhäufigkeit" herauszufiltern, indem sie die „regionsspezifischen Fruchtbarkeitswerte ... mit ausgewählten Strukturdaten" zusammenführten (vgl. dazu RÜCKERT und SCHMIEDEHAUSEN, 1975). Sie fanden einen engen Zusammenhang der Geburtenhäufigkeit mit den Variablen:

— Ein- und Zweifamilienhäuser je 10 000 Einwohner;

— Ernährte je Ernährer (die sich und andere ernähren);

— durchschnittliche Haushaltsgröße;

— Anteil der Wohnungen in Ein- und Zweifamilienhäusern (Neubau);

— Anteil der weiblichen Erwerbstätigkeit als mithelfende Familienangehörige;

— Anteil der weiblichen Erwerbstätigen in der Land- und Forstwirtschaft.

Die Autoren kamen zu dem Schluß, daß sich ein hoher Bildungsgrad der Frauen negativ auf die Geburtenhäufigkeit auswirke.

In anderem Zusammenhang weist RÜCKERT darauf hin, daß „die rein katholischen Ehen nach wie vor die meisten Kinder haben" (1979, S. 142). Eine Analyse der Geburtenhäufigkeit in Nordrhein-Westfalen, die sich auf Daten der Jahre 1975 und 1976 stützt, zeigt im Ergebnis ebenfalls, daß in den ländlichen, traditionell katholischen Kreisen die höchste Fruchtbarkeit vorhanden ist (vgl. LIMBACHER 1978; anders jedoch MORSA et al., S. 20 — vgl. oben).

In einer anderen Untersuchung wurde herausgefunden, daß der Einfluß der Religion sich nur dann in größerer Fruchtbarkeit auswirke, wenn die notwendigen Ressourcen vorhanden sind. Ein weiteres Ergebnis von RÜCKERTS Analysen soll hier noch wiedergegeben werden: Die Frauen, die nie berufstätig waren — also die traditionelle Rollenvorstellung am meisten akzeptiert haben —, haben die meisten Kinder (RÜCKERT 1979).

Ebenfalls anhand des Datenmaterials der Volks- und Berufszählung unterzog SCHAWO (1979) die regionale Geburtenhäufigkeit für das Land Nordrhein-Westfalen einer differenzierten Untersuchung. Eindeutige Kausalzusammenhänge zwischen einzelnen möglichen Faktoren und der Höhe regionaler Geburtenhäufigkeit konnten mit dieser Untersuchung nicht nachgewiesen werden. Im faktorenanalytisch ansetzenden Teil der Untersuchung kommt als „Erklärung" für höhere regionale Geburtenhäufigkeiten ein Faktor „ländliche Lebensweise" zustande, für niedrige regionale Geburtenhäufigkeiten ein Faktor „städtische Wohn- und Siedlungsweise". Ebenso wie RÜCKERT und SCHMIEDEHAUSEN konnte SCHAWO gewisse Zusammenhänge zwischen hoher Qualifikation und Bildung der weiblichen Bevölkerung einer Region und niedriger Geburtenhäufigkeit erkennen.

Obwohl der regionale Aspekt darin zwar nur randlich eine Rolle spielt, ist in diesem Zusammenhang eine weitere Untersuchung von RÜCKERT (1976) zu erwähnen. Anhand der Ergebnisse der Zusatzbefragung zum Mikrozensus 1971 (leider ist eine Wiederholung dieser Zusatzerhebung nicht abzusehen) untersuchte dieser dort die durchschnittlichen Kinderzahlen in den Ehen im Intergenerationenvergleich. Dabei wurden die Daten der „von 1951 bis 1960 geschlossenen Ehen bzw. der Ehen der Geburtenjahrgänge 1920 bis 1936 herangezogen" (S. 36); obwohl die Daten aus heutiger Sicht nur noch bedingt als aktuell betrachtet werden können, treffen die Ergebnisse in der Tendenz aber auch heute noch zu, wenn man die Differenzierung nach der sozialen Schichtung ins Auge faßt. Es zeigte sich, insgesamt gesehen, daß — im Intergenerationenvergleich — in den Ehen der Befragten durchschnittlich weniger Kinder geboren worden waren als in den Ehen der Eltern der Befragten:

„Dieser Feststellung entspricht zum Teil, daß die Reduktion der Kinderzahlen im Intergenerationenvergleich mit der beruflichen Stellung des Mannes 1971 variiert. Während Arbeiter und Angestellte im Vergleich zu ihren Eltern um fast 50 % geringere Kinderzahlen aufwiesen, betrug die Reduktion bei den Landwirten, Selbständigen und Beamten nur gering mehr als ein Drittel. Trotz unterschiedlicher Stärke des Geburtenrückgangs je nach Größe der Herkunftsfamilie oder der sozialen Stellung der Eltern waren die Unterschiede in der Reduktion der Kinderzahlen doch nicht so stark, daß sich die Rangpositionen in der Größe der Familien der Kinder im Vergleich zu ihren Eltern wesentlich verändert hätten ... Auch entstammten beispielsweise Landwirte, für die die höchste durchschnittliche Kinderzahl ermittelt wurde, Familien, die seinerzeit ebenfalls die höchste durchschnittliche Kinderzahl aufwiesen, während für die Angestellten in der Eltern- wie in der Kinder-Generation die geringsten Kinderzahlen ermittelt wurden ... Während in der Eltern-Generation ein eindeutig negativer Zusammenhang zwischen der sozio-ökonomischen Lage der Familie und ihrer Kinderzahl vorherrschte, nehmen in der Kinder-Generation die Kinderzahlen mit steigender Soziallage zunächst auch ab, dann jedoch wieder zu, wobei mit Ausnahme der Arbeiter in allen Kategorien der beruflichen Stellungen die Ehen der Angehörigen der höchsten Soziallage am kinderreichsten sind ...

Die soziale Herkunft einer Person dürfte für ihr generatives Verhalten unabhängig von der Intergenerationen-Mobilität nur insoweit von Bedeutung sein, als ein ‚Erinnerungsposten' bezüglich der Größe der Herkunftsfamilie das eigene generative Verhalten der Person beeinflußt." (S. 51f.).

Anhand der Daten des Mikrozensus 1977 hat SCHWARZ Ehen nach der Kinderzahl und nach der — allerdings recht grob klassifizierten — sozialen Schicht analysiert (vgl. SCHWARZ 1978c). Die Ergebnisse stimmen mit den oben zitierten Feststellungen von RÜCKERT überein: auch nach dem Geburtenrückgang der 70er Jahre hatten die Landwirte noch immer die durchschnittlich höchsten Kinderzahlen.

Erwähnenswert zu diesem Themenkomplex sind schließlich noch einige Ergebnisse aus einer DDR-Untersuchung im Bezirk Magdeburg in den Jahren 1972 bis 1976. Es handelt sich dabei um eine Untersuchung, die schon nicht mehr zu den im strengen Sinn massenstatistischen Erhebungen gerechnet werden darf. Der Autor glaubt festgestellt zu haben, „daß die Wanderungsbewegungen stark fruchtbarkeitshemmend (zumindest in dem Jahr der Wanderung) sind" (STEMPELL 1979, S. 755); dies gelte auch für Wanderungen über kleinere Entfernungen.

Die positiven Aspekte solcher massenstatistischen Untersuchungen liegen darin, daß sie speziell für die Hypothesenbildung wertvolle Hilfe leisten. Bei detaillierterer Betrachtung zeigen sich jedoch sehr bald die Grenzen ihres Aussagewertes. Die Ergebnisse können zwangsläufig nur ein grobes Bild der zugrundeliegenden Zusammenhänge wiedergeben, und somit erlauben sie auch nur begrenzt eine Interpretation der dem unterschiedlichen generativen Verhalten zugrundeliegenden Motivationen, deren Kenntnis unerläßlich ist (zu solcher Kritik vgl. GRÖNER 1976, S. 76ff.). Darüber hinaus handelt es sich in der Regel um statistische Querschnittsbetrachtungen, die die zeitliche Dimension nicht oder nur begrenzt berücksichtigen können. So kann damit nicht ermittelt werden, warum bestimmte Paare wie viele — oder keine — Kinder haben wollen. Außerdem erlauben Querschnittsbetrachtungen keine Verknüpfung mit der regionalen Mobilität, d. h., sie lassen keinen Rückschluß zu z. B. auf den Anteil der Familien in einer Region, die schon Kinder hatten und diesen zuliebe einen Wechsel des Wohnorts vorgenommen haben.

Immerhin haben solche massenstatistischen Untersuchungen in der Bundesrepublik mit dazu beigetragen, das Feld für detaillierte Analysen des generativen Verhaltens abzustecken. Dies gilt z. B. für die genannten schichtspezifischen Untersuchungsansätze, die zunehmend differenzierter ausgestaltet wurden. Speziell die Daten aus den Mikrozensus-Erhebungen erlauben diese Verfeinerung. Beispielsweise konnte damit die Entwicklung der vielzitierten J-Verlaufskurve des generativen Verhaltens der Sozialschichten verfolgt werden.

Zu Recht wird allerdings bei der Diskussion der Ergebnisse solcher Untersuchungen darauf verwiesen, daß die Zusammenhänge weitaus komplexer seien. Kritisch wird gegen die erwähnte J-Kurve etwa eingewandt, daß sie nicht erklärt, warum unter den Arbeitern diejenigen mit relativ hohem Einkommen weniger Kinder haben als die Angehörigen niedriger Einkommensklassen (vgl. hierzu HEINSOHN, KNIEPER und STEIGER 1979, S. 213). Verschiedentlich ist dies als Annäherung an die Verhaltensmuster der Mittelschicht interpretiert worden. Ein tieferes Eindringen in die Vielschichtigkeit des generativen Verhaltens wirft sodann, und zwar unter Berücksichtigung erheblich komplexerer Zusammenhänge als bei früheren Untersuchungen, erneut die Frage nach der regionalen Differenzierung und nach regionalen Besonderheiten auf. Ganz zwangsläufig führt dies wiederum zur Vermehrung der Fragen nach den Ursachen des Geburtenrückgangs bzw. den Motivationen des generativen Verhaltens.

3.2 Untersuchungen zu Motivationen des generativen Verhaltens

Hier geht es um die Fragestellungen: Welche Faktoren stehen einer Verwirklichung des Kinderwunsches entgegen? Wodurch werden Paare veranlaßt, ihr erstes, zweites, drittes oder folgendes Kind zu bekommen oder nicht bekommen zu wollen? Es ist allgemein bekannt, daß der Geburtenrückgang vor allem zu Lasten der drittgeborenen und nachfolgenden Kinder geht (u. a. SCHWARZ 1977 und 1978).

Aufbauend auf den oben erwähnten amerikanischen Langzeitstudien, wurde in der Bundesrepublik schon Ende der 60er Jahre eine Langzeitstudie begonnen, deren Begleitung dann später beim Bundesinstitut für Bevölkerungsforschung angesiedelt wurde. Bei der Interpretation der Ergebnisse dieser Studie konnten die Autoren zum Vergleich u. a. eine frühere DIVO-Umfrage von 1958 (FREEDMAN, BAUNERT, BOLTE) heranziehen (vgl. hierzu JÜRGENS und POHL 1975, S. 42). JÜRGENS und POHL kamen dabei zu dem Ergebnis, daß „die Tendenz zur 2-Kind-Norm sich also im Verlauf der letzten 10 Jahre verstärkt" hat (S. 42). MACKENSEN hält es für nicht ausgeschlossen, daß die 2-Kind-Familie allmählich, ungeachtet sowohl der sozialen als auch der regionalen Differenzierung, zum allgemeinen Leittyp des generativen Verhaltens wird (vgl. MACKENSEN 1975a, S. 25ff.). Neuere regionale Daten über die Fruchtbarkeitsentwicklung in der DDR könnten für eine solche Hypothese sprechen: Die Zahlen für 1977 zeigen in den dortigen Stadtkreisen ein höheres Reproduktionsniveau als in den Landkreisen. Als ursächlich dafür wird u. a. die Zuwanderung jüngerer Bevölkerung im Fortpflanzungsalter aus den ländlichen Gebieten in die Städte angesehen (LUNGWITZ 1979, S. 253)[3]).

Wieweit es sich dabei um eine vorübergehende Erscheinung handelt, läßt sich aus den Zahlen, die sich zudem auf einen relativ kurzen Zeitraum von nur drei Jahren beziehen, nicht ablesen. Jedenfalls dürfte die These einer solchen Umkehr der bislang bekannten Stadt-Umland-Relationen der Geburtenhäufigkeit eine weitere Beobachtung und Analyse erfordern.

In der Literatur ist verschiedentlich auf das Phänomen des „Babyschocks" verwiesen worden (z. B. JÜRGENS 1978, S. 47). Diese Erklärung trifft die Zusammenhänge jedoch nicht ganz. Eher scheint es so zu sein, daß die auch in ausländischen Untersuchungen schon beobachteten Änderungen der Meinungen über die persönlich gewünschte Kinderzahl darin zum Ausdruck kommen: Aus verschiedenen Gründen beschließen die Paare, auf weitere Kinder zu verzichten, obwohl sie ihre ursprünglichen Vorstellungen über die ideale Kinderzahl beibehalten (infas 1979, S. 19ff.). Damit rücken wiederum soziologische und sozialpsychologische, aber auch psychologische Fragen in den Vordergrund.

Unter Vorbehalten soll im folgenden eine Zusammenfassung zum gegenwärtigen Diskussionsstand bezüglich der Bestimmungsgründe des generativen Verhaltens in der Bundesrepublik versucht werden. Angesichts der Komplexität des Objekts und des Forschungsfeldes kann dies zwangsläufig nur vergröbernd geschehen. Auf empirische Ergebnisse von Fallstudien kann dabei nur in beschränktem Maße zurückgegriffen werden, obwohl im deutschen Sprachraum inzwischen mit einer ganzen Reihe von empirischen Arbeiten begonnen worden ist. Ergebnisse liegen, abgesehen von den genannten Longitudinalstudien, in Form von Zwischenberichten vor (vgl. dazu MACKENSEN 1979).

Bereits die Ergebnisse massenstatistischer Analysen führten zu der Feststellung, daß Erwerbstätigkeit und Bildungsstand der Frau (je höher der Bildungsstand, desto größer das Interesse am Beruf) negativ mit der Geburtenhäufigkeit korrelieren (RÜCKERT und SCHMIEDEHAUSEN 1975 sowie SCHAWO 1979). SCHUBNELL machte aber schon 1973 darauf aufmerksam, daß eine solche Aussage in der Globalform nicht haltbar sei (vgl. SCHUBNELL 1973, S. 40). Eine von MACKENSEN entwickelte Hypothese dürfte — soweit sich die Entwicklung heute überblicken läßt — den tatsächlichen Zusammenhängen vermutlich näher kommen: „Der Emanzipationsvorgang stellt die Frau vor die Aufgabe einer neuen Bewältigung ihrer Rolle als Mutter und Ehefrau, und solange dieser Rollenkonflikt nicht bewältigt ist, treten notwendigerweise einige Rollenanforderungen in den Hintergrund" (MACKENSEN 1975b, S. 98). Dies könnte auch die Erklärung dafür sein, daß eine differenzierte Analyse des Zusammenhangs zwischen weiblicher Erwerbstätigkeit und Geburtenhäufigkeit zu teilweise widersprüchlichen Ergebnissen führt (vgl. dazu auch MORSA et al. 1979, S. 16ff.). TOMAN meint, daß man bei der Analyse stärker nach dem Alter der Kinder differenzieren müsse (vgl. TOMANN 1977, S. 12ff.). Festzuhalten bleibt, daß die Diskussionen zu diesem Komplex heute in der Bundesrepublik noch kontrovers verlaufen.

Ein Faktor, dessen Einfluß auf das generative Verhalten in den letzten Jahren in der Bundesrepublik Gegenstand kontroverser, teilweise recht heftiger Diskussionen war, ist die Wohnsituation. MORSA et al. beispielsweise ziehen das Wohnproblem mit Blick auf die Schwierigkeit, „the real causal relationship" zu bestimmen, nicht als Faktor differentieller

---

[3]) Kritisch ist zu diesem Aufsatz anzumerken, daß der Autor meint, daß Zielvorstellungen hinsichtlich der Bevölkerungsentwicklung mittels bevölkerungspolitischer Maßnahmen zu verwirklichen seien, „daß Bevölkerungsprozesse beeinflußt und Bevölkerungsstrukturen langfristig reguliert werden können, wobei bevölkerungspolitische Zielstellungen im wesentlichen nur über die Geburtenentwicklung zu erreichen sind" (S. 251). Der Autor vergleicht die Fruchtbarkeit des Jahres 1974 mit der des Jahres 1977. Es scheint aber wohl einige Skepsis gegenüber dem Versuch angebracht, daraus eine auf Dauer angelegte Trendumkehr ableiten zu wollen.

Fruchtbarkeit in die Betrachtung ein; sie verweisen aber dazu auf die Untersuchungen in der Bundesrepublik Deutschland, die auf solche Zusammenhänge schließen lassen (vgl. 1979, S. 21). Es ließ sich nachweisen, daß in nahezu allen sozialen Schichten (gemessen am Schulabschluß der Frauen) die durchschnittlichen Kinderzahlen beim Wohnen im Eigentum beachtlich über den durchschnittlichen Kinderzahlen der zur Miete wohnenden Familien der gleichen Sozialschicht liegen (vgl. RÜCKERT 1979, HATZOLD 1978 und 1979). HATZOLD glaubt Anzeichen für einen Mechanismus zu erkennen, der vor allem in Verdichtungsgebieten wirksam wird: Mietwohnungen der notwendigen Größe und Ausstattung für Familien mit Kindern sind kaum erschwinglich, zudem sind Familien mit Kindern vielfach unerwünschte Mieter. Aus dieser Situation erwächst häufig der Entschluß, selbst Eigentum zu erwerben. Die daraus folgende finanzielle Belastung ist aber bei nur einem Einkommen nicht tragbar, die Frau muß eine Erwerbstätigkeit aufnehmen. Damit aber ist ein weiteres Kind nicht mehr zu verkraften. Obwohl gegen diese These zum Teil heftig polemisiert wurde (vgl. z. B. HATZOLD 1978, S. 7), ist sie speziell in bezug auf die Verdichtungsgebiete auch nicht völlig von der Hand zu weisen. So stellt etwa TOMAN fest, daß Familien mit Kindern häufig (in seinem Fall 55 %) über Wohnungsschwierigkeiten klagten (vgl. 1977, S. 80). Gefährlich erscheint es jedoch, den Umkehrschluß zu ziehen, daß günstige Wohnbedingungen sich positiv auf die Fruchtbarkeit auswirken könnten, wozu GEISSLER neigt (vgl. unveröffentlichte Tagungsunterlagen vom 28./30. 3. 1979 in Königstein).

JÜRGENS und POHL kommen zu dem Schluß, daß „die Ortsgrößenklasse des Wohnorts und die hiermit zusammenhängende Wohnungsnachfrage ... für den generativen Bereich von sekundärer Bedeutung" sei (1975, S. 105). TOMAN hält es nicht für ausgeschlossen, daß mit dem Hinweis auf nicht ausreichende Wohnverhältnisse für ein weiteres Kind lediglich eine Rationalisierung der Motive gegen ein weiteres Kind vorgenommen wird. Außerdem folgert er aus den Ergebnissen seiner Untersuchung, daß wahrscheinlich ein zweites Kind relativ leicht in den Familienzusammenhang (einschl. Wohnung) zu integrieren sei, dagegen ein drittes Kind eher Veränderungen der äußeren Situation (etwa einen Wohnungswechsel) erforderlich mache (1977, S. 60f.).

In einer neueren Untersuchung wurde ebenfalls den Zusammenhängen zwischen Wohnform und Kinderwunsch nachgegangen (BÜCHL, VON ROSENSTIEL und STENGEL 1979). Die Autoren kommen zu dem Ergebnis, daß „größerer Bewegungsfreiraum unter den Aspekten des Wohnens, der Mobilität und des Geldes den Kinderwunsch begünstigt". In ihrem speziellen Fall stellen sie fest, daß Paare mit „Seins"-Orientierung — welche die höheren Kinderzahlen aufweisen — eher zur Miete wohnen als Familien mit „Haben"-Orientierung (= Wohneigentum), in denen weniger Kinder sind. Diese Ergebnisse wurden von FLADE und ZINN (1980) angezweifelt, die grundsätzliche Diskussion dieses Forschungsansatzes dürfte noch nicht ausgetragen sein.

Bei diesem Stand der Diskussion fragt es sich, wieweit nicht doch wirtschaftliche Gründe bei den Überlegungen der Paare für oder gegen ein weiteres Kind eine Rolle spielen könnten. Es wird jedoch in der Literatur stets darauf hingewiesen (vgl. MORSA et al. 1979, JÜRGENS und POHL 1975, JÜRGENS 1978, MACKENSEN 1975b etc., um nur einige Autoren zu nennen), daß wirtschaftliche Gründe nicht hinreichen, um den Geburtenrückgang zu erklären, daß vielmehr der Kinderwunsch primär vorhanden und geradezu vorgeprägt sei. BOLTE findet dies in einer neueren Untersuchung im Raum Südbayern an Müttern mit einem Kind bestätigt; insgesamt sei der Kinderwunsch variabler und labiler, als man bislang angenommen habe (BOLTE 1980, S. 18). So läßt sich — was BETTINA SCHATTAT noch einmal hervorhebt — auch nicht feststellen, „ob Frauen weniger Kinder haben, damit sie berufstätig sein können, oder ob Frauen, die aus anderen Gründen weniger Kinder haben, die Möglichkeit zur Berufstätigkeit nutzen" (SCHATTAT 1978, S. 22).

In neueren Untersuchungen des generativen Verhaltens ist die Berücksichtigung psychologischer Faktoren stark in den Vordergrund gerückt, d.h. das Interesse daran, wie objektive Bedingungen und subjektiv wahrgenommene Einflußgrößen, zusammenwirkend, das generative Verhalten im zeitlichen Ablauf bestimmen. Exemplarisch für diesen Ansatz sind etwa die Arbeiten von Lutz von Rosenstiel, auch Fitz und Oppitz sind in diesem Zusammenhang zu nennen. Dabei vermißt man allerdings eine stärkere Berücksichtigung der regionalen Unterschiede, die ja nach wie vor bestehen. Mackensen hält es für eine offene Frage, wieweit der moderne Leittyp des generativen Verhaltens — dies scheint gegenwärtig die 2-Kind-Familie zu sein — sowohl in der regionalen als auch in der sozialen Differenzierung akzeptiert werden (Mackensen 1975b). Frehner meint, daß im Hinblick auf die unterschiedlichen Konstellationen in ländlichen Gebieten und Verdichtungsräumen auch künftig regional unterschiedliche Geburtenniveaus zu beobachten sein werden (Frehner 1979, S. 94).

Zusammenfassend gesehen, dürfte deutlich geworden sein, daß die Analyse der Einflußgrößen des generativen Verhaltens und erst recht eine Analyse der regionalen Unterschiede es mit höchst komplexen Zusammenhängen zu tun haben. In den Versuchen, von „einfachen" Erklärungsansätzen abzugehen, kann eine Neuorientierung in der Analyse des generativen Verhaltens gesehen werden.

4. Zusammenfassung und Ausblick

Versucht man, aus den bisherigen Ergebnissen und Diskussionen zur Theorie des generativen Verhaltens ein Fazit zu ziehen, so sind die Ergebnisse ambivalent zu beurteilen. Die ökonomischen Theorien des generativen Verhaltens wurden zwar von deutschen Demographen aufgearbeitet, insgesamt läßt sich in der Diskussion jedoch eine gewisse Reserve gegenüber diesen Theorien beobachten; auch wurde bisher im deutschen Sprachraum keine Untersuchung bekannt, welche einen dieser Forschungsansätze empirisch überprüft hätte.

Aus massenstatistischen Analysen kann auf teilweise enge Zusammenhänge zwischen verschiedenen Variablen und der Ausprägung des generativen Verhaltens geschlossen werden. So scheinen solche engen Zusammenhänge zwischen der Erwerbstätigkeit der Frau sowie der Wohnsituation der Familie einerseits und der Kinderzahl in den Ehen andererseits zu bestehen. Werden jedoch gesamtgesellschaftliche Faktoren in die Betrachtung einbezogen, so werden solche Ergebnisse relativiert: dann lassen sich Kausalzusammenhänge zwischen einzelnen Größen nicht mehr ohne weiteres konstruieren. Weitere Versuche in aggregatstatistischer Richtung werden kaum zu neuen und relativ gesicherten Erkenntnissen führen. Vor allem aus der Sicht von Politikern, die aus wissenschaftlichen Arbeitsergebnissen klare Anweisung für ihr politisches Handeln erwarten, muß die gegenwärtige Forschungssituation unbefriedigend erscheinen.

Die Demographen sind sich darüber im klaren, daß die konventionellen Theorieansätze für die künftige Analyse der demographischen Zusammenhänge nicht mehr weit genug reichen. Erfolgversprechender erscheint eine erweiterte Zusammenschau der Bedingungen der demographischen Gegebenheiten und eine vertiefte Analyse von Wirkungszusammenhängen. Erste Schritte dazu sind bereits unternommen worden (vgl. z.B. Bolte, a.a.O., mit seinen insgesamt neun Typen generativer Entscheidung; Schulz (1980) in der Einbeziehung der Rolle der Großeltern und der Partnerbeziehung; Fachinger (1981) in der Intensivierung des psychologischen Ansatzes). Auch werden typologische Differenzierungen im ökonomischen und regionalen Bereich hinzukommen müssen. Darüber hinaus werden für die Analyse der regionalen Unterschiede des generativen Verhaltens neue Forschungsansätze gefunden werden müssen. Der Wissenschaft stellen sich im Rahmen dieser Thematik, bei der Werthaltungen und deren Änderungen im Laufe der Zeit eine so ausschlaggebende Rolle spielen, damit besondere Probleme, die mit einem differenzierteren Instrumentarium angegangen werden müssen.

Literaturverzeichnis

ANDORKA, RUDOLF: Determinants of Fertility in Advanced Societies. New York 1978.

BAGOZZI, RICHARD P. und M. FRANCES VAN LOO: Toward a General Theory of Fertility: A Causal Modeling Approach. In: Demography. 15. Jg., H. 3/1978, S. 301—320.

BALTZELL, E. E.: Social Mobility and Fertility within an Elite Group. In: Milbank Memorial Fund Quarterly. 31. Jg., H. 4/1953, S. 411—420.

BECKER, GARY S.: An Economic Analysis of Fertility. In: Demographic and Economic Change in Developed Countries. Princeton N. J. 1960, S. 209—231.

BECKER, GARY S.: A Theory of the Allocation of Time. In: The Economic Journal (London). 75. Jg., 1965, S. 493—517.

BLAKE, JUDITH: Are Babies Consumer Durables? A Critique of the Economic Theory of Reproductive Motivation. In: Population Studies. 27. Jg., H. 1/1968, S. 5—25.

BLAYO, CHANTAL: Natalité, fécondité. In: Population. 29. Jg., Sonderheft: La Population de la France. Juni 1974, S. 51—80.

BOLTE, KARL MARTIN: Typen generativer Entscheidung. In: Zeitschrift für Bevölkerungswissenschaft. 6. Jg., H. 1/1980, S. 5—23.

BRUTSAERT, H. und L. PEETERS: Intrageneratiemodiliteit en vruchtbaarheid. In: Bevolking en Gezin. H. 1/1976, S. 111—121.

BÜCHL, WILFRIED, LUTZ VON ROSENSTIEL und MARTIN STENGEL: Wohnform und Kinderwunsch. In: Zeitschrift für Bevölkerungswissenschaft. 5. Jg., H. 2/1979, S. 185—198.

CLIQUET, R. L. und F. VAN LOON: Nationale enquête over de Huwelijksvruchtbaarheid, 1966: vruchtbaarheid en sociale differentiatie. In: Bevolking en Gezin. H. 2/1972, S. 185—219.

COOMBS, LOLAGENE C.: Reproductive Goals and Achieved Fertility: A Fifteen-Year Perspective. In: Demography. 16. Jg., H. 4/1979, S. 523—534.

DUNCAN, O. D.: Farm Background and Differential Fertility. In: Demography, 2. Jg., H. 2/1965, S. 240—249.

EASTERLIN, RICHARD A.: Towards a Socioeconomic Theory of Fertility: A Survey of Recent Research on Economic Factors in American Fertility. In: Fertility and Family Planning: A World View. Hrsg.: S. J. Behrman/L. Corsa, Jr./R. Freedman. Ann Arbor 1969, S. 127—156.

EASTERLIN, RICHARD A.: Relative Economic Status and the American Fertility Swing. In: Family Economic Behavior, Problems and Prospects. Hrsg.: E. B. Sheldon. Philadelphia 1973, S. 170—223.

Empirische Untersuchungen zum generativen Verhalten. Hrsg.: Rainer Mackensen. Berlin 1979. In: Soziologische Arbeitshefte, H. 17.

ERMISCH, JOHN: The Relevance of the 'Easterlin Hypothesis' and the 'New Home Economics' to Fertility Movements in Great Britain. In: Population Studies. London. Vol. 33, March 1979, S. 39—58.

FACHINGER, BEATE unter Mitarbeit von CHRISTEL SCHLÖR: Psychologische Aspekte der Generativität. Erfassung von Motivationen und Barrieren im generativen Verhalten. — Bonn 1981. Im Auftrag des Bundesministers für Jugend, Familie und Gesundheit. Im Manuskript vervielfältigt.

FAWCETT, J. T.: Psychological Perspectives on Population. New York 1973.

Fécondité et Urbanisation. Presentation d'un cahier de l'Ined. In: Population. 31. Jg., H. 1/1976, S. 131—138.

FINNAS, FJALAR, und JAN M. HOEM: Starting Age and Subsequent Birth Intervals in Cohabitational Unions in Current Danish Cohorts, 1975. In: Demography, 17. Jg., H. 3/1980, S. 275—295.

FITZ, MANFRED und GÜNTHER OPPITZ: Das generative Verhalten. Eine theoretische und empirische Untersuchung der ökonomisch-psychologischen Determinanten. Diplomarbeit. Augsburg 1977.

FLADE, ANTJE und HERMANN ZINN: Diskussionsbemerkung zu W. Büchl., L. von Rosenstiel und M. Stengel: Wohnform und Kinderwunsch. In: Zeitschrift für Bevölkerungswissenschaft, 6. Jg., H. 1/1980, S. 101—103.

FREEDMAN, RONALD: The Sociology of Human Fertility. New York 1975.

FREEDMAN, RONALD, DEBORAH S. FREEDMAN und ARLAND D. THORNTON: Changes in Fertility Expectations and Preferences between 1962 and 1977: their Relation to Final Parity. In: Demography. 17. Jg., H. 4/1980, S. 365—378.

FREHNER, WILLIBOLD: Geburtenrückgang im ländlichen Raum. Augsburg 1979. In: Planungstheorie und Planungspraxis, Bd. 5.

GEISSLER, CLEMENS: Wie kinderfreundlich sind die Wohn- und Wohnumfeldbedingungen? Unveröffentlichte Tagungsunterlagen vom 28./30. 3. 1979 in Königstein.

GIRARD, ALAIN, LOUIS ROUSSEL und HENRI BASTIDE: Natalité et politique familiale. Une enquête d'opinion. In: Population. 31. Jg., H. 4—5/1975, S. 693—750.

GIRARD, ALAIN und LOUIS ROUSSEL: Fécondité et conjoncture. Une enquête d'opinion sur la politique démographique. In: Population. 33. Jg., H. 3/1977, S. 567—588.

GOLDBERG, D.: The Fertility of Two-generation Urbanites. In: Population Studies. 12. Jg., H. 3/1959, S. 214—222.

GOLDBERG, D. und L. C. COOMBS: Some Applications of Unfolding Theory to Fertility Analysis. In: Scaling: a Sourcebook for Bahavioral Scientists. Hrsg.: G. M. Maranel. Chicago 1974.

GRÖNER, GERHARD: Der Geburtenrückgang in Baden-Württemberg. Sonderdruck aus Jahrbücher für Statistik und Landeskunde. Stuttgart 1976.

HATZOLD, OTFRIED: Zusammenfassung der Tagungsergebnisse und ihre Konsequenzen für die demoökonomische Forschung. Erweiterte Fassung des Vortrags auf der Tagung am 27. 10. 1978. In: Ifo-Schnelldienst. Bevölkerung und Wirtschaft. 31. Jg., H. 34/1978, S. 6—11.

HATZOLD, OTFRIED: Anhaltender Geburtenrückgang durch marktwirtschaftliche Preismechanismen? In: Ifo-Schnelldienst. 32. Jg., H. 9/1979, S. 3—10.

HEINSOHN, GUNNAR, ROLF KNIEPER und OTTO STEIGER: Menschenproduktion. Allgemeine Bevölkerungstheorie der Neuzeit. Frankfurt 1979.

JÜRGENS, HANS W. und KATHARINA POHL: Kinderzahl — Wunsch und Wirklichkeit. Stuttgart 1975. In: Schriftenreihe des Bundesinstituts für Bevölkerungsforschung, Bd. 1.

JÜRGENS, HANS W.: Sind zwei Kinder schon zuviel? In: Keine Kinder — keine Zukunft? Hrsg.: Franke, Lutz und Hans W. Jürgens. Boppard/Rhein 1978. In: Schriftenreihe des Bundesinstituts für Bevölkerungsforschung, Bd. 4, S. 43—50.

KISER, CLYDE V.: The Growth of American Families Studies: an Assessment of Significance. In: Demography. 4. Jg., 1967, S. 388—396.

Leibenstein, Harvey: Economic Backwardness and Economic Growth. New York und London 1957.

Leibenstein, Harvey: The Economic Theory of Fertility Decline. In.: The Quarterly Journal of Economics. (Cambridge, Mass.) 89. Jg., H. 1/1965, S. 1—31.

Linde, Hans: Mackenroths Theorie der Generativen Strukturen aus heutiger Sicht — Möglichkeiten ihrer Weiterentwicklung. In: Ursachen des Geburtenrückgangs — Aussagen, Theorien und Forschungsansätze zum generativen Verhalten. Stuttgart, Berlin, Köln, Mainz 1979. In: Schriftenreihe des Bundesministers für Jugend, Familie und Gesundheit, Bd. 63, S. 31—41.

Limbacher, M.: Regionale Unterschiede in der Geburtenhäufigkeit der deutschen Bevölkerung. In: Statistische Rundschau für das Land Nordrhein-Westfalen. 30. Jg., September 1978, S. 459—469.

Lungwitz, Kurt: Zur Differenzierung der Geburten- und Fruchtbarkeitsentwicklung in den Bezirken und Kreisen der Deutschen Demokratischen Republik. In: Petermanns Geographische Mitteilungen. 123. Jg., H. 4/1979, S. 251—255.

Mackenroth, Gerhard: Bevölkerungslehre. Berlin, Göttingen, Heidelberg 1953.

Mackensen, Rainer: Bestimmungsgründe für die Bevölkerungsentwicklung in unserer Zeit. In: Geburtenrückgang — Konsequenzen für den ländlichen Raum. Hannover 1975. In: Schriftenreihe für ländliche Sozialfragen, H. 73, S. 13—37.

Mackensen, Rainer: Das generative Verhalten im Bevölkerungsrückgang. In: Bevölkerungsbewegung zwischen Quantität und Qualität. Hrsg.: Kaufmann, Franz-Xaver. Stuttgart 1975, S. 82— 104.

Marschalck, Peter: Zur Theorie des demographischen Übergangs. In: Ursachen des Geburtenrückgangs — Aussagen, Theorien und Forschungsansätze zum generativen Verhalten. Stuttgart, Berlin, Köln und Mainz 1979. In: Schriftenreihe des Bundesministers für Jugend, Familie und Gesundheit, Bd. 63, S. 43—60.

Mayer, H.: Vorausschätzung der regionalen Geburtenhäufigkeit. In: Statistische Monatshefte Rheinland-Pfalz. 33. Jg., Teil 1: H. 1/1980, S. 14—21; Teil 2: H. 2/1980, S. 38—44.

Meinungen und Einstellungen in Nordrhein-Westfalen zur Bevölkerungsentwicklung — Endbericht — Hrsg.: Institut für Angewandte Sozialwissenschaft — infas —. Untersuchung im Auftrag der Landesregierung Nordrhein-Westfalen. Bonn 1979.

Monnier, Alain: Projects de maternité et comportements réels: une enquête longitudinale (1974—1976) In: Population. 33. Jg., H. 4—5/1978. S. 813—853.

Morsa, Jean unter Mitarbeit von Chislaine Julémont und Pierre Guilmot: Socio-Economic Factors Affecting Fertility and Motivation for Parenthood. Hrsg.: Council of Europe. Straßburg 1979. In: Population Studies, Nr. 3.

Namboodiri, N. Krishnan: Some Observations on the Economic Framework for Fertility Analysis. In: Population Studies. 26. Jg., H. 2/1972, S. 185—206.

Namboodiri, N. Krishnan: The Integrative Potential of a Fertility Model: an Analytical Test. In: Population Studies. 26. Jg., H. 3/1972, S. 465—485.

The No-Growth Society. Hrsg.: Olson, Mancur und Hans H. Landsberg. London 1973.

Pohlmann, E.: The Psychologist's Introduction to the Birth Planning Literature. In: Journal of Social Issues. 23. Jg., 1967, S. 13—28.

Pschenny, Wolfgang: Bevölkerungsentwicklung und Einkommensverteilung in wechselseitiger Verknüpfung. Boppard 1981. In: Schriftenreihe des Bundesinstituts für Bevölkerungsforschung, Bd. 9.

Rainwater, L.: And the Poor Get Children. Chicago 1960.

Rainwater, L.: Family Design. Chicago 1965.

Rindfuss, Ronald R.: Changing Patterns of Fertility in the South: A Social-demographic Examination. In: Social forces (Chapel Hill, NC.). 57. Jg., H. 2/1978, S. 621—635.

Roppel, Ulrich: Die Geburtenentwicklung als Ergebnis von Konsum- und Investitionsentscheidungen der Eltern. — Zu einigen Hypothesen der ökonomischen Theorie des generativen Verhaltens. In: Konjunkturpolitik. Beiheft 26, S. 107—139.

Rosenstiel, Lutz von: Zur Motivation des generativen Verhaltens. Konzepte und Untersuchungsansätze. In: Zeitschrift für Bevölkerungswissenschaft. 4. Jg., H. 2/1978, S. 161—175.

Rosenstiel, Lutz von: Die Motivation des generativen Verhaltens. Eine sozioökonomische Analyse unter dem Aspekt des Wandels von Werthaltungen. Im Manuskript vervielfältigt. o. O. u. J. (München 1979).

Rückert, Gerd-Rüdiger und Dieter Schmiedehausen: Bestimmungsgründe der regionalen Unterschiede der Geburtenhäufigkeit. In: Untersuchungen zur kleinräumigen Bevölkerungsbewegung. Hannover 1975. ARL: FuS Bd. 95, S. 69—97.

Rückert, Gerd-Rüdiger: Die Kinderzahl der Ehen in der Bundesrepublik Deutschland im Intergenerationenvergleich. In: Zeitschrift für Bevölkerungswissenschaft. 2. Jg., H. 2/1976, S. 36—52.

Rückert, Gerd-Rüdiger: Schicht-Indikatoren des generativen Verhaltens. In: Ursachen des Geburtenrückgangs — Aussagen, Theorien und Forschungsansätze zum generativen Verhalten. Stuttgart 1979. In: Schriftenreihe des Bundesministers für Jugend, Familie und Gesundheit, Bd. 63, S. 137—154.

Ryder, Norman B.: Comment. In: Journal of Political Economy. 81. Jg., H. 2/1973, S. 65—69.

Schawo, Franz-Albert: Regionale Differenzierung der Geburtenhäufigkeit in Nordrhein-Westfalen in Abhängigkeit von sozioökonomischen Faktoren. Diplomarbeit (unveröffentlicht), Bonn 1979.

Schattat, Bettina: Wirtschaftspolitische Konsequenzen einer schrumpfenden Bevölkerung. In: Ifo-Schnelldienst. Bevölkerung und Wirtschaft. 31. Jg., H. 34/1978, S. 17—23.

Schmid, Josef: Einführung in die Bevölkerungssoziologie. Unter Mitarbeit von Helmut Bauer und Bettina Schattat. Reinbek bei Hamburg 1976.

Schmid, Josef: Zur soziologischen Konzeption menschlicher Fruchtbarkeit. In: Ursachen des Geburtenrückgangs — Aussagen, Theorien und Forschungsansätze zum generativen Verhalten. Stuttgart, Berlin, Köln und Mainz 1979. In: Schriftenreihe des Bundesministers für Jugend, Familie und Gesundheit, Bd. 63, S. 77—92.

Schubnell, Hermann: Der Kinderreichtum bei Bauern und Arbeitern. Untersuchungen aus Schwarzwald und Rheinebene. Freiburg i. Br. 1941.

Schubnell, Hermann: Der Geburtenrückgang in der Bundesrepublik Deutschland. Die Entwicklung der Erwerbstätigkeit von Frauen und Müttern. Bonn-Bad Godesberg 1973. In: Schriftenreihe des Bundesministers für Jugend, Familie und Gesundheit, Bd. 6.

Schubnell, Hermann: Das Phänomen des Geburtenrückgangs in der Demographie. In: Ausmaß — Ursachen — Bedeutung des Geburtenrückganges in der Bundesrepublik Deutschland. Hrsg.: Harmsen, Hans und Hermann Schubnell. Hamburg 1974, S. 7—38.

Schwarz, Karl: Gründe des Geburtenrückgangs 1966 bis 1975 und für das „Nullwachstum" erforderliche Kinderzahl der Ehen. In: Wirtschaft und Statistik, H. 6/1977, S. 374—378.

SCHWARZ, KARL: Das deutsche Defizit. In: Keine Kinder — keine Zukunft? Hrsg.: Franke, Lutz und Hans W. Jürgens. Boppard/Rhein 1978. In: Schriftenreihe des Bundesinstituts für Bevölkerungsforschung, Bd. 4, S. 19—34.

SCHWARZ, KARL: Kinderzahl ausgewählter Bevölkerungsgruppen. Ergebnis des Mikrozensus 1976. In: Wirtschaft und Statistik, H. 5/1978, S. 278—284.

SCHWARZ, KARL: Kinderzahl der Ehen in den Ländern des Bundesgebietes. Ergebnis des Mikrozensus 1977. In: Wirtschaft und Statistik. H. 8/1978. S, 488—491.

SCHWARZ, KARL: Demographische Ursachen des Geburtenrückgangs. In: Wirtschaft und Statistik. H. 3/1979, S. 166—170.

SCHWARZ, KARL: Informationen und Informationslücken zur neueren Entwicklung von Ehe und Familie in der Bundesrepublik Deutschland. In: Eheschließung und Familienbildung heute — Neuere Entwicklungen im In- und Ausland. Wiesbaden 1980.

SCHULZ, REINER unter Mitarbeit von K. GÄRTNER, WOLFGANG LENGSFELD und KATHARINA POHL: Generatives Verhalten und ausgewählte Lebensbedingungen — Ergebnisse der Longitudinaluntersuchung. Wiesbaden 1980. In: Materialien zur Bevölkerungswissenschaft, H. 19.

STEMPEL, DIETER: Zur demographischen Struktur einer Wanderungsbevölkerung in der DDR. In: Architektur der DDR. 28. Jg., H. 12/1979, S. 754—758.

STIENS, GERHARD: Alternative Beurteilung der großräumigen Bevölkerungsentwicklung. Manuskript des Vortrags, gehalten am 12. 1. 1978 bei der Akademie für Städtebau und Landesplanung Berlin in Wiesbaden.

SWEEZY, ALAN: The Economic Explanation of Fertility Changes in the United Staates. In: Population Studies. 26. Jg., H. 2/1971, S. 255—267.

TOMAN, WALTER: Faktoren der Bevölkerungsentwicklung — Ursachen und Beweggründe für den Kinderwunsch. Forschungsbericht über eine im Auftrag des Bayerischen Staatsministeriums für Arbeit und Sozialordnung durchgeführte Befragung von Experten und Paargruppen. Im Manuskript vervielfältigt. München 1977.

TUGAULT, YVES: Fécondité et urbanisation. In: Population. 31. Jg., H. 1/1976, S. 131—138.

TURCHI, BOONE A.: The Demand for Children: The Economics of Fertility in the United States. Cambridge, Mass. 1975.

WANDER, HILDE: Der Geburtenrückgang in Westeuropa wirtschaftlich gesehen. Hrsg.: Institut für Weltwirtschaft Kiel. Kiel 1971. In: Kieler Diskussionsbeiträge zu aktuellen wirtschaftspolitischen Fragen, Nr. 9.

WANDER, HILDE: Ökonomische Theorien des generativen Verhaltens. In: Ursachen des Geburtenrückgangs — Aussagen, Theorien und Forschungsansätze zum generativen Verhalten. Stuttgart, Berlin, Köln und Mainz 1979. In: Schriftenreihe des Bundesministers für Jugend, Familie und Gesundheit, Bd. 63, S. 61—76.

WANDER, HILDE: Ursachen des Geburtenrückgangs in ökonomischer Sicht. Hrsg.: Institut für Weltwirtschaft Kiel. Kiel 1980. In: Kieler Diskussionsbeiträge Nr. 71.

WESTOFF, CHARLES F., R. G. POTTER Jr., PH. C. SAGI und E. G. MISHLER: Family Growth in Metropolitan America. Princeton, N. J. 1961.

WESTOFF, CHARLES F. und ELISE F. JONES: The End of "Catholic" Fertility. In: Demography. 16. Jg., H. 2/1979, S. 209—217.

WHELPTON, P. K. und C. V. KISER: Social and Psychological Factors Affecting Fertility. 5 Bd. New York 1946—1958.

WILLIS, R. J.: A New Approach to the Economic Theory of Fertility Behavior. In: Journal of Political Economy. 81. Jg., H. 2/1973, S. 14—64.

WILSON, M. G. A.: Spatial Analysis of Human Fertility in Scotland: Reappraisal and Extension. In: Scottish Geographical Magazine. 94. Jg., H. 3/1978, S. 130—142.

WOOLF, M: Family Intentions. Hrsg.: Office of Population Censuses and Surveys. HMSO. London 1971.

Geburtenrückgang und Regionalentwicklung
Auswirkungen der absehbaren Bevölkerungsentwicklung auf regionale Infrastrukturversorgung und Flächennutzung

von
Werner Schramm, Hannover

Gliederung

1. Struktur der Analyse von regionalen Wirkungen der Bevölkerungsentwicklung
2. Absehbare Veränderungen der Bevölkerungszahl, von Alters-, Haushalts- und Familienstruktur
3. Auswirkungen des Geburtenrückganges auf die Regionalentwicklung
   3.1 Versorgung mit öffentlichen Diensten und Einrichtungen im ländlichen Raum
   3.2 Regionale Wohnbaulandnachfrage und Flächennutzung
   3.3 Hypothetische Ansätze zur Veränderung der Siedlungsstruktur
4. Literatur

1. Struktur der Analyse von regionalen Wirkungen der Bevölkerungsentwicklung

Bevölkerungsrückgang ist kein fiktiver Vorgang in den Köpfen von Planern und Prognostikern, sondern durchaus real. Seine auslösenden Momente sind bereits Vergangenheit. Seine Wirkungen werden heute und in den nächsten Generationen sichtbar. Unter diesem Aspekt ist es notwendig, Auswirkungen dieses Prozesses auf die Regionalentwicklung darzustellen.

In dem vorliegenden Beitrag wird versucht, durch eine Darstellung verschiedener Entwicklungen zu Antworten beizutragen. Ausgehend von idealtypischen Anforderungen und spezifischen Situationen werden in unterschiedlichen Denkmodellen mögliche oder wünschbare Entwicklungen beschrieben. Die Ergebnisse geben Richtungen und Größenordnungen von Ereignissen an, die nicht immer kurzfristig eintreten werden. Sie setzen sich auch über manche tatsächlich vorhandene Hürde politischer oder ökonomischer Gegebenheiten oder einfach von Denkgewohnheiten hinweg. Das akzeptierend, können sie für die Diskussion um langfristige Entscheidungen über die regionale Entwicklung von Nutzen sein.

Der Beitrag stützt sich auf mehrere Untersuchungen, an denen der Verfasser beteiligt war. Er versucht eine Ordnung des Materials mit dem Ziel, raumordnungspolitische Auswirkungen des Bevölkerungsrückganges zu diskutieren.

Zur Klärung des Vorgehens sei eine mehr stichwortartige Betrachtung zur Struktur einer solchen Analyse an den Anfang gestellt. Theoretischer Untersuchungsgegenstand ist der Wirkungszusammenhang von Bevölkerungs- und Regionalentwicklung in seiner Gesamtheit. In seinem Wirkungsgefüge sind direkte und indirekte Wirkungen zu unterscheiden (siehe auch Abbildung 1). Direkte Wirkungen der Bevölkerungsentwicklung schlagen sich in einer Veränderung der Nachfrage nach Gütern und Dienstleistungen nieder. Der Bevölkerungsrückgang kann zu einer partiellen Verminderung der Nachfrage führen. Veränderungen in der Bevölkerungsstruktur, z. B. im Altersaufbau, können eine Veränderung der Nutzung altersspezifischer Dienste und Infrastruktureinrichtungen zur Folge haben. Indirekte Wirkungen der Bevölkerungsentwicklung zeigen sich zum Beipiel in der Bevölkerungswanderung. Sie wirken in Wohnstandortentscheidungen und Wohnverhalten der Bevölkerung auf die Siedlungsstruktur. Regionale Auswirkungen dieses Prozesses zeigen sich exemplarisch für die Infrastrukturversorgung und die Nachfrage nach Wohnbauland.

Zur Darstellung der regionalen Auswirkungen der Bevölkerungsentwicklung reicht aber eine eindimensionale Projektion der Bevölkerungsmengen auf die Nachfrage in unterschiedlichen Bereichen nicht aus. Sie muß vielmehr durch Analysen zu gleichzeitig wirkenden Trends und Veränderungen außerhalb des engeren Bereiches der Bevölkerungsentwicklung ergänzt werden. Die Inhalte dieser Analysen stellen sich für die einzelnen Wirkungsbereiche unterschiedlich dar. Wichtige Trendüberlagerungen, die im Zusammenhang mit dem Prozeß der Bevölkerungsveränderung gesehen werden müssen, sind für den Bereich der Infrastruktur die Zusammenhänge von normativer Betriebsgröße der Infrastruktureinrichtungen und ihrer Erreichbarkeit durch die Nutzer sowie Ausprägungen des sozialen Wandels schlechthin. Dazu gehören zum Beispiel Merkmale des wachsenden Anteils von Ein-Kind-Familien, aber auch mehr sozialpsychologische Strukturen, wie Wohlbefinden, Solidarität, öffentliches Engagement der Bevölkerung. Im Bereich des Wohnungswesens sind solche ergänzend zu berücksichtigende Trends, zum Beispiel Veränderungen der Wohnflächenstandards und die Lebenssituationsbezogenheit der einzelnen Wohnformen. Diese Trends beeinflussen in der Form von Wirkungsketten, der Prozeß der Bevölkerungsentwicklung eingeschlossen, Wohnbaulandbedarf und Siedlungsstrukturen, aktuell zum Beispiel im Stadt- und Umland-Bereich.

Für die Analyse sind in diesem Zusammenhang die Leitvorstellungen zur regionalen Strukturpolitik nicht außer acht zu lassen. Exemplarisch dafür sind zu nennen: die Wirkungszusammenhänge zur Entwicklung im ländlichen Raum sowie zur Entwicklungssteuerung, einerseits in städtischen und andererseits in ländlichen Gebieten. Der Wirkungszusammen-

Abb. 1   *Schema von Auswirkungen der Bevölkerungsentwicklung*

1. Direkte und indirekte Wirkungen des Zusammenhanges von Bevölkerungs- und Regionalentwicklung

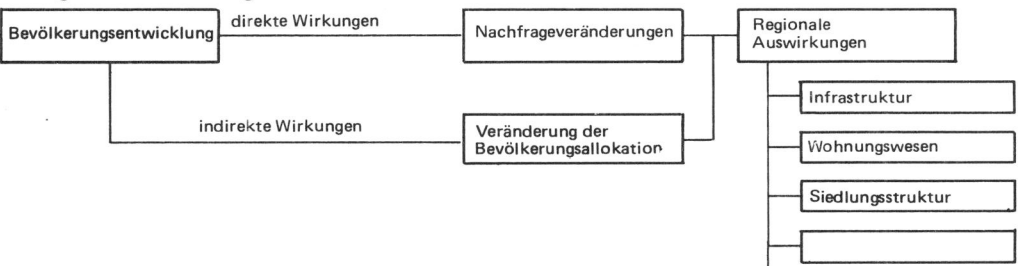

2. Weitere Trends und Veränderungen, die bei der Analyse des Wirkungsgefüges von Bevölkerungs- und Regionalentwicklung berücksichtigt werden müssen

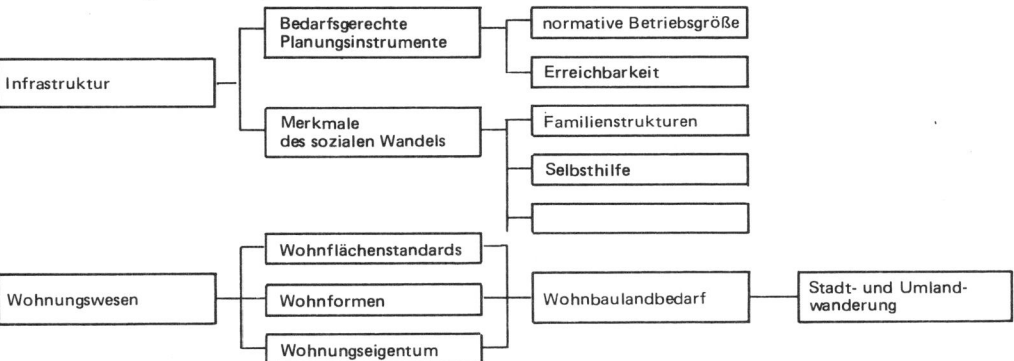

3. Wirkungszusammenhänge der Entwicklungssteuerung im städtischen und ländlichen Raum

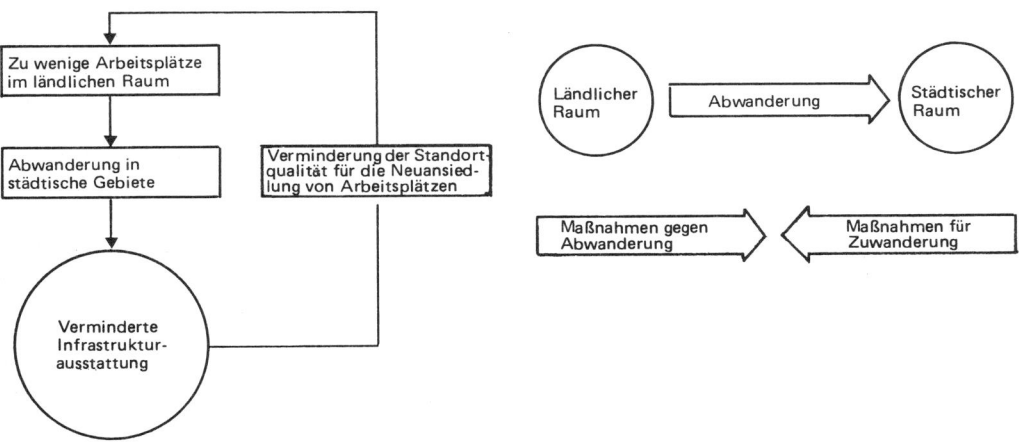

Quelle: Institut für Entwicklungsplanung und Strukturforschung Hannover

hang zur Entwicklung im ländlichen Raum stellt sich auf Grund der Definition des ländlichen Raumes als ein Kreislauf dar, bei dem der Mangel an Arbeitsplätzen zu einer Abwanderung der Bevölkerung führen kann. Die Abnahme der Bevölkerung führt auf Grund der bevölkerungsbezogenen Infrastrukturrichtwerte zu einer verminderten Ausstattung der Region mit Einrichtungen der Infrastruktur. Diese quantitative Auswirkung gilt als eine negative Standortqualität für die Neuansiedlung von Arbeitsplätzen. In der Rückkoppelung wird dadurch die Möglichkeit, das Arbeitsplatzdefizit zu beheben, wiederum kleiner.

Ein ähnlicher Zusammenhang zeigt sich in der Entwicklungssteuerung für den ländlichen und den städtischen Raum. In der jüngeren Vergangenheit war immer wieder die Abwanderung vom Land zur Stadt Gegenstand steuernder Maßnahmen. Diese Maßnahmen hatten im ländlichen Raum das Ziel, Abwanderung zu verhindern, und im städtischen Raum das Ziel, Zuwanderungen zu ermöglichen.

Die Analyse der Auswirkungen der Bevölkerungsentwicklung auf die regionale Struktur muß die Komplexität der einzelnen Wirkungsfelder berücksichtigen, wenn relitätsbezogene Aussagen gemacht werden sollen. Diese Differenzierung und Vielfalt der einzelnen Wirkungszusammenhänge führt allerdings auf der anderen Seite dazu, daß das Wirkungsfeld in dieser Art nur exemplarisch beschrieben werden kann.

2. Absehbare Veränderungen der Bevölkerungszahl, von Alters-, Haushalts- und Familienstruktur

Im folgenden sollen einige Daten zusammengestellt werden, die die Bevökerungsentwicklung beschreiben. Die Aussagen gehen nicht von eigenen Berechnungen aus, sondern beschreiben Größenordnungen der Ergebnisse von Untersuchungen in der aktuellen wissenschaftlichen Diskussion, insbesondere des Statistischen Bundesamtes. Danach ist in der Bundesrepublik insgesamt bis zum Jahr 2030 bei einer zugrundegelegten Netto-Reproduktionsrate von 0,8 mit einer Bevölkerung von etwa 43 Millionen Deutschen zu rechnen. Dies würde, gemessen am heutigen Stand, einen Bevölkerungsrückgang von etwa 30 Prozent ergeben (siehe auch Abbildung 2).

Betrachtet man die vorgelegten Projektionen in ihrer regionalen Differenzierung ohne Berücksichtigung interregionaler Wanderung, so streuen die regionalen Werte zwischen einer Abnahme von 20 Prozent bis zu einer Abnahme von etwa 40 Prozent um den schon genannten Mittelwert von 30 Prozent. Dabei bleibt zunächst die Frage der ausländischen Bevölkerung außer Betracht. 1976 betrug deren durchschnittlicher Anteil in den Regionen der Bundesrepublik zwischen 3 und 9 Prozent. Inwieweit ein verstärkter oder auch abgeschwächter Zuzug von ausländischer Bevölkerung die Entwicklung der Bevölkerung insgesamt beeinflussen wird, kann in diesem Beitrag nicht abgeschätzt werden.

Analysiert man die Projektionen unter dem Aspekt des Zeithorizontes, so ergibt sich, ausgehend von der Basis 1978 für das gesamte Bundesgebiet, für 1980 eine Abnahme zwischen 4 und 10 Prozent und für das Jahr 2030 eine Abnahme zwischen 20 und 40 Prozent. Die Werte liegen für stark verdichtete Regionen bei einer Abnahme von 1 Prozent (1980) von 8 bis 13 Prozent bis zum Jahr 2000 und von 30 bis 44 Prozent bis 2030, so daß für eine Analyse der Auswirkungen der Bevölkerungsentwicklung in stark verdichteten Regionen grob mit einem Wert um 30 Prozent Abnahme gerechnet werden könnte. In den ländlichen Regionen zeigt sich folgendes Bild: 1980 gegenüber 1978 keine Abnahme, bis zum Jahr 2000 ein Rückgang zwischen 1 und 6 Prozent, bis zum Jahr 2030 ein Rückgang zwischen 4 und 15 Prozent. Für Szenarien-Betrachtungen kann ein Rückgang in den ländlichen Regionen von durchschnittlich 15 Prozent angenommen werden.

Abb. 2 *Schema zu Prognoseergebnissen der Bevölkerungsentwicklung in der Bundesrepublik Deutschland Größenordnungen für Szenarienbetrachtungen*

Regionale oder gruppenspezifische Differenzierung	Zeithorizont	Bevölkerungsrückgang in % des Standes von 1978
Deutsche Bevölkerung in der Bundesrepublik	bis 2030 vorausgesetzt eine Nettoreproduktionsrate von 0,8	30
Regionalisierte Werte ohne Wanderungen	bis 2030	20 – 40
Ausländer in der Bundesrepublik	1976 regionalisierte Werte: 3% – 9%	± ?
Regionaldifferenzierte Werte der deutschen Bevölkerung	Basis 1978	
	bis 1980 / bis 2000 / bis 2030	
insgesamt	0 – 1% 4 – 10% 20 – 40%	
stark verdichtete Region	1% 8 – 13% 30 – 44%	30 – 40
ländliche Region	0% 1 – 6% 4 – 15%	10 – 15
Altersspezifische Werte der deutschen Bevölkerung	bis 2030	
jung (unter 20 Jahre)		50 – 60
mittel (20 – 60 Jahre)		20 – 30
älter (über 60 Jahre)		Zunahme 20 – 30

Quelle: Deutscher Bundestag: Bericht über die Bevölkerungsentwicklung in der Bundesrepublik Deutschland 1. Teil, Drucksache 8/4437 vom 8.8.1980

Für die Analyse der Wirkungszusammenhänge ist es gleichermaßen wichtig, neben den regionalen und zeitlichen Differenzierungen auch die Veränderung in der Bevölkerungs-, Haushalts- und Familienstruktur zu berücksichtigen. Für die altersspezifische Struktur ergeben sich auf Grund der Projektionen für jüngere Bevölkerung (unter 20 Jahren) eine Abnahme im Prognosezeitraum zwischen 50 und 60 Prozent, in den mittleren Jahrgängen (20 bis 60 Jahre) eine Abnahme zwischen 20 und 30 Prozent und in den älteren Jahrgängen (60 Jahre und älter) eine Zunahme von 20 bis 30 Prozent.

Die Ausgangslage für die Analyse regionaler Entwicklung wird neben den quantitativen Aussagen zur Bevölkerungsentwicklung durch qualitative Aussagen über die Strukturen des sozialen Wandels geprägt.

Ein Beispiel dafür ist die zu erwartende Vermehrung von Freizeit. Der Anteil frei verfügbarer Zeit wächst. Die Entwicklung der tariflich vereinbarten Arbeitszeiten, die verlängerten Jahres-Urlaubszeiten, die beginnende Diskussion um die 35-Stunden-Woche und Modelle einer veränderten Verteilung von Arbeit deuten darauf hin. Eine in diesem Zusammenhang selten genannte Zahl ist der Anteil der Zeit, die im Arbeitsprozeß gebunden ist, im Anteil an der Lebenszeit. Sie liegt heute bei etwa 25 %.

Ein anderes Beispiel sind die Veränderungen in den Familien und Haushaltsstrukturen. Der Anteil kleiner Haushalte, Ein-Kind-Familien und kinderloser Paare steigt weiter. Vereinzelung und Alleinsein bleiben nicht ohne Einfluß auf den Lebensstil.

In letzter Zeit wurde erkennbar, daß der soziale Aspekt räumlicher Planung nicht mehr so stark bei schichtbezogenen ökonomischen Erklärungen und Parametern von sozialen Handlungsweisen ansetzen sollte, als vielmehr bei lebensbezogenen Anforderungen, resultierend aus Lebensalter und Lebenszyklus. Diese Ansicht wird bestärkt durch das gewachsene Problembewußtsein für die Grenzen natürlicher Ressourcen in der Bevölkerung. Insgesamt gesehen erfordern die veränderten Entwicklungsbedingungen eine Neubewertung räumlicher Konzepte sowie eine abgestimmte Entwicklungssteuerung. Der Wandel sozialer und räumlicher Strukturen verlangt eine ständige Überprüfung der räumlich-technischen Konzepte. Konzepte müssen sensibel bleiben auch für die sozialen Strukturen des Wandels. Als Beispiele für Konzepte mit zu geringer Sensibilität können genannt werden: Zentrenbildung, ausschließlich an Betriebsgrößen ausgerichtete Infrastrukturkonzepte, aber auch Verdichtung als urbane Erwartung, Massenstapelung von Wohnungen, Straßen als monofunktionale Verkehrswege. Neben den genannten Veränderungen der Haushalts- und Familienstrukturen sollten Analysen der räumlichen Entwicklung, auch die sich ändernde Rolle der Frau, insbesondere auf dem Hintergrund sich wandelnder Verteilungsformen von Arbeit, emotionale Grundbedürfnisse, die in der Lebensplanung des einzelnen einen immer höheren Stellenwert gewinnen, wie Zuwendung, Aktivität, Achtung, die Erziehung zu Solidarität und öffentlichem Engagement, mit einbeziehen. In dieser Weise wird es möglich werden, Raumplanung und Raumforschung verstärkt zu einem Instrument des qualitativen Wandels zu machen und so zu einer Humanisierung der Raumnutzung beizutragen.

3. Auswirkungen des Geburtenrückganges auf die Regionalentwicklung

3.1 Versorgung mit öffentlichen Diensten und Einrichtungen im ländlichen Raum

Im Bereich der sozialen und kulturellen Infrastruktur überholt der Wandel der Infrastrukturkonzepte zuweilen Planung und Planer. Zentralisierung und Größe als Merkmal der Leistungsfähigkeit galt vor einigen Jahren als wichtigstes Kriterium. Heute (aus gutem Grund) nehmen Nutzernähe und Dezentralisierung diese Stellung ein. Exemplarisch dafür steht das neue Konzept der „kleinen Grundschule" in Niedersachsen. In der Versorgungssituation zeigen sich die negativen Auswirkungen der Zentralisierung auf die Erreichbarkeit infrastruktureller Angebote durch die Bevölkerung. Dabei ergibt sich eine negative Systemverstärkung unter dem Aspekt unzureichender Verkehrsbedienung im ländlichen Raum. Es zeigen sich die gleichermaßen negativen Auswirkungen einer verminderten strukturellen Differenzierung öffentlicher Dienste auf die Qualität der Versorgung. Parellel dazu wirken steigende Betriebs- und Unterhaltungskosten für Infrastruktureinrichtungen als Belastung auf den kommunalen Finanzhaushalt, die den politischen Spielraum drastisch einengen.

Die bevölkerungsbezogenen Indikatoren zur Infrastrukturversorgung lassen die Disparitäten und Entwicklungsprobleme für Räume mit geringerer Bevölkerungsdichte nicht in vollem Ausmaß erkennen. Einrichtungen, die allein nach bevölkerungsbezogenen Richtwerten konzipiert werden, führen in Gebieten mit geringerer Bevölkerungsdichte zu einem qualitativ schlechterem Angebot. Dies soll an zwei Beispielen aus dem Landkreis Lüchow-Dannenberg demonstriert werden, zum einen für die ärztliche Versorgung, zum anderen für den Bereich der Jugendhilfe.

Lüchow-Dannenberg verfügt über einen relativ günstigen Indikatorenwert der ärztlichen Versorgung (acht praktische Ärzte pro 1000 Einwohner in Lüchow-Dannenberg; 7 praktische Ärzte zu 1000 Einwohner im Landesdurchschnitt Niedersachsen). Analysiert man die Standortverteilung der Arztpraxen (und Fachärzte) näher, zeigt sich die geringere Differenzierung des Angebots (siehe auch Abbildung 3). Eine ausreichend differenzierte Versorgung findet sich nur in der Kreisstadt Lüchow. Alle anderen Samtgemeinden und Ortsteile verfügen höchstens über ein oder zwei fachärztliche Angebote.

Die Qualität infrastruktureller Versorgung wird also entscheidend durch die absolute Kapazität der Dienste bestimmt, die letztlich wieder über die Möglichkeiten der ausreichenden Differenzierung des Angebots entscheidet. Dies kann auch ein zweites Beispiel zeigen. Im Landkreis Lüchow-Dannenberg sind etwa 140 Mitarbeiter im Bereich der öffentlichen Jugendhilfe tätig. Bleibt man im bevölkerungsbezogenen Indikatorenschema, kann man vom Versorgungsindikator daher die Versorgung im Landkreis Lüchow-Dannenberg mit der im Landkreis Hannover vergleichen. Im Landkreis Hannover leben etwa 10mal soviel Einwohner wie in Lüchow-Dannenberg. In der öffentlichen Jugendhilfe des Landkreises Hannover sind 1400 Mitarbeiter tätig, also auch etwa das 10fache der Kapazität von Lüchow-Dannenberg. Beide Landkreise hätten also einen gleichen Versorgungs-Indikator der öffentlichen Jugendhilfe. Der Unterschied liegt in der Qualität des Dienstes. 1400 Mitarbeiter im Landkreis Hannover können ein differenzierteres Verwaltungs- und Beratungssystem leisten. In Lüchow-Dannenberg müssen von einem Mitarbeiter mehrere Aufgaben-Schwerpunkte bearbeitet werden. Andere können nicht bedient werden, weil sich auf Grund der geringen absoluten Mitarbeiteranzahl ein der Versorgung im Landkreis Hannover vergleichbares fachliches Qualifikationsspektrum nicht erreichen läßt.

Analysiert man die direkte Wirkung des Bevölkerungsrückganges und legt die quantitaven Werte der genannten Bevölkerungsprojektionen zugrunde, so wäre bei einer Anwendung eindimensionaler bevölkerungsbezogener Richtwerte zur Versorgungsplanung in Lüchow-Dannenberg mit einem 15prozentigen Rückgang der Nachfrage nach öffentlichen Diensten zu rechnen. Aus dieser direkten Projektion des Bevölkerungsrückganges auf die Beurteilung der Versorgungslage von Infrastruktureinrichtungen rührt auch die oft gehörte Befürchtung her, auf Grund des Bevölkerungsrückganges könnten Infrastruktureinrichtungen, vor allem im ländlichen Raum, zunehmend leer stehen und nicht mehr wirtschaftlich zu nutzen sein. Diese Erwartung könnte sich aber dann als vordergründig erweisen, wenn die Versorgungssituation im ländlichen Raum sich zur Zeit noch als so defizitär darstellt, daß sich durch den Bevölkerungsrückgang eine erwünschte „bessere Versorgung der Bevölkerung mit Infrastruktureinrichtungen" ergeben würde. Um diese Frage zu bewerten, wird die Einbeziehung weiterer Bestimmungsmerkmale der Infrastrukturversorgung erforderlich. Einer der zentralen Merkmale ist die Betriebsgröße. Durch sie werden die normativen Charakteristika der jeweiligen Einrichtungen zusammengefaßt. Allerdings, einen eindeutig bestimmten Wert für optimale Betriebsgrößen öffentlicher Infrastruktureinrichtungen dürfte es kaum geben. Die Diffe-

Abb. 3   *Ärztliche Versorgung im Landkreis Lüchow-Dannenberg 1978*

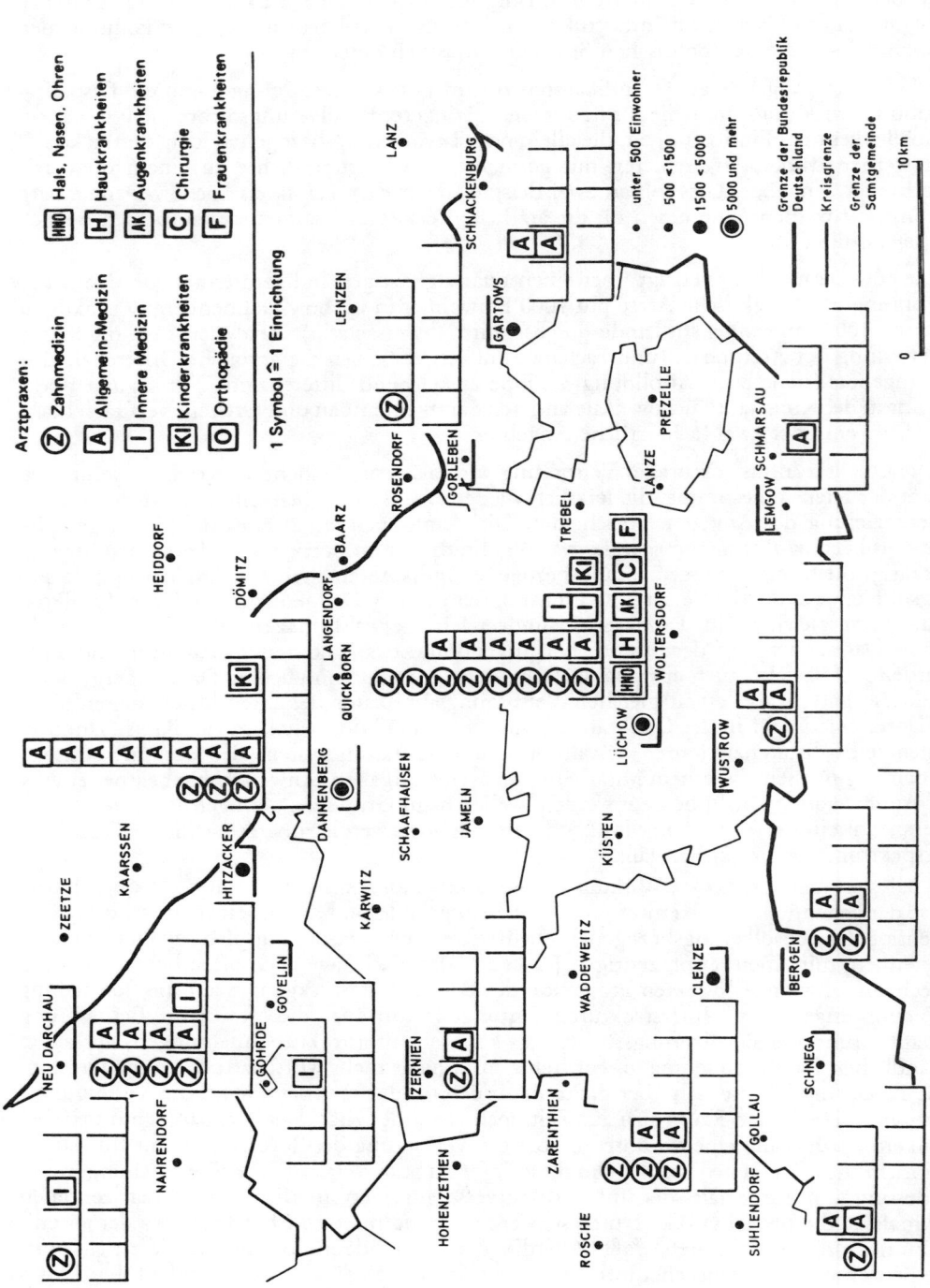

Quelle: Institut für Entwicklungsplanung und Strukturforschung Hannover

renzierung des Angebots, zum Beispiel Zügigkeit von Schulen oder Anzahl von Beratungsangeboten in der Jugendhilfe, ist gleichermaßen ein Bestimmungsmerkmal der Betriebsgröße wie die Erreichbarkeit der Einrichtungen, beschrieben durch deren Einzugsbereich. Jede Optimierung der Betriebsgröße erfordert deshalb zugleich Randbedingungen für Differenzierung und Erreichbarkeit. Die funktionale Definition der Betriebsgröße wird somit normativ. Dieser Zusammenhang zwischen normativer Betriebsgröße und normativem Einzugsbereich soll für die Beispiele Kindergärten, Grundschulen und ärztliche Versorgung dargestellt werden:

Erstes Beispiel: Kindergärten

Die normative Betriebsgröße geht von einer Gruppenstärke zwischen 20 und 25 Kindern aus. Betrachtet man diese normative Betriebsgröße auf dem Hintergrund von Dichtewerten einzelner Altersjahrgänge, sind für die jeweilige Einrichtung dadurch die Einzugsbereiche eindeutig bestimmt. In diesem Zusammenhang zeigt sich auch die Verbindung zur Analyse der Auswirkungen des Geburtenrückganges. Die Berechnungen ergeben, daß bei einer Dichte der entsprechenden Altersjahrgänge von 1 und mehr Kindern pro km^2 wohnstandortnahe Einzugsbereiche erreicht werden. Sinken diese Dichtewerte aber unter Werte von 1 Kind pro km^2, z. B. auf 0,5 oder 0,2, dehnen sich die Einzugsbereiche über 4 bis 6 Kilometer aus, können also nicht mehr als wohnstandortnah angesehen werden. Die Verknüpfung zum Geburtenrückgang macht deutlich, daß nun gerade durch den Geburtenrückgang im ländlichen Raum diese Schwellenwerte der räumlichen Dichte unterschritten werden. Die Problematik wird noch deutlicher durch eine Beschreibung im Gegenstrom; setzt man normativ die Größen wohnstandortnaher Einzugsbereiche auf eine Entfernung bis 2 Kilometer, so ergeben sich Betriebsgrößen, bei einer Dichte von mehr als 1 Kind pro km^2, noch von 20 bis 25 Kindern, bei Dichtewerten darunter dagegen von 6 bis 12 Kindern. Hier zeigt sich nun das Problem des Geburtenrückganges in voller Schärfe. Gerade im ländlichen Raum werden zur Lösung dieser Schwellenprobleme neue Organisationsformen erforderlich, z. B. Eltern-Kind-Gruppen, um den im Bereich des Kindergartens besonders bedeutsamen normativen Vorrang der Erreichbarkeit zu sichern.

Zweites Beispiel: Grundschulen

Ausgangspunkt der Überlegungen ist eine normative Betriebsgröße von 15 Schülern pro Klasse oder 20 Kindern je Jahrgang. Auch hier ergibt sich einerseits ein nicht-wohnstandortnaher Einzugsbereich bei Anwendung der normativen Betriebsgrößen nur bei einer Dichte von weniger als 1 Kind pro km^2. Andererseits werden durch Bestimmen normativer, also wohnungsnaher Schuleinzugsbereiche Klassen- bzw. Jahrgangsstärken von nur 3 und 6 Kindern in Gebieten mit geringeren Bevölkerungsdichtewerten erreicht. Die wohnstandortnahe Grundschule läßt sich im ländlichen Raum unter dem Aspekt des Geburtenrückganges selbst in jahrgangsübergreifenden Klassen nur durch einen wesentlich erhöhten Lehrereinsatz organisieren. Eine Modellrechnung ergibt für geringe Dichten 0,2 bis 0,5 Kinder im Altersjahrgang pro km^2 (das sind die Werte für Lüchow-Dannenberg) Werte bis zu einer Verdoppelung der erforderlichen Lehrerkapazität.

Drittes Beispiel: Die Versorgung durch Allgemein-Ärzte

Nach Richtwerten sollte ein Allgemein-Arzt 2400 Einwohner versorgen. Der Schwellenwert wohnstandortnaher Versorgung liegt bei einer Dichte von etwa 100 Einwohnern pro km^2. Hierfür ergeben sich Einzugsbereiche zwischen 2 und 4 km. Die räumliche Ausdehnung des Einzugsbereichs muß unter zwei Aspekten gesehen werden; einmal aus der Sicht des Patienten, der den Arzt aufsucht. Die Einzugsbereiche, die sich aus der normativen Betriebsgröße ergeben, sind bis zu einer Dichte von 40 Einwohnern pro km^2 mit 4 bis 8 km für den Patienten gerade noch zumutbar. Bei geringeren Dichten ist zu überlegen, ob die Notfall-Erreichbarkeit des Arztes noch ausreichend gegeben ist. Aus der Sicht des Arztes wird der Einzugsbereich neben einer die wirtschaftliche Grundlage der Arztpraxis sichernden Minimalpatientenzahl auch durch den mit der Ausdehnung des Einzugsbereiches stark anwachsenden Zeitaufwand für die Krankenbesuche begrenzt. Das Behandlungszeitbudget eines Arztes wird im städtischen Bereich, wie Modellrechnungen ausweisen, durch Fahrzeiten mit etwa 15 % belastet. In Gebieten mit geringer Bevölkerungsdichte kann dieser Wert auf 30 % ansteigen. Hier zeigt sich, daß bei der auf Grund des Geburtenrückganges zu erwartenden geringeren Bevölkerungsdichte der bevölkerungsbezogene Versorgungsindikator mit Ärzten nicht das entscheidende Merkmal zur Beurteilung der Versorgung sein kann.

Die bisher angestellten Überlegungen ergeben eine zwingende gleichzeitige Betrachtung infrastruktureller Versorgungstandards unter den Aspekten Betriebsgröße und Erreichbarkeit, wenn die Bewertung der Infrastrukturversorgung unter den Aspekten des Geburtenrückganges beurteilt werden soll. An den Modellrechnungen für den Landkreis Lüchow-Dannenberg wird nun deutlich, daß das Versorgungsdefizit unter normativen Betriebsgrößen weitaus geringer ist als das Versorgungsdefizit, das sich auf Grund ungenügender Erreichbarkeitsbedingungen ergibt. Die Sicherung der Versorgung der Bevölkerung mit Infrastruktureinrichtungen erfordert unter dem Aspekt des Geburtenrückganges eine Überprüfung der bisher gültigen Standards der Betriebsgröße. Weitaus gravierender aber wird durch die Versorgungssituation der Infrastruktur das tatsächlich vorhandene Erreichbarkeitsdefizit bestimmt. Es liegt auf der Hand, daß hier die Siedlungsstruktur einen entscheidenden Einfluß hat und daß gerade in Gebieten mit geringerer Bevölkerungsdichte und einer dispersen Siedlungsstruktur diese Wirkung weitaus stärker sein wird als in Gebieten mit relativer Konzentration. Bei ausschließlicher Anwendung bevölkerungsbezogener Richtwerte kann wohl eine gewisse Schwellenbildung der künftigen Entwicklung abgelesen werden. Das zu erwartende Defizit wird besonders groß für Kindergärten, Sportplätze, Büchereien und Allgemeine Ärzte sein.

Ein Beispiel: Die Versorgung durch Allgemein-Ärzte

Zur Zeit gibt es 29 praktische Ärzte im Landkreis Lüchow-Dannenberg. Im Durchschnitt betreut jeder Arzt etwa 1750 Einwohner. Die mittlere Erreichbarkeit des Arztes durch die Bevölkerung liegt bei 3 km. Wird der Maßstab für die Betriebsgröße mit 2400 zu betreuende Einwohner pro Arzt angelegt, ergibt sich eine mittlere Auslastung von 0,7 und ein Anteil der nicht-versorgten Bevölkerung von weniger als einem Prozent. Unter dem Aspekt dieser normativen Betreuungsziffer scheint die Versorgung der Bevölkerung gesichert. Unter strenger betriebswirtschaftlicher Sicht ließe sich die Auslastung durch den Wegfall von zwei bis drei Arztpraxen noch weiter verbessern. Ein ganz anderes Bild zeigt die Anwendung normativer Erreichbarkeitskriterien. Bei der Annahme, daß der Weg des einzelnen Einwohners zum praktischen Arzt nicht weiter als 4 km betragen soll, erhöht sich der Anteil der nicht-versorgten Bevölkerung auf 37 Prozent. Die mittlere Auslastung sinkt bis zu 0,5. Um unter dem Aspekt wohnungsnaher Infrastruktur eine ausreichende Versorgung zu schaffen, müßten 11 neue Arztpraxen entstehen (siehe Abbildung 4).

Ein weiteres Beispiel: Sportplätze

Verglichen mit anderen Infrastruktureinrichtungen ist die Versorgung mit Sportplätzen in Lüchow-Dannenberg gut. 48 Sportplätze an 22 Standorten sind vorhanden. Trotz einer nach dem normativen Richtwert der Betriebsgröße sich ergebenden mittleren Auslastung von nur 60 % sind auf Grund der Siedlungsstruktur und der derzeitigen Standortverteilung 13 Prozent der Bevölkerung noch nicht versorgt. Das bedeutet, bei ausschließlicher Anwendung normativer Betriebsgrößen sind nur 3 weitere Sportanlagen erforderlich. Bezieht man Erreichbarkeitsbedingungen mit ein, würde die Zahl der noch erforderlichen Sportplätze auf 21 emporschnellen. Eine spontane Nutzung der Sportanlagen (bis 2 km Wohnungsnähe) ist zur Zeit nur für 60 % der Bevölkerung möglich.

Diese Ergebnisse zeigen noch einmal deutlich, daß der Bevölkerungsrückgang im ländlichen Raum nicht so sehr zu quantitativen Auslastungsveränderungen von Infrastrukturein-

Abb. 4   *Einzugsbereiche ausgewählter Infrastruktureinrichtungen im Landkreis Lüchow-Dannenberg*

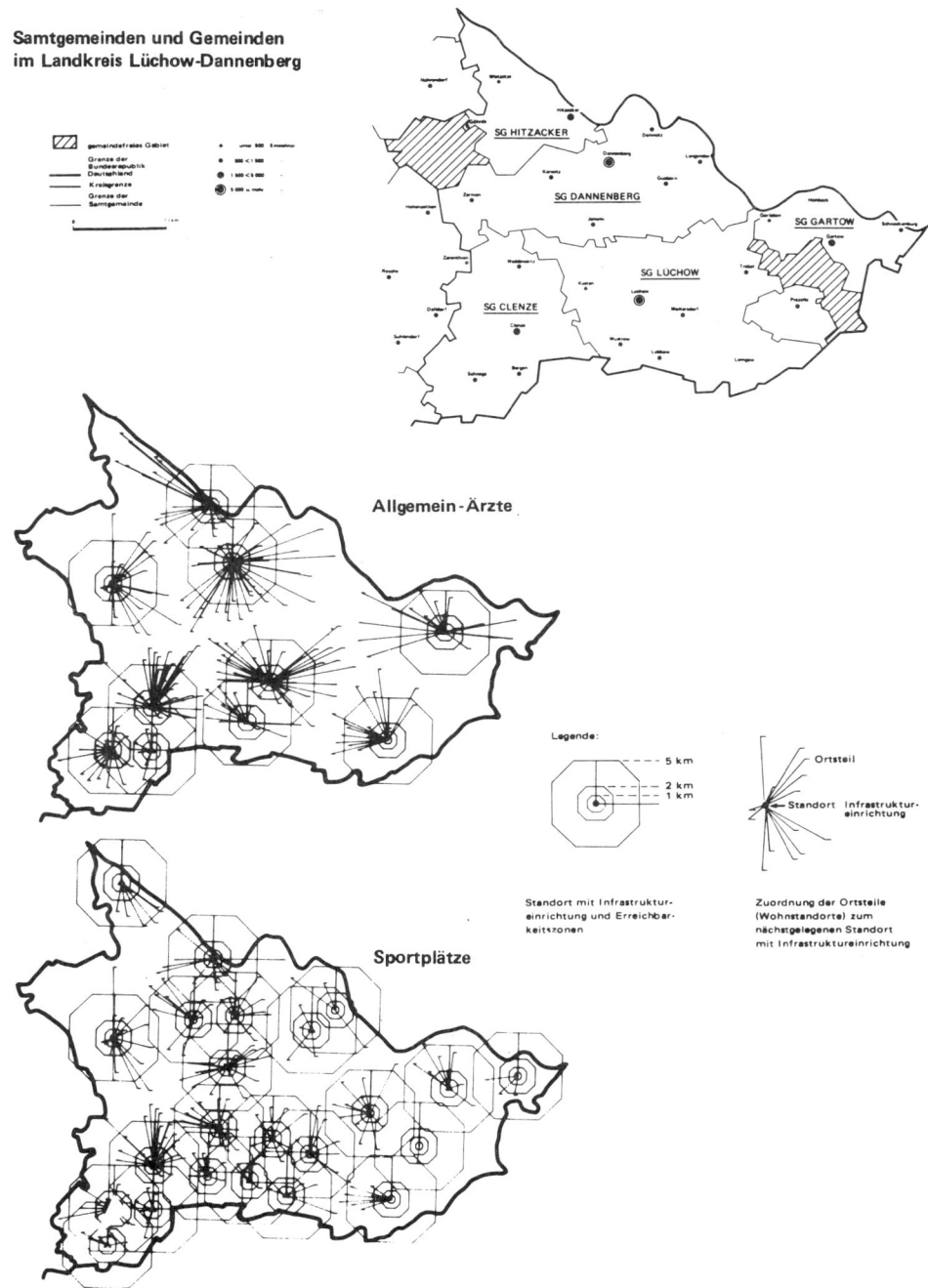

Quelle: Institut für Entwicklungsplanung und Strukturforschung Hannover

richtungen führen muß, sondern vielmehr durch mögliche betriebswirtschaftliche Anpassungsmaßnahmen zu einer weiteren Verschlechterung der Erreichbarkeitsbedingungen führen kann. Unter diesem Aspekt gewinnen regionalspezifische Zielfunktionen für die Infrastrukturversorgung Gewicht. Infrastrukturkonzepte sind regionalspezifisch zu lenken. Es müssen Konzepte entwickelt werden, die den besonderen Bedingungen des jeweiligen Raumes angemessen sind.

Eine Hoffnung zur Lösung infrastruktureller Versorgungsprobleme unter dem Aspekt des Bevölkerungsrückganges liegt in der mobilen Organisation von Dienstleistungen und der Bildung von Verbundsystemen. Die Delegation öffentlicher Dienstleistungen an private Träger — Verzicht auf Amtshoheit und Möglichkeiten, Dienstleistungen im Nebenerwerb zu erbringen — kann eine wirksame Hilfe zur Verbesserung der Ausstattung in der Fläche sein. Als Beispiel kann das Stichwort „Tante-Emma-Laden" dienen. Warum sollte das Prinzip des amerikanischen Drugstores nicht auch Hinweise für eine Verbesserung der Versorgung im ländlichen Raum geben? Man könnte dort Briefmarken kaufen, Bücher aus der Bibliothek abgeben, Medikamente, die die Apotheke vorbereitet hat, abholen. Am Nachmittag könnte man den Mitarbeiter der Sozialstation dort treffen. Hier ergebe sich eine Möglichkeit zur Sicherung wichtiger Funktionen im ländlichen Raum. Im Netz der Grundversorgung haben die Sparkassen und Büchereien durch mobile Einrichtungen den veränderten Bedingungen bereits seit langem entsprochen. Im Einzelhandel haben sich Kaufwagen bewährt. Im Gesundheitswesen könnten mobile Beratungsstationen die Versorgung ergänzen. Das Prinzip der Sozialstationen sollte weiter entwickelt werden. Kindergärten und Kinderspielkreise können bei geringerer Bevölkerungsdichte von Elterngruppen betreut werden. Solche Einrichtungen gibt es bereits in vielen Gemeinden. Die pädagogische Betreuung kann im Verbund mit den Kindergärten der Regionen erfolgen. Die Versorgung durch „Infrastruktur-Läden" in den Ortsteilen eines Landkreises würde geringe Ressourcen erfordern. Das folgende Beispiel für den Landkreis Lüchow-Dannenberg soll dies in grobgeschätzten Größenordnungen illustrieren. Zu betreuen sind 5 Samtgemeinden mit 40 Ortsteilen. Dafür werden Teams aus zwei ständigen Mitarbeitern gebildet, zum Beispiel ein Sozialarbeiter zusammen mit einem Assistenten, der auch als Fahrer eingesetzt wird. Geht man von einer zweistündigen Betreuung je Woche für jeden Ortsteil aus, werden 80 Stunden pro Woche direkter Betreuungsaufwand erforderlich. Dazu kommt etwa eine mittlere Reisezeit von 0,5 Stunden pro Ortsteil und Besuch, also weitere 20 Stunden wöchentlich. Rechnet man den Bruttoaufwand der sich ergebenden 100 Stunden, so werden etwa 120 Stunden wöchentlich für das Kreisgebiet erforderlich. Mit 9 Mitarbeitern in 3 Teams (3 im direkten Einsatz, 3 Assistenten und 3 für ständigen Telefondienst und 3 Fahrzeuge) könnte ein solcher Versuch im Landkreis Lüchow-Dannenberg begonnen werden.

Der Bevölkerungsrückgang wird im ländlichen Raum bei Infrastruktureinrichtungen zu einer geringeren Auslastung, gemessen am heutigen Betriebsgrößen-Standard, führen. Es ist aber auch festzustellen, daß insbesondere unter dem Aspekt der Erreichbarkeit die Zahl der heute ungenügend versorgten Bevölkerung höher ist als die aus dem Geburtenrückgang zu erwartende Verminderung der Bevölkerungszahl. In diesem Sinn hat der bisher zu beobachtende Rückzug der Infrastruktur aus der Fläche sowie die generelle Zentralisierungstendenz der vergangenen Zeit zu größeren Veränderungen der Infrastruktur geführt, als es durch den absehbaren Bevölkerungsrückgang noch zu erwarten ist. Die Wirkungen des Rückzuges aus der Fläche auf die Versorgung der Bevölkerung werden durch die Wirkungen des Bevölkerungsrückgangs nicht ausgeglichen werden können.

Ein größerer Einfluß als über die Verminderung der Nachfrage könnte aus dem Geburtenrückgang über das verminderte Arbeitskräftepotential auf die Versorgung der Bevölkerung mit Infrastruktureinrichtungen ausgehen. Im Jahr 1976 waren im Landkreis Lüchow-Dannenberg etwa 21 000 Personen erwerbstätig. Projiziert man diese Zahl auf Grund der altersspezifischen Abnahme der Bevölkerung bis zum Jahr 2000, ist eine Verminderung um 20 bis 30 Prozent zu erwarten. Zu diesem Zeitpunkt werden — immer unter dem Aspekt der groben Annahmen — etwa 15 000 Erwerbstätige im Landkreis zur Verfügung stehen. 1976 betrug die Erwerbsquote 45 %. Diese Erwerbsquote würde auf unter 40 % absinken. Die 1976 vorhandenen Arbeitsplätze im Landkreis Lüchow-Dannenberg verteilten sich zu etwa je einem Drittel auf den primären, sekundären und tertiären Bereich. Auch wenn im primären und sekundären Bereich ein globaler Nachfrage-Rückgang auf Grund der Bevölkerungsentwicklung angenommen werden muß, stellt sich die Frage, ob vom gesamten Erwerbspotential her gesehen diese wünschbare personelle Stabilität im tertiären Sektor überhaupt erreichbar wäre. Je geringer der Nachfragerückgang im primären- und sekundären Sektor sein wird, desto weniger werden ausreichend Arbeitskräfte für Versorgungsdienstleistungen zur Verfügung stehen. Die Stabilität der Infrastrukturversorgung wird also auch abhängig sein von der Entwicklung am Arbeitsmarkt.

3.2 Regionale Wohnbaulandnachfrage und Flächennutzung

Geburtenrückgang und Verkleinerung der Haushaltsgrößen könnten, vordergründig gedacht, dazu verleiten, eine generelle Verbesserung der Wohnungsversorgung vorherzusagen. Zunächst wird aber die Nachfrage nach Wohnraum weiter ansteigen und ihren Maximalwert in der zweiten Hälfte der 80er Jahre dann erreichen, wenn die in der Zeit hoher Geburtenraten zwischen 1960 und 1965 Geborenen eigene Familien gründen werden. Ein aus dem heutigen besonders starken Geburtenrückgang ablesbarer Nachfragerückgang nach Wohnraum wird frühestens in der 90er Jahren bzw. um das Jahr 2000 relevant.

Für die Bestimmung des bevölkerungsbezogenen Wohnungsbedarfs ist die jeweilige Lebenssituation ein wichtiges Bestimmungsmerkmal. Sie prägt entscheidend die Wohnanforderungen und darüber über Bauformen, Wohnformen, städtebauliche Modelle letztendlich das Maß und die Intensität der Flächennutzung. Das Leitbild für familiengerechtes und kinderfreundliches Wohnen stellt sich als ein anthropologisch begründetes Handlungsmuster dar. An erster Stelle steht darin die Forderung nach einem Raum pro Person eines Haushalts. Freizeit und lebenslanges Lernen erhalten eine wachsende Bedeutung für die Wohnung als Freizeit und Lernort. Die Betonung von Individualität und Privatheit geben der Wohnung einen besonderen Stellenwert. Neben den besonderen Bedingungen der Individualräume ist ein Zuwachs an Fläche für differenzierte Lagerhaltung, resultierend aus dem Haushaltskonsum und Freizeitverhalten der Bevölkerung, zu erwarten. Das größte Flächendefizit ist zur Zeit in der Versorgung mit wohnungsbezogenem Freiraum zu beobachten.

Eine Wohnung für eine Familie mit 3 Kindern, die den genannten Ansprüchen genügt, würde etwa 150 bis 160 m² Wohnfläche erfordern. daraus ergibt sich ein Wohnflächenwert pro Person von 30 bis 40 Quadratmetern.

Die entscheidenden Bestimmungsfaktoren für familiengerechtes und kinderfreundliches Wohnen sind Wohnungsgröße, Wohnform, Kosten, Lage und Zuordnung. Als Leitbild kann aus den obengenannten Kriterien die freiraumbezogene Wohnung in Niedrigbauweise von 1 bis 3 Geschossen abgeleitet werden. Gemessen an einer verdichteten, aber niedrigen Hausform erfordert der Einzelhausbau fast 30 Prozent mehr Baulandfläche. Die Unterbringung einer Familie mit 3 Kindern in einem 8geschossigen Haus führt gegenüber der verdichteten familiengerechten Wohnform nur zu einem 20 % geringerem Baulandbedarf. Diesem scheinbaren Flächengewinn stehen die Nachteile vielgeschossiger Häuser für Kinder gegenüber. Berücksichtigt man die Kompensation einiger dieser Nachteile, z. B. durch die Anlage von Spielplätzen und Kleingärten, wird die ersparte Fläche wieder aufgebraucht. Hieran zeigen sich Beziehungen zwischen Strukturen der Bevölkerungsentwicklung und Steuerung der Siedlungsentwicklung als auch die Verbindung zwischen Familien- und Wohnungspolitik. Für die langfristige Stabilisierung der Geburtenzahlen in der Bundesrepublik kommt der Frage der Wohnungspolitik deshalb eine besondere Bedeutung zu. Die Aufgabe, bessere Wohnbedingungen für Kinder und Familien zu schaffen, hat direkte Auswirkungen auf die Flächennutzung in der Region. Dieser Zusammenhang soll an einigen Szenarien für den Ballungsraum Frankfurt demonstriert werden. Unter dem Aspekt der Bevölkerungsentwicklung wurden für die Stadt Frankfurt vier Szenarien untersucht. In einem Szenario werden die Auswirkungen des Geburtenrückganges dargestellt. In 10 Jahren bis 1990 wird nach diesem Szenario Frankfurt um etwa 50 000 Einwohner kleiner werden, dabei verringert sich die Anzahl der Haushalte um 20 000 auf 267 000. In einem weiteren Szenario „Wohnungsbau als flankierende familienpolitische Maßnahme" wurde die Verknüpfung von Familien- und Wohnungspolitik untersucht. Die Forschungsfrage in diesem Szenario war: ist die Schaffung von Wohnbedingungen, die es erlauben, daß jedes zusammenlebende Paar im Alter von 20 bis 40 Jahren über genügend Wohnraum für sich und 3 Kinder verfügen könnte, unter dem Aspekt der zur Verfügung stehenden Siedlungsfläche ein von vornherein utopisches Ziel oder läßt sich für ein solches Ziel ein realisierbarer Flächenwert angeben? Betrachtet man die Ergebnisse dieser Szenarien (Abbildung 5), wird man zunächst von einer bemerkenswerten Stabilität der Modellergebnisse überrascht. Die Realisierung der anthropologisch begründeten Wohnflächen erfordert für Frankfurt 900 bis 1600 ha zusätzliche Siedlungsflächen. Nach dem regionalen Raumordnungsprogramm (1979) stehen im Frankfurter Umland etwa 2500 Hektar, in Frankfurt selbst 400 ha zur Verfügung. Der Wohnflächenbedarf für Frankfurt liegt in den einzelnen Szenarien zwischen 15 und 23 Millionen Quadratmeter Wohnfläche. Frankfurt baute in den letzten Jahren um 3000 Wohneinheiten jährlich. So ergibt sich zur Realisierung des Szenarienergebnisses ein Zeithorizont von 20 bis 30 Jahren. Junge und große Familien sind gegenwärtig im Frankfurter Wohnungsbestand benachteiligt. Unter dem Aspekt der Bevölkerungsentwicklung soll insbesondere auf zwei Szenarien exemplarisch eingegangen werden.

Erstes Beispiel: Szenario Wohnungsbau als flankierende familienpolitische Maßnahmen

Die Wohnsituation ist von Einfluß auf die Entscheidung, ein oder mehrere Kinder zu haben. Sie ist gleichermaßen von Bedeutung für das Wanderungsverhalten der Bevölkerung. Generell wird bei Umzügen die Wohnqualität verbessert. In Frankfurt sind dabei Wohnflächenzunahmen bis zu 30 Prozent zu beobachten. Gegenwärtig leben so viele Menschen in einem Alter zwischen 20 und 40 Jahren in Frankfurt, daß von etwa 21 000 Haushalten Wohnraum ausreichend für bis zu 5 Personen im Haushalt in Anspruch genommen werden kann. Unter Anrechnung der vorhandenen Wohnungen müßten für den genannten Personenkreis etwa 14 000 neue Wohnungen geschaffen werden; dazu werden bei individuellem Wohnen im Gartenhof bzw. Reihenhaus Wohnsiedlungsflächen von etwa 460 Hektar, beim Wohnen im freistehenden Einfamilienhaus von etwa 650 ha erforderlich. Im Ergebnis könnte also ein derart weitreichendes familienpolitisches Ziel ohne Schwierigkeiten für den Flächenhaushalt Frankfurts und seines Umlands realisiert werden. Selbst die Flächenreserven der Stadt Frankfurt würden für die Realisierung dieses Wohnbedarfs fast ausreichen.

Zweites Beispiel: Szenario verstärkter Trend zur Kleinfamilie und Wohnbaubedarf

Unter der Annahme, daß die für 1990 für die Stadt Frankfurt erwartete Bevölkerungszahl erhalten bleibt, wird bei einem anhaltend sich verstärkenden Trend zur Kleinfamilie und zur kinderlosen Partnerschaft die Anzahl der Haushalte zunehmen. 1970 waren 85 Prozent aller Haushalte solche mit weniger als 4 Personen. In diesen Haushalten lebten mehr als 60 % aller Frankfurter Einwohner. Erreicht die Entwicklung einen Stand, daß vielleicht 95 Prozent aller Haushalte weniger als 4 Personen umfassen, erhöht sich, wie schon gesagt bei gleichbleibender Bevölkerungszahl, die Anzahl der Haushalte um 16 000. Dafür werden neue Wohnungen gebraucht. Verringert sich die Anzahl der Personen in den Haushalten, so verkleinert sich die benötigte Wohnfläche. Im Szenario sollten die Fragen beantwortet werden, in welcher Weise die beiden gegenwirkenden Tendenzen den Wohnbaulandbedarf Frankfurts beeinflussen. Bei einem verstärkten Trend zur Kleinfamilie sind rechnerische Wohnbestandsüberschüsse nur noch für Ein-Raum-Wohnungen und für Wohnungen mit 5 Räumen zu beobachten. Defizite ergeben sich für 2- bis 4-Raum-Wohnungen und dies trotz minimaler Anteile großer Familien an der Gesamtbevölkerung für Wohnungen mit 6 und mehr Räumen. Zur Realisierung des entstehenden Wohnraumbedarfs müssen 56 000 bis 68 000 neue Wohnungen geschaffen wer-

Abb. 5   *Wohnbaulandbedarf — Szenarien für den Verdichtungsraum Frankfurt*

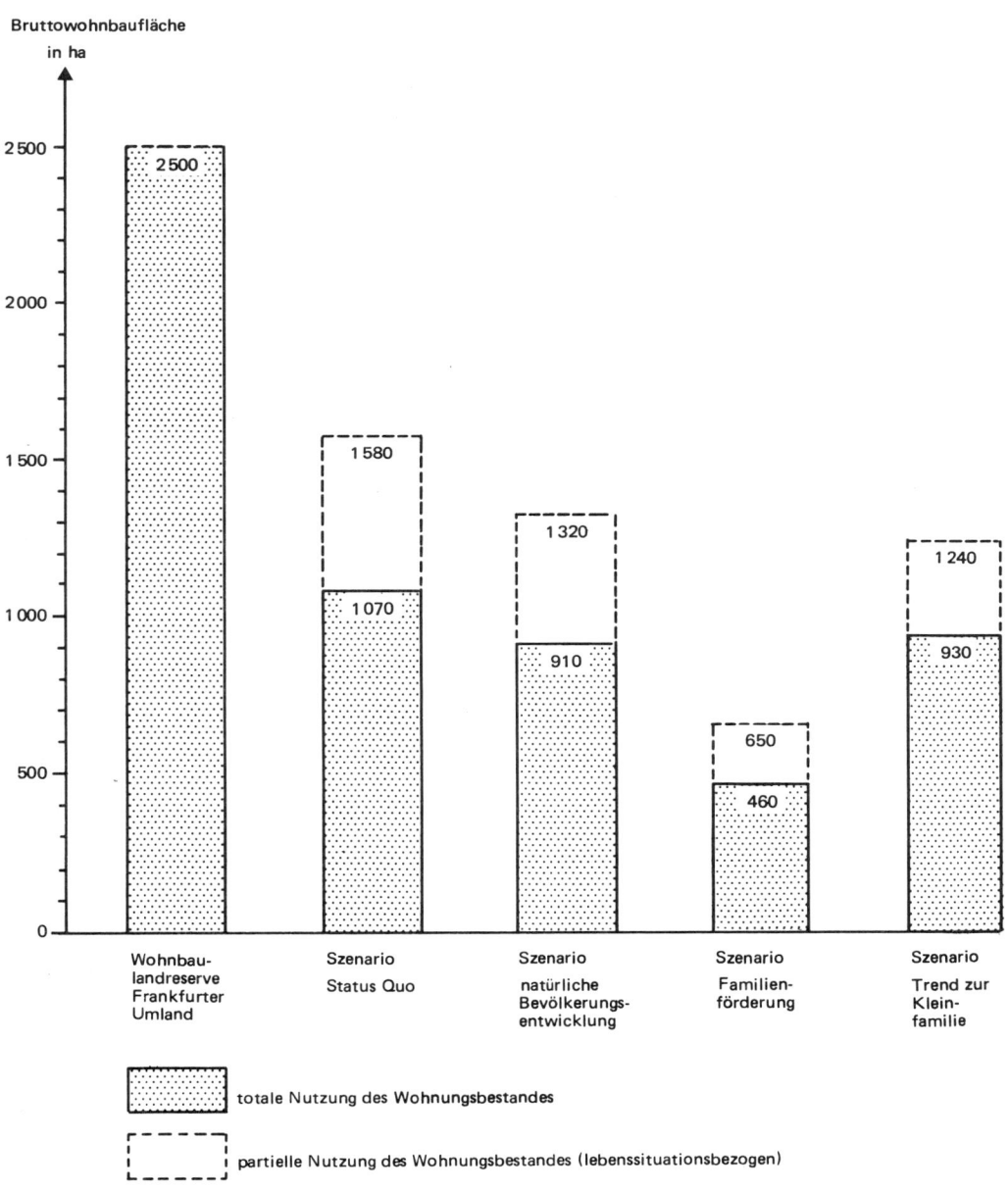

Quelle: Institut für Entwicklungsplanung und Strukturforschung Hannover

den. Dazu sind Wohnsiedlungsflächen von 900 bis 1200 ha erforderlich. Eine weitere Verstärkung des Trends zur Kleinfamilie und zur kinderlosen Partnerschaft wirkt sich auf den Wohnbedarf nicht dämpfend aus. Die Zunahme der Wohnfläche, bezogen auf die Person, also die Erfüllung von lebenssituationsbedingten Wohnanforderungen, bleibt das bestimmende Merkmal für den Wohnbaulandbedarf.

Der Geburtenrückgang wirkt in sehr komplexer Weise auf die Siedlungsentwicklung. Entscheidend für die Resultate dieses Prozesses sind die Veränderungen der Familien- und Haushaltsstrukturen. Familiengerechte Wohnverhältnisse fordern neue Qualitäten der Wohnungspolitik. Die Verkleinerung der Haushalte führt zu einer verstärkten Wohnungsnachfrage. Insgesamt bleibt die zu erwartende Expansion der Siedlungsflächen für neue Wohnungen hinter den Wachstumswerten der letzten Jahre zurück. Mit einer positiven Entwicklungssteuerung müßte es gelingen, Wohnbaulandbedarf und ökologische Anforderungen an die Besiedlung im Gleichgewicht zu halten.

3.3 Hypothetische Ansätze der zu erwartenden Veränderungen der Siedlungsstruktur

Die sich seit dem Ende des letzten Jahrhunderts verstärkende Wirkung von Bevölkerungswachstum, mobilitätsfördernder technologischer Innovation und der Realisierung sozialer Wohnbedürfnisse hat die Siedlungsentwicklung bis in die 60er Jahre hinein geprägt. Andererseits ist sicher, daß wir uns zur Zeit in der Endphase einer besonders expansiven Siedlungsentwicklung befinden. So verdreifachte sich zum Beispiel die Wohnsiedlungsfläche in der Stadtregion Nürnberg von 1950 bis 1976. Allein zwischen 1975 und 1979 wuchsen die reinen Wohnbauflächen in Frankfurt um 12 Prozent. Eine den beschriebenen Szenarien zum Wohnbaulandbedarf analoge Entwicklung würde nochmal eine langfristige Erweiterung der bebauten Flächen im Raum Frankfurt um etwa 20 Prozent erfordern. Der Prozeß der Wohnsiedlungsentwicklung in den Verdichtungsräumen ist in seiner Qualität und in seinen Quantitäten von den unterschiedlichen sozio-räumlichen Strukturen der verschiedenen Stadtregionen geprägt. Aussagen über den Wohnbaulandbedarf in Verdichtungsräumen können also nur raumspezifisch gemacht werden. Ein solcher dem Sinne nach regionalisierter Ansatz wird noch verständlicher, wenn man zum Vergleich den Wohnflächenbedarf in einem ballungsfernen Raum untersucht. Unter vergleichbaren Annahmen, wie für das Beispiel Frankfurt, ergibt sich zum Beispiel für den Landkreis Holzminden mit einer Bevölkerung von etwa 70 000 Einwohnern ein Wohnbaulandbedarf in der Größenordnung von 100 bis 160 ha. In Flächennutzungsplänen ausgewiesen sind zur Zeit etwa 300 ha Wohnsiedlungsfläche. Während im Verdichtungsraum das Problem in der Steuerung eines weiter steigenden Flächenbedarfs liegt, steht hier für den ländlichen Raum insgesamt eher eine restriktive Auswahl geeigneter Wohnflächen an, die eine Zersplitterung und Verzettelung des durch die Bevölkerungsentwicklung langfristig geringeren Nachfragepotentials vermeidet.

Überträgt man diese Fallstudienergebnisse in theoretische Kategorien der regionalen Entwicklung, ergibt sich folgendes Bild:

Eine weitere Verstärkung zentralistischer Strukturmuster in der Bundesrepublik würde eine kontinuierliche Wanderung vom Land in die Stadt erwarten lassen und gerade auf Grund des Geburtenrückganges zu einer weiteren Entleerung des ländlichen Raumes führen. Konsequente Disurbanisation würde zwar eine gegenüber heute geringere räumliche Mobilität der Bevölkerung erfordern, hätte aber eine Veränderung der Lebensverhältnisse für eine größere Anzahl der Bevölkerung, die dann außerhalb der Ballungsräume lebt, zur Folge, solange die stadtbezogene Standortverteilung wichtiger Lebensgrundlagen, wie Arbeitsplätze oder Versorgungseinrichtungen, erhalten bleibt. Beide Entwicklungen sind in ihren Konsequenzen nicht gewünscht und auch für die Zukunft nicht zu erwarten. Entwicklungen wie Zentralisation und Disurbanisation könnten unter den Lebensbedingungen der Bundesrepublik nur bei Systemveränderung im Sinne revolutionärer Akte aufgezwungen werden. Einer maßlosen Zentralisation widersteht das föderalistisch auf Gewaltenteilung aufgebaute politische System; einer rigorosen Disurbanisation stehen eine städtisch orientierte Gesellschaft mit ihrer bewußten Urbanisierung sowie die Struktur der gesellschaftlichen Produktion entgegen. Konzentrierte Dezentralisation als Entwicklung und mögliche Strategie, die im folgenden noch näher beschrieben wird, bezieht ihre Legitimation und Zukunftserwartung auch aus ihrer Verbundenheit mit einem evolutionären Prozeß langfristiger Veränderung. Im Rahmen von sozialem Wandel und regionaler Strukturveränderung ist eine Entwicklung denkbar, die auch in historischer Kontinuität die Stabilität des zentral-örtlichen Systems einbezieht.

Der Rückgang der Geburten weist für den Agglomerationsraum und den ländlichen Raum vergleichbare Strukturen auf. Die regionalisierte Verteilung der Geburtenhäufigkeit zeigt im Vergleich von 1964 und 1975 ein kongruentes raumbezogenes Strukturmuster. Verändert hat sich die Quantität der Geburtenzahl. Das heißt, sowohl städtischer als auch ländlicher Raum sind vom Geburtenrückgang zunächst gleichermaßen betroffen. Unterschiede zwischen den Raumkategorien zeigen sich in den Auswirkungen dieser Entwicklung. Die Auswirkungen sollen unter dem Stichwort konzentrierte Dezentralisation im folgenden hypothetisch beschrieben werden. Als Beispiel wird wiederum der Landkreis Lüchow-Dannenberg herangezogen.

Lüchow-Dannenberg hat die zur Zeit geringste Bevölkerungsdichte im Land Niedersachsen, 40 Einwohner pro Quadratkilometer. Um diesen Durchschnittswert gruppieren sich, als Abbildung der Siedlungsstruktur, die Dichtewerte für Teilgebiete. Ein Strukturelement der Besiedlung ist eine Achse entlang des Flusses Jetzel. Ein anderes ist die relative Konzentration der Bevölkerung auf die Hauptorte Lüchow, Hitzacker und Dannenberg. Die im Vollzug der Gemeindereform eingeführte Verwaltungsstruktur stützt sich auf 5 Samtgemeinden, die vergleichbare Größenordnungen haben. In diese grobe Raumstruktur ordnen sich über 200 Ortsteile ein, davon nur 12 Ortsteile mit 500 und mehr Einwohnern, fast die Hälfte mit weniger als 100 Einwohnern. 95 % aller Ortsteile haben weniger als 500 Einwohner. In diesen Ortsteilen wohnt etwa die Hälfte der Gesamtbevölkerung (54 %). Allein 20 % der Ortsteile haben weniger als 50 Einwohner. In diesen kleinen Ortsteilen wohnen allerdings nur 3 % der Bevölkerung des Landkreises. Die einfachste Annahme zur Auswirkung des Bevölkerungsrückganges auf die Siedlungsstruktur wäre eine proportionale Verringerung der Bevölkerungszahlen in den Ortsteilen. Eine solche Abnahme würde in der Mehrzahl in den Ortsteilen zu einer Verringerung von 7 bis 15 Personen führen, in den weniger größeren Orten etwa von 150 bis 500 Personen. Die Zahlen zeigen, daß unter der genannten Annahme in den größeren Siedlungen der Anpassungsaufwand für Infrastruktur zum Beispiel beträchtlich höher sein wird als in den kleineren Orten. Gegen eine proportionale Verteilung des Bevölkerungsrückganges sprechen aber folgende Strukturmerkmale: Die Bevölkerung in den kleineren Ortsteilen ist stark überaltert. Die Annahme einer proportionalen Abnahme würde generell eine Zuwanderung erfordern. Weiter ist ein deutliches Infrastrukturgefälle im Landkreis Lüchow-Dannenberg von den größeren Ortsteilen zu den kleineren zu beobachten. Die wenigsten der kleinsten Ortsteile verfügen überhaupt über irgendeine öffentliche Infrastruktureinrichtung. In den kleinen Ortsteilen überwiegt die Landwirtschaft, gewerbliche Arbeitsplätze sind kaum vorhanden. Bewohner von Ortsteilen in Nähe zentraler Orte pendeln. Für die Bevölkerung in weitentfernten, oft isolierten Ortsteilen ist eine Abwanderung die Alternative für eine Verbesserung der individuellen Lebensbedingungen, insbesondere für jüngere Menschen. Diese Strukturen, Überalterung der Bevölkerung, mangelnde Attraktivität der Infrastrukturausstattung, fehlende Arbeitsplätze in den kleinsten Ortsteilen, lassen eher eine disproportionale Auswirkung des Bevölkerungsrückganges erwarten. Die Bevölkerung in den kleinen Ortsteilen wird stärker abnehmen als in den zentralen Orten. Dies könnte eine plausible Annahme für die zukünftige Entwicklung sein. Bevölkerungsrückgang im ländlichen Raum könnte deshalb zu einem Prozeß weiterer innerer Konzentration führen. Das Resultat könnten einerseits wenige auf sich bezogen arbeitende landwirtschaftliche Betriebe, andererseits gestärkte zentrale Orte im ländlichen Raum sein. Es ist sicher, daß die Geschwindigkeit eines solchen Prozesses, der von unterschiedlichster Entwicklung gesteuert wird, am Anfang gering sein wird und dann im Laufe der Zeit zunimmt. Insofern grenzt es an Übermut, einen Zeithorizont für solche Entwicklungen anzugeben. Andererseits verleitet die zeitliche Gliederung des Geburtenrückganges zu weiteren Spekulationen. Zum gegenwärtigen Zeitpunkt ist von einer partiellen Gefährdung einzelner Ortsteile mit weniger als 50 Einwohnern auszugehen. Um das Jahr 2000, so kann vermutet werden, könnten Ortsteile mit heute noch mehr als 50 und in Einzelfällen mit nahezu 100 Einwohnern gefährdet sein. Sollte sich der Bevölkerungsrückgang in dem heute vermuteten Umfang bis zum Jahr 2030 auswirken, ist zu erwarten, daß eine potentielle Gefährdung von Ortsteilen mit heute bis zu 100 Einwohner sicher werden kann.

Abbildung 6 zeigt diejenigen niedersächsischen Landkreise mit bereits heute schon geringer Bevölkerungsdichte. Das Bild macht deutlich, daß die Verhältnisse im Landkreis Lüchow-Dannenberg nicht singulär bleiben werden.

Abb. 6 *Niedersächsische Landkreise mit geringer Bevölkerungsdichte*
(<100 Einwohner/km²)

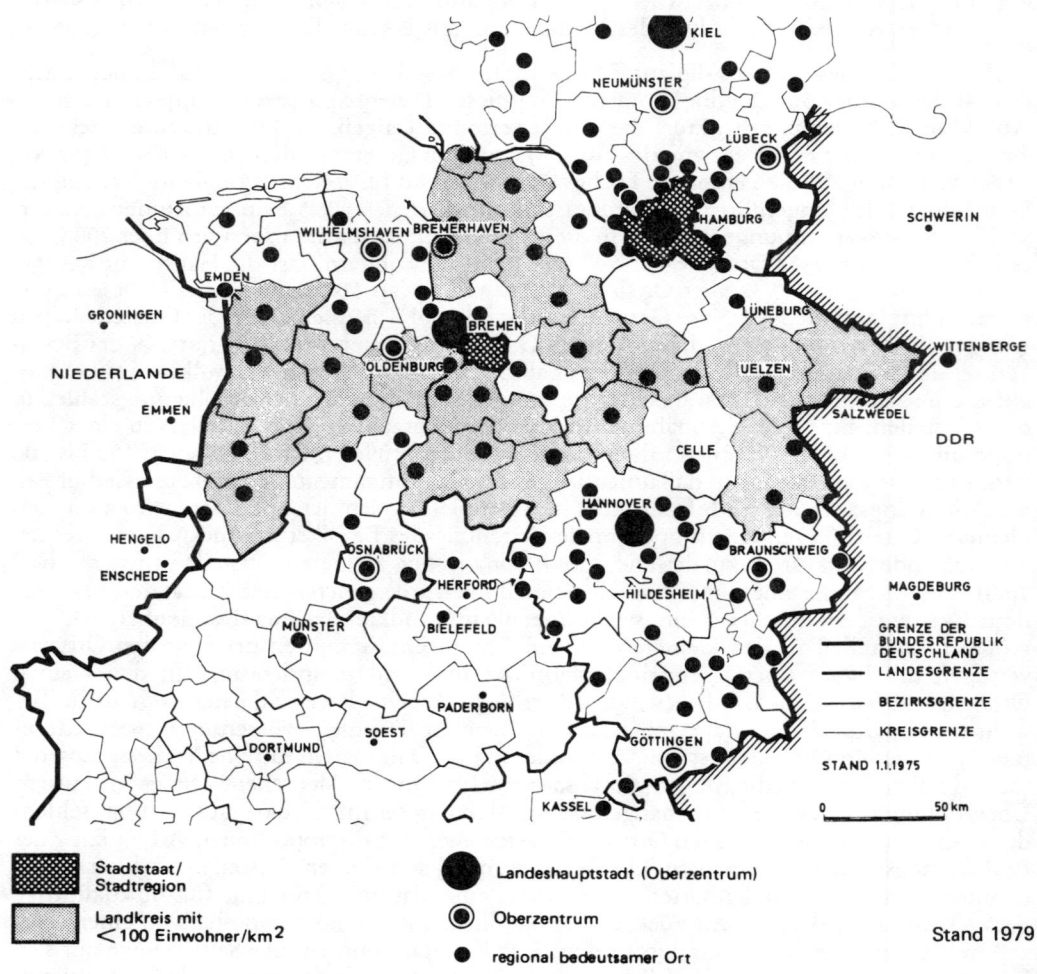

Quelle: Institut für Entwicklungsplanung und Strukturforschung Hannover

4. Literatur

SCHRAMM, W./WORTMANN, W./MAIR, G.: Infrastrukturversorgung im ländlichen Raum — Analysen zu normativen Betriebsgrößen und Erreichbarkeitsbedingungen in Gebieten mit geringer Bevölkerungsdichte. ARL: Beitr. Bd. 53, Hannover 1981.

Wohnflächenstandard und Kommunale Entwicklung — Stadt Frankfurt/Main. Institut für Regionale Bildungsplanung Hannover, Hannover 1978/79.

SCHRAMM, W.: Szenarien zum Wohnbaulandbedarf im Verdichtungsraum Frankfurt/Main. In: Informationen zur Raumentwicklung, Heft 5/6 1981.

GEISSLER, C.: Siedlungsstrukturen und sozialer Wandel. Konzepte und Konflikte. Vortrag anläßlich der Jahrestagung 1980 des Deutschen Verbandes für Wohnungswesen, Städtebau und Raumplanung, Bonn.

WORTMANN, W.: 50 Jahre in der Stadt- und Regionalplanung. Vortrag am 7. 2. 1979 in der Universität Kaiserslautern. (Schriftliche Fassung, hrsg. von der Fachrichtung Raum- und Umweltplanung der Universität Kaiserslautern).

WORTMANN, W.: Ein Vorbild für die Methodik stadtplanerischer Arbeit. Stadt- und Landesplanung Bremen 1926 bis 1930. Bremen 1978.

SCHRAMM, W.: Hochschule und Stadt im sozialen Wandel — Wohnen in der Hochschulstadt heute — Grundlagen für ein Programm zur mittel- und langfristigen Sicherung der Wohnraumversorgung und Siedlungsentwicklung der Stadt Göttingen. Vortrag in Göttingen 1981.

Bevölkerungsentwicklung und schulische Infrastruktur

von

Clemens Geißler, Hannover

Gliederung

Vorbemerkung

1. Entwicklung der Schülerzahlen
    1.1 Rückgang und Schwankungen der Schülerzahlen
    1.2 Regionale Unterschiede der Schülerdichte
    1.3 Die ausländischen Schüler
2. Entwicklung der Schulorganisation
    2.1 Schuldichte und durchschnittliche Schuleinzugsbereiche in der Bundesrepublik Deutschland
    2.2 Schuleinzugsbereiche und Schulwegbedingungen in einem Flächenstaat
    2.3 Schulform- und regionalspezifische Größenunterschiede der Schuleinzugsbereiche
    2.4 Gliederungsmerkmale der allgemeinbildenden Schulen
    2.5 Strukturelemente der Organisation beruflicher Schulen
3. Zwischenbilanz: Zur Wohnungsnähe der Schulen
4. Ansätze zur Sicherung der regionalen Infrastruktur des Schulwesens
    4.1 Grundschulbereich
    4.2 Schulen im Sekundarbereich I
    4.3 Sonderschulen
    4.4 Schulen im Sekundarbereich II
    4.5 Schulversorgung der ausländischen Schüler
    4.6 Lehrereinsatz
5. Schulen im Verbundsystem der sozialen und kulturellen Infrastruktur
6. Zwischenbilanz: Zur Leistungsfähigkeit der Schulen
7. Schlußbemerkung zur möglichen regionalen Differenzierung des Schulwesens

Literatur

Vorbemerkung

Obwohl vieles dafür spricht, daß die ländlichen Gebiete erhebliche Anziehungskräfte ins Spiel bringen können, wird von manchen Seiten befürchtet, daß sie die Folgen des beispiellosen Geburtenrückgangs bei der deutschen Bevölkerung eher tragen müßten als die großstädtischen Gebiete.

Die Wahrscheinlichkeit des Eintreffens dieser Entwicklung wird damit begründet, daß Wohnungen in Ballungsgebieten in genügender Zahl verfügbar würden und daß anspruchsvolle und zukunftssichere Arbeitsplätze dort auch eher anzutreffen seien und Landbevölkerung anziehen. Diese würde wegen der verbesserten Bildungsbeteiligung tatsächlich abwandern und eine Entleerung des ländlichen Raumes fördern. Die Verdünnung der Bevölkerung führe dazu, daß Infrastruktureinrichtungen aufgegeben werden müßten, was wiederum die Abwanderung verstärken würde.

Derartige Prognosen des Wirkungsverlaufs haben eine äußerst unsichere Eintreffwahrscheinlichkeit. In ihnen werden zum Beispiel die Wohnungsverhältnisse und die Arbeitsmärkte in großen Teilen der Verdichtungsgebiete überbewertet und das Gewicht der Möglichkeiten zur Bedürfniserfüllung und Werteverwirklichung, die der eher ländliche Raum dem einzelnen und den Familien bietet, falsch eingeschätzt.

Allerdings nur dann, wenn die Anpassungsfähigkeit der sozialen und kulturellen Infrastruktur an die veränderten allgemeinen Rahmenbedingungen und an die regionalen Besonderheiten gegeben ist, werden sowohl der ländliche Raum als auch die verdichteten Gebiete ihre Chancen wahrnehmen können. Dabei hat der Bildungsbereich eine Schlüsselrolle. Die Bildungseinrichtungen sind nämlich die wichtigste wohnungsbezogene Infrastruktur. Ihre Leistungen haben — neben den Leistungen, die die Familien erbringen — große Bedeutung für die Zukunftschancen der nachwachsenden Generation.

Im folgenden Beitrag werden die regionale Vielfalt der demographischen und schulorganisatorischen Entwicklungen dargestellt und Ansätze eines Schulkonzepts beschrieben, das dieser Vielfalt gerecht werden kann.

Der Beitrag stützt sich auf Ergebnisse zahlreicher Analysen, Planungsprojekte und Beratungsaufgaben, die im Institut für Entwicklungsplanung und Strukturforschung (vormals: Institut für Regionale Bildungsplanung) in Hannover bearbeitet wurden.

Herr MANFRED THEBES unterstützte die Arbeit an diesem Beitrag auf sehr anregende und hilfreiche Weise, wofür ihm herzlich gedankt sei.

1. Entwicklung der Schülerzahlen

Seit 1976 sinkt in der Bundesrepublik Deutschland die Gesamtzahl der Schüler, nachdem sie über viele Jahre hindurch gestiegen war.

Gesamtzahlen sind jedoch für schulpolitische Überlegungen untauglich, da das Schulwesen zunächst nach Altersstufen aufgebaut ist und schließlich jahrgangsweise nach Schulformen organisiert wird. Entscheidende Grunddaten sind daher die Stärken der Altersjahrgänge in ihrer regionalen Verteilung.

1.1 Rückgang und Schwankungen der Jahrgangsstärken

Die geburtenstarken Jahrgänge der 60er Jahre erreichen über 1 Million Lebendgeborene. Das geburtenstärkste Jahr war 1964 mit 1 065 000 Geburten. Diese Jahrgänge durchlaufen bis zur Mitte der 80er Jahre den Sekundarbereich II (berufliche Bildung und gymnasiale Oberstufe nach dem 10. Schuljahr). Der Sekundarbereich I (allgemeinbildende Schulen vom 5. bis

Übersicht 1 Entwicklung der Lebendgeborenen und des Altersjahrgangs der 18—20jährigen[2]) in Niedersachsen 1955—2050

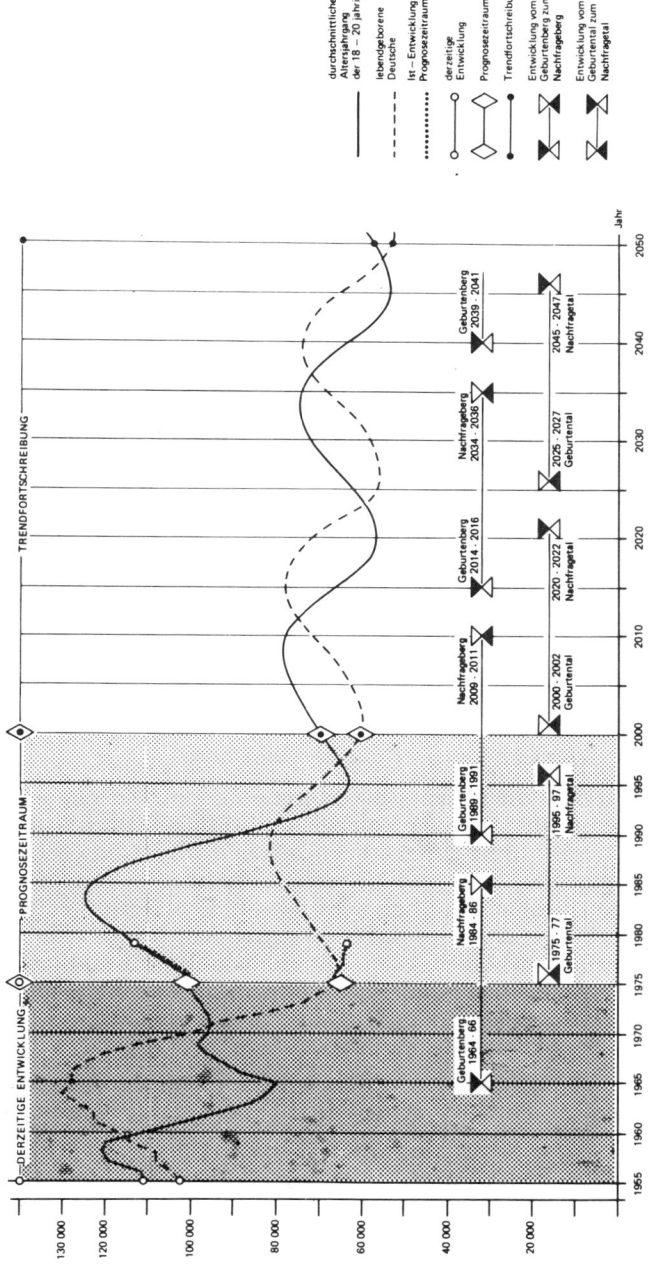

1) ab 1976 durchschnittlicher Altersjahrgang der deutschen 18 - 20 jährigen
2) als grober Indikator für die Entwicklung der Nachfrage nach Arbeitsplätzen im Anschluß an die berufliche Erstausbildung und der Nachfrage nach Studienplätzen im Anschluß an den Erwerb der Studienberechtigung

Quelle: Institut für Regionale Bildungsplanung — Arbeitsgruppe Standortforschung — GmbH Hannover.

zum 10. Schuljahr) befindet sich zur Zeit in der Übergangsphase von den starken zu den schwächer besetzten Jahrgängen. Er wird ab Mitte der 80er Jahre allein von den geburtenschwachen Jahrgängen bestimmt. Die Zahl der Lebendgeborenen nahm nämlich bis auf 577 000 im Jahr 1978, dem geburtenärmsten Jahr, ab. Gegenüber 1964 ist das eine Abnahme um 46 %.

In der Grundschule sind bereits Anfang der 80er Jahre nur noch geburtenschwache Jahrgänge. Der geburtenärmste Jahrgang 1978 erreicht 1984 die Grundschule. Danach ist mit einem geringfügigen Ansteigen der Jahrgangsstärken zu rechnen, da inzwischen die Zahl der Geborenen zum Teil altersstrukturbedingt je Jahr zugenommen hat.

1980 wurden 617 000 Geburten gezählt. Auch wenn die Geburtenzahlen in erwartetem Umfang — etwa auf 640 000 im Jahr 1988 — ansteigen sollten, um dann — wieder altersstrukturbedingt — zu sinken, muß das Schulsystem auf längere Zeit mit einer tiefgreifenden Änderung der demographischen Rahmenbedingungen rechnen.

Der wellenförmige Verlauf des Durchgangs steigender und sinkender Jahrgangsstärken durch das Bildungssystem bleibt zwar erhalten, jedoch sind die gegenwärtigen Anpassungsaufgaben wegen des drastischen Rückgangs der Jahrgangsstärken beispiellos und wegen des mittelfristig zu erwartenden insgesamt erheblich niedrigeren Niveaus der Jahrgangsstärken grundlegender Natur. Die Übersicht 1 zeigt diesen Sachverhalt in schematischer Weise und verdeutlicht dabei, daß die verschiedenen Bereiche des Bildungswesens zur selben Zeit mit sehr unterschiedlichen Größenordnungen und Anpassungsaufgaben zu tun haben. Der eine Bereich wächst, während der andere schrumpft; nach einigen Jahren kann es umgekehrt sein.

Die Übersicht verdeutlicht außerdem, daß die Reaktionsfrist der verschiedenen Stufen des Bildungssystems sehr unterschiedlich ist. Während der Kindergartenbereich auf Veränderungen der Geborenenzahl bereits in drei bis vier Jahren nach der Geburt reagieren muß, braucht sich der Hochschulbereich erst im Abstand von 18 bis 20 Jahren anzupassen.

1.2 Regionale Unterschiede der Schülerdichte

Der Geburtenrückgang erfaßt die gesamte Bevölkerung und alle Teilräume des Bundesgebiets. Es bestehen aber nach wie vor große regionale und soziale Unterschiede der Geburtenhäufigkeit. Auch wenn der ländliche Raum erheblich höhere Werte aufweist als die größeren Städte und die Ballungsgebiete, treffen die Konsequenzen des Geburtenrückgangs sein Schulsystem so, daß vor ihnen nicht ausgewichen werden kann. Grob gesagt: entweder werden halb so große Schulen wie bisher akzeptiert, oder es verdoppeln sich die Einzugsbereiche, wenn die Schulgrößen beibehalten werden sollen und deshalb ihre Anzahl halbiert werden müßte. Die Werte der altersspezifischen Schülerdichte (Anzahl der Schüler je 10 qkm) zeigen die Veränderungen, auf die das Schulsystem in der Fläche zu reagieren hat, sachgerechter und deutlicher als etwa die der Bevölkerungsdichte insgesamt.

Die Übersichten 2 und 3 ermöglichen den Vergleich der Schülerdichte bei geburtenreichen und geburtenarmen Jahrgängen. Für 1977 werden die 10 und 15 Jahre und die unter 5 Jahre alten Schüler zugrunde gelegt.

Bei der geburtenstarken Jahrgangsgruppe haben von 235 Landkreisen nur 56 eine Dichte von weniger als 100 Schülern je 10 qkm, dagegen sind bei der geburtenschwachen Jahrgangsgruppe schon 152 Landkreise in dieser Gruppe. Das ist eine Verdreifachung. Fast zwei Drittel aller Landkreise sind betroffen. Diese Betroffenheit ist besonders auffällig in den Ländern Schleswig-Holstein, Niedersachsen, Rheinland-Pfalz und Bayern. Nordrhein-Westfalen sowie weite Teile Hessens und Baden-Württembergs haben höhere Werte. Somit ist offensichtlich, daß jedes Flächenland angesichts der unterschiedlichen Bedingungen in Stadt und Land, in

Übersicht 2 *Altersspezifische Bevölkerungsdichte in den Kreisen und kreisfreien Städten des Bundesgebietes 1977 10- bis 14jährige je 10 km²*

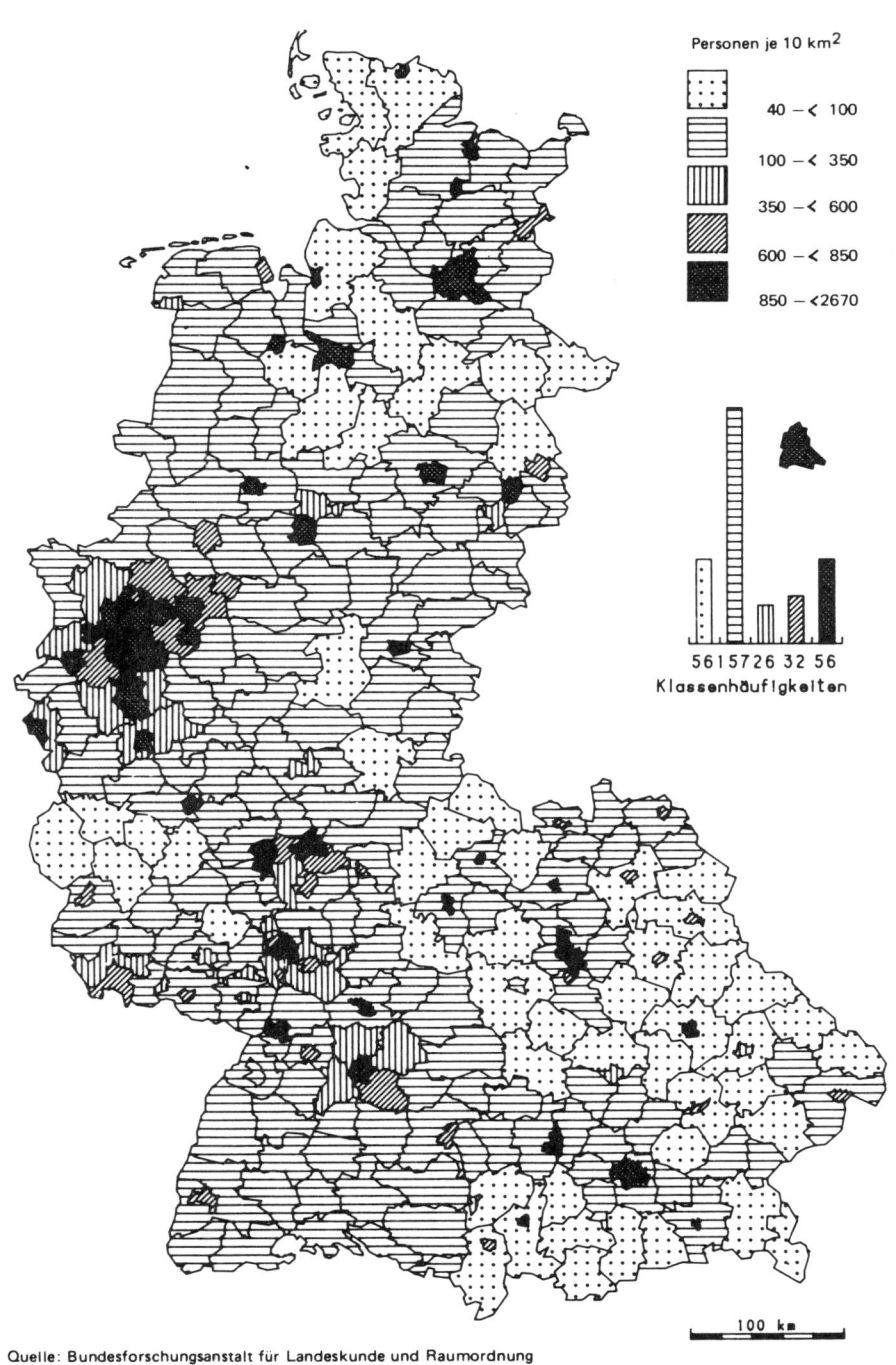

Quelle: Bundesforschungsanstalt für Landeskunde und Raumordnung

Übersicht 3   *Altersspezifische Bevölkerungsdichte in den Kreisen
und kreisfreien Städten des Bundesgebietes 1977
unter 5jährige je 10 km²*

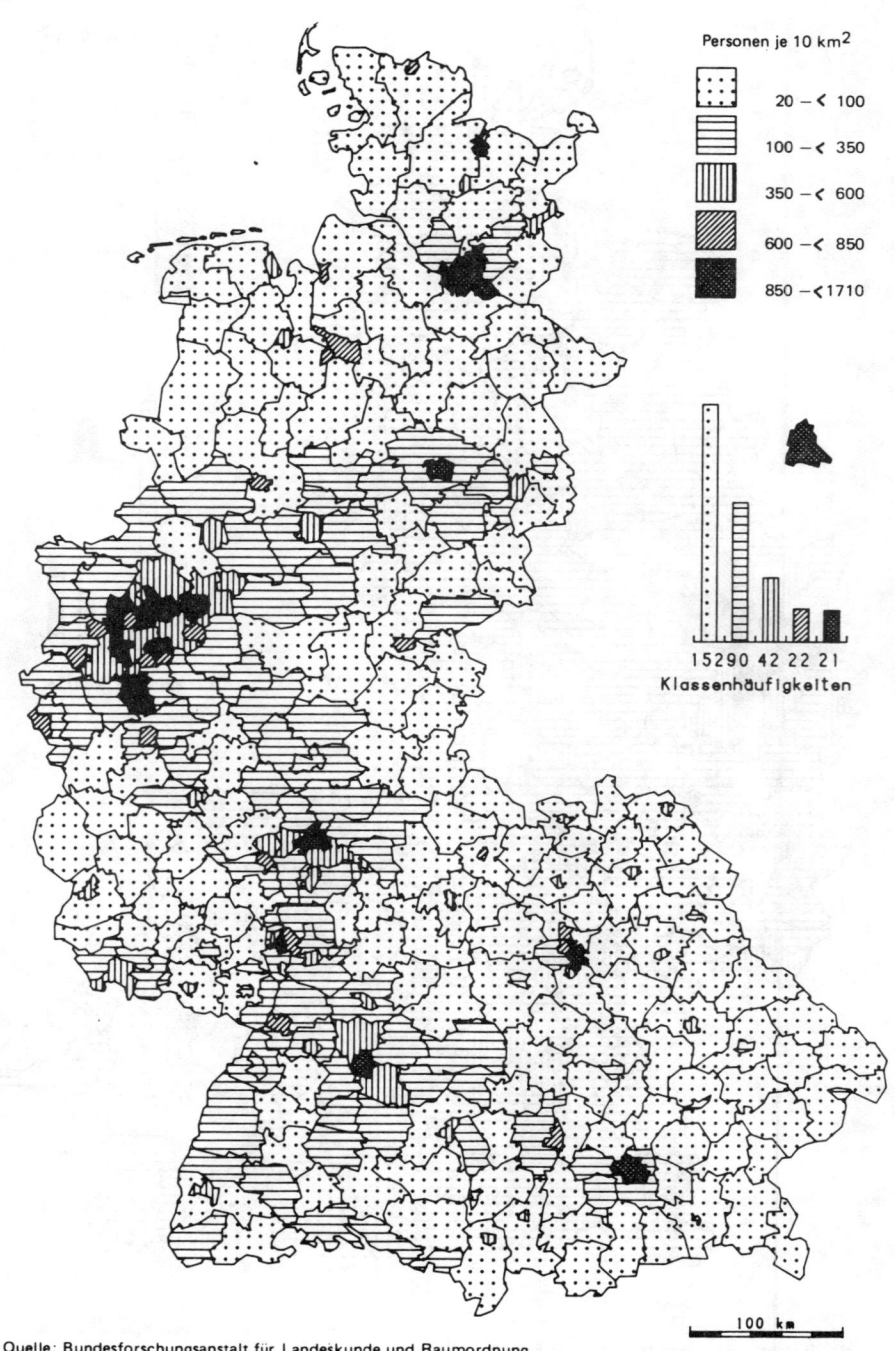

Quelle: Bundesforschungsanstalt für Landeskunde und Raumordnung

Übersicht 4 *Altersspezifische Dichte in den Kreisen und kreisfreien Städten Niedersachsens*

Wohnbevölkerung im Alter von 12 bis unter 13 Jahren im Jahre 1978
(Schüler des 7. Schuljahrgangs im Schuljahr 1978/79)

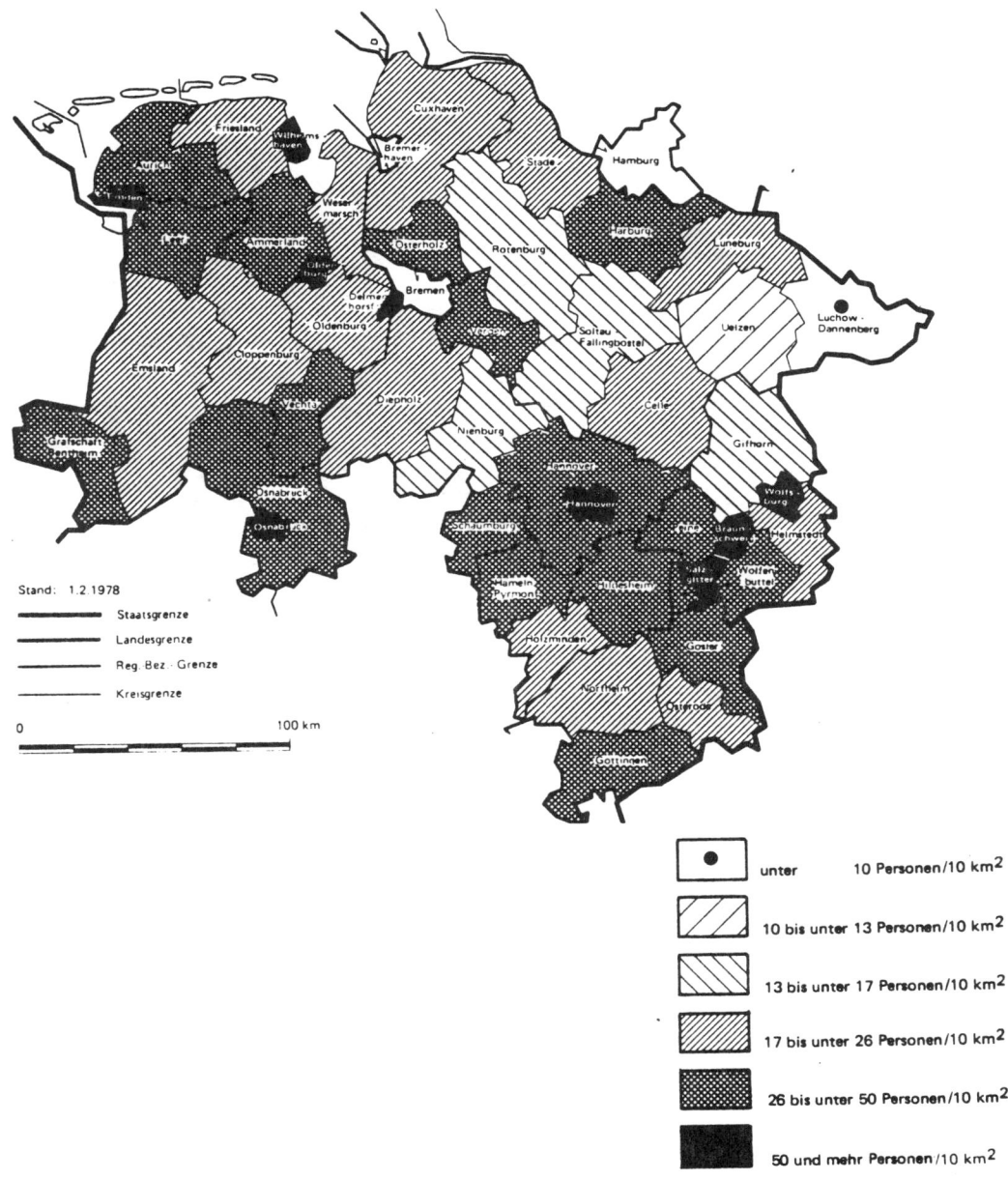

Quelle: Institut für regionale Bildungsplanung — Arbeitsgruppe Standortforschung — GmbH Hannover.

Übersicht 5 *Altersspezifische Dichte in den Kreisen und kreisfreien Städten Niedersachsens*
Wohnbevölkerung im Alter von unter einem Jahr im Jahre 1978
(Schüler des 7. Schuljahrgangs im Schuljahr 1990/91)

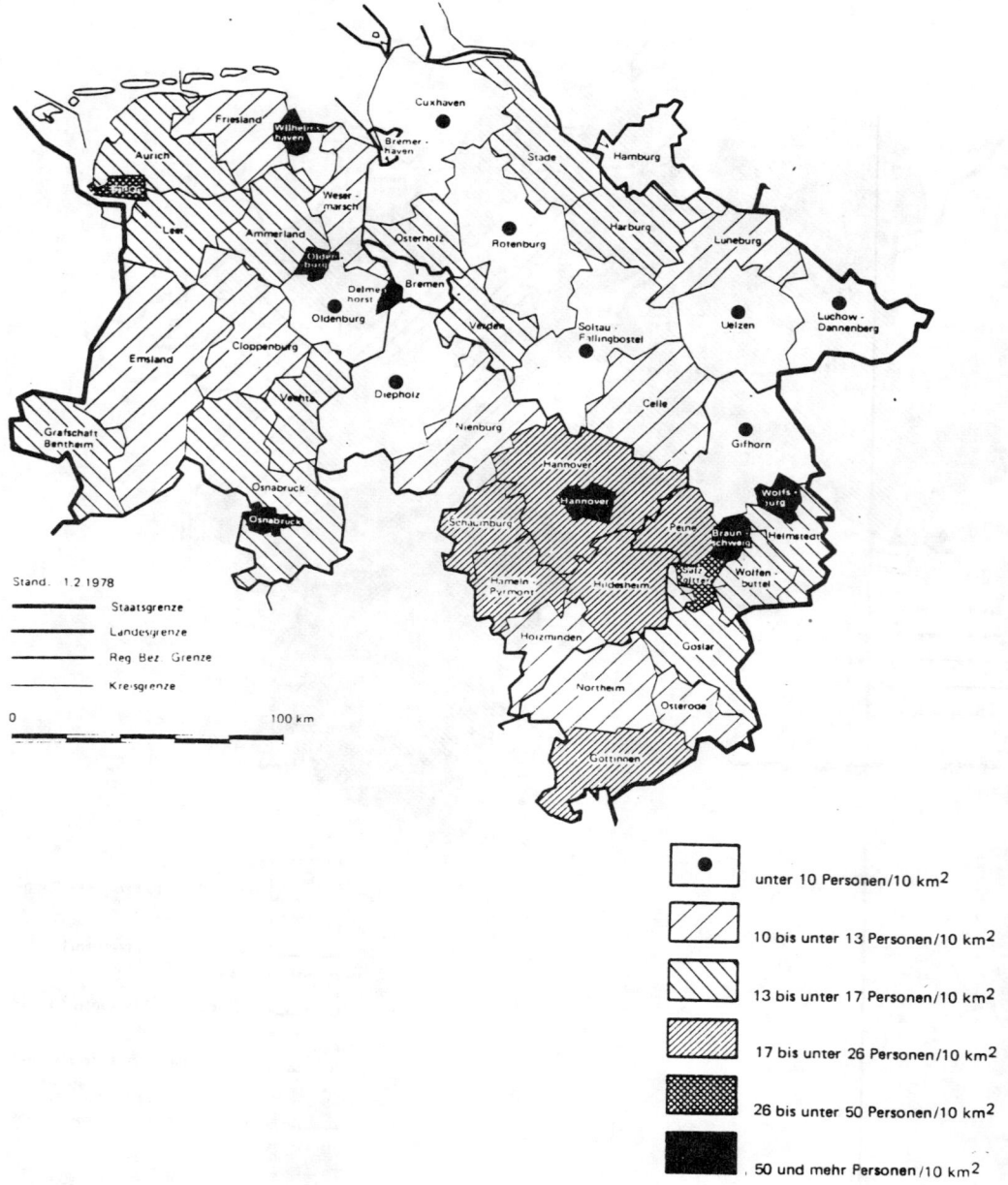

Quelle: Institut für regionale Bildungsplanung — Arbeitsgruppe Standortforschung — GmbH Hannover.

Übersicht 6 Die Verteilung der Personen ausgewählter Altersjahrgänge auf altersspezifische Dichtegruppen in den Kreisen und kreisfreien Städten in Niedersachsen am 31. 12. 1978

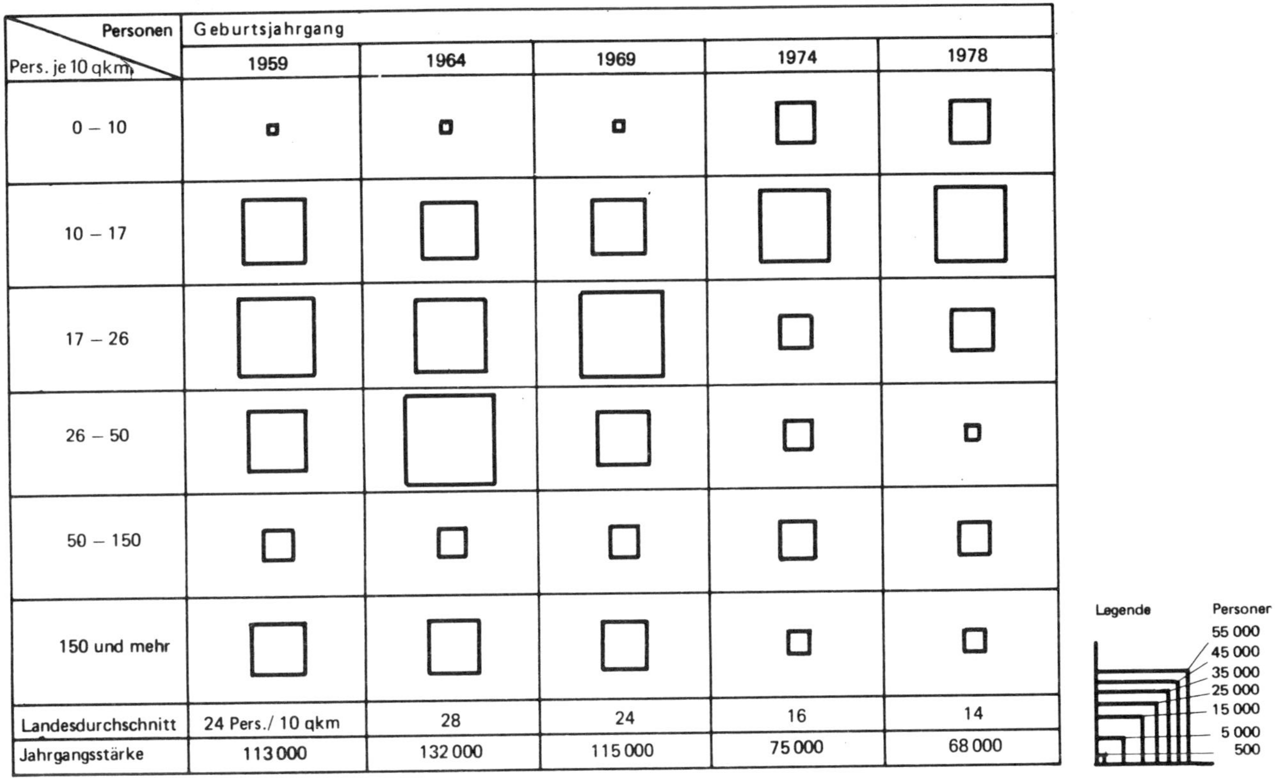

Personen Pers. je 10 qkm	Geburtsjahrgang 1959	1964	1969	1974	1978
0 – 10	□	□	□		
10 – 17	□	□	□	□	□
17 – 26	□	□	□	□	□
26 – 50		□	□	□	□
50 – 150	□	□	□	□	□
150 und mehr	□	□	□	□	□
Landesdurchschnitt	24 Pers./10 qkm	28	24	16	14
Jahrgangsstärke	113 000	132 000	115 000	75 000	68 000

Legende: Personer 55 000, 45 000, 35 000, 25 000, 15 000, 5 000, 500

Quelle: Institut für regionale Bildungsplanung — Arbeitsgruppe Standortforschung — GmbH Hannover.

dünner und dichter besiedelten Gebieten eine Vielfalt von schulischen Organisationsformen braucht, um die Forderung nach wohnungsnahem Schulangebot verwirklichen zu können.

Spitzt man die Betrachtung auf die Dichte der einzelnen Jahrgänge zu, wird noch deutlicher, mit welchen Veränderungen ein Flächenland rechnen muß. Niedersachsen, das als Beispiel in den Übersichten 4 bis 6 dargestellt ist, hatte über Jahrzehnte hinweg einen bundesweit atypischen Problemkreis, nämlich Lüchow-Dannenberg. Er war der einzige Kreis, in dem die jahrgangsspezifische Schülerdichte des dargestellten geburtenstarken Jahrgangs (Übersicht 4) mit 7 je 10 qkm weniger als 10 betrug. Der Landesdurchschnitt lag bei 23, der Durchschnitt der kreisfreien Städte bei 182. Diese Dichtewerte sinken beim untersuchten geburtenschwachen Jahrgang (Übersicht 5) auf 12 (Landesdurchschnitt), 101 (Durchschnitt kreisfreie Städte) und 4 (Landkreis Lüchow-Dannenberg). Sieben weitere Landkreise haben bereits einen Dichtewert unter 10. Weitere 10 Landkreise haben auch nur die wenig höheren Werte der nächsten Dichteklasse, und nur noch 6 Landkreise, davon 5 im Raum Hannover, haben Werte, die über 17 Schüler je 10 qkm liegen. Der Landkreis Hannover mit der höchsten Dichte liegt mit dem Wert 24 noch um fast die Hälfte unter dem Wert Emdens, das mit 46 unter den kreisfreien Städten die geringste Dichte aufweist. Die Stadt Hannover hat den höchsten Wert.

Für etwa zwei Drittel der Schüler eines Schuljahrgangs in Niedersachsen muß sich das Schulkonzept eher an der schulischen Infrastruktur des Emslandes oder Lüchow-Dannenbergs ausrichten, und nur für etwa ein Drittel der Schüler können die Verhältnisse der größeren Städte maßgeblich sein. Die Übersicht 6 läßt sehr deutlich erkennen, wie sich die quantitativen Gewichte der dünner besiedelten Kreise seit 1964 verstärkt haben. Schulpolitik und, als ihr Instrument, regional differenzierende Schulplanung müssen auf die Lebensverhältnisse der Jugend überall regionsspezifisch einwirken.

1.3 Die ausländischen Schüler

Die ausländische Bevölkerung lebt konzentriert in den Verdichtungsräumen (Übersicht 7). Allein mehr als 30 % der ausländischen Kinder und Jugendlichen im Alter bis zu 16 Jahren leben in 16 von insgesamt 327 kreisfreien Städten und Landkreisen, etwa 60 % leben in 52 dieser kommunalen Gebietskörperschaften. Es liegt damit auf der Hand, daß die betreffenden Städte nicht nur auf den Geburtenrückgang, sondern auch auf die strukturelle Veränderung der Schülergesamtheit reagieren müssen.

Die dabei auftretenden Probleme werden aber nur dann lösbar sein, wenn zur Verbesserung der Lebensverhältnisse der ausländischen Familien nicht allein vom Bildungswesen, sondern zugleich auch vom Wohnungswesen her beigetragen wird. Eine Dezentralisierung der Problemlage wird nur dann möglich sein, wenn möglichst viele Städte und Gemeinden Ausländer aufnehmen. Stärker industrialisierte ländliche Gebiete weisen schon heute ähnlich hohe Ausländeranteile auf wie manche Verdichtungsgebiete. Allerdings sind die absoluten Zahlen erheblich geringer. Aus Übersicht 8 ist ersichtlich, daß in einem Teil der Landkreise in den letzten Jahren der Anteil der Ausländerkinder überdurchschnittlich angestiegen ist. Das Ausländerproblem ist somit keineswegs allein eine Angelegenheit der Großstädte.

In den Schulklassen, in denen ausländische Schüler unter Deutschen vereinzelt sind, ist darauf zu achten, daß auch sie die pädagogische Förderung erhalten, die sie benötigen, auf dem Land und in der Stadt.

In welchem Umfang die derzeitige Verteilung zu einer Konzentration der Probleme führt, sei anhand von zwei Beispielen verdeutlicht: im Jahr 1978 besuchen von allen niedersächsischen Grund- und Hauptschülern 5,2 % Schulen in der Stadt Hannover; bei den ausländischen Grund- und Hauptschülern betrug der Anteil Hannovers dagegen 18,8 %. Bei der Stadt Frankfurt/M. zeigt sich in den Anteilen an den hessischen Zahlen ein ähnliches Bild. Dem Grund- und Hauptschüleranteil von insgesamt 6,6 % steht ein Anteil von 23,3 % bei den aus-

Übersicht 7   *Regionale Verteilung der Ausländerkinder im Bundesgebiet 1978
(Anteilswert)*

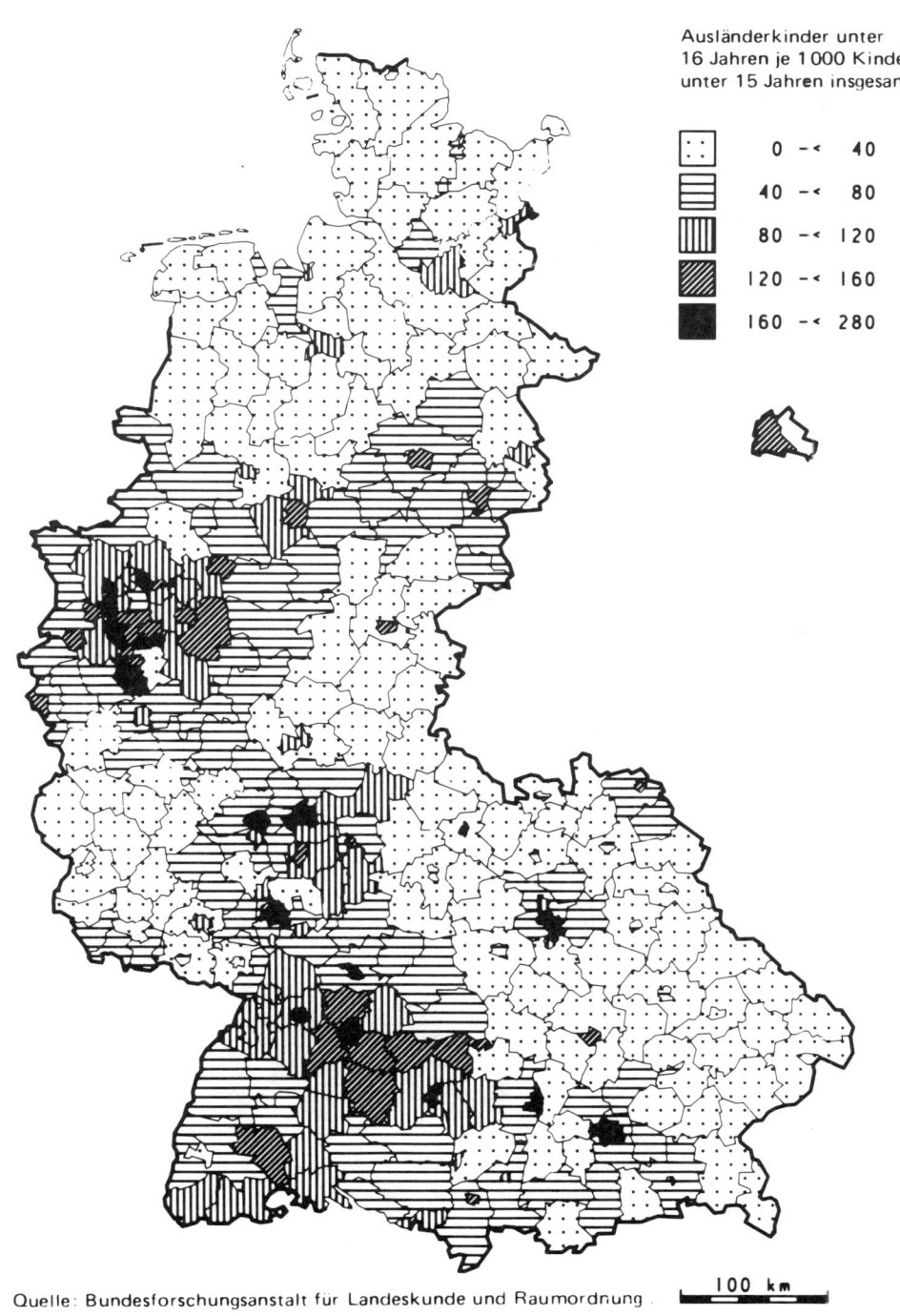

Quelle: Bundesforschungsanstalt für Landeskunde und Raumordnung

Übersicht 8   *Entwicklung der Zahl der Ausländerkinder im Bundesgebiet 1974—1978*

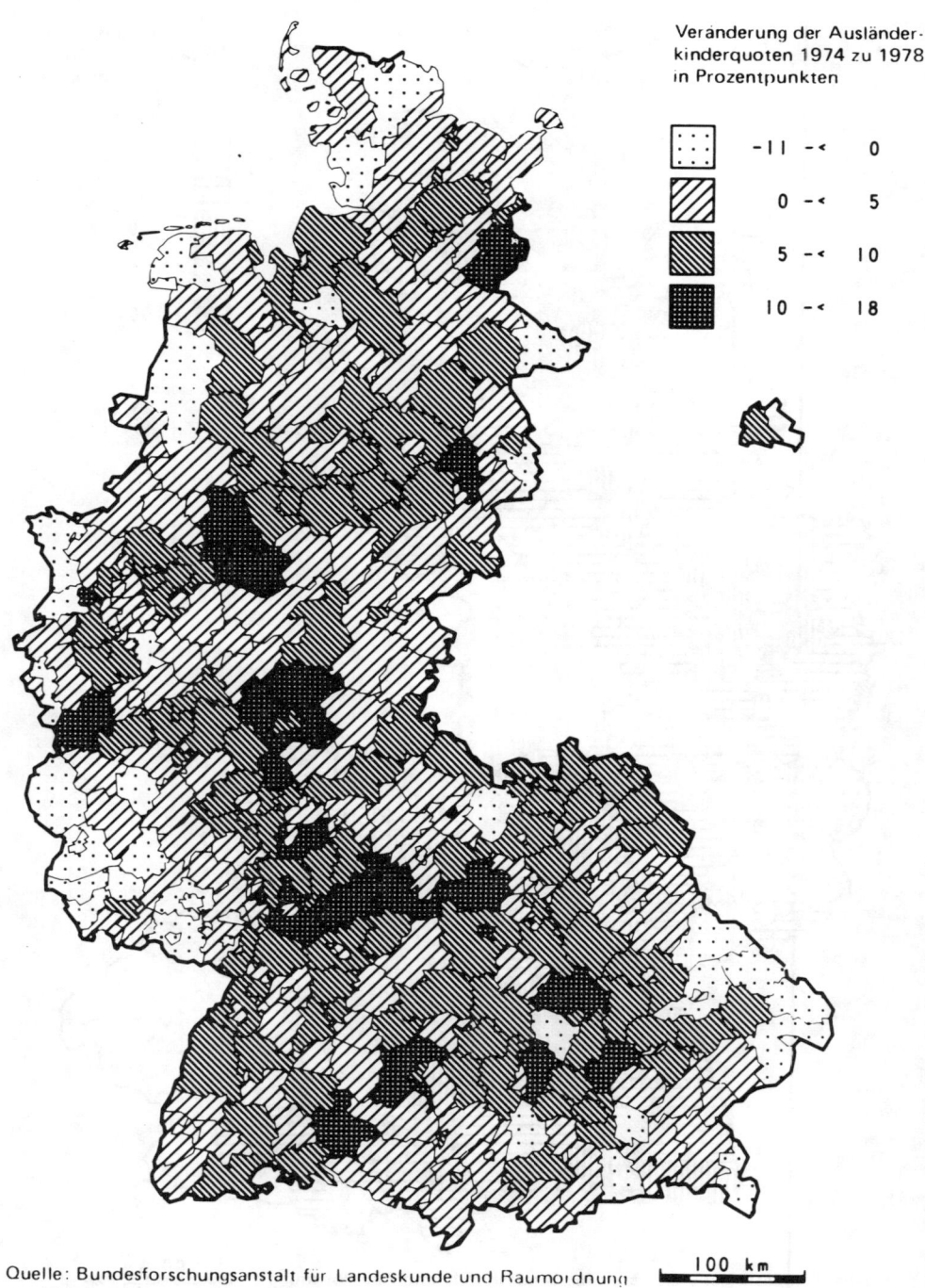

Quelle: Bundesforschungsanstalt für Landeskunde und Raumordnung

Übersicht 9 Bevölkerungsvorausschätzung für die Stadt Frankfurt/Main — nach Altersjahren, Deutschen und Ausländern für 1980 und 1990

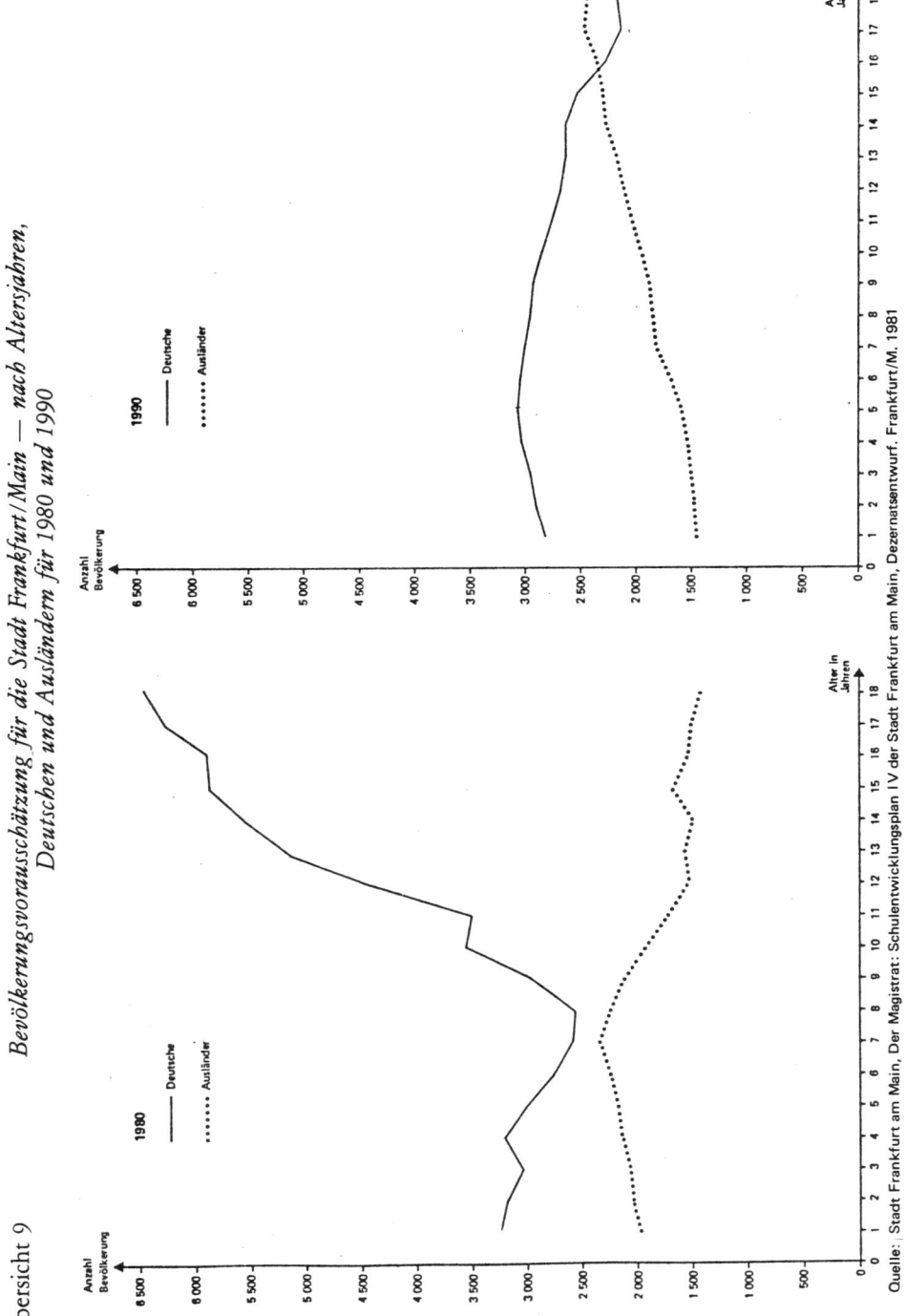

Quelle: Stadt Frankfurt am Main, Der Magistrat: Schulentwicklungsplan IV der Stadt Frankfurt am Main, Dezernatsentwurf. Frankfurt/M. 1981

ländischen Grund- und Hauptschülern des Landes Hessen gegenüber. Bei den Berufsschülern (einschließlich der Schüler im Berufsgrundbildungsjahr) war die Konzentration ausländischer Jugendlicher mit Anteilswerten von 27,3 % (Hannover) bzw. 29,5 % (Frankfurt/M.) noch deutlicher.

Zahl und Anteil der Ausländer in den für das Schulwesen bedeutenden Altersjahrgängen werden in den nächsten Jahren noch deutlich ansteigen; 1978 lebten in der Bundesrepublik 156 000 16- bis 19jährige Ausländer (5,2 % dieser Altersgruppen), bei den 3- bis unter 6jährigen waren es dagegen 273 000 (15,1 %). Bei anhaltender Konzentration der Ausländer auf die Verdichtungsgebiete ist dort noch mit einer Verstärkung der Probleme bei der Ausländerbeschulung zu rechnen. Die Übersicht 9 zeigt, daß zum Beispiel in der Stadt Frankfurt/M. damit zu rechnen ist, daß einzelne Altersjahrgänge mehr Ausländer als Deutsche umfassen werden, der Anteil der ausländischen Schüler im 7. Schuljahrgang (12—13jährige) würde dann von 13,9 % im Schuljahr 1978/79 auf etwa 47 % 1990/91 ansteigen, der Anteil der Jugendlichen im Alter des 11. Schuljahrgangs (zum Beispiel 16—17jährige Berufsschüler und Gymnasiasten) würde 54 % betragen.

Die Übersicht 10 zeigt aber erst das Problem von der entscheidenden Seite, nämlich stadtteilbezogen. Die Zahl der deutschen Schüler in den 7. Klassen geht innerhalb von 12 Jahren in allen Gebieten um mindestens 43 % bis höchstens 82 % zurück. Die Steigerung der Zahl der ausländischen Schüler dagegen ergibt Werte zwischen 84 % und 160 %. Im Planungsgebiet III entfallen auf 150 deutsche 670 ausländische Schüler der 7. Klasse.

Der Rückgang der Gesamtzahl der Schüler von 7 800 auf 4 600 und der Zahl der deutschen Schüler von 6 700 auf 2 400 läßt erkennen, in welch außerordentlich starkem Maß auch in den Großstädten die Schülerdichte abnimmt und dabei die Zunahme der ausländischen Schüler die Verringerung der Dichte abmildert.

Übersicht 10 *Vergleich der Schülerzahlen in den 7. Klassen in den Schuljahren 1978/79 und 1990/91 in den Planungsgebieten der Stadt Frankfurt/M.*

Region		Deutsche Schüler		Ausländische Schüler	
		1978/79	1990/91	1978/79	1990/91
1		2	3	4	5
Planungsgebiet I (Höchst, Zeilsheim)	abs.	1 342	529	166	349
	rel.	100,0	39,4	100,0	210,2
Planungsgebiet II (Sachsenhausen, Niederrad)	abs.	994	339	187	284
	rel.	100,0	34,1	100,0	151,9
Planungsgebiet III (Bahnhof, Innenstadt)	abs.	836	152	332	673
	rel.	100,0	18,2	100,0	202,7
Planungsgebiet IV (Rödelheim, Eschersheim)	abs.	1 433	499	87	211
	rel.	100,0	34,8	100,0	260,5
Planungsgebiet V (Fechenheim, Preungesheim)	abs.	891	505	122	225
	rel.	100,0	56,7	100,0	184,4
Planungsgebiet VI (Nordend, Bornheim)	abs.	1 210	419	186	440
	rel.	100,0	34,6	100,0	236,6
Frankfurt gesamt	abs.	6 706	2 443	1 080	2 182
	rel.	100,0	36,4	100,0	202,0

Quelle: Stadt Frankfurt am Main, Der Magistrat: Schulentwicklungsplan IV der Stadt Frankfurt am Main. Dezernatsentwurf. Frankfurt/M. 1981.

2. Entwicklung der Schulorganisation

Die bildungspolitische Diskussion der 60er Jahre stand unter den Eindrücken jährlich steigender Geburten- und Schülerzahlen, ständig vertieften und verbreiterten Erkenntnissen über Art und Ausmaß von ungleichen Bildungschancen, neuen bildungsökonomischen Einsichten in den Zusammenhang von Bildung und Wohlstand sowie der Favorisierung schulorganisatorischer Großsysteme als Folge fachlicher und leistungsbezogener Differenzierung der einzelnen Schule.

Unter räumlichen Gesichtspunkten führten die Konsequenzen dieser Diskussionen zum Rückzug der Grund- und Hauptschulen aus der Fläche und zum Vorstoß der Realschulen, Gymnasien und Sonderschulen in die Fläche. Man meinte, die pädagogische Leistungsfähigkeit der einzelnen Schule durch relativ hoch angesetzte Mindeststandards sichern zu können. Derartige Richtgrößen waren die Schülerzahl je Jahrgang, die Anzahl paralleler Klassen, Fachlehrereinsatz in allen Schulformen, Berufsfachklassen in Berufsschulen usw.

2.1 Schuldichte und durchschnittliche Schuleinzugsbereiche in der Bundesrepublik Deutschland

Die Übersicht 11 verdeutlicht die Veränderungen der Schuldichte und -einzugsbereiche seit 1960. Die Anzahl der Grund- und Hauptschulen sank von 31 100 auf 17 700 im Jahr 1979

Übersicht 11 *Zahl, Schuldichte und Einzugsbereiche von Schulformen des allgemeinbildenden und beruflichen Schulwesens im Bundesgebiet in ausgewählten Jahren*

Schulform	Zahl der Schulen			Durchschnittliche Schuldichte je 10 000 qkm			Durchschnittliche Einzugsbereiche in qkm		
	1960	1970	1979	1960	1970	1979	1960	1970	1979
Allgemeinbildende Schulen[1])									
Grund- und Hauptschulen[2])	31 109	21 504	17 701	1 251	.	.	7	.	.
Grundschulen[3])	—	.	11 269	—	.	531	—	.	19
Hauptschulen[3])	—	.	4 765	—	.	225	—	.	45
Realschulen	1 125	2 116	2 492	45	85	100	189	100	85
Gymnasien	1 823	2 311	2 464	73	93	99	116	92	86
Schulen für Behinderte	1 106	2 381	2 787	44	96	112	192	89	76
Berufliche Schulen									
	1960	1970	1975	1960	1970	1975	1960	1970	1975
Berufsschulen in Teilzeitform	2 364	1 611	1 226	95	65	49	105	154	203
Berufsschulen als Berufsgrundbildungsjahr	—	—	493	—	—	.[4])	—	—	.[4])
Berufsfachschulen	1 636	2 774	2 609	66	112	105	152	90	95
Fachoberschulen und Fachgymnasien	—	531	893	—	21	36	—	468	278
Fachschulen	2 165	2 991	3 068	87	121	124	115	83	81

[1]) Zweige der schulformbezogenen Gesamtschulen bei den entsprechenden Schulformen.
[2]) 1960 Volksschulen, 1970 und 1979 nicht aufzugliedern.
[3]) 1970 nicht aufzugliedern, 1979 ohne Hamburg und Baden-Württemberg.
[4]) Nicht flächendeckend eingeführt.
Quelle: Bundesminister für Bildung und Wissenschaft (Hrsg.): Grund- und Strukturdaten, Ausgabe 1980/81. Bonn 1980. Bundesminister für Bildung und Wissenschaft, Statistisches Bundesamt (Hrsg.): Bildung im Zahlenspiegel, Ausgabe 1977. Stuttgart 1977.

ab. Als Folge der Vermehrung der Realschulen und Gymnasien von knapp 3 000 auf fast 5 000 verringerte sich der durchschnittliche Einzugsbereich bei den Realschulen von 189 auf 85 qkm, um 55 %, und bei den Gymnasien von 116 auf 86 qkm, um 26 %. Die Zahl der Sonderschulen stieg von 1 100 auf 2 700.

Im Bereich der beruflichen Schulen sind ebenfalls zwei gegenläufige Entwicklungen festzustellen. Die Zahl der Berufsschulen in Teilzeitform, das ist die Pflichtberufsschule der Auszubildenden, nahm von rund 2 400 auf fast 1 200 ab, während das Angebot an beruflichen Vollzeitschulen (zum Beispiel Berufsfachschulen, Fachschulen, Fachoberschulen) erheblich ausgeweitet wurde.

Da die verschiedenen Formen der beruflichen Schulen in der Regel gebündelt an einem Standort angeboten werden, bewirkt eine Konzentration von Teilzeitangeboten (zum Beispiel Bereichs-, Bezirks- und Landesfachklassen) zugleich eine Bindung wichtiger Vollzeitangebote an diese Standorte. Aus bildungs- und arbeitsmarktpolitischen Gründen ist daher zu fragen, ob sich die schulischen Angebote der Teilzeitschule nicht nur für die landwirtschaftlichen Berufe, sondern auch für zahlreiche Berufsfelder bereits zu weit vom Wohnort und betrieblichen Lernort entfernt haben und deshalb die Ergänzungs- und Ausgleichsfunktion der Vollzeitschule, insbesondere die neugeschaffenen Angebote, von vornherein für viele wohnsitzfern angesiedelt wird.

Im Vergleich der derzeitigen durchschnittlichen Einzugsbereiche allgemeinbildender Schulen zwischen den Ländern (Übersicht 12) wird die im Blick auf die altersspezifische Schülerdichte erhobene Forderung nach unterschiedlichen Schulmodellen auch vom vorhandenen Schulstandortsystem, das die Einzugsbereiche bestimmt, unterstrichen. Beim Vergleich der Werte ist der teilweise unterschiedliche Schulaufbau in den Ländern ebenso zu beachten wie die unterschiedliche Schülerdichte. Die Vielfalt ist offensichtlich erheblich. Ihr müssen aus dem Blickwinkel einer bedürfnisgerechten/menschengerechten/kindgerechten Raumordnung ebenso vielfältige Angebote bei der Infrastruktur des Bildungswesens entsprechen.

2.2 Schuleinzugsbereiche und Schulwegbedingungen in einem Flächenstaat

Am Beispiel des Landes Niedersachsen (Übersicht 13) läßt sich sehr gut darstellen, in welch unterschiedlichem Maß die Grundschulen und Hauptschulen aus der Fläche zurückgezogen wurden. Während 1960 der durchschnittliche Einzugsbereich von Grund- und Hauptschulen (Volksschulen) 10 qkm betrug, stieg er bis 1978 bei den Grundschulen auf 25 qkm, bei den Hauptschulen auf 62 qkm.

Bei den Realschulen und Gymnasien sank die Größe der Einzugsbereiche dagegen von 222 qkm bzw. 254 qkm auf 124 qkm bzw. 172 qkm. Dabei ist im Vergleich zu beachten, daß sich die Realschulen weiter als die Gymnasien in die Fläche vorgewagt haben. Während die Differenz der durchschnittlichen Einzugsbereiche 1960 nur rund 30 qkm betrug, vergrößerte sich der Abstand bei insgesamt kleineren Einzugsbereichen beider Schulformen auf rund 50 qkm.

Konsequenz dieser Entwicklung bei den Grund- und Hauptschulen ist eine erhebliche Verlängerung der Schulwege. 1960 lag die durchschnittliche Schulweglänge bei 1,8 km, 1978 für Grundschüler bei 2,8 km und für Hauptschüler bei 4,4 km. Der Fahrschüleranteil betrug bei den Grundschülern bereits 24 %, bei Hauptschülern 46 % (Übersicht 14). An den übrigen Schulen ist mindestens jeder zweite Schüler ein Fahrschüler, deren Anteile an der Schülerzahl von 50 % bei den Realschulen bis zu 66 % an den Sonderschulen reichen.

Bei den Sonderschulen für Lernbehinderte hat sich der durchschnittliche Einzugsbereich zwar halbiert, er übertrifft aber alle anderen Schulformen bei weitem. Ob das in diesem Bereich verfolgte Schulkonzept für die ohnehin schon am stärksten belasteten Schüler mit der höchsten durchschnittlichen Schulwegbeanspruchung unter allen allgemeinbildenden Schulen richtig ist, scheint zweifelhaft.

Übersicht 12 Durchschnittliche Einzugsbereiche der Schulformen in den Bundesländern 1978 in qkm

Bundesländer / Schulformen 3)	Schleswig-Holstein	Hamburg 1)	Niedersachsen 2)	Bremen	Nordrhein-Westfalen	Hessen	Rheinland-Pfalz	Baden-Württemberg 1)	Bayern	Saarland	Berlin (West)
GRUNDSCHULE	25 qkm	–	–	4 qkm	10 qkm	17 qkm	20 qkm	–	29 qkm	9 qkm	2 qkm
HAUPTSCHULEN	50 qkm	–	25 qkm	4 qkm	25 qkm	36 qkm	54 qkm	–	40 qkm	19 qkm	9 qkm
REALSCHULEN	93 qkm	5 qkm	62 qkm	9 qkm	62 qkm	79 qkm	189 qkm	85 qkm	181 qkm	73 qkm	10 qkm
GYMNASIEN	167 qkm	8 qkm	124 qkm	8 qkm	53 qkm	83 qkm	144 qkm	87 qkm	180 qkm	66 qkm	7 qkm
SONDERSCHULEN FÜR LERNBEHINDERTE	140 qkm	24 qkm	172 qkm	24 qkm	74 qkm	145 qkm	209 qkm	116 qkm	312 qkm	80 qkm	11 qkm
Bevölkerung unter 1 Jahr:											
– Anzahl	23 000	12 000	68 000	6 000	157 000	51 000	34 000	90 000	105 000	9 000	16 000
– Dichte (je 10 qkm)	15	166	14	141	46	24	17	25	15	37	340

Zusatz: zusätzlich 216 qkm für Niedersachsen bei Sonderschulen (REALSCHULEN zeigt 124 qkm, GYMNASIEN 172 qkm, SONDERSCHULEN 216 qkm).

1) Grund- und Hauptschulen statistisch nicht aufzugliedern
2) Realschulen und Gymnasien einschließlich der entsprechenden Zweige an anderen Schulformen, Gymnasien einschließlich Integrierte Gesamtschulen
3) Zweige der schulformbezogenen Gesamtschulen bei den entsprechenden Schulformen

Quellen: Statistisches Bundesamt, Hrsg.,
Allgemeines Schulwesen 1978, Fachserie 11, Reihe 1
Statistische Berichte der Bundesländer

Übersicht 13 Entwicklung der durchschnittlichen Einzugsbereiche der Schulformen in Niedersachsen 1960–1978 in qkm

	1960	1965	1970	1975	1976	1977	1978
GRUNDSCHULEN	10 qkm	11 qkm		22 qkm	23 qkm	24 qkm	25 qkm
HAUPTSCHULEN	10 qkm	11 qkm	14 qkm	49 qkm	52 qkm	56 qkm	62 qkm
REALSCHULEN	222 qkm *	180 qkm ***	14 qkm	137 qkm	131 qkm	124 qkm	124 qkm
GYMNASIEN	254 qkm	244 qkm	186 qkm	184 qkm	175 qkm	172 qkm	172 qkm
SONDERSCHULEN FÜR LERNBEHINDERTE	444 qkm **	334 qkm **	216 qkm	217 qkm	216 qkm	214 qkm	216 qkm
			226 qkm				

*   Mittelschulen incl. Aufbauzüge und gehobene Klassen an Volksschulen
**   Die allgemeinbildenden Schulen ohne Sonderschulklassen an Grund- und Hauptschulen
*** Realschulen incl. Aufbauklassen bzw. Klassen der Realschulen in verkürzter Form an Volksschulen

Quelle: Niedersächsisches Landesverwaltungsamt-Statistik, Hrsg.,
        Statistische Berichte: Die allgemeinbildenden Schulen am 15. Mai 1960
        Die allgemeinbildenden Schulen in Niedersachsen am 15. Oktober 1970,
        Allgemeinbildende Schulen am 15. Oktober 1975
        Allgemeinbildende Schulen am 1. September 1976/77, Teil 1, Schulen, Klassen, Schüler
        Niedersächsisches Kultusministerium, Presse- und Öffentlichkeitsarbeit, Hrsg., Statistik der allgemeinbildenden
        Schulen in Niedersachsen, Stand: Schuljahr 1978/79
        Niedersächsisches Landesverwaltungsamt-Statistik, Hrsg, Statistische Berichte Niedersachsens: Fläche und
        Bevölkerungsdichte der kreisfreien Städte und Landkreise, Stand: 31. Dezember 1978
        Eigene Berechnungen

Die Schülerbeförderung verschlingt von Jahr zu Jahr erhebliche Mittel. Schon deshalb stellt sich die Frage, ob eine weitere Konzentration im Schulsystem bezahlbar ist. Noch gewichtiger sind aber die vorliegenden humanwissenschaftlichen Erkenntnisse, die im Interesse der Schüler eine Verminderung der Schulwegbeanspruchungen erforderlich machen. Hinzu kommt, daß Kinder durch Busbeförderung zur Schule in einem Alter, dem eine schrittweise Eroberung der sozialräumlichen Umwelt gemäß ist, die kleinen Schritte überspringen müssen.

Übersicht 14 *Fahrschüleranteil an der Gesamtschülerzahl nach Schulform in Niedersachsen im Schuljahr 1977/78 (in Prozent)*

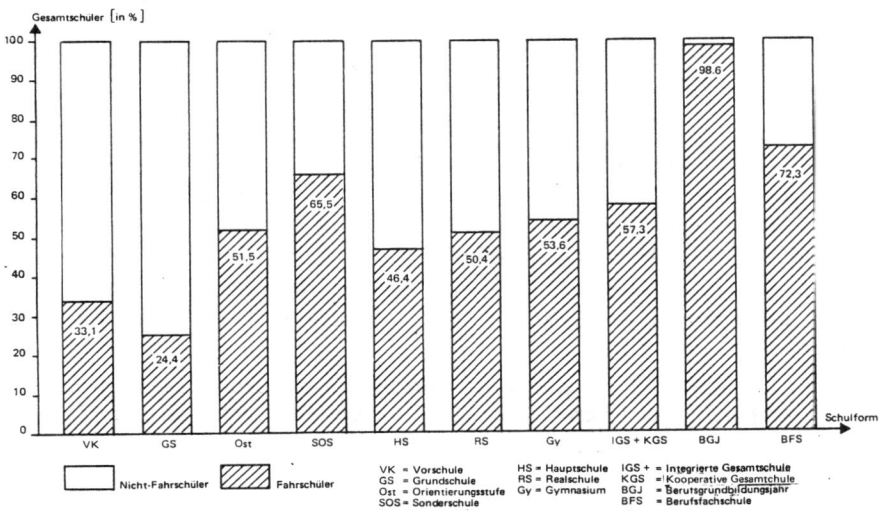

Quelle: Institut für regionale Bildungsplanung — Arbeitsgruppe Standortforschung — GmbH Hannover.

Übersicht 15 *Entwicklung der Ausgaben des Landes Niedersachsen für die Schülerbeförderung 1963—1980*

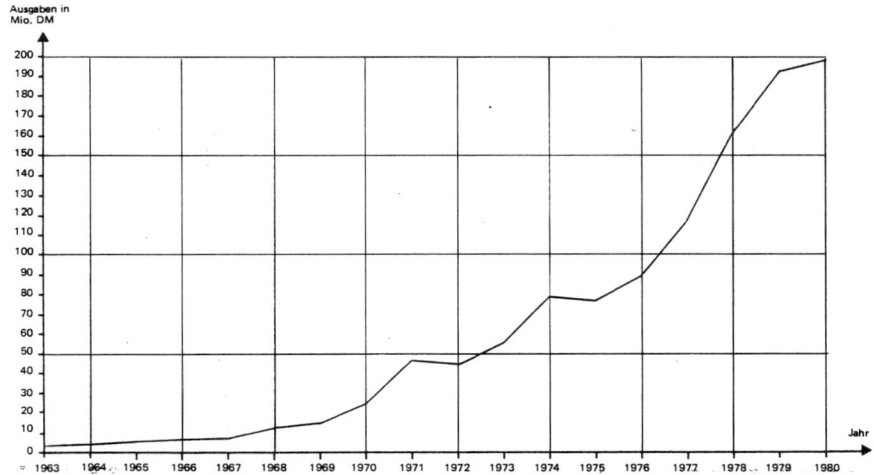

Quelle: Institut für regionale Bildungsplanung — Arbeitsgruppe Standortforschung — GmbH Hannover.

Die Übersicht 15 zeigt die Aufwendungen des Landes Niedersachsen für die Schülerbeförderung seit 1963. Dabei ist zu beachten, daß die schwer erfaßbaren Aufwendungen der Kommunen und Eltern noch hinzuzurechnen sind.

Vermehrter Lehrereinsatz und Lehrerbeförderung statt Schülerbeförderung wären Alternativen zu der Ver(sch)wendung finanzieller Ressourcen.

2.3 Schulform- und regionalspezifische Größenunterschiede der Schuleinzugsbereiche

Da die Zahl der Schulstandorte die Größe der Einzugsbereiche und damit die Erreichbarkeit und Schulweglänge für die Schüler bestimmt, sei am Beispiel des Landes Niedersachsen aufgezeigt, mit welch großen regionalen Unterschieden der Schülerbelastung ein Flächenland rechnen muß, wenn es ein und dasselbe Schulmodell auf alle Landesteile unabhängig von der Schülerdichte übertragen will. Die Durchschnittswerte werden in vielen Landkreisen erheblich überschritten (Übersicht 16 bis 19). Zum Beispiel liegt der durchschnittliche Einzugsbereich der Grundschulen von vier Landkreisen über 50 qkm und reicht bis zu 68 qkm (Lüchow-Dannenberg), bei den Hauptschulen weisen 12 Landkreise Einzugsbereiche von mehr als 100 qkm auf bis zu 153 qkm (Landkreis Diepholz).

Auch bei den Realschulen ist die Streuung der Werte sehr groß. In 16 Kreisen liegt der durchschnittliche Einzugsbereich über 175 qkm, in 3 Kreisen über 275 qkm bis zu 483 qkm (Landkreis Uelzen).

Nicht mehr erstaunt, daß die Standortmuster bei Gymnasien zu noch größeren Abweichungen bei den Einzugsbereichen führen. In 13 Kreisen liegt der Wert über 275 qkm, in 8 Kreisen über 375 qkm bis zu 778 qkm (Landkreis Gifhorn).

Diese extremen und überdurchschnittlichen Einzugsbereiche ergeben sich in der Regel für die Gebiete, in denen die Verringerung der Schülerdichte auch zu extremen Werten führt. Konsequenz des Geburtenrückgangs kann somit nicht die Ausweitung der Schuleinzugsbereiche sein. Bisherige Vorstellungen von Größen und optimalen Organisationsformen können nicht aufrecht erhalten werden, weder im Grundschulbereich noch bei der gymnasialen Oberstufe.

2.4 Gliederungsmerkmale der allgemeinbildenden Schulen

Während durch das Standortsystem die Einzugsbereiche bestimmt werden, müssen als entscheidende Bestimmungsfaktoren des Standortsystems außer der Nachfrage nach Schulplätzen die Vorschriften über die Zügigkeit (Anzahl paralleler Klassen je Schuljahrgang) angesehen werden.

Die in Niedersachsen bis 1980 gültigen Soll-Vorschriften sind im linken Teil der Übersicht 20 dargestellt. Die Wirklichkeit in demjenigen Landkreis, an dessen Verhältnissen die zukünftige Situation zahlreicher anderer Gebiete studiert werden kann, zeigt, daß schon bei den geburtenstarken Jahrgängen, nämlich im Schuljahr 1977, in vielen Fällen nicht nur nicht die Sollwerte der Zügigkeit, sondern auch nicht einmal die zulässigen Ausnahmegrößen erreicht werden können.

Nur einen Zug hatten 12 von 18 Grundschulen, 8 von 11 Hauptschulen und 2 von 5 Realschulen. Die Grundschulen waren teilweise noch nicht einmal jahrgangsweise gegliedert. Es ist leicht vorstellbar, daß beim Rückgang der Schülerzahlen um 40—50 % einschneidende Konsequenzen entweder beim Standortgefüge (Übersicht 21) oder bei der Schulgliederung unvermeidbar sind.

Übersicht 16   *Durchschnittliche Einzugsbereiche der Grundschulen in den Landkreisen und kreisfreien Städten des Landes Niedersachsen 1978*

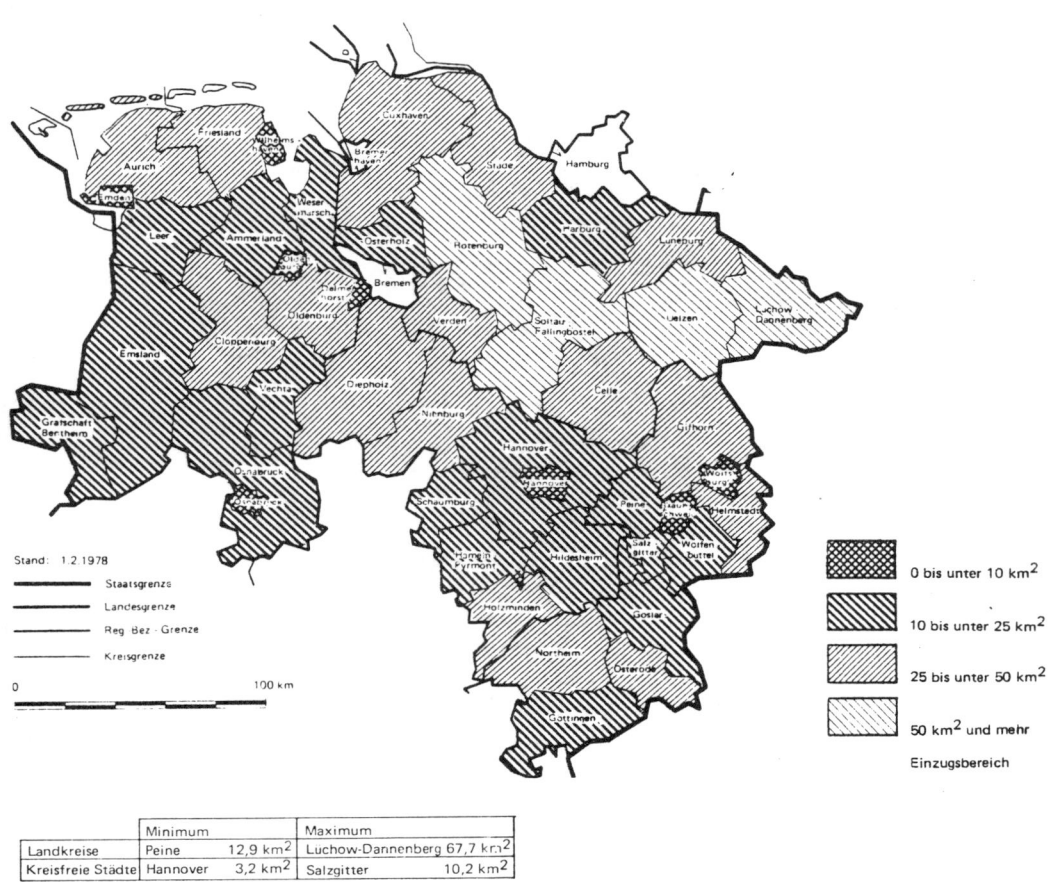

Quelle: Institut für regionale Bildungsplanung — Arbeitsgruppe Standortforschung — GmbH Hannover.

Übersicht 17   *Durchschnittliche Einzugsbereiche der Hauptschulen in den Landkreisen und kreisfreien Städten des Landes Niedersachsen 1978*

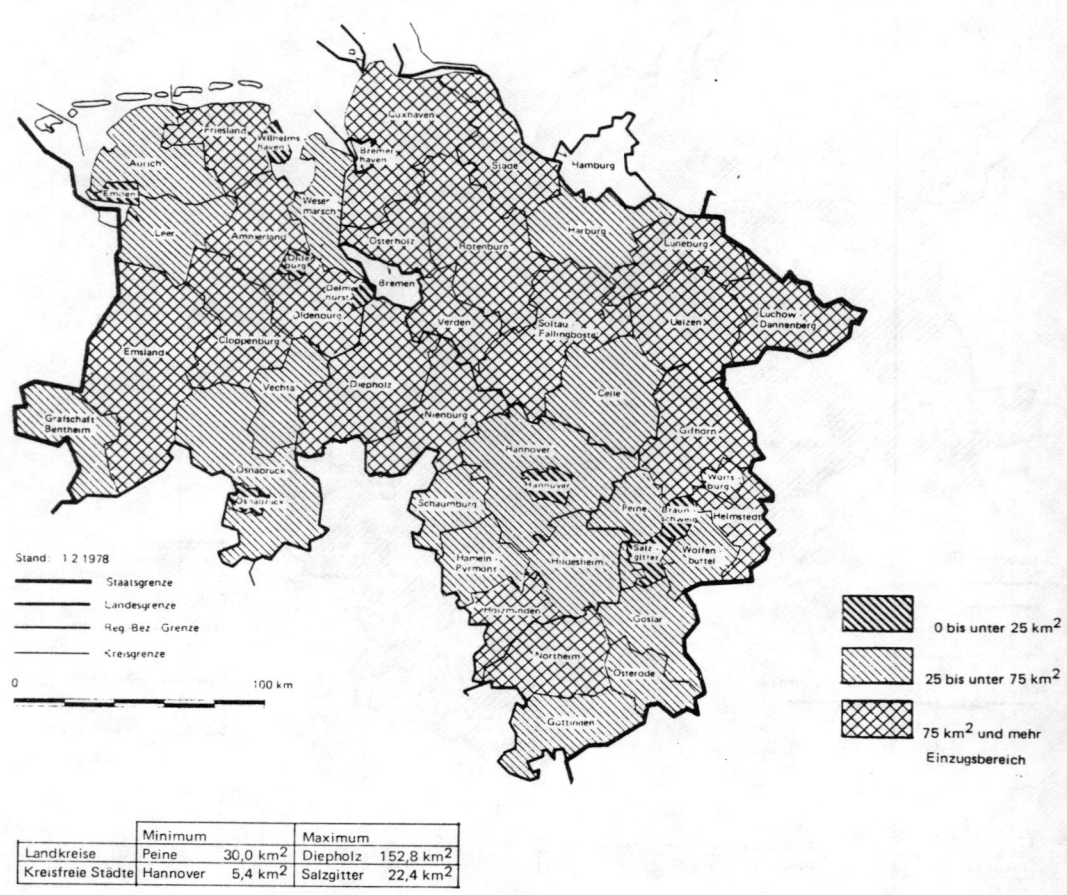

Quelle: Institut für regionale Bildungsplanung — Arbeitsgruppe Standortforschung — GmbH Hannover.

Übersicht 18 *Durchschnittliche Einzugsbereiche der Realschulen in den Landkreisen und kreisfreien Städten des Landes Niedersachsen 1978*

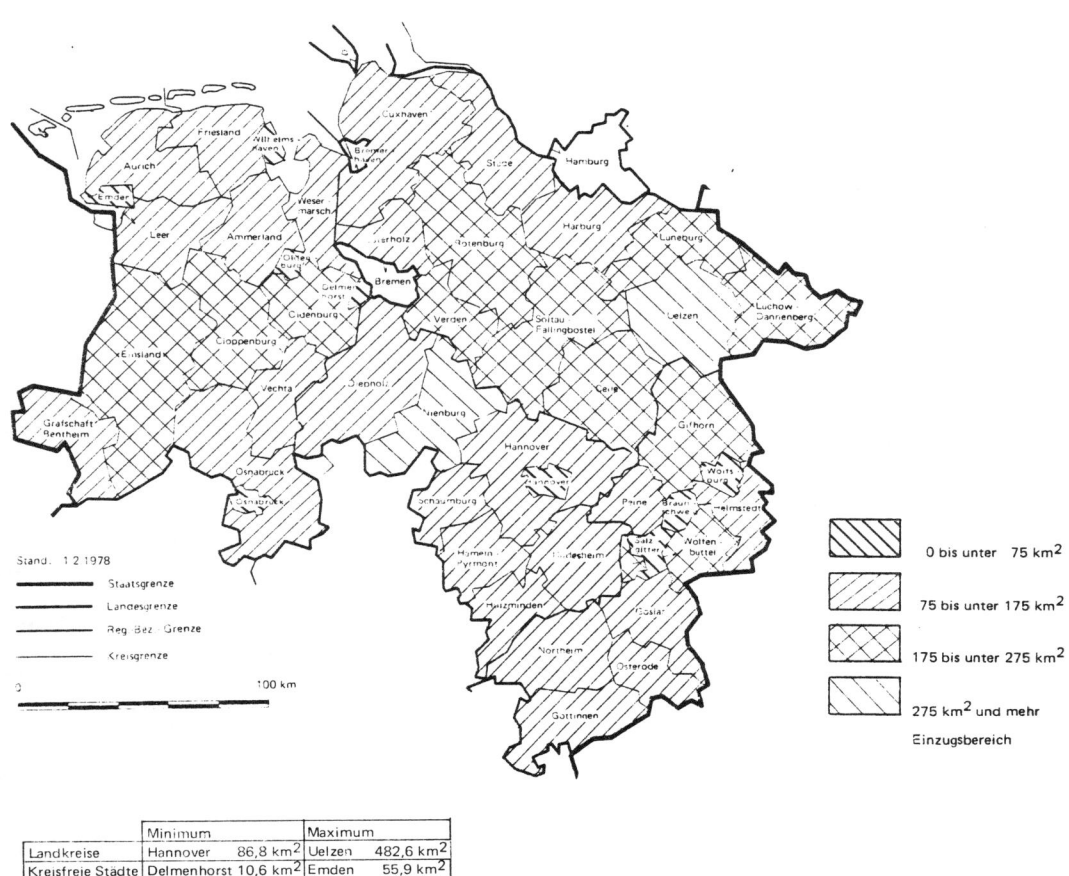

Quelle: Institut für regionale Bildungsplanung — Arbeitsgruppe Standortforschung — GmbH Hannover.

Übersicht 19   *Durchschnittliche Einzugsbereiche der Gymnasien in den Landkreisen und kreisfreien Städten des Landes Niedersachsen 1978*

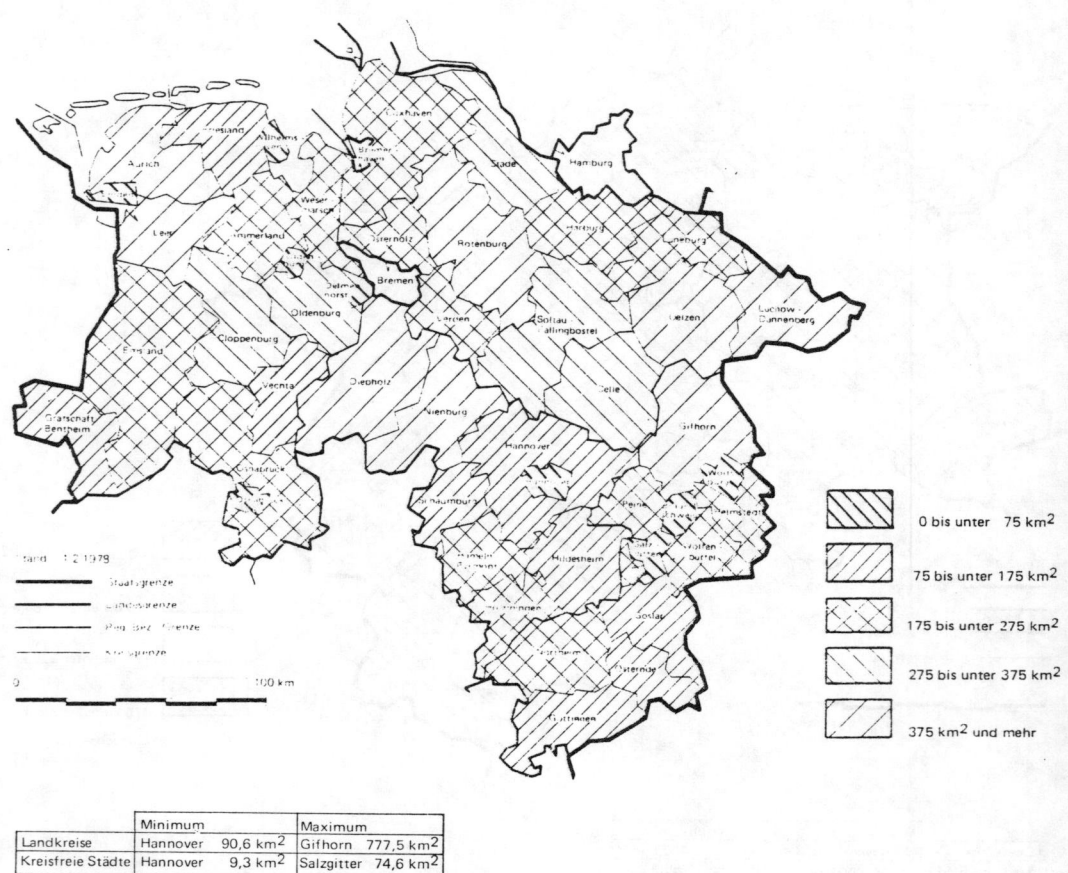

Quelle: Institut für regionale Bildungsplanung — Arbeitsgruppe Standortforschung — GmbH Hannover.

Übersicht 20   Schulen nach der Größe im Landkreis Lüchow-Dannenberg am 1. 8. 1977 im Vergleich mit den Landesvorgaben zur Zügigkeit

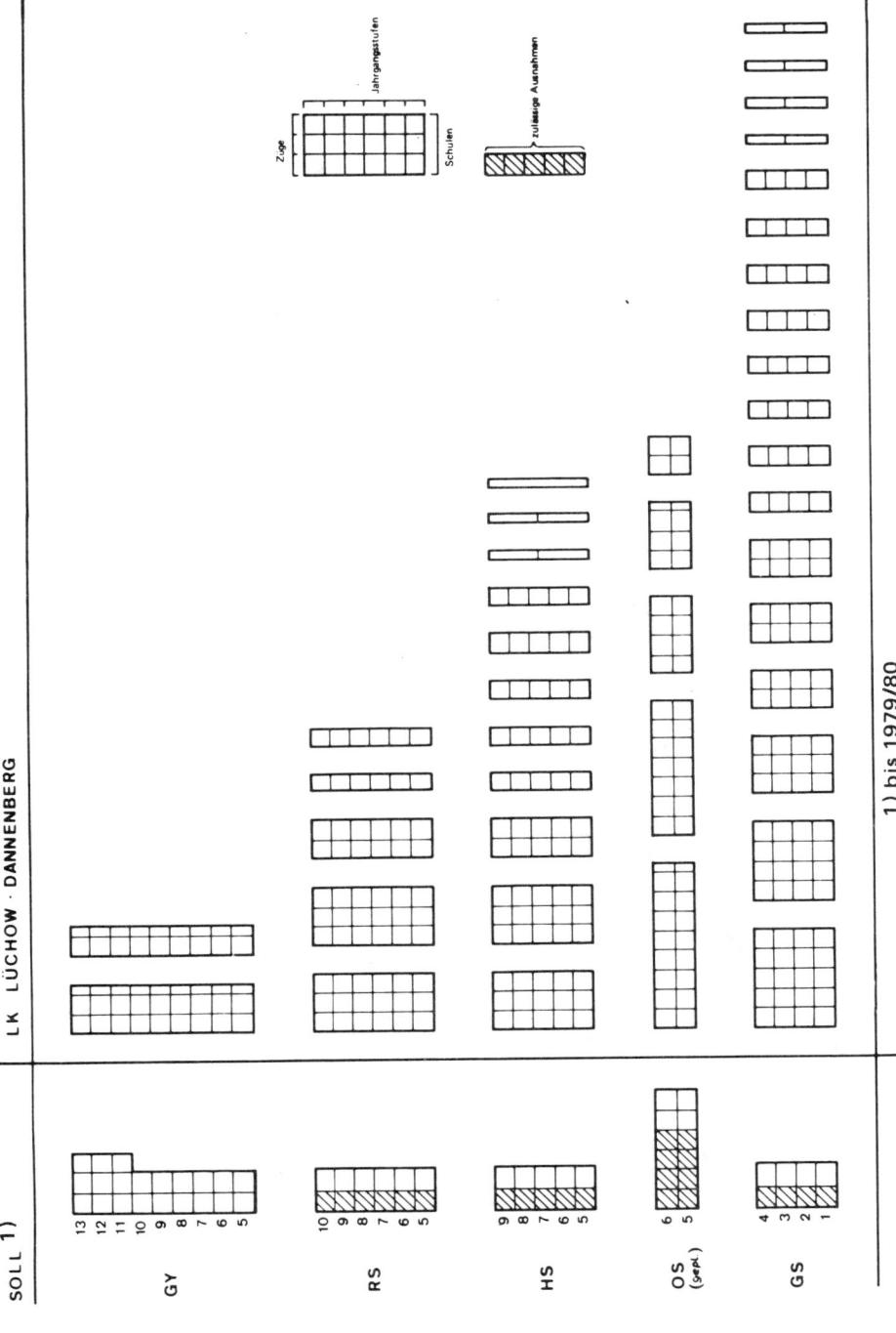

1) bis 1979/80

Quelle: Institut für regionale Bildungsplanung — Arbeitsgruppe Standortforschung — GmbH Hannover.

Übersicht 21   *Standorte und Größen der Grundschulen im Landkreis Lüchow-Dannenberg 1977*

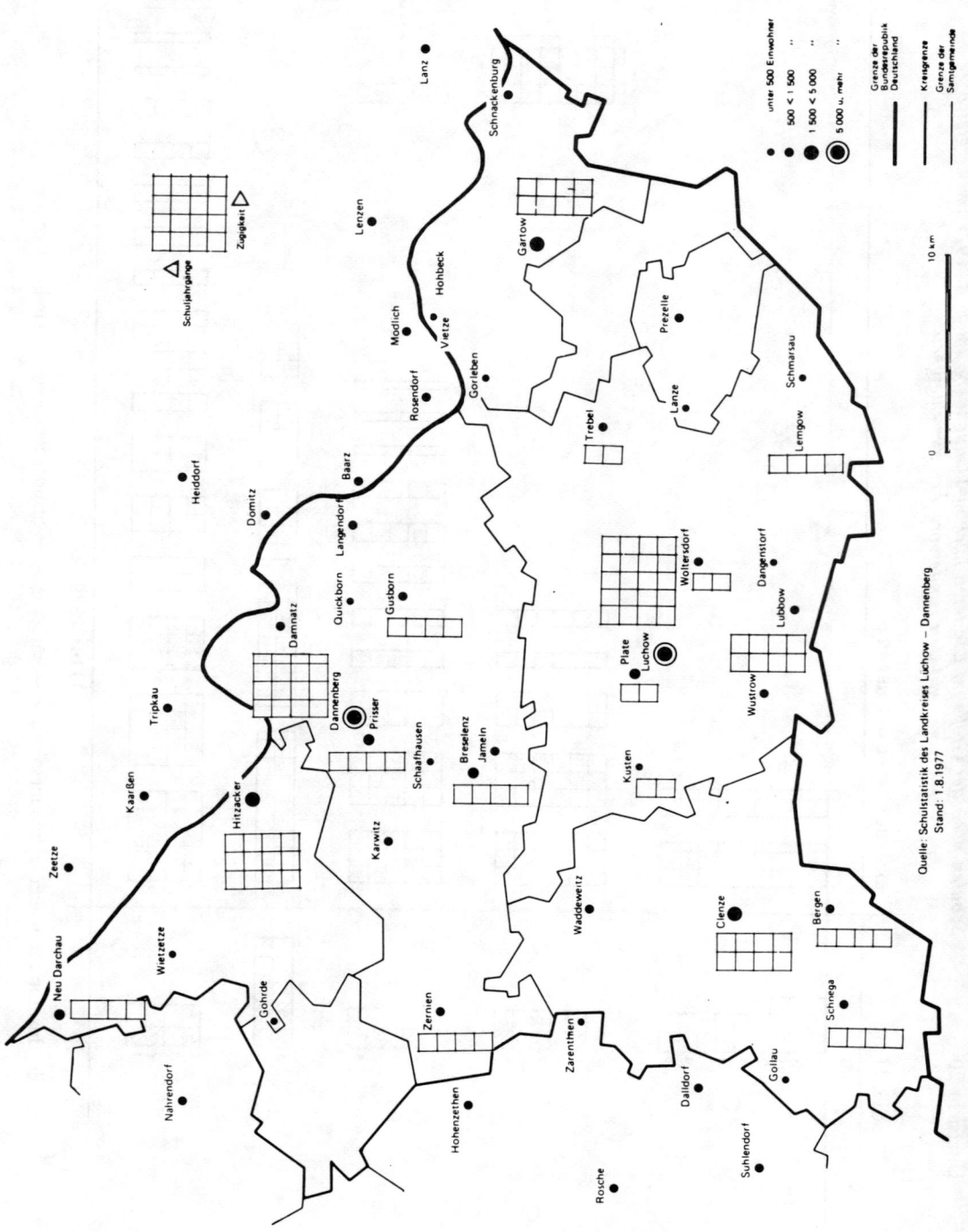

Übersicht 22   *Zügigkeiten der Schuljahrgänge an den Grund- und*
                Hauptschulen in Niedersachsen 1978

Schuljahrgang		Schulen insgesamt	Zahl der Züge					
			0	1	2	3	4	5 u. mehr
Grundschulen								
1	abs.	1 927	121	546	653	375	156	76
	%	100	6,3	28,3	33,9	19,5	8,1	3,9
2	abs.	1 927	121	517	651	397	160	81
	%	100	6,3	26,8	33,8	20,6	8,3	4,2
3	abs.	1 927	130	516	631	378	174	98
	%	100	6,8	26,8	32,7	19,6	9,0	5,1
4	abs.	1 927	126	469	600	404	201	127
	%	100	6,5	24,4	31,1	21,0	10,4	6,6
Hauptschulen								
7	abs.	763	119	81	193	182	118	70
	%	100	15,6	10,6	25,3	23,9	15,5	9,1
8	abs.	763	109	87	194	189	106	78
	%	100	14,3	11,4	25,4	24,8	13,9	10,2
9	abs.	763	60	126	262	163	96	56
	%	100	7,9	16,5	34,3	21,4	12,6	7,3

Bei der querschnittartigen Betrachtung sämtlicher Grund- und Hauptschulen des Landes Niedersachsen im Schuljahr 1978 (Übersicht 22), zeigt sich, daß bei den Grundschulen rund 120 Schulen nicht mehr den 1. Schuljahrgang aufweisen, also in der Regel mit dem Auslaufen begonnen wird. Die Zahl der Schulen ohne ersten Schuljahrgang ist aber so hoch wie die Zahl der Schulen, die jeweils keinen der höheren Schuljahrgänge mehr hatten. Die Welle des Schulschließens ebbt also ab.

Dagegen zeigt sich bei den Hauptschulen, daß sich die Welle des Auslaufens von Schulen verstärkt. Die Zahl der Schulen, die erstmals keinen 7. Schuljahrgang (das ist nach der Orientierungsstufe der erste Jahrgang der Hauptschule) haben, ist mit rund 120 erheblich höher als die Zahl der Schulen, die keinen 8. oder keinen 9. Schuljahrgang mehr haben.

Es ist zu beachten, daß rund ein Drittel aller Grundschulen Niedersachsens nur eine Klasse des 1. Schuljahrgangs oder eine (mehrere) Jahrgänge kombinierende Klasse oder gar keine Schüler des ersten Jahrganges hatten. Dieser Anteil betrug beim Eingangsjahrgang der Hauptschulen etwa ein Viertel und bei den Realschulen und Gymnasien rund 5 %.

Hieran ist zu erkennen, daß die geburtenarmen Jahrgänge für die Größe und Organisationsstruktur der Grundschulen bereits prägend sind. Auch bei diesem Merkmal sind die regionalen Unterschiede sehr ausgeprägt. In vier Landkreisen Niedersachsens liegt zum Beispiel der Anteil einzügiger Grundschulen einschließlich solcher mit kombinierten Klassen oder ohne 1. Schuljahrgang über 50 %.

2.5 Strukturelemente der Organisation beruflicher Schulen

Der Eintritt der geburtenstarken Jahrgänge in das berufliche Schulwesen hat in den letzten Jahren nicht zu einer Ausweitung der Schulstandorte geführt. Im Gegenteil, die Zahl der Berufsschulen ist weiter rückläufig, der Ausbau der übrigen Schulformen stagniert weitgehend (Übersicht 11). Lediglich die Einführung des Berufsgrundbildungsjahres führt noch in wesentlichem Umfang zu neuen Angeboten. Die Abkehr von einer frühzeitigen Spezialisierung und

Übersicht 23 *Verbindliche Einführung des Berufsgrundbildungsjahres aufgrund amtlicher Verordnung bzw. Länderangaben (nach den im BIBB verfügbaren Unterlagen)*

Berufsfeld	Einführung ab	in	Form[1])	Bemerkungen
Hamburg				
Bautechnik	1977/78		BGJ/k	
Niedersachsen				
Metalltechnik	1976/77	Stadt Salzgitter	BGJ/s	
	1977/78	Südniedersachsen	BGJ/s	
Bautechnik	1978/79	landesweit, ausgenommen ehemaliger Landkreis Wesermünde	BGJ/s	
Agrarwirtschaft	1979/80	landesweit	BGJ/s	
Holztechnik	1979/80	Landkreis Celle, Verden, Emsland, Grafschaft Bentheim	BGJ/s	
Farbtechnik u. Raumgestaltung	1979/80	Landkreis Celle	BGJ/s	
Drucktechnik	1979/80	Landkreis Hildesheim, Celle, Lüchow-Dannenberg, Lüneburg, Soltau, Fallingbostel, Uelzen	BGJ/s	
Elektrotechnik	1979/80	Peine	BGJ/s	
Nordrhein-Westfalen				
Agrarwirtschaft	1977/78	landesweit	BGJ/s	
Hessen				
Holztechnik	1978/79	landesweit	BGJ/s	Kann-Bestimmung
Rheinland-Pfalz				
Metalltechnik	1977/78	Regierungsbezirk Rheinhessen-Pfalz	BGJ/k	
Bautechnik	1978/79	Regierungsbezirk Trier	BGJ/k	
Bayern				
Agrarwirtschaft	1978/79	Unterfranken	BGJ/s	
Wirtschaft u. Verwaltung	1979/80	landesweit	BGJ/s	nur für den Ausbildungsberuf „Dienstleistungsfachkraft im Postbetrieb"
Bautechnik	1979/80	landesweit, ausgenommen Unterfranken	BGJ/s	nicht für den Ausbildungsberuf „Gleisbauer"
	1979/80	landesweit	BGJ/k	für den Ausbildungsberuf „Gleisbauer"
	1979/80	Unterfranken wahlweise	BGJ/k+s	für die handwerklichen Bauberufe
Holztechnik		landesweit, und zwar	BGJ/s	für die handwerklichen Ausbildungsberufe (Böttcher, Bootsbauer, Tischler, Wagner)
	1980/81	Mittelfranken		
	1981/82	Ober-, Niederbayern, Unterfranken		
	1982/83	Oberpfalz, Oberfranken, Schwaben		
Ernährung und Hauswirtschaft	1981/82	Berufsschulbezirk Lendau (Schwaben)	BGJ/s	nur für die gastgewerblichen Berufe
	1983/84	Unterfranken	BGJ/s	nur für die gastgewerblichen Berufe
	1984/85	Oberbayern, Niederbayern, Oberpfalz, Oberfranken, Mittelfranken	BGJ/s	nur für die gastgewerblichen Berufe
Saarland				
Wirtschaft u. Verwaltung	1979/80	Schulbezirke Homburg, Neunkirchen, St. Wendel	BGJ/s+k	nur für die Ausbildungsberufe Bürogehilfin, -kaufm., Datenverarbeitungs- u. Industriekaufmann
Chemie, Physik u. Biologie	1979/80	landesweit		

[1]) BGJ/s = schulisches Berufsgrundbildungsjahr; BGJ/k = kooperatives Berufsgrundbildungsjahr

Quelle: Bundesminister für Bildung und Wissenschaft: Berufsbildungsbericht 1980. Bonn 1980

die Betonung der Grundbildung sind Wesensmerkmale des Berufsgrundbildungsjahres. Im Rahmen breiter Berufsfelder ist es erheblich einfacher, die für eine Klasse notwendige Schülerzahl an einem Standort zu erreichen als beim Prinzip der Fachklasse für jeden Spezialberuf.

Die Übersicht 23 zeigt, daß das Berufsgrundbildungsjahr in der Bundesrepublik noch sehr lückenhaft angeboten wird. Wesentliche Lücken bestehen regional und berufsfeldbezogen.

Berufsschulen in dünner besiedelten Gebieten können unter den Voraussetzungen einer frühzeitigen Spezialisierung und der Bildung von Fachklassen häufig nur ein geringes und wenig differenziertes Angebot aufrecht erhalten. Die Folge des Konzentrationsprozesses ist, daß mehrstündige Schulwege keine Seltenheit mehr sind.

Die Struktur des beruflichen Schulwesens im Regierungsbezirk Lüneburg ist dafür ein prägnantes Beispiel (Übersicht 24 und 25). Die 11 Landkreise haben jeweils einen Berufsschulstandort. Von den 13 Berufsfeldern werden nur 5 in allen Kreisen angeboten (Wirtschaft und Verwaltung, Metall-, Elektro-, Bau- und Holztechnik). Jeweils ein Berufsfeld wird nur an einem bzw. zwei Standorten angeboten (Chemie, Physik und Biologie bzw. Drucktechnik).

Ähnliches gilt auch für die anderen Schulformen, die zum Teil nicht in allen Kreisen angeboten werden und bei denen sich das im Regierungsbezirk vorhandene Angebot etwa auf die Hälfte der möglichen Fachrichtungen beschränkt.

Übersicht 24   *Verteilung der Berufsschulen im Regierungsbezirk Lüneburg 1979*

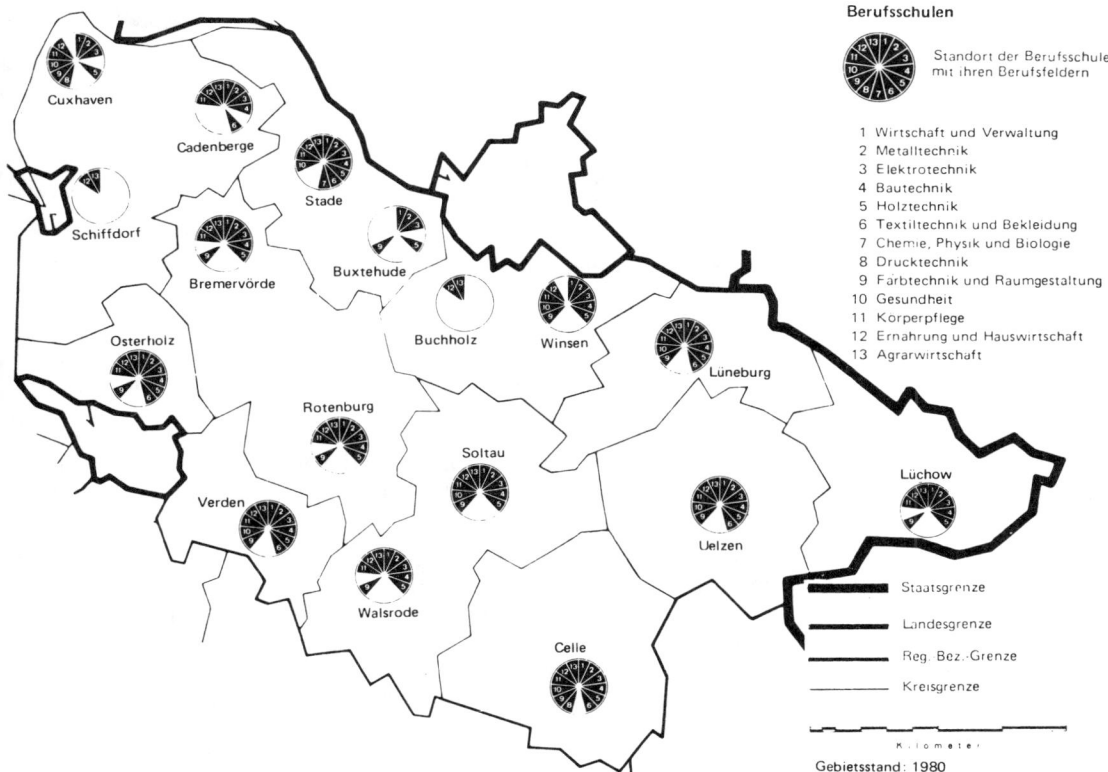

Quelle: Institut für regionale Bildungsplanung — Arbeitsgruppe Standortforschung — GmbH Hannover.

Übersicht 25 *Verteilung der zweijährigen Berufsfachschulen im Regierungsbezirk Lüneburg 1979*

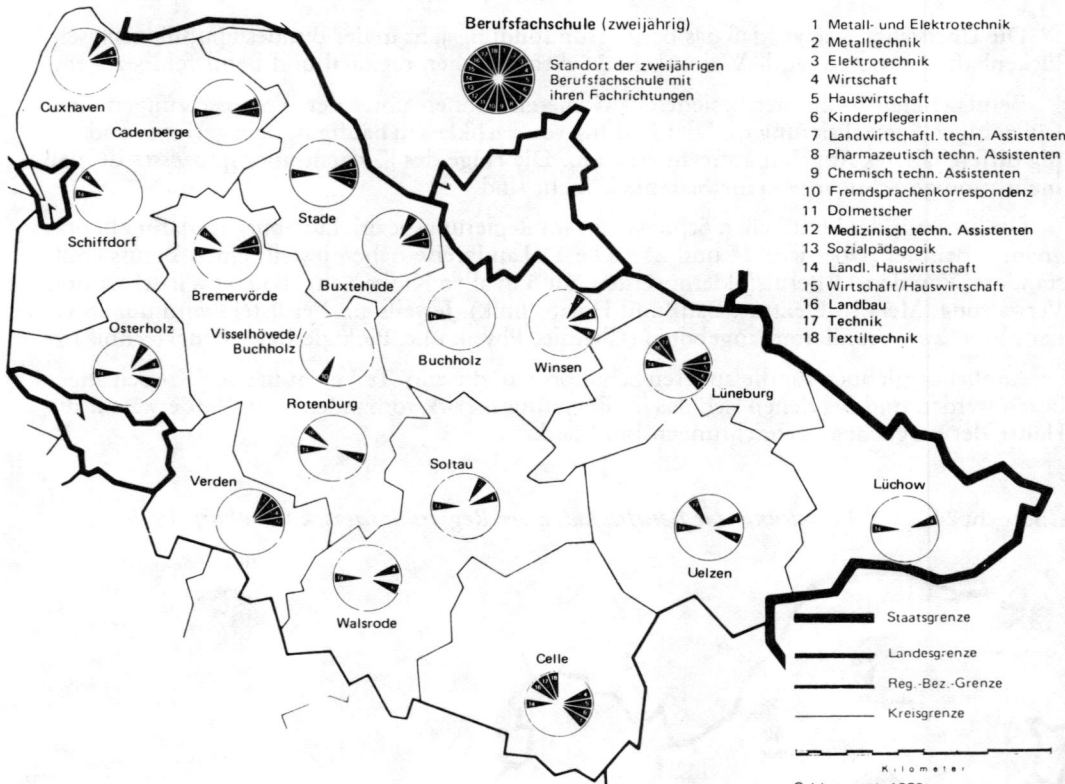

Quelle: Institut für regionale Bildungsplanung — Arbeitsgruppe Standortforschung — GmbH Hannover.

Legt man das gesamte Angebot von Berufs-, Berufsaufbau-, Berufsfach- und Fachoberschulen — nach Berufsfeldern und Fachrichtungen betrachtet — zugrunde, so sind im Regierungsbezirk Lüneburg nur 2/3 der möglichen Angebote vorhanden (42 von 64). In einzelnen Teilräumen ist die Versorgung noch erheblich stärker eingeschränkt. So stehen im Landkreis Lüchow-Dannenberg nur 13 Angebote zur Verfügung, zählt man die Nachbarkreise Lüneburg und Uelzen hinzu, wird mit 29 Berufsfeldern/Fachrichtungen immer noch nicht die Hälfte des möglichen Angebots erreicht.

Wie bedeutungsvoll das schulische Angebot für das Qualifikationsprofil der nachwachsenden Arbeitskräfte ist, wird deutlich, wenn die Berufe, für die das regionale Berufsschulsystem Schulmöglichkeiten anbietet, nach der Enge oder Breite der Tätigkeitsfelder geordnet werden, in denen die in der Berufsausbildung erworbenen Qualifikationen eingesetzt werden können (Übersicht 26). Im Vergleich der Landkreise Lüneburg, Uelzen und Lüchow-Dannenberg zeigt sich, daß die Kreisberufsschule Lüchow-Dannenberg für die geringste Zahl von Ausbildungsberufen ein schulisches Angebot bereithält. Die Folge ist Verzicht auf bestimmte Ausbildungswege oder Zwangswanderung zum weit entfernten Schulort. Verzicht oder Erschwernis im Bereich der Berufe, die ein hohes Substitutionspotential aufweisen, ist regionalpolitisch dann von großer Bedeutung, wenn betriebliche Entwicklungschancen an der fehlenden Qualifikation von Jugendlichen und Erwachsenen scheitern.

Übersicht 26   Ausgewählte Berufsgruppen nach der Höhe des aktiven Substitutionspotentials und der Häufigkeit der Ausbildungsberufe an den Berufsschulen der Landkreise Lüchow-Dannenberg, Uelzen, Lüneburg 1976

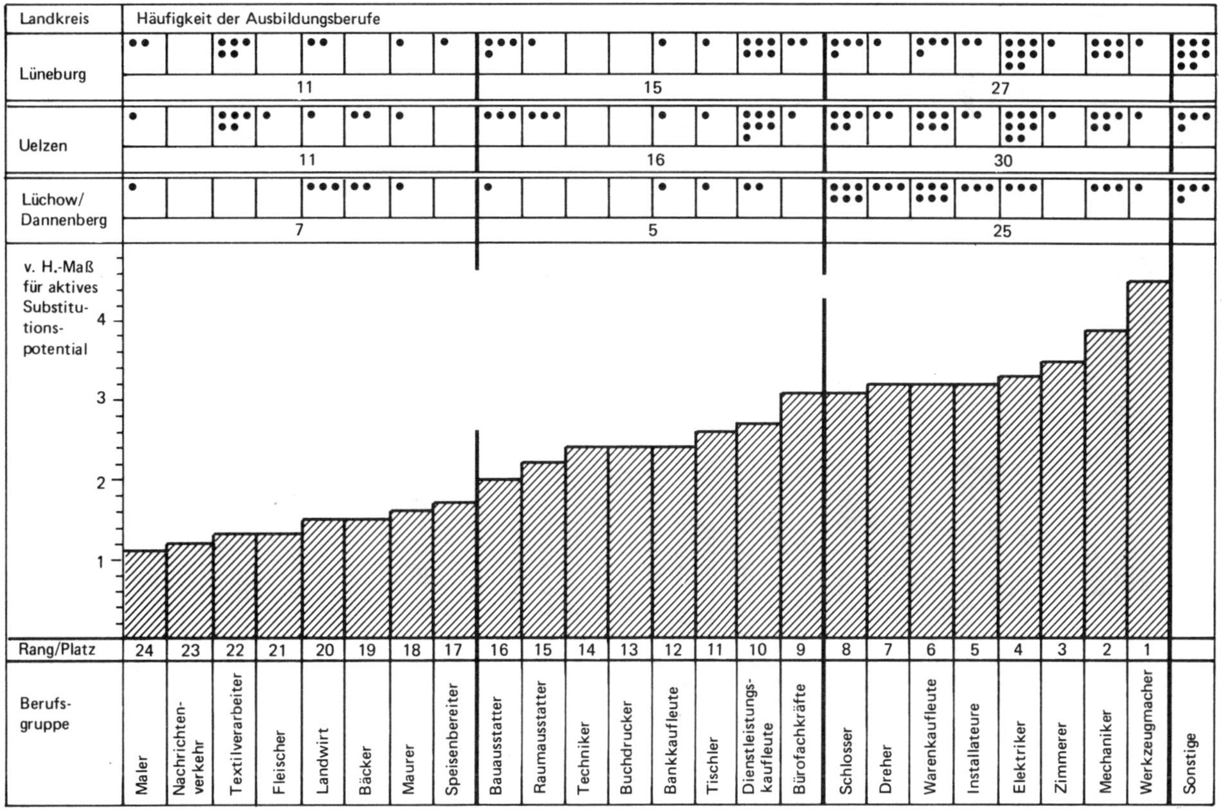

Quelle: Institut für Regionale Bildungsplanung (Hrsg.): Regionale Qualifikationschancen und berufliche Mobilität, Hannover 1977 (Materialien zur Regionalen Bildungs- und Entwicklungsplanung, Band 103).

3. Zwischenbilanz: Zur Wohnungsnähe der Schulen

Es hat in der Vergangenheit keine staatliche oder kommunale Schulstandortplanung gegeben, die nicht als Ziel auch das wohnortnahe Bildungsangebot gehabt hätte. Allerdings verschoben sich die Maßstäbe der zumutbaren Entfernungen zwischen Wohnung und Schule erheblich.

Außerdem stand das Ziel der Wohnortnähe in Konkurrenz zum Ziel der Leistungsfähigkeit des Bildungsangebots. Was als leistungsfähig angesehen wird, beruht auf pädagogisch-ökonomischen Erfahrungen, Erkenntnissen, Modellen und Bewertungen; diese ändern sich im Zeitablauf.

Als leistungsfähig galten die Schulen in den Städten. Aufgrund ihrer Größe konnten sie fachlich spezialisierte und differenzierende Unterrichtsangebote bei angemessener Sachmittel- und Raumausstattung machen, Lehrer konnten entsprechend ihrer Fächerqualifikation und -neigung eingesetzt werden.

Die Politik einer Verbesserung der Bildungschancen, d. h. der Bildungsangebote im ländlichen Raum orientierte sich an dieser städtischen Situation: kleine, wenig gegliederte Schulen — Grundschulen, Hauptschulen, Berufsschulen — galten als nicht mehr leistungsfähig.

Um das so zustande gekommene neue Schulstandortnetz im ländlichen Raum wenigstens relativ wohnortnah zu gestalten, wurde (im Pflichtschulbereich) die kostenfreie Schülerbeförderung als Hilfsinstrument eingeführt.

Leistungsfähige Schulversorgung des ländlichen Raumes bedeutete jedoch nicht allein, die einzelnen Schulformen wie dargestellt zu verändern, sondern auch, die Möglichkeiten der Schulwahl in der Region zu verbessern. Es war wiederholt nachgewiesen worden, wie deutlich die Schulwahl durch das jeweils nächstgelegene Schulangebot beeinflußt wurde. Sollte dieser Einfluß ausgeschaltet werden, mußten die konkurrierenden Schulformen möglichst an einem Standort angeboten werden. Unter diesem Aspekt von Leistungsfähigkeit der Bildungsversorgung sind Schulortstrukturen entstanden, in denen Haupt- und Realschulen, zum Teil auch Gymnasien, an einem Standort ein relativ großes Einzugsgebiet versorgen.

Kritik an den so entstandenen Schulstandortstrukturen entstand insbesondere in den dünn besiedelten Regionen. Dabei gab es mehrere Ansatzpunkte: die langen Schulwege, die hohen Beförderungskosten, der Verlust der eigenen Schule usw. Inzwischen greift die Kritik auch auf dicht besiedelte Gebiete, zum Beispiel Hamburg, über.

Ein Festhalten an den bisherigen undifferenzierten schulorganisatorischen Konzepten hätte angesichts sinkender Schülerzahlen tiefgreifende bildungs- und regionalpolitische Folgen. Die Koppelung der pädagogischen Leistungsfähigkeit an die Schulgröße würde zu Schulschließungen erheblichen Umfangs, vor allem im ländlichen Raum, aber auch im Ballungsraum führen. Korrekturen bei einzelnen Variablen des Systems, bei den Schüler-Lehrer-Relationen, Klassenfrequenzen oder Lehrerpflichtstunden, ohne das System der Schulgrößen und Standorte prinzipiell anders auszugestalten, könnten diese Entwicklung nicht aufhalten. Neben das fortgesetzte Schließen von Grund- und Hauptschulen würde sonst in absehbarer Zeit auch eine Umkehr der bisherigen Entwicklung bei Real- und Gymnasialstandorten, nämlich ihr Rückzug aus der Fläche treten.

Eine ähnliche Entwicklung wäre im Bereich der beruflichen Erstausbildung zu erwarten. Eine ausreichende „Tragfähigkeit" der Schulen wird bei anhaltender frühzeitiger Spezialisierung, die ein Spiegelbild der Spezialisierung in den für die schulische Erstausbildung geltenden Ausbildungsordnungen der Wirtschaft darstellt, in vielen ländlichen Räumen nur noch für wenige Angebote erreicht werden können.

Für keinen Politiker und Planer war der drastische Geburtenrückgang mit der Halbierung der Zahlen innerhalb weniger Jahre vorhersehbar. Den Grundschulbereich traf der Rückgang fast unvorbereitet. Das Fehlen vorausschauend entwickelter Anpassungskonzepte beim Sekundarbereich wäre demnächst aber nicht entschuldbar. Eine sehr starke Vermehrung der Landkreise mit geringer Schülerdichte ist zu verzeichnen. In ländlichen Gebieten sind die Bevölkerungsgruppen verstärkt vertreten, die sich auf Kinder eingestellt haben, während in den großstädtischen Gebieten die Gruppen ohne oder mit wenig Kindern konzentriert sind. Fehlentwicklungen im ländlichen Raum würden somit diejenigen treffen, die mit der Weitergabe des Lebens und der Sorge für die nachwachsende Generation einen höheren Beitrag zur Daseinsvorsorge leisten als andere. Die regionale Verteilung der Bevölkerung im Kleinkindalter, zum Beispiel in Niedersachsen, zeigt, daß sich etwa für zwei Drittel der Schüler das Schulkonzept an Landkreisen mit geringer Schülerdichte orientieren müßte.

Fehlentwicklungen in Verdichtungsgebieten würden die Kinderfeindlichkeit in den Gebieten verstärken, in denen die sozialräumliche Lebenslage der Kinder in der Regel ohnehin schon als schwierig eingeschätzt wird. Die unterschiedlichen Konzepte von Schulentwicklungsplänen in Großstädten (Schließung einer größeren Zahl von Schulen oder Erhalt des Bestandes an Schulen) zeigen zweierlei:

1. Auch die Schulsysteme der Großstädte werden vom Geburtenrückgang nachhaltig betroffen.
2. Die Entscheidungs- und Handlungsvielfalt im Anpassungsprozeß führt dort zu Unruhe, wo sich die Schule deshalb weiter von der Wohnung entfernen soll, weil an bestimmten Größenvorstellungen festgehalten wird.

Es kommt hinzu, daß die deutsche Bevölkerung nicht mehr unter sich ist. Die Zuwanderung von ausländischen Arbeitskräften, mit deren Familien man aber nicht rechnete, hat die Zahl der Ausländer auf 4,5 Millionen ansteigen lassen. Wir erleben Familiengründungen mit nachwachsenden Kindern und Familienzusammenführungen mit dem Zustrom von mehreren hunderttausend Kindern. Hinzu kommt, daß Ausländer in Stadtteilen größerer Städte leben, deren deutsche Bevölkerung auf weniger Kinder eingestellt war, und somit Schulraum vielfach fehlt.

Das Schulsystem braucht auf die Verdünnung der Schülerdichte als Folge der Geburtenarmut nicht mit weiterer Konzentration zu reagieren, die mit der Aufgabe klein werdender Schulen und der Vergrößerung von Einzugsbereichen verbunden wäre. Die Motivation des Kindes und Jugendlichen in Schule und Ausbildung beruht auf dem genauen Kennen, Gekanntwerden und Anerkanntwerden durch Eltern, Lehrer und Ausbilder. Die überschaubare kleine Gruppe und die kleine Schule schaffen hierfür pädagogisch günstige Bedingungen. Schüler und Lehrer können nicht in großen Zahlen untertauchen. Die Zusammenarbeit zwischen Eltern und Schule wird gefördert. Es kann daher ein Vorteil sein, wenn die wohnsitznahe Schule eine kleine Schule ist.

Die Anpassung des Schulwesens an die sich aus dem Geburtenrückgang ergebenden Bedingungen und die Nutzung der darin liegenden Chance werden im wesentlichen von der Offenheit der schulrechtlichen Vorgaben abhängen. Ein Festhalten an — wie auch immer gestalteten — starren Lösungen kann der regionalen Vielfalt innerhalb des Bundesgebietes und innerhalb der Bundesländer nicht gerecht werden. Das Schulrecht muß Raum lassen für die Berücksichtigung der regionalen Ausgangssituation und die sich daraus entwickelnden schulorganisatorischen und pädagogischen Lösungen. Dabei muß allerdings sichergestellt sein, daß die pädagogische Qualität zum Beispiel der großen Schule mit differenziertem Angebot und der kleinen Schule mit individualisiertem Angebot vergleichbar bleibt.

Bildungspolitik braucht also nicht nur das einfühlsame Bemühen um den einzelnen Menschen, um die einzelne Gruppe, sondern auch um jede einzelne Region.

4. Ansätze zur Sicherung der regionalen Infrastruktur des Schulwesens

Wenn die Schulpolitik mit geringen Schülerzahlen und kleinen Schulen leben muß, werden pädagogische Verbundkonzepte benötigt. Einzelne Elemente solcher Verbundkonzepte werden in den folgenden Abschnitten beispielhaft dargestellt. Schulen brauchen die Freiheit und haben in vielen Fällen auch die Pflicht zur Zusammenarbeit. Neben die Rahmendaten, die die Geburtenzahl setzt, tritt im Sekundarbereich noch die Wahl der Bildungswege, die ein Reagieren der pädagogischen Schulorganisation erfordert. Auch hier dürfen weder den Begabungen und Neigungen der Schüler noch den Willensentscheidungen von Eltern und Kindern durch starre Vorgaben von Schulformen, Übertrittsquoten und Abschlußniveaus administrativ-organisatorische Riegel vorgeschoben werden. Es ist eher eine öffentliche Aufgabe, den Schülern und Eltern die Konsequenzen ihrer Entscheidungen über die Bildungswege und Schulformen zu verdeutlichen.

Wo Ansätze zur Sicherung der regionalen Infrastruktur des Schulwesens vorhanden sind und in welche Richtung das neue Denken und Planen gehen sollte, wird im folgenden beispielhaft angedeutet.

Dabei ist aus der Sicht der räumlichen Infrastrukturplanung von großer Bedeutung, daß die Richtwerte für Mindestschülerzahlen bei der Bildung von Klassen keine unwandelbaren Größen sind. Sie sind in hohem Maße anpassungsfähig. Dies zeigt beispielhaft die Übersicht 27. Es kommt somit auf die jeweiligen Grunddaten und Argumente an, um von seiten der

Übersicht 27 *Klassenfrequenzrichtwerte für die Bildung von Klassen und die Berechnung der Mindestgröße von allgemeinbildenden Schulen in Niedersachsen*

Schulform/stufe	Klassenfrequenzrichtwerte für die Bildung v. Klassen Erl. d. MK. v. 18. 12. 75[1]) 14. 6. 78[2])		Berechnung der Mindestgröße von Schulen in der Schulentwicklungsplanung				Jahrgangsstärke für „kleine Grundschulen" Erl. d. MK. v. 23. 7. 1980[4])
			Richtwert	Zulässige Ausnahmen			
				für geburtenschwächere Schülerjahrgänge	untere Grenzwerte		
					für einzügige Schulen	bei geburtenschwächeren Schülerjahrgängen	
				Entwurf-Stand 16. 2. 1981[3])			
Grundschule	28	26	28	24	18	15	8-14
Orientierungsstufe	30	29	30	25			
Hauptschule	30	28	30	25			
Realschule	30		30	25	19	16	
Gymnasium	30		30	25			
Gesamtschule	30		30	25			
Gymnasiale Oberstufe	18		18	15			

[1]) Richtlinien für die Bildung von Klassen in allgemeinbildenden Schulen (SVBI. 1976, S. 6).
[2]) Richtlinien für die Bildung von Klassen in allgemeinbildenden Schulen (SVBI. 1978, S. 226), hier: Eingangsjahrgänge der Schulformen.
[3]) Änderung der Durchführungsbestimmungen zu den Vorschriften der Verordnung zur Schulentwicklungsplanung vom 11. 10. 1977, Entwurf-Stand 16. 2. 1981.
[4]) Erlaß „Kleine Grundschule" (SVBI. 1980, S. 264).

Quelle: Institut für regionale Bildungsplanung — Arbeitsgruppe Standortforschung — GmbH Hannover.

Raumordnung die pädagogische Phantasie herauszufordern, um für die Lösung der jeweiligen regionalen Standort- und Organisationsprobleme ein maßgeschneidertes und weiterhin anpassungsfähiges Schulsystem zu entwickeln.

4.1 Grundschulbereich

Im Landkreis Lüchow-Dannenberg braucht man im Durchschnitt einen Einzugsbereich von 40 qkm, um 15 Schüler eines Grundschuljahrgangs an einem Schulort zu haben. Wenn die größeren Gemeinden (Kleinstädte) bei der Ermittlung des erforderlichen Einzugsbereichs nicht berücksichtigt werden, ergibt sich ein Wert von weit über 40 qkm.

Übersicht 28   *Erlaß „Kleine Grundschule"*
des Niedersächsischen Kultusministers vom 23. 7. 1980

Eine kleine Grundschule ist eine Schule, die nicht mehr pro Schuljahrgang mit einer Klasse geführt werden kann.

Eine Grundschule soll als kleine Grundschule erhalten bleiben, wenn
— die Jahrgangsstärke langfristig zwischen 14 und 8 Schülern liegt,
— sich die Schulwegbedingungen verschlechtern würden (Sicherheit des Schulweges).

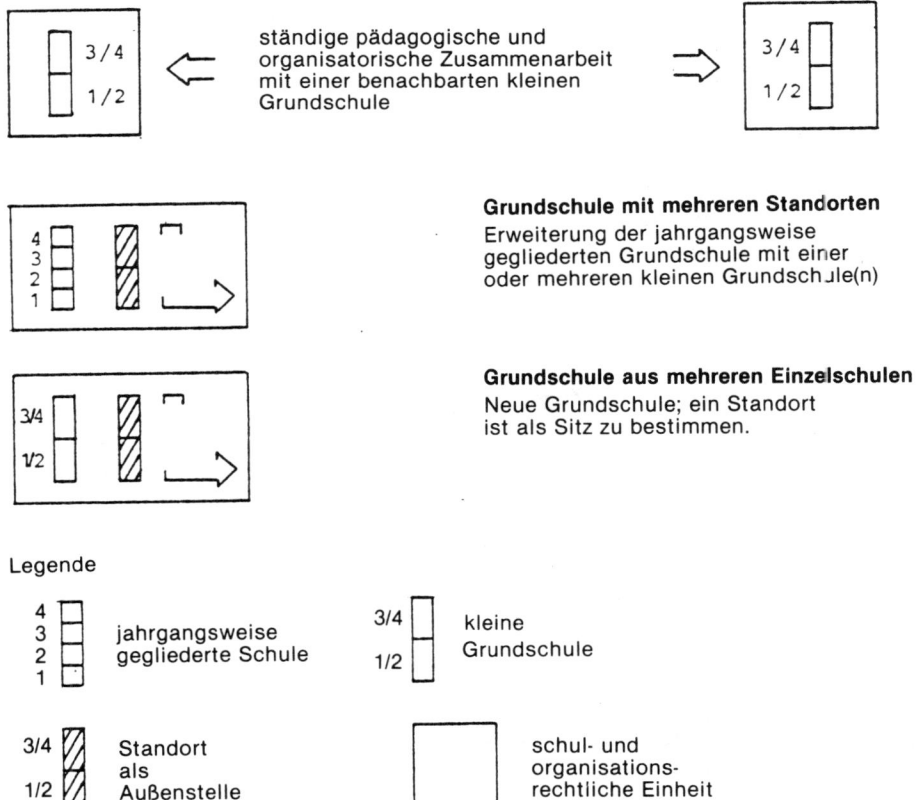

Die Erhaltung der schulischen Infrastruktur in dieser und in den zahlreichen ähnlichen Regionen ist nur bei Aufgabe der Forderung nach jahrgangsweise gegliederten Grundschulen möglich, wie dies zum Beispiel im Erlaß „Kleine Grundschule" des Niedersächsischen Kultusministers (Übersicht 28) erfolgt ist. Kleine Grundschulen, die nicht mehr mit einer Klasse pro Schuljahrgang geführt werden, können nach diesem Erlaß pro Schuljahrgang geführt werden, wenn die Jahrgangsstärke langfristig zwischen 14 und 8 Schülern liegt und sich durch die Aufgabe der Schule die Schulwegbedingungen für eine größere Zahl der Schüler verschlechtern würde. Kleine Grundschulen können sowohl selbständige Schulen bleiben, bei ständiger pädagogischer und organisatorischer Zusammenarbeit mit einer benachbarten Grundschule, als auch einen Schulverbund mit anderen Grundschulen bilden. Der zusätzliche Lehrerbedarf bei kombinierten Klassen wird durch einen Zusatzfaktor berücksichtigt.

4.2 Schulen im Sekundarbereich I

Anders als im Grundschulsektor sind die durch Landesrecht vorgeprägten und durch schulpolitisches Handeln ausgeformten regionalen Ausgangssituationen im Sekundarbereich I, der nun mit dem Geburtenrückgang konfrontiert wird, stark unterschiedlich. Zum Beispiel finden sich Regionen mit einer Reihe kleiner Hauptschulen in dezentraler Lage, Realschulen an wenigen Standorten und einem zentralen Gymnasialstandort — die Schulen umfassen alle die Schuljahrgänge 5 bis 9 bzw. 10 —, es finden sich Regionen mit dezentralen Haupt- und Realschulen ab Klasse 5 und zentralen Gymnasien, Regionen mit zentralisierten eigenständigen Orientierungsstufen für die Klassen 5 und 6 sowie Haupt- und Realschulen (zum Teil auch Gymnasien) am gleichen Standort, in anderen Gebieten ist die Hauptschule (ab Klasse 7) noch stärker dezentralisiert als die vorgelagerte Orientierungsstufe.

Wenn die Sicherung der Wohnortnähe von Bildungsangeboten der Hauptschule, der Realschule und des Gymnasiums gefordert wird, muß zunächst gefragt werden, für welche Angebote Lösungen gesucht werden sollen. Unter dem Gesichtspunkt der Wohnortnähe — oder der geringstmöglichen Schulwegbelastungen — ist ein regionales Schulstandortsystem so lange nicht versorgungsgerecht, wie es alternative Bildungsangebote für eine Altersgruppe in erheblich unterschiedlicher Entfernung zuläßt. Die Forderung nach gleicher Wohnortnähe der Angebote, die damit erhoben wird, bezieht sich nicht in erster Linie auf Schulformen, sondern auf die Gesamtheit der sogenannten „Mittleren Abschlüsse" bzw. die mit ihnen verbundenen Berechtigungen; ob zum Beispiel die Berechtigung zum Eintritt in die gymnasiale Oberstufe in der Schulform Gymnasium oder in der Schulform Hauptschule erworben wird, ist unter diesem Aspekt sekundär.

Es ist wichtig, das Ziel gleicher Zugangsbedingungen zu den mittleren Abschlüssen für alle Nachfrager in einer Region gerade in der Zeit zurückgehender Schülerzahlen zu betonen.

Dieses Ziel darf über dem Bemühen um die Sicherung der vorhandenen Schulen nicht aus dem Auge verloren werden. Die Überlegungen zur Angebotssicherung beziehen sich daher nicht auf Teile des Sekundarbereichs I, sondern auf die Ganzheit.

Festzuhalten ist zunächst, daß in fast allen Bundesländern für die Schulen im Sekundarbereich I noch relativ hohe Klassenfrequenzen ermittelt werden. Ein erster Lösungsansatz wäre daher, die Klassenfrequenzrichtwerte bzw. die Schüler-Lehrer-Relationen herabzusetzen.

Als Organisationsprinzip für ein leistungsfähiges Angebot gilt in allen drei Schulformen die Mehrzügigkeit. Sie erlaubt sowohl äußere Differenzierung, Angebotsbreite im Wahlbereich als auch Auslastungsmöglichkeiten zum Beispiel für Fachlehrer in naturwissenschaftlichen Fächern. Wenn aus Gründen der zumutbaren Entfernung auch nach Senkung der Klassenfrequenzen die Mehrzügigkeit nicht mehr gewährleistet ist, bilden zur Aufrechterhaltung eines leistungsfähigen Angebots mehrere einzügige Schulen ein Verbundsystem.

Wenn parallele Klassen jeweils in Hauptschule, Realschule und Gymnasium (Sekundarbereich I) nicht mehr möglich sind, kann das schulformbezogene Angebot aller Abschlüsse durch eine schul- und/oder schulformübergreifende Zusammenarbeit gesichert werden. Diese Zusammenarbeit sollte innerhalb eines Standortes, jedoch auch — zum Beispiel für den Lehrereinsatz — standortübergreifend möglich sein. Durch die Zusammenarbeit lassen sich auch Schwankungen hinsichtlich der Schülernachfrage nach den einzelnen Bildungswegen innerhalb des Standortes ausgleichen. Welche Schulform dem Verbund ihren „Namen" gibt, sollte je nach der örtlichen Ausgangslage geregelt werden: sei es die Hauptschule mit Realschulzweig, die Realschule mit Hauptschul- und/oder Gymnasialzweig oder ein Verbund aller drei Schulformen. Zur wohnortnahen Bildungsversorgung beziehungsweise zur Sicherung des Bildungsangebots an Standorten sollten Gymnasien auch ohne Sekundarstufe II geführt werden können.

Angemerkt sei hier, daß eine besonders intensive Form der Kooperation die Integration sein kann. Diese Integration ist jedoch nicht vergleichbar mit den Modellen der schon arbeitenden integrierten Gesamtschulen, denn diese stehen bei zurückgehenden Schülerzahlen vor dem gleichen Problem der Sicherung ihres breitgefächerten Angebots wie die anderen Schulformen im Sekundarbereich I. Auch Gesamtschulen werden zwangsläufig kleine Schulen.

Die Übersicht 29 zeigt, wie ein großes Flächenland auf den Geburtenrückgang mit der Verordnung für die Schulentwicklungsplanung im dargestellten Sinn reagiert.

4.3 Sonderschulen

Sonderschulen finden in der regionalen Bildungsversorgungsplanung kaum Beachtung. Auch die Diskussion um die Standortsicherung bei sinkenden Schülerzahlen ist weitgehend an ihnen vorbeigeführt worden. Ihr Standortnetz im ländlichen Raum ist gegenwärtig äußerst lückenhaft. Bei den Sonderschulen für Lernbehinderte ist allerdings zu erwarten, daß die mit kleineren Klassen verbundene verbesserte Förderung jedes Schülers die Quote der sonderschulbedürftigen Kinder — bei sonst gleichen sozialen Bedingungen — sinken läßt. Die verbleibenden — wenigen — Sonderschüler müßten in einer Sonderschule in einem Zentralort der Region unterrichtet werden, wobei sicherlich Formen des jahrgangsübergreifenden Unterrichts weiterentwickelt werden müßten, da auch hier kleine Schulen entstehen werden. Sonderschullehrer würden außer ihren Unterrichts- auch Beratungsaufgaben in den Schulen des Einzugsbereichs wahrnehmen.

Die Realisierung der Forderung nach Wohnortnähe läßt sich für diese Schüler nur durch ein weitgehend individualisiertes Beförderungssystem oder durch den Sonderschullehrereinsatz bei Kleinstgruppen in den Grund- und Hauptschulen erreichen. Als Maßstab für maximale zumutbare Wegzeiten sollte die Wegzeit der altersgleichen Schüler herangezogen werden.

4.4 Schulen im Sekundarbereich II

Eine gymnasiale Oberstufe sollte auch dann nicht zwangsläufig geschlossen werden, wenn sie nicht mehr mit zwei parallelen Lerngruppen geführt werden kann. Sie soll dann mit benachbarten Oberstufen pädagogisch und organisatorisch zusammenarbeiten. Ein Gymnasium mit Oberstufe kann mit selbständigen und unselbständigen Gymnasien und mit den Schulen des Sekundarbereichs I, die sich an Standorten ohne gymnasiales Schulangebot befinden, einen Schulverbund bilden. Die pädagogische Zusammenarbeit ermöglicht und erleichtert den Schülern, die von anderen Schulen als Quereinsteiger in die Oberstufe eintreten, den Schulwechsel. Der Einsatz von Lernmaterialien im Medienverbund ermöglicht Kursangebote für Kleinstgruppen. Jahrgangsübergreifender Unterricht ist möglich. Die Wahlmöglichkeiten im Kursangebot können beschränkt werden, ohne die Qualität des Abiturs zu mindern.

Übersicht 29 — Richtlinien zur Schulentwicklungsplanung in Niedersachsen
— Größe von allgemeinbildenden Schulen —

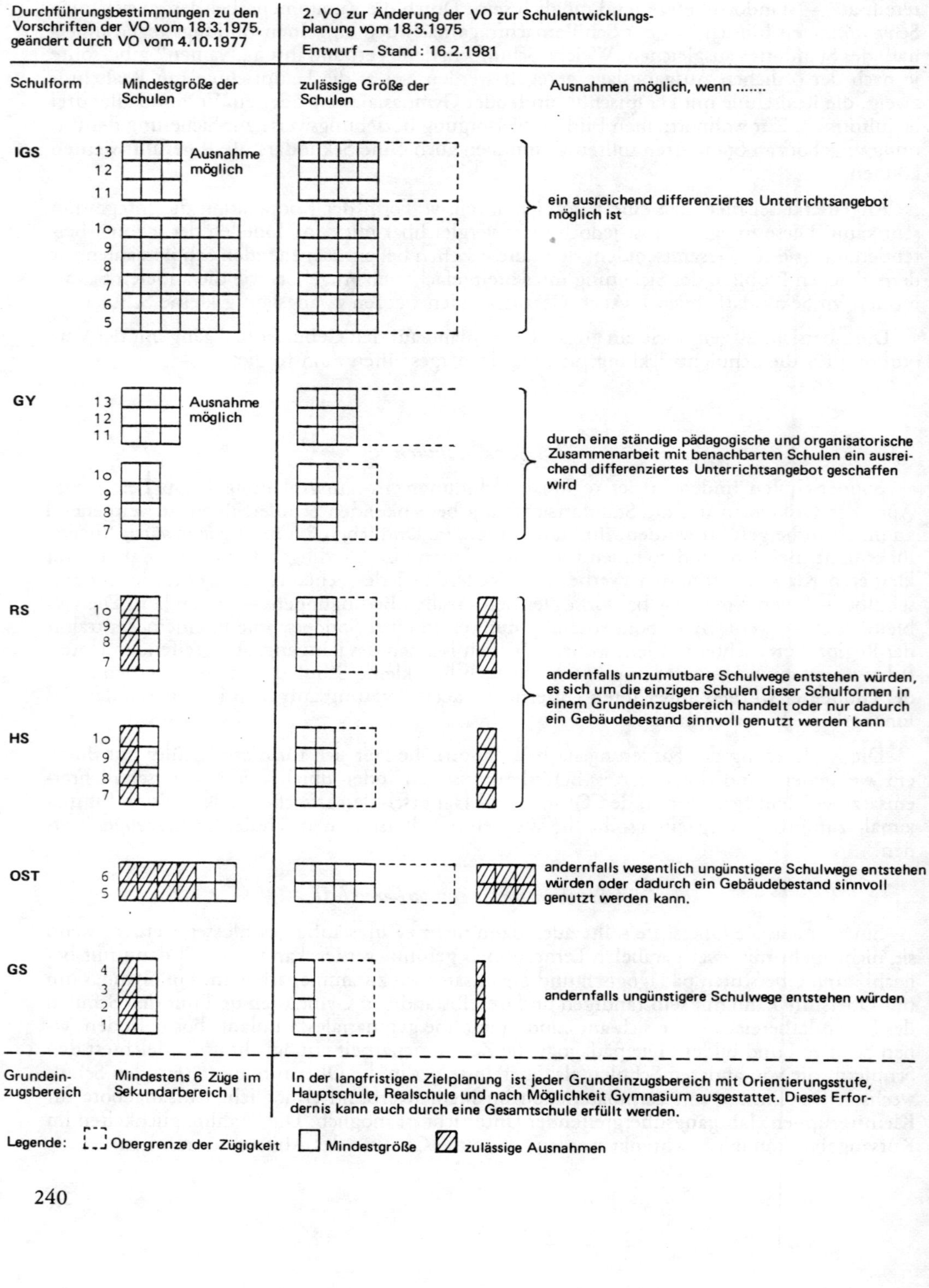

Durchführungsbestimmungen zu den Vorschriften der VO vom 18.3.1975, geändert durch VO vom 4.10.1977		2. VO zur Änderung der VO zur Schulentwicklungsplanung vom 18.3.1975 Entwurf — Stand: 16.2.1981	
Schulform	Mindestgröße der Schulen	zulässige Größe der Schulen	Ausnahmen möglich, wenn ....
IGS	13, 12, 11 Ausnahme möglich; 10, 9, 8, 7, 6, 5		ein ausreichend differenziertes Unterrichtsangebot möglich ist
GY	13, 12, 11 Ausnahme möglich; 10, 9, 8, 7		durch eine ständige pädagogische und organisatorische Zusammenarbeit mit benachbarten Schulen ein ausreichend differenziertes Unterrichtsangebot geschaffen wird
RS	10, 9, 8, 7		andernfalls unzumutbare Schulwege entstehen würden, es sich um die einzigen Schulen dieser Schulformen in einem Grundeinzugsbereich handelt oder nur dadurch ein Gebäudebestand sinnvoll genutzt werden kann
HS	10, 9, 8, 7		
OST	6, 5		andernfalls wesentlich ungünstigere Schulwege entstehen würden oder dadurch ein Gebäudebestand sinnvoll genutzt werden kann.
GS	4, 3, 2, 1		andernfalls ungünstigere Schulwege entstehen würden
Grundeinzugsbereich	Mindestens 6 Züge im Sekundarbereich I	In der langfristigen Zielplanung ist jeder Grundeinzugsbereich mit Orientierungsstufe, Hauptschule, Realschule und nach Möglichkeit Gymnasium ausgestattet. Dieses Erfordernis kann auch durch eine Gesamtschule erfüllt werden.	

Legende: ⌐ ¬ Obergrenze der Zügigkeit   ☐ Mindestgröße   ▨ zulässige Ausnahmen

Im beruflichen Schulwesen stellt sich die Dringlichkeit der Sicherung des regionalen Angebotes noch stärker als im allgemeinbildenden Schulwesen, da sich trotz geburtenstarker Jahrgänge im ländlichen Raum eine geringe Standortdichte mit teilweise erheblich reduziertem Angebot verbindet. Die Erhaltung vielfältiger Angebote der beruflichen Erstausbildung im Anschluß an die Bildungsgänge des allgemeinbildenden Schulwesens besitzt für die Entwicklungschancen der regionalen Wirtschaft wie auch des einzelnen jungen Menschen entscheidende Bedeutung, insbesondere im Hinblick auf die ab Ende der 80er Jahre drastisch sinkende Zahl der ins Erwerbsleben wachsenden Bevölkerung. Die Vielfalt des Angebotes kann dabei im ländlichen Raum allerdings nicht an der Zahl der spezialisierten Fachklassen gemessen werden, die sich mit Eintritt der geburtenschwachen Jahrgänge nur noch durch eine fortschreitende Konzentration erhalten lassen werden. Vielmehr ist ein breites Angebot beruflicher Grundbildung erforderlich, um sowohl die Erstausbildung in der Region zu sichern als auch dem einzelnen die spätere Anpassung an sich verändernde berufliche Anforderungen zu erleichtern. Ein Schritt in diese Richtung ist das Berufsgrundbildungsjahr, der allerdings nicht durch enge spezialisierte Berufsfelder verwässert werden darf. Aufbauend auf eine solche Grundstufe ist für die Fachstufe die Bildung von Berufsgruppenklassen, kombinierten Jahrgangsstufen u. ä. zuzulassen, um ein so weit wie möglich vollständiges und durchgängiges Angebot aufrechtzuerhalten.

Auch bei beruflichen Schulen stehen unter entsprechenden regionalen Bedingungen der Erhaltung kleiner Schulen keine entscheidenden Nachteile im Wege. Die Vereinbarung einer engen Zusammenarbeit bzw. der Verbund von Schulen ist auch bei Vollzeitschulen möglich, spezielle fachliche Kenntnisse und Fertigkeiten können auch in schulübergreifenden blockartigen Kursen vermittelt werden. Mit solchen Maßnahmen muß insbesondere vermieden werden, daß die Schule solcher Berufe abwandert, die eine größere Anpassungsfähigkeit an den technisch-wirtschaftlich-sozialen Wandel vermitteln.

Die besondere Bindung des Berufsschulangebots an generelle Ausbildungsnormen der Wirtschaft und an das regionale schulische Ausbildungs-/Arbeitsplatzangebot bringt es mit sich, daß Überlegungen zur Sicherung eines wohnortnahen Berufsschulnetzes nur in Abstimmung mit dem Partner „Betrieb" im dualen System realisiert werden können. Zu einer derartigen Abstimmung wird die regionale Wirtschaft um so eher bereit sein, wenn deutlich wird, daß nur auf diesem Wege auch ihre Leistungsfähigkeit durch Heranbildung qualifizierter Nachwuchskräfte am Ort gestärkt werden kann und daß zudem regional angemessene, unterschiedliche Ausbildungswege keineswegs das duale System an sich in Frage stellen.

4.5 Schulversorgung der ausländischen Schüler

Die Probleme für die schulische Infrastruktur in den Städten liegen außer im Rückgang der Schülerzahlen in der erheblich gestiegenen und weiter steigenden Zahl ausländischer Schüler und ihrer Konzentration auf wenige Stadtviertel und Schulformen. Der räumlichen Konzentration der Ausländer in den Städten kann vom Schulwesen her allerdings nicht entgegengewirkt werden, hier ist die Wohnungs- und Siedlungspolitik gefordert, und zwar nicht nur innerhalb der Städte, sondern auch im ländlichen Raum, in den Stadt-Land-Übergangsbereichen.

Für die Lebenschancen der zukünftigen Ausländergenerationen besitzt das Schulwesen jedoch entscheidende Bedeutung, über die Schulbildung werden die Weichen gestellt für die späteren Berufs- und Lebenschancen in der Bundesrepublik und auch bei einer Rückkehr in die Heimatländer. Wesentliche Voraussetzung und Schwierigkeit für einen erfolgreichen Schulbesuch bilden die Sprachkenntnisse der ausländischen Schüler, die häufig nach der Grundschule nur den Besuch einer Hauptschule zulassen und in vielen Fällen nicht für einen Schulabschluß ausreichen.

Übersicht 30   *Unterricht für ausländische Schüler in Niedersachsen*

Maßnahmebereich	Regelung
Förderung der Eingliederung	— Vorbereitungsklassen zum Erlernen der deutschen Sprache im Rahmen eines fachbezogenen, an den Rahmenrichtlinien orientierten Unterrichts; je Klasse 10 bis 14 Schüler; Dauer in der Regel 1 Jahr, höchstens 2 Jahre. — Vorbereitungskurse für Schüler von Regelklassen zum Erlernen der deutschen Sprache, parallel zum Unterricht in den Regelklassen; mindestens 4 Schüler je Kurs; Dauer in der Regel 1 Jahr. — Besondere Vorbereitungsklassen 8/9 für Schüler, die in den letzten beiden Jahren ihrer Schulpflicht im Sekundarbereich I in die Bundesrepublik kommen, zur Vorbereitung auf eine erfolgreiche Teilnahme am Unterricht einer berufsbildenden Schule; mindestens 10 Schüler. — Förderunterricht für Schüler von Regelklassen, die noch Schwierigkeiten in der deutschen Sprache und/oder Mathematik oder den Sachfächern haben; nicht mehr als 8 Schüler je Gruppe.
Zusätzliche Lehrerversorgung	In Schuljahrgängen mit mehr als 20 % ausländischen Schülern können diese für die Berechnung der Lehrerstunden doppelt gezählt werden. Die zusätzlichen Lehrerstunden sollen z. B. für zusätzliche Fördermaßnahmen oder die Bildung kleiner Klassen verwendet werden und die Integration der ausländischen Schüler erleichtern und deutschen wie ausländischen Schülern zugute kommen.
Fremdsprachenregelungen	— In der Orientierungsstufe ist mit Beginn der Klasse 6 eine Befreiung vom Englischunterricht und statt dessen Unterricht in der Muttersprache und/oder Förderunterricht in Deutsch möglich. — In der Hauptschule besteht keine Verpflichtung zur Teilnahme am Englischunterricht, statt dessen ist Unterricht in der Muttersprache und/oder Förderunterricht in Deutsch möglich. — In der Realschule, im Gymnasium und der Integrierten Gesamtschule kann als 2. Fremdsprache Unterricht in der Muttersprache angeboten werden.
Förderung der Erhaltung der Identität	— In Schulbezirken mit hohem Anteil ausländischer Schüler können an Grundschulen, Orientierungsstufen und Hauptschulen gesonderte Klassen für ausländische Schüler mit gleicher Muttersprache zur Erprobung eingerichtet werden. Eine zweisprachige Klasse kann eingerichtet werden, wenn entsprechende Anträge für mindestens 20 Schüler eines Jahrgangs vorliegen und ein geeigneter ausländischer Lehrer zur Verfügung steht. Der Unterricht wird — mit Ausnahme des Fachs Muttersprache und der Landeskunde — in deutscher Sprache nach den Richtlinien für die entsprechenden Schulformen durchgeführt, z. T. gemeinsam mit deutschen Schülern. — Freiwilliger muttersprachlicher Unterricht kann für mindestens 8 Schüler eingerichtet werden. Er findet neben dem/zusätzlich zum Unterricht in Regelklassen bzw. in der Unterrichtszeit der Vorbereitungsklassen statt.
Hausaufgabenhilfe	Gemeinsame Hausaufgabenhilfe für deutsche und ausländische Schüler wird von kommunalen Körperschaften und gemeinnützigen Institutionen angeboten und vom Land gefördert.

Quelle: Erlaß des MK vom 23. April 1980.

Die Bemühungen um einen erfolgreichen Schulbesuch ausländischer Kinder sind vielfältig und beginnen bereits vor dem schulpflichtigen Alter zum Beispiel über verstärkten Kindergartenbesuch oder den in der Stadt Frankfurt/M. praktizierten Versuch „Vorlaufphase", bei dem die Kinder ein halbes Jahr vor der Einschulung auf den Schulbesuch vorbereitet werden. Für die Möglichkeiten der Förderung ausländischer Schüler während des Schulbesuchs bietet der Erlaß des Niedersächsischen Kultusministers „Unterricht für ausländische Schüler" ein gutes Beispiel (Übersicht 30). Als Fördermaßnahmen sind dort vorgesehen die Einrichtung von Vorbereitungsklassen und -kursen, Förderunterricht, die Wahl der Muttersprache und/oder Förderunterricht anstelle von Englisch in Orientierungsstufe und Hauptschule und die Wahl der Muttersprache als 2. Fremdsprache an Realschule, Gymnasium und Gesamtschule. Darüber hinaus können muttersprachlicher Unterricht erteilt, zweisprachige Klassen zur Erprobung eingerichtet und Hausaufgabenhilfe angeboten werden. Da erfahrungsgemäß der Schulerfolg der ausländischen und deutschen Schüler in Schulen mit hohem Ausländeranteil besonders gefährdet ist, werden bei einem Ausländeranteil von 20 % und mehr an einem Schuljahrgang bei der Berechnung des Unterrichtsbedarfs die ausländischen Schüler doppelt gezählt. Die dadurch zur Verfügung stehenden zusätzlichen Lehrerstunden sollen für Fördermaßnahmen und/oder die Bildung kleiner Klassen genutzt werden. Auch bei hohem Ausländeranteil gibt es für die wohnungsnahe Schule aus anthropologischen Gründen keine Alternative. Busing würde die Probleme nur verstärken. Zum Beispiel könnten die Schüler in Außenseiterpositionen geraten, da ihnen die Ganzheit von schulischen und außerschulischen Kontakten fehlt, sowohl zu den Mitschülern als auch innerhalb der eigenen ethnischen Gruppe und der Nachbarschaft. Allgemein sprechen internationale Erfahrungen dafür, daß wohnungsnahe Schulen auch außerschulische Kontakte fördern. Räumliche und soziale Nähe zu Schülern und Eltern kann — wenn Lehrer nicht nur Lehrpläne erfüllen — dazu beitragen, daß Unsicherheiten und Vorbehalte gegenüber dem deutschen Schulsystem abgebaut werden. Darüber hinaus besteht bei ausländischen Schülern mit weiten Schulwegen die Gefahr des Schulverzichts.

4.6 Lehrereinsatz

Die Zahl der Lehrer hat in den letzten Jahren erheblich zugenommen, sie stieg im Bundesgebiet zwischen 1960 und 1979 an allgemeinbildenden Schulen von 210 000 auf 438 000, an den beruflichen Schulen von 38 000 auf 76 000. Diese Entwicklung spiegelt sich auch in der Altersstruktur der Lehrer wider, 44 % der Lehrer an allgemeinbildenden Schulen und 30 % der Lehrer an beruflichen Schulen sind unter 35 Jahre alt, dagegen nur 15 % bzw. 19 % 50 Jahre und älter. Auch wenn für einen Teil der weiblichen jüngeren Lehrpersonen eine kürzere Verbleibzeit angenommen wird, muß davon ausgegangen werden, daß in den nächsten Jahren Zahl und Struktur des Lehrerangebotes weithin von den bereits tätigen Lehrern bestimmt werden (Übersichten 31 und 32).

Geht man von der Prämisse aus, daß ein Lehrer nur an einer Schule unterrichten will und in der Regel die Lehrbefähigung für nur zwei Fächer besitzt, lassen sich daraus Konsequenzen für die Mindestgröße von Schulen ableiten. Für Niedersachsen ergibt sich daraus zum Beispiel für Hauptschulen eine Mindestzügigkeit von zwei bis drei Zügen. Die Zahl der einzügigen Hauptschulen nimmt aber wegen des Schülerrückgangs von Jahr zu Jahr zu.

In einer einzügigen Realschule werden höchstens 136 Unterrichtsstunden je Woche benötigt. Dafür werden je nach Regelstundenzahl der einzelnen Lehrer 5 bis 6 Lehrkräfte gebraucht. Diese müßten dann 16 bis 18 verschiedene Unterrichtsfächer bedienen. Erst in einer zweizügigen Realschule wäre zum Beispiel ein naturwissenschaftlicher Lehrer ausgelastet, er müßte aber alle drei Fächer, nämlich Physik, Chemie und Biologie unterrichten.

Die Einsatzmöglichkeiten von eng spezialisierten Fachlehrern werden immer mehr eingeschränkt. Der Lehrerbestand wird aber von fachlich nicht vielseitigen Lehrern bestimmt.

Mehr als 50 % der Lehrer für das Lehramt an Grund- und Hauptschulen besitzen keine fachübergreifende Lehrbefähigung mehr. Die kleinen Grundschulen sind auf den verbundenen Sach- und Gesamtunterricht aber lebensnotwendig angewiesen.

Übersicht 31 *Lehrer nach Altersgruppen und Schularten in Niedersachsen*

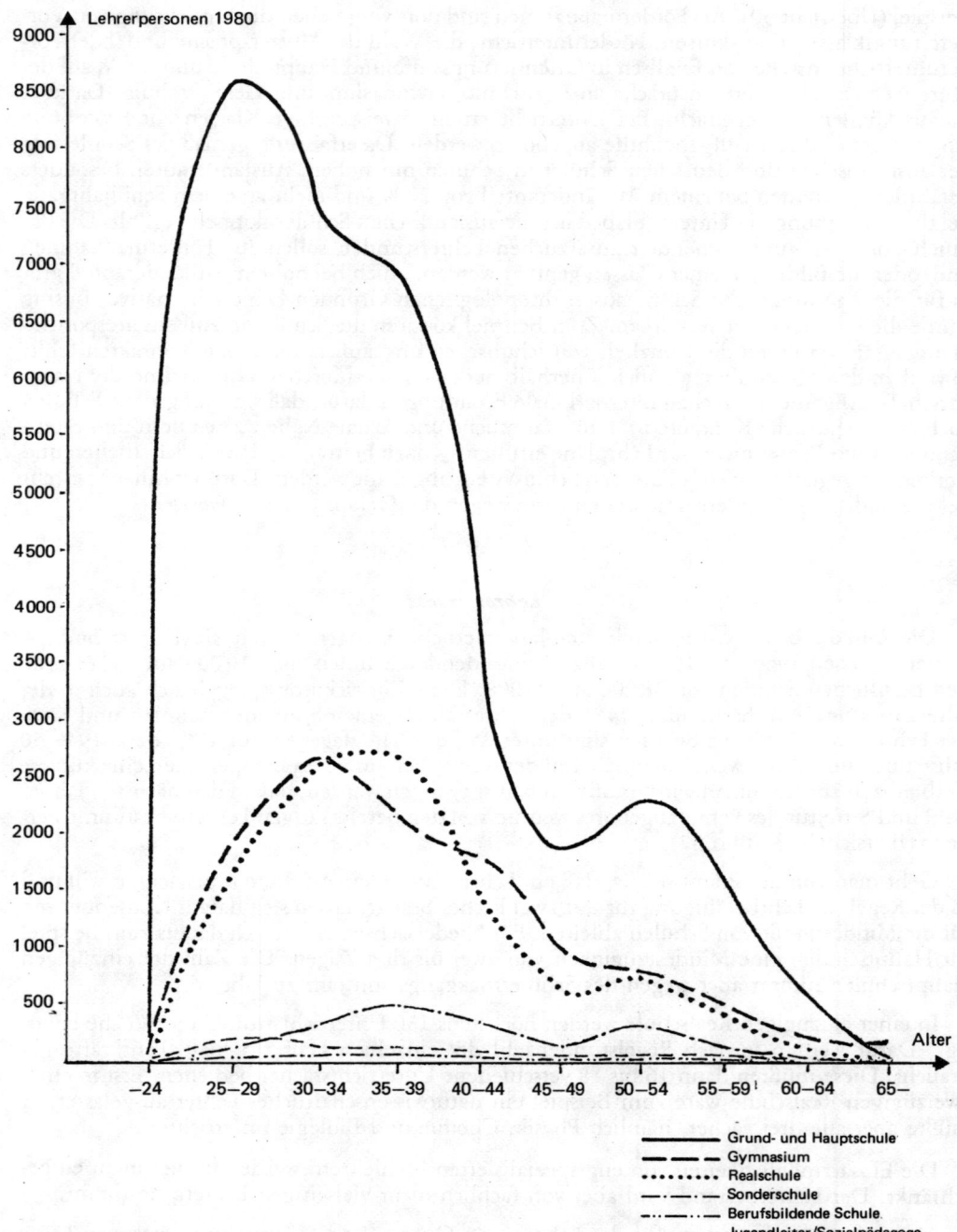

Quelle: Institut für regionale Bildungsplanung — Arbeitsgruppe Standortforschung — GmbH Hannover.

Übersicht 32 *Hauptberufliche Lehrer nach Altersgruppen im Bundesgebiet 1977*

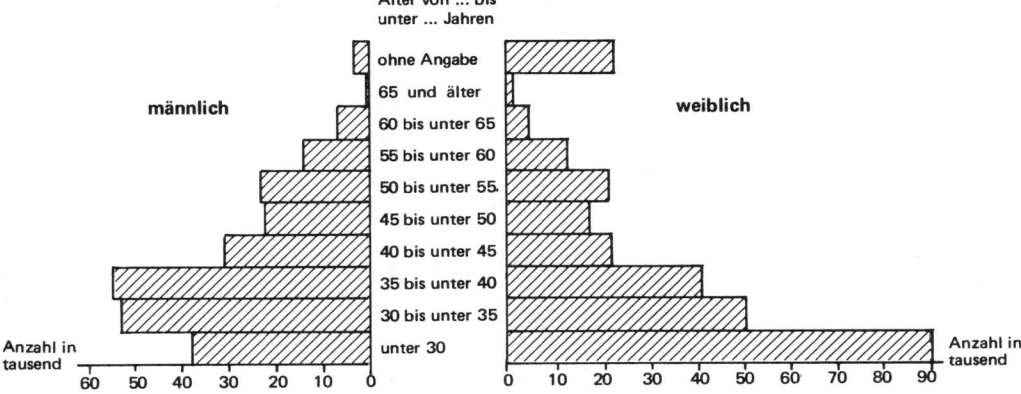

Quelle: Wissenschaftsrat: Empfehlungen zum 9. Rahmenplan für den Hochschulbau 1980–1983. Band 1. Köln 1979

Übersicht 33 *Entwicklung der Lehrer- und Schülerzahlen im Bundesgebiet 1960/65—1990/95*

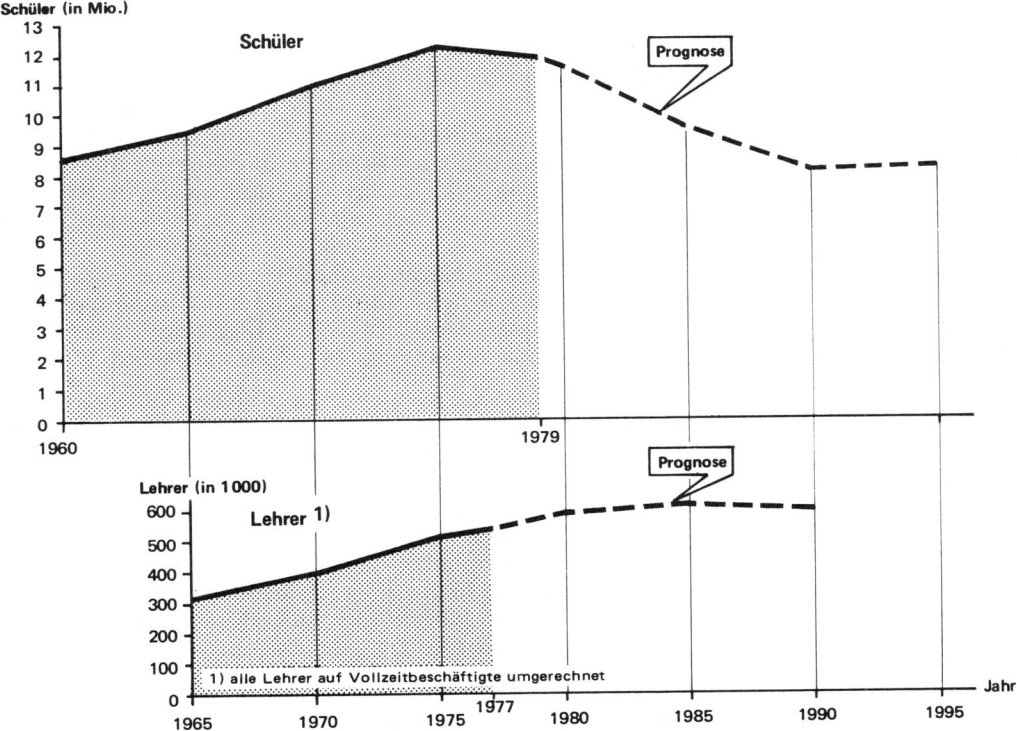

Quelle: Bundesminister für Bildung und Wissenschaft (Hrsg.): Grund- und Strukturdaten 1980/81. Bonn 1980; Arbeitsmaterial der Kultusministerkonferenz. Dokumentation Nr. 30, Dezember 1969; Bund- Länder- Kommission für Bildungsplanung und Forschungsförderung: Fortschreibung des Bildungsgesamtplans (Bildungsgesamtplan II). Entwurf o. O., o. j.

Die Vielfalt der Schulorganisation mit großen und kleinen Schulen im Schulverbund und mit flexiblen Einsatzmöglichkeiten für Lehrer erfordert eine anpassungsfähige Fächergliederung des Unterrichts und die verstärkte Ausbildung fachlich vielseitiger Lehrer. Wo der Einsatz spezialisierter Fachlehrer unumgänglich ist, können diese schulübergreifend eingesetzt werden.

Der verstärkte Einsatz von Teilzeitlehrern (wie er zum Beispiel durch die neue Teilzeitarbeitsregelung im Beamtenrecht ermöglicht wird) erleichtert den Betrieb kleiner Schulen und das Aufrechterhalten des Fachlehrerprinzips dort, wo es erforderlich ist. Teilzeitlehrer werden nur in seltenen Fällen an mehreren Schulen unterrichten müssen.

Es ist sehr fraglich, ob Lehrerschaft und Lehrerstudenten in ausreichendem Maße befähigt sind, in kleinen Schulen des ländlichen Raumes oder in der Muttersprache der Ausländerkinder in den Städten zu unterrichten. Lehrerausbildung und Lehrerweiterbildung müssen ihre Defizite beseitigen, wenn das menschliche Grundbedürfnis Bildung in den ländlichen und städtischen Problemgebieten tatsächlich erfüllt werden soll.

Geringe Schülerzahlen und kleinere Schulen bieten der Lehrerschaft bei alsbald ausreichender Lehrerversorgung (Übersicht 33) hervorragende pädagogische Chancen.

Dort, wo es dies gibt, brauchen wir einen Abbau des Vorrangs von Besoldungsfragen. So ist die Orientierung der Besoldung von Schulleitern an der Schülerzahl bei allgemeinem Schülerrückgang auch eine ernst zu nehmende Triebfeder für das Schließen und Aufsaugen benachbarter Schulen, deren Leiter zum Beispiel in den Ruhestand gehen.

5. Schulen im Verbundsystem der sozialen und kulturellen Infrastruktur

Wohnsitznahe Schulen bilden gerade im ländlichen Raum die entscheidenden Ansatzpunkte für den Ausbau der sozialen und kulturellen Infrastruktur. Ein separater Aufbau zum Beispiel von Systemen der Erwachsenenbildung, Bibliotheken, Kulturpflege und Sport mit eigenen personellen und sachlichen Kapazitäten ist nur bei hoher Konzentration — und das bedeutet Nutzerferne — möglich. Die bereits bestehenden Verbindungen zwischen diesen Bereichen und dem Schulwesen werden sich in den nächsten Jahren erheblich ausbauen lassen. Trotz qualitativer Verbesserungen der pädagogischen Leistungsfähigkeit bei zurückgehenden Schülerzahlen wird das Schulsystem Leistungsreserven aufweisen, die für eine stärkere Regionalisierung der sozialen und kulturellen Infrastruktur genutzt werden können.

Bereits heute sind Schulräume und Lehrer die wichtigsten materiellen und personellen Pfeiler der Erwachsenenbildung. Durch den sinkenden Anteil von Kindern und Jugendlichen wird sich auch das Schulsystem in den nächsten Jahren auf einen steigenden Anteil der Bildungsleistungen für Erwachsene einstellen können und müssen. Die Schule in der Nähe des Wohnsitzes und des Arbeitsplatzes, deren Angebote ohne Herauslösen aus Familie, Berufsausbildung und den sonstigen Sozialbeziehungen wahrgenommen werden können, besitzt dabei besondere Chancen und Aufgaben. Ansatzpunkte können dabei zum Beispiel Angebote zum Nachholen von Schulabschlüssen oder die Erarbeitung familienbezogenen Erziehungswissens gerade in der wohnsitznahen Schule sein, aber auch für die übrigen Bereiche der Erwachsenenbildung ist die räumliche Nähe zur interessierten Bevölkerung erforderlich.

Voraussetzung für die Nutzung dieser Chancen für das Schulsystem und für die Erwachsenenbildung sind neben der räumlichen Nähe flexible Regelungen, die den Einsatz von Schulräumen, Lehrmitteln und Lehrern für beide Systeme erleichtern. Diese Regelungen müssen auch offen sein für die Trägervielfalt in der Erwachsenenbildung, um auch den unterschiedlichen regionalen Voraussetzungen gerecht werden zu können.

Eine ähnliche Verbindung ist auch zwischen Schule und Bibliothek sinnvoll. Ein Nebeneinander von kleinen Schul- und anderen Bibliotheken ist auf die Dauer im ländlichen Raum nicht haltbar. Ein weitgehend dezentralisiertes Standortsystem muß die Angebote für alle Benutzergruppen bündeln und die Anlaufstellen dieser Gruppen auch für sich nutzen. In den Schulen treffen sich Schüler, Lehrer und Eltern, Teilnehmer an Erwachsenenbildung, Vereinsmitglieder und Sportler. Zu den Dienstaufgaben von Lehrern kann auch die Schulbibliothek als örtliche Bibliothek gehören, unterstützt von ehrenamtlichen Kräften und einem im Verbundsystem mehrerer Schulen arbeitenden Bibliothekar als Fachkraft.

Ein ähnliches Potential können die Schulen auch dem Sport bieten. Ausgebildete Sportlehrer und Sportübungsräume an den Schulen dienen bereits heute häufig dem Vereins- und Jedermann-Sport. Ein weiterer Ausbau im Zusammenhang mit den Verbindungen zu den genannten anderen Bereichen schafft die Möglichkeiten für ein umfassendes Angebot am Ort, zum Beispiel für alle Altersgruppen.

Die Gleichartigkeit von Bildungschancen sollte nicht als Gleichförmigkeit der Inhalte jedes Unterrichtsfaches mißverstanden werden. Geschichte und kulturelle Identität der Region müssen deshalb Bestandteil der Bildung von Kindern und Jugendlichen sein. Die wohnortnahe Schule mit ihrer Einbindung in die Gesamtheit der sozialen und kulturellen Infrastruktur und ihrem personellen und sachlichen Potential kann damit einen wesentlichen Beitrag zur Entfaltung der Identität der Regionen leisten. Die Erhaltung der wohnortnahen Schule als wichtigste Infrastruktureinrichtung am Ort bedeutet erhebliche positive Impulse für die regionale Entwicklung im ländlichen Raum.

6. Zwischenbilanz: Zur Leistungsfähigkeit der Schulen

Wesentliche Voraussetzung für die Sicherung der Infrastruktur des Schulwesens ist die Auflösung der pädagogisch nicht begründbaren Orientierung der Leistungsfähigkeit einer Schule an ihrer Größe.

Wohnungsnahe, nutzerfreundliche und bedürfnisgerechte Infrastruktur hat Vorrang vor starren hierarchischen Standortsystemen und vor schematischen Vorgaben zur Mantelbevölkerung und zu Betriebsgrößen. Eine strenge Verkoppelung des Modells der zentralörtlichen Siedlungshierarchie und der Standorte eines hierarchisch verstandenen Schulsystems im Pflichtschulbereich ist nicht zu vertreten. Einerseits haben sich Wanderungsbewegungen und Siedlungsentwicklung in geringerem Maß als geplant und erwartet an derartigen formalen Mustern der Raumordnung orientiert. Andererseits würde eine derartige Verkoppelung die örtliche Anpassungsfähigkeit des Schulsystems an Schülerzahlen und Bildungsverhalten verringern.

Begründungen von Mindestbetriebsgrößen und erforderlichen Mantelbevölkerungszahlen sind keine ehernen Gesetze. Es gibt keine pädagogisch begründbaren Mindestgrößen von Schulsystemen, Klassen, Lehrerkollegien und ähnlichem. Es handelt sich um politisch gesetzte Größen, die das beschreiben, was gesellschaftspolitisch gewollt ist und bezahlt werden soll. Die Größen sind wandelbar sowie der Differenzierung unter pädagogischen und regionalen Gesichtspunkten zugänglich und bedürftig.

Schülerrichtzahlen zur Bestimmung von Klassenstärken dienen der Regelung der Bedingungen, die bei der Bildung paralleler Klassen zu beachten sind. Untere Mindestschülerzahlen je Jahrgang und Schule sind zumindest im Grundschulbereich unnötig. Für die Einrichtung oder den Erhalt von Schulen sollten die Schulwegbedingungen maßgebend sein.

Der Vielfalt der regionalen Rahmenbedingungen und örtlichen Ausgangssituation kann mit einer gleichartigen Vielfalt von pädagogisch-organisatorischen Lösungsmöglichkeiten entsprochen werden. Die schulrechtlichen Vorhaben müssen deshalb so flexibel sein, daß unter gleicher Zielsetzung mit unterschiedlichen Lösungen vergleichbar gute pädagogische Qualität bei der Erfüllung des gesetzlichen Auftrages der Schulen erreicht wird.

Die Einsicht, daß die erforderliche Beweglichkeit auch rechtlich gesichert werden muß, ist noch nicht überall zu erkennen. In Niedersachsen ist im Sommer 1980 das Schulgesetz novelliert worden, das nunmehr jeder Region einen schulischen ‚Maßanzug' ermöglichen soll. Wer die schulische Vielfalt abwehrt, verspielt die pädagogische und regionalpolitische Chance, Gleichwertigkeit der Lebensverhältnisse qualitativ zu erhalten beziehungsweise weiter zu verwirklichen.

Eine anpassungsfähige Konzeption von Schule kann einen bedeutsamen Beitrag zur Raumentwicklung leisten, nämlich

— die Schulwegbelastungen in erträglichen Grenzen halten, mit der Schülerbeförderung dem öffentlichen Nahverkehr eine Basis geben und damit zur gleichwertigen Bedürfniserfüllung in unterschiedlich besiedelten Räumen beitragen;

— die berufliche Erstausbildung der Jugendlichen in der Heimatregion sichern und in Verbindung mit Angeboten der beruflichen Weiterbildung die Anpassung der Erwerbstätigen an die sich ändernden beruflichen Bedingungen fördern;

— durch Wahlmöglichkeiten höher qualifizierender Bildungs- und Ausbildungsgänge ein qualifiziertes Arbeitskräftepotential auch für die Jahre sinkender Erwerbstätigenzahlen im ländlichen Raum sichern;

— die Einbindung von Schule und damit von Schülern, Lehrern und Eltern in die sozialräumliche Umwelt erleichtern und eine differenzierte, wohnortnahe soziale und kulturelle Infrastruktur, zum Beispiel von der Erwachsenenbildung in ihren vielfältigen Ausprägungen über die Bibliotheken bis zum Sport für alle Bevölkerungsgruppen, unterstützen;

— einen Beitrag zur Entfaltung der kulturellen, sozialen und politischen Identität in der regionalen Vielfalt leisten.

7. Schlußbemerkung zur möglichen regionalen Differenzierung des Schulwesens

Die Erhaltung bzw. der Ausbau eines wohnortnahen Schulsystems mit vielen kleinen Schulen und den entsprechenden pädagogischen und organisatorischen Konzepten wird mit Widerständen, die verschiedenartige Beweggründe haben können, zu tun haben. So muß zum Beispiel die Kultusverwaltung lernen, daß ihre Aufgabe nicht die detaillierte und umfassende Regelung des Schulbetriebes mit einem hohen Maß an Einheitlichkeit ist, sondern daß neben den erforderlichen grundsätzlichen Entscheidungen ein hohes Maß an Freiraum nötig und möglich ist. Dieser Freiraum sollte den Schulen neuen Spielraum eröffnen und den Entscheidungen durch Lehrer, Eltern und Schulträger zugänglich sein.

Eine stärkere Anpassung an die örtlichen und regionalen Voraussetzungen ermöglicht und erfordert vom einzelnen ein stärkeres Engagement für die Belange der Schule und mehr Phantasie beim Ausfüllen der pädagogischen und organisatorischen Freiräume.

Die notwendige Umorientierung zu größerer Eigenständigkeit der einzelnen Regionen und der einzelnen Schule darf nicht in eine Abkapselung und Isolierung führen. Notwendig ist eine Zusammenarbeit mit anderen Schulen sowie mit Einrichtungen der Erwachsenenbildung, Bibliotheken u. ä. Dazu sind der Willen und die Fähigkeit zur Zusammenarbeit ohne Streit um Zuständigkeiten, Besitzstände, organisatorische und pädagogische Leerformeln und Etiketten notwendig, aber auch zum Beispiel die Bereitschaft von Lehrern, an mehreren Schulen zu unterrichten. Die Qualität des Bildungsangebotes und die Leistungsfähigkeit vor allem der kleinen Schulen kann nicht mehr nur an der Erfüllung einer Stundentafel und dem Angebot von Wahlmöglichkeiten gemessen werden, die unter anderen, teils überholten Voraussetzungen formuliert wurden. Da der Unterricht in kleinen, überschaubaren Gruppen mit individuellen Angeboten nicht nur soziale, sondern auch pädagogische Vorteile bietet, ist gegenwärtig an der neuen Voraussetzung geringer Schülerzahlen mit pädagogischen Konzepten anzusetzen.

Es wäre eine gefährliche Illusion, vom Rückgang der Schülerzahlen eine beinahe automatische Lösung aller Probleme im Schulsystem zu erwarten. Das wohnortnahe Schulangebot auch für die Kinder und Jugendlichen im ländlichen Raum sowie die intensive Betreuung ausländischer Kinder sind Aufgaben, die in den nächsten Jahren im Schulwesen zu lösen sind und die wegen des Geburtenrückgangs auch den erforderlichen Ressourcen-Spielraum erhalten. Allerdings kommt es auf rechtzeitiges Argumentieren, Planen und Handeln an, bevor Kämmerer und Finanzressorts zugreifen.

Angesichts rückläufiger Schülerzahlen, bereits eingetretener oder absehbarer Verbesserungen, zum Beispiel in der Lehrer- und Schulraumversorgung, sowie der Finanzknappheit der öffentlichen Hände ist für die nächsten Jahre allerdings damit zu rechnen, daß die Zuwachsrate bei den Bildungsausgaben unterdurchschnittlich sein wird. Das bedeutet, daß die Zuwächse und entstehenden Spielräume gezielt für den Abbau noch bestehender Engpässe, zum Beispiel an den Berufsschulen, und für die Durchsetzung der erforderlichen neuen pädagogischen und organisatorischen Konzepte in den betroffenen Schulen und Regionen einzusetzen sind.

Da die Anpassungsfähigkeit der Infrastruktur des Bildungswesens offenkundig groß ist und die politische Diskussion, teils schon die Gesetzgebung inzwischen dahin tendierten, der prinzipiell bestehenden Anpassungsfähigkeit einen tatsächlichen Spielraum zu eröffnen, dürfte diese Entwicklung dazu beitragen, daß unsere Kultur und unser Lebensstil gleichrangig, aber nicht gleichartig sowohl von den Kräften der Stadt als auch von denen des ländlichen Raumes geprägt werden. Es sollte daher kein Regionstyp und keine Region darauf bauen, den Konsequenzen des Bevölkerungsrückgangs auf Kosten eines anderen entgehen zu können.

Der kommunale Finanzausgleich wird dies zu berücksichtigen haben. In der Bildungspolitik kommt es nämlich auch auf die Solidarität der Regionen untereinander an. Sie brauchen die gegenseitige Unterstützung bei der notwendigen Eröffnung von Handlungsspielräumen in der Bildungspolitik. Die Bevölkerung in überwiegend deutschen oder städtischen Wohngebieten zum Beispiel muß akzeptieren, daß dort, wo viele Ausländer die Schulen besuchen oder wo nur kleine Schulen die Schulversorgung der Landkinder ermöglichen, mehr Lehrer eingesetzt werden als in ihren Schulen.

In vielen Städten des Bundesgebietes stellen sich die Gefährdungen der schulischen Infrastruktur zwar anders als im ländlichen Raum dar, sie sind aber unübersehbar. Die Vorteile der kleinen Schule gelten auch in Städten. Ihre pädagogischen Chancen, die Bindungen innerhalb der Wohnviertel und die Sicherheit der Schulwege sollten bei Standortüberprüfungen die Bedeutung erhalten, die ihnen die Bevölkerung zumißt.

Die Wiederentwicklung der eigenen Werte in den einzelnen Regionen und Stadtteilen wächst. Die Rückbesinnung auf die eigenen Traditionen und auf die Besonderheiten der eigenen Bedürfnisse verbindet sich mit dem Erkennen des eigenen Gestaltungsvermögens sowie des Wertes sozialer Eingebundenheit und gestärkter Eigenverantwortlichkeit. Man erkennt, daß menschliche Nähe, Überschaubarkeit politischer, sozialer und organisatorischer Systeme und Teilhabe an durchschaubaren Entscheidungen und an alltäglicher Kultur in vielfältiger Ausprägung die Identität stärken. Man erkennt auch, daß der Schule hierbei neben den Wohnverhältnissen eine Schlüsselrolle zukommt.

Raumplanung, Landesplanung, Regionalplanung, Stadtplanung sollten Anwälte der Vielfalt sein. Sie können den Kräften vor Ort Mut machen, das eigene Gepräge ihrer Region, ihres

Stadtteils zu finden. Dies erst ist Regionalität, nicht die Gleichmacherei eines undifferenzierten Schulsystems.

Wer mit Planung an der regionalen und sozialen Vielfalt ansetzt, kann nicht mit Richtwerten arbeiten, sondern muß mit Phantasie die Vielfalt pflegen und stärken. Auch die vorhandenen Spielräume der Fachplanungen sind groß. Jetzt, da die Folgen der Geburtenarmut die Schulen erreichen, sind auch die Pädagogen in der Lage, pädagogische Konzepte für kleinere Schulen so überzeugend zu entwickeln wie vorher für große Schulzentren.

Räumliche Planer sollten daher nicht langsamer sein als Fachplaner. Sie sollten nicht versuchen, an Planungen festzuhalten, die vom Wandel der Wirklichkeit und der Anschauungen überholt sind. Sie dürften sich auch nicht von novellierungsfähigen und -bedürftigen Rechtsvorschriften oder von Zentralisierung und Mindestgröße fesseln lassen und dabei die Herausforderung und Chance der Dezentralisierung und Nutzernähe übersehen. Allerdings hat vorausschauende Planung der Vielfalt und des Wandels als Ergebnis weniger einen fest gefügten Plan, sie ist vielmehr eher ein fortdauernder Prozeß des Abwägens von Planbarem und Unplanbarem.

Literatur

AKADEMIE FÜR RAUMFORSCHUNG UND LANDESPLANUNG (Hrsg.): Infrastruktur im Bildungswesen. Forschungs- und Sitzungsberichte Bd. 107, Hannover 1976.

BACK, H.-J.: Schulgröße und regionale Planung. In: Große Schulen oder kleine Schulen? Hrsg. von Peter A. Döring, München 1977.

BACK, H.-J.: Lösungsansätze zur Förderung dezentraler wohnortnaher Schulen. Beitrag zum Fachseminar „Die Zukunft des Schulsystems in dünnbesiedelten Räumen" des Deutschen Landkreistages am 19./20.2. 81 in Bonn.

BOFINGER, J. O.: Entwicklung der Grund- und Hauptschulen in Bayern von 1974/75 bis 1977/78 unter besonderer Berücksichtigung einzügiger Schulen. München 1979.

Bundesminister für Bildung und Wissenschaft (Hrsg.): Grund- und Strukturdaten, Ausgabe 1980/81. Bonn 1980.

Bundesminister für Bildung und Wissenschaft (Hrsg.): Berufsbildungsbericht 1980. Bonn 1980.

Bundesminister für Bildung und Wissenschaft, Statistisches Bundesamt (Hrsg.): Bildung im Zahlenspiegel. Ausgabe 1977, Stuttgart 1977.

Bund-Länder-Kommission für Bildungsplanung und Forschungsförderung: Fortschreibung des Bildungsgesamtplans (Bildungsgesamtplan II), Entwurf. o. O., o. J.

DERENBACH, R.: Der Schülerrückgang bei räumlicher Differenzierung. In: der landkreis, Heft 12, 1980.

Evangelische Akademie Hofgeismar (Hrsg.): Schulpolitik für Ausländer. Protokoll der Tagung vom 5. bis 7. September 1980 in der Evangelischen Akademie Hofgeismar.

Stadt Frankfurt am Main, Der Magistrat: Schulentwicklungsplan IV der Stadt Frankfurt am Main, Dezernatsentwurf. Frankfurt/M. 1981.

GEISSLER, C.: Leere Bänke — und was dann? Sonderdruck der Hannoverschen Allgemeinen Zeitung, Hannover 1979.

GEISSLER, C.: Bevölkerungspolitik als Herausforderung der Kommunalpolitik — Geburtenarmut und kommunale Daseinsvorsorge. In: Niedersächsischer Landkreistag — Information Heft 5, 1979.

Geissler, C.: Siedlungsstrukturen und Sozialer Wandel — Konzepte und Konflikte. In: Städtebau heute — Gesellschaftspolitik für morgen, hrsg. vom Deutschen Verband für Wohnungswesen, Städtebau und Raumplanung e. V. Bonn 1980.

Institut für regionale Bildungsplanung (Hrsg.): Regionale Qualifikationschancen und berufliche Mobilität. Bearb. von H. Pohl, Hannover 1977. In: Materialien zur regionalen Bildungs- und Entwicklungsplanung, Band 103.

Institut für Regionale Bildungsplanung (Hrsg.): Schülertransport in Niedersachsen. Hannover 1978 bis 1979.
Materialien für die Landeskommission:
01 Rechtliche Rahmenbedingungen. 1978
02 Stellungnahmen zum Schülertransport. 1978
03 Landesweite Erhebung. 1978
04 Ergebnisse in ausgewählten Kreisen. 1978
05 Schülertransport in Nordamerika. 1978
06 Schulweg und Schulwegbedingungen. 1978
07 Anlage von Schulbushaltestellen. 1979

Institut für Regionale Bildungsplanung (Hrsg.): Grundlagen und Empfehlungen für den Schulentwicklungsplan des Landkreises Helmstedt. Bearb. von W. Dittmar, M. Koch und K. Zippel. Manuskriptdruck, Hannover 1979.

Institut für Regionale Bildungsplanung (Hrsg.): Grund- und Strukturdaten aus dem Bereich allgemeinbildender Schulen in Niedersachsen. Bearb. von B. Baumgarten. Manuskriptdruck, Hannover 1980.

Institut für Regionale Bildungsplanung (Hrsg.): Dimensionierung von Bildungseinrichtungen. Bearb. von U. Müller und T. Nitsch. Manuskriptdruck, Hannover 1980.

Niedersächsischer Kultusminister: Empfehlungen zur Verbesserung der Qualität der Schülerbeförderung. Bericht der Niedersächsischen Landeskommission Schülertransport, Hannover 1979.

Niedersächsischer Kultusminister: Bericht über die Lage der ausländischen Schüler in Niedersachsen. Hannover 1980.

Niedersächsischer Kultusminister: Niedersächsisches Schulgesetz in der Fassung vom 6. 11. 1980 (GVBl. S. 425).

Niedersächsischer Kultusminister: Die kleine Grundschule. Hannover 1980.

Niedersächsischer Kultusminister: Unterricht für ausländische Schüler. Hannover 1980.

Niedersächsischer Kultusminister: 2. Verordnung zur Änderung der Verordnung zur Schulentwicklungsplanung vom 18. 3. 1975 (GVBl. S. 103), geändert durch Verordnung vom 4. 10. 1977 (GVBl. S. 482). Entwurf-Stand 16. 2. 1981.

Niedersächsischer Kultusminister: Änderung der Durchführungsbestimmungen zu den Vorschriften der Verordnung zur Schulentwicklungsplanung vom 11. 10. 1977 (SVBl. S. 282). Entwurf-Stand 16. 2. 1981.

Schramm, W.; Wortmann, W.; Mair, G.: Infrastrukturversorgung im ländlichen Raum — Analysen zu normativen Betriebsgrößen und Erreichbarkeitsbedingungen in Gebieten mit geringer Bevölkerungsdichte. ARL. (Hrsg.): Beiträge Bd. 53, Hannover 1981.

Auswirkungen der Bevölkerungsentwicklung auf die Infrastrukturpolitik in Ballungsgebieten
— am Beispiel Bremen —

von

Gerd Markus, Bremen

Gliederung

1. Absehbar und unerwartet veränderte Rahmenbedingungen: Bevölkerungsrückgang und wirtschaftliche Krise
   1.1 Erwartete demographische Entwicklung
   1.2 Veränderte ökonomische Rahmenbedingungen
2. Soziale Problemlagen und politische Grundsatzentscheidungen
   2.1 Soziale Ungleichheit und ihre innerstädtische Konzentration
3. Die Neuorientierung der Infrastrukturpolitik
   3.1 Die von Ressourcenumwidmung ausgeklammerten Strukturbereiche
   3.2 Umstrukturierung innerhalb von Handlungsfeldern
       3.2.1 Politik zur Stützung der Sozialisationsprozesse von Kindern und Jugendlichen
       3.2.2 Umstrukturierungen im Schulwesen
       3.2.3 Die Umstrukturierung der Lehrerausbildungskapazitäten
   3.3 Aufgabenübergreifende Umstrukturierung der Infrastrukturkapazitäten
   3.4 Flankierende Politik für sozial benachteiligte Gruppen und verbleibende Defizite
4. Probleme und Entwicklung administrativer Steuerungsprozesse
   4.1 Der Stand der Planung in der Anfangsphase administrativer Reaktionen auf das generative Verhalten
   4.2 Die Entwicklung eines verbesserten Planungsinstrumentes
   4.3 Veränderte Kooperationen zwischen Planung und Fachabteilungen der Senatorischen Behörden
5. Anstöße der veränderten Bevölkerungsentwicklung für Politik und Verwaltung

Spätestens seit Mitte der 70er Jahre war das Ausmaß des zu erwartenden Bevölkerungsrückgangs und das der mit ihm verbundenen strukturellen Veränderungen für die Bundesrepublik, ihre Teilregionen und für die Agglomerationen, auch nach sehr kleinen Teilregionen, zum Beispiel Stadtteilen, bekannt[1].

Die Bedeutung dieses massiven Rückgangs der Geburten für verschiedene Tätigkeitsfelder der öffentlichen Hand, z. B. für die langfristige Sicherung der Renten oder den Wohnungsmarkt, wurde verhältnismäßig schnell breit diskutiert[2]. Dies gilt auch für die Infrastrukturpolitik von Ländern und Gemeinden.

Für Bremen haben wir die absehbaren Folgen 1978 ausführlich dargestellt[3]. Im Mittelpunkt der damaligen Diskussion stand die Frage nach den Anpassungsmöglichkeiten, die der Politik bei der Entscheidung über die Bedarfsdeckung und bei der Veränderung der Kapazitäten zur Verfügung stehen. Im einzelnen erschien es zur Anpassung der Kapazitäten an die rückläufigen Kinderzahlen, insbesondere der jüngeren Jahrgänge, möglich, den Zugang von Kapazitäten zu senken, die bestehenden Raum- und Personalkapazitäten neuen Aufgaben zuzuführen und die Zielwerte einer Bedarfsdeckung neu zu bestimmen, genauer gesagt: sie zu erhöhen. Der Zuführung von Ressourcen zu neuen Aufgaben kam insoweit besondere Bedeutung zu, als gleichzeitig mit dem Rückgang der Zahl der deutschen Kinder ein massives Ansteigen der Zahl der ausländischen Kinder und Jugendlichen zu erwarten war und ist.

In der Zwischenzeit sind wesentliche Anpassungsentscheidungen in der Politik gefallen. Wie der Vergleich mit dem Beitrag von SCHRAMM[4] in diesem Band zeigt, werden dabei offensichtlich sehr unterschiedliche politische Ziele verfolgt. Entsprechend andersartig sind die gewählten Strategien der Anpassungspolitik, insbesondere die der Verwendung der frei werdenden Ressourcen.

Der nachfolgende Beitrag zeigt am Beispiel Bremens eine Möglichkeit solcher Anpassungsstrategien. Diese Strategie ist durch vier Merkmale gekennzeichnet:

— erstens durch quantitativ bedeutungslose Versuche der Einflußnahme auf die Wanderungsbewegungen, also auf die demographische Entwicklung,
— zweitens durch eine deutliche schnelle Reduktion von Kapazitätszugängen im Gebäude- und Personalbereich mit einer erheblich langsameren Anpassung der Kapazität der Ausbildung für das Personal, z. B. Lehrer oder Sozialarbeiter, was zu den bekannten Problemen der Lehrerbeschäftigung geführt hat,
— drittens durch eine Erhöhung der politisch gesetzten Bedarfsrelation für besondere soziale Problemfelder,
— viertens durch eine innerhalb der Administrationsgrenzen verbleibende Umwidmung der vorhandenen Kapazitäten, kaum aber durch massive administrative „Grenzen" überwindende Umsetzung.

---

[1] Für die Bundesrepublik z. B.: Der Bundesminister für Raumordnung, Bauwesen und Städtebau, Raumordnungsprognose 1990, Bonn-Bad Godesberg 1976; für Städtische Regionen: GLÖCKNER, H.: Kritische Analyse der bisherigen Prognosetätigkeit Deutscher Städte. In: GLÖCKNER, H.: Bevölkerungsprognosen als Beiträge zur Stadtentwicklungsplanung, Köln 1977.

[2] Dies führte z. B. zur Einsetzung einer „Gemeinsamen Arbeitsgruppe der Länder" durch Beschluß der Ministerpräsidenten vom 8. 12. 1978 mit dem Ergebnis eines Berichts über „Mögliche Auswirkungen aus den Modellrechnungen zur langfristigen natürlichen Bevölkerungsentwicklung in Bund und Ländern auf dem Gebiet der Arbeitsmarktpolitik, der Sozialpolitik einschließlich der Entwicklung der Alterssicherung sowie des Gesundheitswesens", Düsseldorf 1981.

[3] MARKUS, G.: Infrastrukturelle Folgen abnehmender Einwohnerzahlen. In: Zur Bedeutung rückläufiger Einwohnerzahlen für die Planung. ARL: FuS Bd. 122, Hannover 1978.

[4] Bevölkerungsentwicklung und regionale Infrastruktur, i. d. Band.

Die Herausbildung und Festlegung einer derartigen Strategie hängt sicherlich einerseits ab von den konkreten Problemlagen einer Großstadt der Bundesrepublik, nämlich unter anderem stark ansteigender Anteile ausländischer Kinder und Jugendlicher und massiv sinkender Zahlen der deutschen Kinder und Jugendlichen. Insoweit dürfte eine derartige Strategie auch zu verallgemeinern sein. Sie ist aber andererseits auch aufgrund einer spezifischen politischen Zielorientierung ausgewählt worden und zeigt — quasi als Nebenwirkung — gemeinsam mit den von SCHRAMM angeführten Orientierungen, wie groß der Gestaltungsraum von Ländern und Gemeinden bei der Versorgung der Bevölkerung ist, und zwar auf Ebenen, die unmittelbar die tägliche Lebenssituation der Bürger beeinflussen. Insoweit ist eine derartige Strategiewahl sicher nicht zu verallgemeinern.

Wir werden im folgenden zunächst kurz das Ausmaß der Veränderung der Bevölkerungsstruktur in Erinnerung rufen und die inzwischen deutlicher gewordenen ökonomischen Bedingungen, die bei der konkreten Politikformulierung eine wesentliche Rolle gespielt haben, nennen, also die Rahmenbedingungen, die bei der Auswahl der Anpassungsstrategien von Bedeutung waren. Im Anschluß daran sind dann die konkreten Maßnahmen für wesentliche Politikfelder, die in Angriff genommen worden sind, darzustellen.

Schließlich werden wir im letzten Teil auf die Steuerungsprozesse hinweisen, die verwaltungsintern ausgelöst worden sind, um eine derartige Aufgabe zu bewältigen.

1. Absehbar und unerwartet veränderte Rahmenbedingungen: Bölkerungsrückgang und wirtschaftliche Krise

1.1 Erwartete demographische Entwicklung

Ein wesentlicher Anlaß — nicht Ursache — für die Diskussion der Neuorientierung der Infrastrukturpolitik war der Bevölkerungsrückgang Bremens seit Mitte der 60er Jahre. Er konzentrierte sich — wie in anderen Großstädten auch — auf die jüngeren Jahrgänge und war verursacht durch die bekannten Tendenzen des Geburtenrückgangs und der Abwanderung von Mittelschichten aus den Großstädten in die Umlandgemeinden.

Damit einher ging die Zuwanderung von ausländischen Familien mit der ebenfalls bekannten Tendenz weit überproportional steigender Zahlen von ausländischen Kindern und Jugendlichen[5].

Der Vergleich der ursprünglich erwarteten Bevölkerungsentwicklung nach Alter und Ausländerstatus zeigt, daß
— die erwarteten Entwicklungen weitgehend eingetreten sind,
— der Rückgang der Geburten bei den deutschen Kindern geringfügig unter-, der Zuwachs der Zahl der ausländischen Kinder und Jugendlicher etwas überschätzt worden waren,
— die längerfristigen Tendenzen, die Zehnjahresperspektive, aber weiterhin die erwarteten Anpassungen der Infrastrukturpolitik notwendig machen.

Die neuen Prognosen gehen davon aus, daß
— bei jungen deutschen Frauen die Bildungsbeteiligung auch weiterhin eine erhebliche Rolle für ihr generatives Verhalten spielt,
— für die Altersjahrgänge ab 25 bei ihnen das Erwerbsverhalten ebenfalls geburtsmindernd wirkt,
— das generative Verhalten der ausländischen Familien sich kontinuierlich an das der deutschen anpaßt, die Fruchtbarkeitsziffern also absinken.

---
[5]) S. dazu MARKUS, G.: Infrastrukturelle Folgen, a.a.O., S. 233 und Tabelle 1 in diesem Aufsatz.

Tab. 1   *Die erwartete Veränderung der deutschen und ausländischen Bevölkerung*
          — ausgewählter Altersgruppen, Stadt Bremen —

Deutsche

Altersgruppe	1974	1978	%	1985	%	1990	%
3—5	18 760	11 750	—37,4	11 610	—38,1	12 550	—33,1
6—9	34 300	22 880	—33,3	15 140	—55,9	15 180	—55,7
10—11	17 500	15 970	— 8,7	6 980	—60,1	7 050	—59,7
12—15	32 000	34 040	+ 6,4	18 520	—42,1	13 650	—57,3
16—18	22 000	24 500	+11,4	22 920	+ 4,2	11 800	—46,4

Ausländer

3—5	1 850	2 610	+41,1	1 720	— 7,0	1 400	— 24,3
6—9	1 750	2 350	+34,3	2 850	+ 62,9	2 160	+ 23,4
10—11	700	830	+18,6	1 750	+150,0	1 240	+ 77,1
12—15	1 240	1 810	+46,0	2 840	+129,0	3 080	+148,4
16—18	960	1 120	+16,7	1 200	+ 25,0	2 470	+157,3

%-Werte zeigen die Abweichungen der jeweiligen Jahreswerte gegenüber 1974.
Quelle: 2. Landesbevölkerungsprognose, Bremen 1979.

1.2 Veränderte ökonomische Rahmenbedingungen

Zu diesen bundesweit beobachteten und erwarteten demographischen Rahmenbedingungen tritt — ausgelöst in 1973 und einsetzend in 1974 — die unerwartet lang anhaltende wirtschaftliche Strukturkrise, aber nicht — wie zunächst vielleicht vermutet — als Konjunkturkrise mit vier- bis fünfjährigem Zyklus und dann Ende der 70er Jahre bewältigt, sondern hinreichend bis in die Gegenwart. Für Bremen kommt spezifisch hinzu, daß seine Arbeitsplatzstruktur von hohen Anteilen von Problembranchen geprägt ist, so daß mit einer langandauernden Strukturkrise zu rechnen ist[7]).

Diese unerwarteten wirtschaftlichen Rahmenbedingungen wirken direkt und indirekt auf die Infrastrukturpolitik:

Die Verschärfung der wirtschaftlichen Situation trifft im erheblichen Umfang insbesondere Jugendliche mit ungenügenden Schulabschlüssen bei der Suche nach Ausbildungs- und Arbeitsplätzen. Damit entsteht zunächst ein neues Aufgabenfeld für die Infrastrukturpolitik, wenn diese erweitert wird um die Sicherung der Berufsausbildung dieser Jugendlichen. Darüber hinaus erweitert sich der Bedarf an jugendpolitischen Maßnahmen zur Stabilisierung gefährdeter Jugendlicher.

Die für die Infrastrukturpolitik indirekten Folgen der ökonomischen Krise wirken über den erhöhten Bedarf an arbeitsplatzsichernden und -schaffenden Maßnahmen im Sinne von zusätzlichen unabweisbaren Ausgaben und entsprechenden Finanzmittelbindungen, also als Reduktion der verfügbaren Finanzrahmen.

Diese indirekten, nämlich die verfügbaren Finanzmassen mindernden Folgen sind für die Wahl der Anpassungsstrategien für den Fall von Bedeutung, daß entweder Komplementärmaßnahmen gekürzt werden, die im Rahmen von Anpassungen der bestehenden Infrastrukturkapazitäten an die veränderte Bevölkerungsstruktur notwendig sind, dies ist z. B. im Hochschulsektor der Fall, oder Kapazitäten aus den Infrastrukturbereichen abgezogen werden, die auch für eine erweiterte Bedarfsdeckung verwendet werden könnten. Die Kumulation der Lohn- und Einkommenssteuersenkungen 1980, der sich erneut bundesweit verschärfenden

---

[1]) HALLER, F.; SCHRÖDER, A.: Strukturanalyse Bremen. In: Bremer Zeitschrift für Wirtschaftspolitik, 4/79, S. 118, 128.

wirtschaftlichen Lage in 1980/81 und der hohen Kapitaldienstverpflichtungen Bremens aus seiner antizyklischen Politik der Jahre 1974 bis 1978 machen auch den letztgenannten Fall, den Abbau von Infrastrukturkapazitäten, in näherer Zukunft wahrscheinlich[8]).

Die Rahmenbedingungen,
— Rückgang insbesondere der jungen Jahrgänge der deutschen Bevölkerung,
— Anwachsen der ausländischen Bevölkerung, besonders stark bei den Kindern und Jugendlichen,
— Ausbildungsplatzprobleme,
— reduzierte Finanzrahmen,

trafen in 1978, dem Jahr der Festlegung der wesentlichen Entscheidungen über die Anpassung der Infrastrukturversorgung, auf vom Senat als relevant betrachtete soziale Probleme, die der Zielorientierung der Anpassungsstrategien zugrunde gelegt wurden.

2. Soziale Problemlagen und politische Grundsatzentscheidungen

Die insgesamt rückläufigen Zahlen von Kindern und Jugendlichen ließen 1976 und 1977 erwarten, daß es zu erheblichen Überkapazitäten im Infrastrukturbereich kommen würde, wenn der erreichte Versorgungsstand mit Infrastrukturkapazitäten („pro Kopf") lediglich gewahrt werden sollte[9]). Damit waren Handlungsräume zu erwarten, die einer neuen politischen Zielbestimmung bedurften.

Wegen der Breite der von der demographischen Veränderung betroffenen Handlungsfelder, dem Umfang der anderweitig einzusetzenden Ressourcen und der erheblich divergierenden Interessenlagen verschiedener Gruppen kam es zu einem gut 1½jährigen Abstimmungsprozeß innerhalb der politischen Gremien in Bremen, auf den wir hier im einzelnen nicht näher einzugehen brauchen mit Ausnahme einer entscheidungsrelevanten Informationsgrundlage.

Diese Grundlage bestand im Aufbau eines Sozialindikatorensystems in den Jahren 1975/76 in der Planungsleitstelle der Senatskanzlei[10]).

2.1 Soziale Ungleichheit und ihre innerstädtische Konzentration

Soziale Ungleichheit ist als soziales Problem von Politik weder neu noch überholt, hat aber bisher mit praktischer Bedeutung eher bei der Diskussion von Einkommenstransfers und unterschiedlicher Steuerbelastung eine Rolle gespielt, als auf der Ausgabenseite der öffentlichen Haushalte, soweit sie die Versorgung mit öffentlichen Leistungen betreffen.

Diese Diskussion hat nun unter dem Stichwort der Sozialindikatoren in der zweiten Hälfte der 70er Jahre erneut Auftrieb erhalten. Wie das von MEYER[11]) vorgeschlagene „Dimensions-

---

[8]) Im gegenwärtigen Zeitpunkt (Mitte 1981) laufen die diesbezüglichen politischen Beratungen für die Jahre 1982 bis 1984. In 1980 und 1981 ist es bisher nur zum Einfrieren derartiger Kapazitäten gekommen.

[9]) MARKUS, G.: Infrastrukturelle Folgen, a.a.O., S. 238f.

[10]) HAUBOLD, D.: Sozio-ökonomische Situation und Versorgungsniveau in den Ortsteilen der Stadtgemeinde Bremen. Vervielfältigtes Manuskript, ohne Jahr.

[11]) MEYER, U.: Soziale Ungleichheit und Mobilität — Ansätze zu einem System sozialer Indikatoren. In: ZAPF, W.: Lebensbedingungen in der Bundesrepublik Deutschland, Frankfurt/Main 1977, S. 150ff, insbesondere S. 174—177.

schema zur Erfassung sozialer Ungleichheit" zeigt, sind die Ebenen sozialer Ungleichheit sehr stark aufgefächert, von erheblichen Meßproblemen begleitet und in ihrer Gewichtung naturgemäß ungelöst.

Trotz Kenntnis dieser Problemlage ist in Bremen der Versuch gemacht worden, mit Hilfe von zunächst 52 Indikatoren in den Dimensionen kulturelle Ungleichheit, Ungleichheit der Arbeit, distributive Ungleichheit und ungleicher Zugang zu den kollektiven Gütern[12]) die soziale Lage der Stadt grob zu beschreiben.

Nun ist bekannt, daß die Städte westlicher Industrieländer sozial erheblich segregiert sind, und zwar entsprechend sozialer und beruflicher Herkunft der Bürger[13]). Insofern war es realistisch, den Versuch der Darstellung sozialer Ungleichheit auf der Grundlage von sozioökonomischen Indikatoren der Ortsteile der Stadt Bremen — mehr als 70 relevante städtische Teilräume — zu machen.

Die wesentlichsten Ergebnisse dieser Untersuchung sind,
— daß die soziale Benachteiligung in praktisch allen relevanten Indikatoren bei bestimmten Bevölkerungsgruppen kumuliert,
— daß das Ausmaß dieser Kumulation und der Benachteiligung aufgedeckt und belegt wird.

Auf dieser Grundlage sind „Rang"-Ordnungen benachteiligter bzw. begünstigter Ortsteile entworfen worden.

Die politischen Grundsatzentscheidungen sind als Richtungsentscheidungen dahingehend gefallen, daß diese Gebiete bzw. Bevölkerungsgruppen zukünftig eine vorrangige zusätzliche Versorgung mit Infrastrukturleistungen erhalten sollen, und zwar vornehmlich aus den durch die rückläufigen Bevölkerungszahlen freigesetzten Ressourcen, ohne daß damit die ohnehin beabsichtigten generellen Versorgungsverbesserungen gefährdet werden[14]).

Die zentralen öffentlichen Handlungsfelder dafür sind
— die Kinder- und Jugendpolitik
— die Schulpolitik
— die Wohnungsmodernisierung.

Zu diesen Feldern tritt aufgrund der obengenannten verschärften wirtschaftlichen Situation die Förderung der Berufsausbildung. Dem absehbaren Defizit an Berufsausbildungsplätzen wird durch Angebote der öffentlichen Hand selbst, und zwar wesentlich in Feldern, die bisher der privaten Wirtschaft vorbehalten waren, begegnet[15]).

Die ebenso dringenden Probleme der Integration der ausländischen Kinder und Jugendlichen sind dagegen lediglich in Form von Pilotprojekten berücksichtigt, von denen klar ist, daß sie die absehbaren Problemlagen nicht ausreichend abzudecken in der Lage sein werden, sondern — bestenfalls — inhaltliche Konzepte zur breiteren Inangriffnahme der Integrationsaufgabe liefern können. Dieses versorgungspolitische Fehlverhalten beginnt sich erst in jüngster Zeit zu verändern, nachdem — im Vergleich mit anderen deutschen Großstädten sicher spät — die Anteile von Ausländerkindern in Kindergartengruppen und Primarstufen der Schulen so hoch steigt, daß die bisher üblichen Erziehungsziele mit normaler Personalausstattung nicht erreicht werden können.

---

[12]) Ebd. S. 174f.

[13]) Duncan, B. and Duncan, O. D.: Residential Distribution and Occupational Stratification. In.: Stewart, M.: The City-Problems of Planning, Harmondsworth 1972, pp 170, 172.

[14]) Bremen-Plan für die Jahre 1980 bis 1983, Bremen 1979, S. 44—48 für die allgemeinen Grundsätze, S. 49—67 für die einzelnen Politikfelder (im folgenden zitiert als Bremen-Plan).

[15]) Ebd. S. 41—43.

Parallel zu diesem Zielbestimmungsprozeß sind in 1977 und 1978 finanzpolitische Vorbereitungsprozesse gelaufen, die diese Richtungsbeschlüsse in administrativ handhabbare, nämlich solche der Haushalts- und der Mittelfristigen Finanzplanung, umgesetzt haben, die Richtungsbeschlüsse also konkretisiert sind, so daß diese und entsprechende inhaltliche Einzelanweisungen des Senats an die Verwaltung koordiniert wurden.

3. Die Neuorientierung der Infrastrukturpolitik

Die bevölkerungsorientierte Infrastrukturpolitik umfaßt eine außerordentlich breite Reihe von Handlungsfeldern der Länder und Gemeinden: von der Information über Schwangerenvorsorge — z. B. als Teil präventiver Behindertenpolitik — bis zur Bereitstellung, Förderung und Überwachung von Altenpflegeheimen. Der Rückgang der Kinder- und Jugendlichenzahlen setzt absehbar — die bestehende Versorgung „je Kopf" konstant gehalten — erhebliche Ressourcen frei. Zu entscheiden gewesen ist also, aus welchen Bereichen Ressourcen abzuziehen und in welchen Tätigkeitsfeldern sie zukünftig verwendet werden sollen.

Eine rationale Strategie geht dabei von hohen Dringlichkeiten der Bedarfsdeckung aus und berücksichtigt die Kosten der Umstellung der Ressourcennutzung.

Während man für die „älteren" Felder der Infrastrukturpolitik, wie die verschiedenen Bildungsbereiche, die Behindertenpolitik, die Altenversorgung, nur bei relativ detaillierter Analyse von Zielorientierung und Angebot eklatante Bedarfsdeckungsmängel findet, der allgemeine Versorgungsstandard zumindest nach konventionellen Maßstäben[16] als erträglich bezeichnet werden kann, sind offensichtlich Defizite in neueren Problemfeldern auch für Bremen bekannt: An erster Stelle steht dabei die Integration der Ausländer, insbesondere der zweiten Generation, inzwischen ist ebenso deutlich die Notwendigkeit der Integration sozial benachteiligter deutscher Jugendlicher, darüber hinaus: die Resozialisierung von Suchtgefährdeten und -kranken, die Betreuung psychisch Kranker und Behinderter, die Stützung alleinerziehender Elternteile.

Auffällig ist nun, auf welche Felder sich die Umstrukturierung des Leistungshandelns konzentriert; nämlich auf diejenigen, für die zwei Kriterien erfüllt werden: das Freiwerden von Ressourcen selbst und die organisatorische „Nähe" der die Ressourcen abgebenenden und aufnehmenden Tätigkeitsfelder.

Wir werden bei der folgenden Darstellung dieser Felder nach den Gründen fragen, die — ob beabsichtigt oder nicht — zu dieser einschränkenden Ausrichtung geführt haben, und u. a. dabei sehen, auf welche administrativen Steuerungsprobleme eine derartige Umstrukturierung stößt, nachdem — dies sei nochmals betont — die generelle politische Zielrichtungsvorgabe bestimmt worden war (s. Abschnitt 2).

Bei der folgenden Beschreibung der Strategien der Umsteuerung der Ressourcen werden wir zunächst die Felder nennen, die außerhalb dieses Prozesses geblieben sind. Danach werden wir auf diejenigen eingehen, bei denen die Umsteuerung innerhalb bestehender Aufgaben und Organisationseinheiten abläuft, schließlich diejenigen, die aufgaben- und organisationseinheitübergreifend verfolgt werden.

---

[16] Der zunehmende wissenschaftliche Kenntnisstand über Konfliktlagen zwischen Persönlichkeit und sozialer „Um"-welt „schafft" für viele infrastrukturpolitische Handlungsfelder „neue" Aufgabenstellungen, die aber bisher zu großen Teilen noch nicht oder nur sehr begrenzt im Rahmen der politischen Willensbildungsprozesse als solche definiert und akzeptiert, also etwa zu Zielvorstellungen geworden sind.

Die Umstrukturierung der Ressourcenverwendung besteht nun selten im einfachen Kürzen von Personalaufwand bei freisetzendem und entsprechendem Aufstocken bei expandierenden Leistungsfeldern, sondern geht bei letzteren im allgemeinen mit der Neubestimmung der inhaltlichen Seite der Aufgabenerfüllung bisher schon angegangener Probleme einher. Insoweit ist bei den Umstrukturierungsaufgaben jeweils auch auf die neue konzeptionelle Seite der Problemlösung hinzuweisen.

3.1 Die von Ressourcenumwidmung ausgeklammerten Strukturbereiche

Von vornherein sind die unmittelbar in der Regie der Krankenhäuser liegenden Dienste außerhalb der Umstrukturierungsdiskussion geblieben, obgleich natürlich auch in diesem Handlungsfeld Anpassungsmaßnahmen, z. B. bei den Kinderkliniken, getroffen worden sind. Der wesentliche Grund dafür ist die finanzpolitische Ausklammerung dieses Handlungsfeldes durch die Finanzierung der laufenden Krankenhauskosten durch die Krankenkassen. Die Ressourcenumstrukturierung ist insoweit als finanzpolitische Strategie geführt worden, bei der trotz bestehender organisatorischer Eingriffsmöglichkeiten der für Bremen zentral arbeitenden Personalbehörde (Senatskommission für das Personalwesen mit Kompetenzen der Kontrolle der Stellenbewirtschaftung und -expansion) die Krankenhäuser de facto ausgeklammert blieben. Dies ist anders für die Krankenhausbaumaßnahmen, bei denen Bremen Teile der Finanzierung übernimmt.

Ebenso bleibt unberücksichtigt der gesamte Bereich der städtebaulichen Maßnahmen, vom Kanalbau bis zum Straßenbau. Das mag daran liegen, daß die Unterschiedlichkeit der Leistungsart und ihrer Abhängigkeit von Siedlungsstruktur und Gesamtbevölkerungsentwicklung von Bedeutung ist; entsprechendes gilt analog für die in Bremen bedeutsamen hafenpolitischen Aufgaben.

Auffälliger ist dagegen schon, daß der Bereich der Altenpolitik und der der Betreuung von erwerbsfähigen Erwachsenen mit und ohne Kindern ausgeklammert sind, obgleich beide zumindest teilweise zusätzlichen Bedarf aufweisen, der mit umgewidmeten Ressourcen aus den freiwerdenden Tätigkeitsfeldern gut aufgefangen werden kann. Der Ausbau der ambulanten sozialen Dienste für die Altenbetreuung ist zwar nicht ein Feld eklatanter Unterversorgung, aber doch eines, das sozialpolitisch und verwaltungsökonomisch bedeutsam ist.

Die Betreuung alleinerziehender Elternteile ist ein Bedarfsfeld für sozialpolitische Hilfen mit relativ hohem Nachfragepotential und wegen der langfristigen Folgen unzureichender Sozialisation von Kindern auch gesellschaftspolitisch höchst bedeutsam. Darüber hinaus ist es ebenfalls geeignet zur Aufnahme von freigesetzten Personalressourcen der Kinder- und Schülerbetreuung.

3.2 Umstrukturierung innerhalb von Handlungsfeldern

Die von den rückläufigen Bevölkerungszahlen am stärksten betroffenen Versorgungsfelder der öffentlichen Hand sind die Kinder-, die Jugend- sowie die Schulpolitik.

3.2.1 Politik zur Stützung der Sozialisationsprozesse von Kindern und Jugendlichen

Die Untersuchung über die soziale Lage der Bevölkerung Bremens hat deutlich gemacht: Auch wenn mit der Bildungsreform insgesamt eine höhere Bildungsbeteiligung erreicht ist — 1975 besuchten 24,8 % der 15—19jährigen Bremer ein Gymnasium —, das Ziel größerer Gleichheit der Ausnutzung der Bildungswege ist nicht erreicht. Der Gymnasialbesuch streut über die Ortsteile nach wie vor erheblich, 1975 zwischen von 9,3 % bis 56,7 % der

15—19jährigen[17]). Korrelations- und Faktorenanalysen[18]) zeigen die zu erwartenden Zusammenhänge mit der sozialen Lage der Familien.

Parallel dazu zeigen die Ergebnisse eines Modellversuchs zur Erziehung sozio-ökonomisch benachteiligter Kinder in Bremen, mit welchen Entwicklungsmerkmalen und -rückständen Kinder aus sozial stark benachteiligten Familien im Alter von 3 Jahren bereits in die Kindergärten kommen[19]).

Damit ist deutlich, daß Verbesserungen der inhaltlichen Arbeit in Kindergärten und Horten benachteiligter Gebiete nicht zuletzt eine erheblich intensivierte Elternarbeit notwendig machen, also den Versuch der Stützung elterlichen Erziehungsverhaltens in sozial benachteiligten Schichten. Eine ähnliche Orientierung hatte bereits ein zeitlich vorangegangenes Modell der Hortarbeit in Bremen-Woltmershausen gezeigt.

Vor diesem Hintergrund und dem der rückläufigen Kinderzahlen ist beschlossen worden, die Rahmenbedingungen für eine intensivierte und inhaltlich stärker auf die Bedürfnisse von Kindern sozial benachteiligter Familien ausgerichtete Kindertagesheimarbeit zu schaffen: Die Orientierungswerte für diese neu gesetzten Rahmenbedingungen sind Zielwerte für die Inanspruchnahme der Kindergarten- und Hortangebote in benachteiligten Gebieten, die über den stadtdurchschnittlichen Versorgungswerten liegen, sowie für eine massiv verbesserte Personalausstattung zu verbesserter Betreuung in den Einrichtungen dieser Gebiete[21]).

Diese Beschlüsse sind gefaßt mit der Erwartung, daß bei Konstanthalten des erreichten Versorgungsniveaus je Kind im Zeitraum 1978 bis 1985 etwa 20 % des Personals disponibel sein würde[22]) und es nur einer zusätzlichen, etwa 10 %igen Aufstockung bedürfte, um die obengenannten Ziele im Sinne von verbesserten Rahmenbedingungen der Kindergarten- und Hort-Erziehung zu erreichen.

Unter dem Gesichtspunkt der Verwendung der durch die rückläufige Kinderzahl rein rechnerisch freigesetzten Ressourcen ist darüber hinaus von Bedeutung, wie die bis 1978, dem Zeitpunkt der oben genannten Entscheidungen, freigewordenen Mittel eingesetzt worden sind. Im Zeitraum 1970 bis 1978, in dem die Zahlen der 3- bis 5jährigen um etwa 30 % sanken, wurde der Personalbestand in den Bremischen Tagesheimen zusätzlich verdoppelt. D. h., die hohen Versorgungsrückstände wurden vermindert, und zwar im Sinne einer allgemeinen Verbesserung der Grundversorgung.

Insgesamt ist zu schließen, daß die Halbierung der Kinderzahlen in Bremen zu 60 % der allgemeinen Grundversorgung in den Kindergärten und Horten, zu 40 % — und zwar seit 1978 — den sozial benachteiligten Gruppen zugute gekommen sind bzw. kommen.

Offen geblieben ist bisher die Verbesserung der Rahmenbedingungen für die Integration ausländischer Kinder, obgleich Umfang und Intensität der zu erwartenden Probleme bereits

---

[17]) Der Senator für Soziales, Jugend und Sport, Bremen: Zusammenstellung von Indikatoren der sozio-ökonomischen Struktur sowie des Versorgungsniveaus in den Ortsteilen der Stadt Bremen. Bremen 1979. S. 5 (dabei handelt es sich im wesentlichen um die Tabellen der von D. HAUBOLD erarbeiteten Indikatoren mit einigen Ergänzungen).

[18]) D. HAUBOLD und der Autor führten zwischen 1976/1978 eine Reihe verschiedener Analysen zur Überprüfung der Hypothesen über Existenz und Ausmaß sozialer Ungleichheit in Bremen durch. Die Untersuchungen wurden bisher nicht veröffentlicht.

[19]) HANSTEIN, K. u. a.: Lebenssituation und vorschulische Erziehung sozio-kulturell benachteiligter Kinder. Bremen 1979.

[21]) Bremen-Plan, S. 50f.

[22]) Die Angaben werden in Prozentwerten gemacht, da ihr absolutes Niveau für Vergleichszwecke nicht von Interesse ist, sondern von der spezifischen Versorgungs- und Bedarfslage in Bremen abhängt, und gleichzeitig die Differenzierungen nach Personalarten (pädagogisches Pesonal für Betreuung und Hauspersonal für den Wirtschaftsbetrieb) entfallen können.

1978 bekannt gewesen sind. Ursächlich für diese Handlungsverzögerung sind die damals ungeklärte politische Zielorientierung der Ausländerpolitik, die Konzeptionslosigkeit der Kindertagesheimarbeit bezüglich konkreten Integrationshandelns sowie das Unvermögen der Verwaltung, die absehbaren Schwierigkeiten in ihrem Ausmaß zu antizipieren und entsprechend zu reagieren.

Für den baulichen Teil der Versorgung mit Kindertagesheimplätzen gilt entsprechendes: Die Versorgung der Stadt war Ende der 60er Jahre so schlecht, daß bis in die zweite Hälfte der 70er Jahre noch Einrichtungen gebaut worden sind, um die Grundversorgung zu sichern. Gegenwärtig werden nur noch vereinzelt neue Kindertagesheime errichtet.

Andererseits sind auf absehbare Zeit keine weiteren Entlastungen durch Rückgang der Kinderzahlen bei den 3- bis 5jährigen und wegen der schwachen Versorgung bei den Hortkindern auch dort trotz rückläufiger Kinderzahlen zu erwarten.

Anpassungen der räumlichen Kapazität hat es in geringem Maße in den gut versorgten Ortsteilen durch Abbau von gewerblichen Kindertagesheimen gegeben, durch Abbau von Doppelnutzungen der Räume durch Vormittags- und Nachmittagsgruppen in städtischen Einrichtungen sowie durch die Inanspruchnahme von Räumen als Sonderräume.

Der gesamte Bereich der Jugendförderung ist vom Rückgang der Kinderzahlen praktisch bisher nicht erfaßt. Eher ist auffällig, daß er bei wachsenden Zahlen der Jugendlichen und gleichzeitig schärferen sozialen Problemen nicht durch Umwidmung von Ressourcen, insbesondere Personal, profitieren konnte. Dies hat — neben dem Eigendarf z. B. des Kindertagesheimbereichs — m. E. vor allem seine Ursachen in der offenen, also wenig einrichtungsgebundenen Form der Jugendarbeit, mit der in der Planung als Ort der Entscheidungsvorbereitung der Politik ein Mangel an allgemein akzeptierten Bedarfskonzepten und -richtwerten korrespondiert.

Angesichts bisher bescheidener Kapazitäten, massiv wachsender Aufgaben der Jugendarbeit durch Jugendarbeitslosigkeit und der Notwendigkeit der Ausländerintegration ist absehbar, daß die in den 80er Jahren noch zu erwartenden Entlastungseffekte[23] aus dem Rückgang der Kinderzahlen zwischen 1965 und 1975 voll dem Jugendbereich zugute kommen werden.

Als dritter Bereich der Jugendpolitik — neben vorschulischer Erziehung und Jugendförderung — ist vom Rückgang der Kinderzahlen der Bereich der Vollheimerziehung als Teil fremdplacierender Hilfen bei Ausfall der Familien zu nennen.

Die Bedeutung dieses öffentlichen Aufgabenbereichs ergibt sich erfreulicherweise nicht aus der Zahl der betroffenen Kinder und Jugendlichen — sie liegt für Bremen bei 0,6 %[24] —, sondern aus dem außerordentlich hohen Ressourcenaufwand, der in Bremen etwa dem jährlichen Aufwand für den gesamten KTH-Bereich entspricht (einschließlich desjenigen der Freien Träger der Kinderbetreuung).

Der Rückgang der Geburten entlastet diesen Handlungsbereich auf zwei Wegen: Erstens steigt die Chance erfolgreicher Adoptionsvermittlung, insbesondere für Kleinkinder, und zweitens sinkt die Zahl der Eingriffsfälle. Letzteres geschieht nicht proportional zum Rückgang der Kinderzahlen, da die „fremdplacierenden Hilfen" wesentlich auf den sozialen Ausfall der Familie, also auf Randgruppenfamilien, konzentriert sind und deren Kinderzahl vermutlich nicht im selben Ausmaß zurückgegangen ist wie die der Mittelschichtsfamilien.

---

[23] S. o. Tabelle 1.

[24] In 1978 wurden etwa 700 Kindern und Jugendliche „fremdplaciert". Dies entspricht etwa 0,6 % der 0—18jährigen in der Stadt Bremen.

Die Anpassung von Versorgungsmaßnahmen an diese neuen Bedingungen erfolgt zunächst verzögert, da auch ältere Kinder und Jugendliche betreut werden müssen (so daß die sinkende Kinderzahl von den hohen der älteren Jahrgänge kompensiert ist). Gleichzeitig ist hier aber auch ein massiver Konzeptionswandel der Art der Hilfen zu verzeichnen, von der stark kontrollierenden der Heimerziehung zu Formen, die auf Stärkung der Selbständigkeit der Kinder und Jugendlichen ausgerichtet sind.

Für den Ablauf der Anpassungsmaßnahmen ist bemerkenswert, daß die eingetretene Entlastung durch den Rückgang der Kinderzahlen zunächst qualitative Verbesserungen zuließ, dann einen vollständigen Kapazitätserweiterungsstop induzierte. Parallel dazu entstand massive inhaltliche Kritik zu der Vollheimerziehung, auf die mit der Suche nach neuen Versorgungsformen reagiert wurde. Die Kritik an den inzwischen entstandenen Überkapazitäten und den Inhalten der Heimerziehung treibt diesen Anpassungs- und Umorientierungsprozeß voran. Die lange Zeit des vollen Wirksamwerdens des Bedarfsrückgangs ermöglicht die praktische Erarbeitung von Alternativen und somit den geordneten Übergang zu neuen Versorgungsformen.

3.2.2 Umstrukturierung im Schulwesen

1976, dem Jahr nach dem Vorliegen der ersten Bevölkerungsprognose, die auf der Ebene der Senatorischen Behörden selbst erstellt worden war und die Folgen des veränderten generativen Verhaltens der deutschen Bevölkerung und das Anwachsen der ausländischen Kinder- und Jugendlichenzahlen voll umfänglich deutlich machte[25], ist als Zeitpunkt des Beginns der Diskussion über die Anpassung der Bildungsinfrastruktur Bremens an das neue generative Verhalten zu bestimmen.

Die rückläufigen Kinderzahlen hatten die Primarstufe bereits erreicht, die Sekundarstufen I und II mußten wegen des Kinderberges noch erweitert werden, die konzeptionellen Umstrukturierungen dieser Stufen mit dem Ziel der breiten Verbesserung der Bildungsbeteiligung waren noch voll im Gange.

Diese Diskussionen führten zunächst zur Reduzierung der Bauplanungen und der Formulierung von Zielen der allgemeinen Verbesserung der Arbeitssituation der Lehrer, wie z. B. nach Aufbau einer Lehrerkrankheitsreserve und dem Abbau von Pflichtstundenkontingenten, insbesondere in der Origntierungsstufe, als Möglichkeit der Verwendung frei werdender Personalkapazitäten.

Die oben dargestellte Überprüfung der sozialen Situation verschiedener Bevölkerungsschichten, insbesondere die Kritik an der — trotz allgemeiner Erfolge der Bildungsreform — bestehenden Ungleichheit der Bildungsbeteiligung sowie die Erwartung großer Probleme bei der Integration der Ausländerkinder führten zur Formulierung alternativer — sozialer — Ziele der Verwendung der frei werdenden Ressourcen, die sich in ein entsprechendes Handlungsprogramm umsetzten.

Zunächst wurde der Personalzugang, der beim unterrichtenden Personal von 1968 bis 1978 eine Verdoppelung der Kapazitäten erbracht hatte, drastisch reduziert.

Die wesentlichen Anpassungsmaßnahmen der vorhandenen Kapazitäten des Primarbereichs bis 1983 sind
— die Senkung der Klassenfrequenzen, für die knapp die Hälfte der frei werdenden Kapazitäten verwendet werden,

---

[25] Arbeitsgruppen der Langfristigen Globalplanung „Bremen 1985". Bremen 1975. Die erarbeiteten Stellen waren insoweit von Bedeutung, als diese — im Gegensatz zum Statistischen Landesamt — gleichzeitig an den Mittelverteilungsprozessen beteiligt waren und in den Entscheidungsvorbereitungen effektiv auf die Berücksichtigung der absehbaren Entwicklungen der Bevölkerung bei der einzuschlagenden Kapazitätspolitik dringen konnten.

— die Umwidmung der Stellen für sozial orientierte Bildungsmaßnahmen mit insgesamt ebenfalls etwa 50 %, nämlich die Senkung der Hauptschulfrequenzen, Sondermaßnahmen für Ausländerkinder, Stärkung der Hauptschulbetreuung und die Verbesserung der Versorgung mit Berufsausbildungsplätzen.

Die Anpassungsmaßnahmen der nachfolgenden Bildungsstufen, Orientierungsstufe, Sekundarstufe I, enthalten auch Maßnahmen des Personalabbaus und der Verbesserung der allgemeinen Unterrichtssituation, z. B. der Lehrerkrankheitsreserve.

Die bisherigen Maßnahmen sowie die bis 1990 weiter zu erwartende Kapazitätsentlastung werden innerhalb der nächsten beiden Jahre, also spätestens bis 1983, überprüft werden, was wiederum selbst neue Anpassungsmaßnahmen induziert. Einen wesentlichen Stellenwert dürften dabei — dies ist absehbar —
— die Integration jugendlicher Ausländer und
— die Bereitstellung von zukunftsorientierten Ausbildungsplätzen für Jugendliche mit und ohne Hauptabschluß erhalten.

3.2.3 Die Umstrukturierung der Lehrerausbildungskapazitäten

Die bisherige Darstellung läßt erkennen, daß durch die Anpassungsreaktion der Infrastrukturpolitik auf das veränderte generative Verhalten — zumindest in Bremen — Zieldiskussionen über die Verwendung freigesetzter Ressourcen ausgelöst wurden und die Neuorientierung von Politik eingesetzt hat, nachdem wesentliche Teile von bereits bestehenden Forderungen, sprich: von „alten" Versorgungsdefiziten, abgebaut waren. Sowohl in der Kinder- und Jugendpolitik als auch in der Schulpolitik sind zunächst bestehende Versorgungsengpässe befriedigt worden. Gleichzeitig wurde damit Zeit für die inhaltliche Neuorientierung der verbleibenden Anpassungsbedürfnisse gewonnen, die offensichtlich auch notwendig ist, um den Prozeß des Umsteuerns geordnet verlaufen zu lassen.

Die Anpassungsbedürfnisse sind nun in den personellen und baulichen Handlungsbereichen ungleich höher, die die Kapazitäten für die Infrastrukturpolitik selbst schaffen: in den Einrichtungen der Ausbildung von Erziehern und in der Bauwirtschaft. Während der Rückgang der Kinderzahlen um etwa 50 % immerhin etwa einen Zehnjahreszeitraum umfaßt hat und somit relativ lange Anpassungszeiträume vorhanden sind[26]), ist der Abbruch der Personalrekrutierung und der Stop der Investitionspolitik innerhalb von etwa zwei Jahren, nämlich 1976 und 1977, erfolgt. So sinnvoll dies zunächst im Sinne vernünftiger Infrastrukturpolitik und zur Vermeidung von fehlerhaftem Mitteleinsatz erscheinen mag, die für die Versorgung mit Infrastrukturkapazitäten wichtigen Bereiche sind dabei ohne ausreichende Anpassungszeiträume geblieben.

Um die Anpassungsprozesse in der Bauwirtschaft hat sich die Politik quasi wirtschaftssystemgemäß nicht weiter gekümmert. Diese hat nach dem Wohnungsbaunachfrageausfall der Vorjahre nun auch im Infrastrukturbereich auf den Nachfrageausfall mit Kapazitätsschrumpfungen reagieren müssen. Die damit verbundenen Anpassungskosten für die Arbeitnehmer in der Bauwirtschaft und die des Produktionsapparates selbst trägt im wesentlichen die private Seite. Diese Kosten werden im öffentlichen Bereich nicht einmal zur Kenntnis genommen. Dagegen wird das Ausmaß derartiger Probleme recht deutlich in dem Bereich, in dem der Staat selbst die Kapazitäten schafft, nämlich in der gesamten Hochschulausbildung.

Deren Anpassung wird nach der Neuorientierung der Infrastrukturpolitik in 1976 bis 1978 erst gegenwärtig in konkrete Maßnahmen umgesetzt, nachdem allerdings zwei Sofortmaßnahmen getroffen worden sind: Erstens sind für Lehramtsabsolventen der Hochschulen Arbeits-

---

[26]) S. o. Vgl. Tabelle 1.

verträge mit Kündigungsmöglichkeiten geschaffen worden, um diese überhaupt noch einstellen zu können, gleichzeitig aber die lange Bindung von Personal durch den Beamtenstatus zu vermeiden und so höhere Flexibilität und Anpassungsmöglichkeiten bei der Kapazitätsentwicklung selbst zu erhalten. Dabei hat es sich allerdings nur um Übergangsmaßnahmen gehandelt. Darüber hinaus ist zweitens die Schaffung neuer Hochschullehrerstellen für die Lehrerausbildung selbst gestoppt worden.

Die gegenwärtig im Entwurfstadium befindlichen Maßnahmen zur Anpassung der Hochschulausbildungsstrukturen werden vermutlich nicht vor 1982 wirksam werden. Absehbar sind langfristig existierende Überkapazitäten.

Interessant dabei mag sein, daß die neu angestrebte Ausbildungskapazität für Ausbilder auf den erwarteten langfristigen Bedarf orientiert wird und somit der Idee einer gleichgewichtigen Zugangspolitik Rechnung getragen wird[27]). Diese sieht ungefähr die Reduktion der bestehenden Kapazitäten um die Hälfte vor, paßt sich also langfristig der Größenordnung nach dem Rückgang der Kinderzahlen an.

3.3 Aufgabenübergreifende Umstrukturierung der Infrastrukturkapazitäten

Das Ausmaß des Rückgangs der Kinderzahlen legt die Erwartung nahe, daß der Abbau von Infrastrukturkapazitäten neben den Maßnahmen zur Verbesserung der Versorgung ein wesentliches Instrument der Kapazitätsanpassung sei. Unterstellt man darüber hinaus, daß erstens ein vollständiges Herunterfahren von Kapazitätszugängen, z. B. ein Personaleinstellungsstop, wegen der langfristig notwendigen Erhaltung von Personalausbildungskapazitäten unzweckmäßig ist und zweitens Personalentlassungen nur sehr beschränkt, nämlich im Umfang zwischen ein bis zwei Prozent des jeweiligen Bestandes möglich sind, dann folgt daraus, daß der Umwidmung bestehender Kapazitäten von bisherigen Verwendungen auf ganz neue Bedarfsfelder erhebliche Bedeutung zukommt. Dasselbe gilt analog für Raumkapazitäten und die Bauwirtschaft.

Die aufgabenübergreifende Umstrukturierung der Infrastrukturkapazität ist unter diesen Prämissen eines der wesentlichsten Anpassungsinstrumente der Kapazitätspolitik vor dem Hintergrund der rückläufigen Kinderzahlen[28]). Soweit die Logik. Die Praxis — zumindest in Bremen — hat diese Erwartung nicht bestätigt: Wenn auch teilweise aufgabenübergreifende Kapazitätsanpassungen in Angriff genommen worden bzw. geplant sind, z. B. innerhalb der Hochschulkapazität oder bei Einsatz von Lehrern der allgemeinbildenden Schulen in den Berufsschulen und bei effektiv frei werdender Stellenkapazität des Schulbereichs durch Umwandlung von Stellen oder schließlich im Rahmen der Umschichtung bereits eingeplanter, aber noch nicht ausgegebener Investitionsmittel vom Universitätsausbau auf die Bereitstellung von Ausbildungsplätzen nichtakademischer Berufe, so sind dies sehr geringe Größenordnungen geblieben. Außerdem muß zur Kenntnis genommen werden, daß sie auf — administrativ gesehen — leicht zu handhabende Umsteuerungsmaßnahmen zielen, weil sie — im ersten Fall — innerhalb eines Verwaltungsbereichs selbst liegen oder — im zweiten Fall — tatsächlich freie Kapazitäten — nämlich Personalstellen oder noch nicht gebundene Investitionsmittel — betreffen.

Der rein aufgabenbezogen gesehen viel näherliegende Fall der Aufgaben und Verwaltungsgrenzen übergreifenden Umstrukturierung ist praktisch nicht relevant gewesen und dort, wo er versucht worden ist, auf erhebliche administrative Widerstände gestoßen.

---

[27]) S. dazu MARKUS, G.: Infrastrukturelle Folgen, a.a.O., S. 240.
[28]) Ebd. S. 238f.

Relevant sind die Umwidmungen von frei werdenden Räumen des Bildungsbereichs und die Umsetzung von Personal in andere berufsverwandte Tätigkeiten, nämlich Horterziehung[29]).

Zunächst ist festzustellen, daß die die Kapazitätsanpassung vorantreibenden Stellen, die zentralen Behörden für Finanzen und Personalwesen, administrative Schwierigkeiten antizipiert und derartige Vorschläge von vornherein fast ausnahmslos vermieden haben.

Zweitens sind in beiden Fällen nach Regierungsbeschluß langwierige Umsetzungsverhandlungen zwischen den Verwaltungen der abgebenden und der übernehmenden Stellen geführt worden, die faktisch auf eine massive Verzögerung der Umsetzung der politischen Beschlüsse hinauslaufen, wenn sie sie nicht gar vollständig abwehren.

Für die Ursachen derartiger Blockierungen von Maßnahmen zur Steuerung der Kapazitätsanpassungsprozesse können hier nur beschreibende Hinweise gegeben werden. Notwendig und vermutlich „hochrentierlich" sind organisationssoziologische Untersuchungen, die derartige Hemmnisse analysieren und Vorschläge zu ihrem Abbau machen.

Die für die Steuerung des Kapazitätseinsatzes zentralen Stellen, die auch die verwaltungsinternen Verhandlungen führen, sind die für die Ressourcenzuweisung zuständigen Referate und Abschnitte[30]). Diese nehmen in den von ihnen geführten Verhandlungen und in der Vorbereitung von Verhandlungen der politischen Spitzen der Fachressorts extrem ressortbezogene Haltungen ein, z. B. indem sie die notwendigen Informationsaufbereitungen verzögern, Termine wegen Arbeitsüberlastung nicht einhalten (können) und dergleichen mehr, genauer: dergleichen viel mehr. Andererseits: Vereinbaren die „Stellen" — aufgrund welcher persönlichen Motivation auch immer — konkrete Umwidmungsmaßnahmen „unauffälligen" Umfangs, so werden die Kapazitätsumwidmungen innerhalb kürzester Zeit realisiert. Bei personellen Maßnahmen ist die zusätzliche Voraussetzung allerdings die Einwilligung des jeweils Betroffenen.

Es ist offensichtlich, daß die von der *Kommission für wirtschaftlichen und sozialen Wandel*[31]) für die Ministerialbürokratie angesprochene Fragmentierung der öffentlichen Aufgabenerfüllung bei derartigen Umstellungsprozessen, also bei Prozessen der Anpassung der öffentlichen Aufgabenerfüllung an eine sich verhältnismäßig schnell verändernde soziale Realität, ein erhebliches Hindernis politischen Handelns ist. Diese Erfahrung ist bei allen anzuerkennenden Bemühungen um eine sinnvolle Nutzung frei gewordener Ressourcen auch Bremen nicht erspart geblieben.

3.4 Flankierende Politik für sozial benachteiligte Gruppen und verbleibende Defizite

Wie oben dargestellt, sind die Entscheidungen zur Verwendung der durch den Rückgang der Kinderzahlen frei werdenden Kapazitäten stark von den Untersuchungen zur sozialen Lage der Bevölkerung in den Ortsteilen der Stadt Bremen beeinflußt worden. Aus den parallel laufenden Untersuchungen über die Erziehungsbedingungen in sozio-ökonomisch benachteiligten Familien wurde deutlich, in welchem Umfang die Wohnverhältnisse von Bedeutung sind. Daher wurde zu den entsprechenden Maßnahmen der Kinder- und Jugendpolitik und des schulichen Bereichs die der Wohnungsmodernisierungpolitik quasi flankierend

---

[29]) Bremen-Plan, S. 50.

[30]) In der allgemeinen Organisationsgliederung sind diese Stellen die dritten und vierten Ebenen der Hierarchie der Senatorischen Behörden, nämlich nach politischer Spitze und Abteilungsleitern und vor der Sachbearbeiter-Ebene.

[31]) KOMMISSION FÜR WIRTSCHAFTLICHEN UND SOZIALEN WANDEL: Wirtschaftlicher und sozialer Wandel in der BRD. Göttingen 1977, S. 558.

hinzugezogen[32]). Durch Konzentration von Modernisierungsmitteln auf die betreffenden Stadtgebiete können immerhin 25 % der dort liegenden modernisierungsbedürftigen Wohnungen gefördert werden.

Ein weiteres Politikfeld wirkt ebenfalls flankierend, auch wenn es selbst expliziter Zielbereich der bremischen Politik wurde[33]): die Bereitstellung von Berufsausbildungsplätzen durch die öffentliche Hand. Durch sie wurde das Ausbildungsplatzangebot Bremens um etwa 20 % erhöht, und zwar gerade für diejenigen Gruppen, die aufgrund für sie schwierigerer Schulbedingungen am stärksten vom Ausbildungsmangel betroffen sind.

Die Bedeutung einer geordneten Berufssozialisation für die spätere soziale Lage der Jugendlichen ist unbestritten. Dieses Programm ergänzt von Zielrichtung und Folgen her das Gesamtprogramm zur Förderung sozial benachteiligter Gruppen. Es wird sowohl personell als auch räumlich nicht unwesentlich durch die frei werdenden Kapazitäten im allgemeinen Bildungsbereich getragen.

Trotz dieser beiden Maßnahmefelder sind die Defizite beim Versuch, sozial benachteiligte Gruppen zu stützen, unverkennbar: Die Aufgaben der Ausländerintegration und die Aufgaben der Jugendpolitik sind nur unzureichend berücksichtigt. Im Fall der Jugendprobleme sind wesentliche Mängel des Voraussehens dieser Probleme deutlich. Die Aufgabe der Ausländerintegration war seit Mitte der 70er Jahre auch in Bremen klar übersehbar. Die Ursachen der unzureichenden Reaktion darauf liegen nur zum Teil im politischen Bereich, nämlich in der Zurückhaltung bei der Grundsatzentscheidung über die Integration der Ausländer. Wesentlich hinzu kommt, daß die Verwaltung ohne Handlungskonzepte zur konkreten Ausfüllung der Integrationsaufgabe ist, selbst nachdem dafür notwendige Ressourcen in größerem Umfang, als von der Verwaltung sinnvoll eingesetzt werden können, bereitgestellt worden sind.

4. Probleme und Entwicklung administrativer Steuerungsprozesse

Der massive Rückgang der Zahl der deutschen Kinder seit Mitte der 60er Jahre, die gleichzeitig anwachsende Zahl der Ausländer, insbesondere das langandauernde und massive Anwachsen der Zahl der ausländischen Kinder und Jugendlichen, hat hohe Anforderungen an die Flexibilität der Leistungsverwaltung und die Steuerung dieser Leistungsprozesse gestellt.

Selbst wenn man für Bremen zu dem Schluß kommt, diese Probleme seien — vom inhaltlichen Ergebnis her — zu hohen Teilen befriedigend in Angriff genommen worden, so sind eine Reihe von administrativen Schwierigkeiten anhand schwerwiegender Steuerungsfehler entstanden. Wir haben sie zum Teil — insbesondere in Abschnitt 3.2 — genannt.

Es sind dies

— das hohe Maß der Nutzung frei werdender Kapazitäten zur Befriedigung lang definierter Ziele, ohne daß es zu einer ausreichenden Abwägung alter und neuer Ziele gekommen ist. Dabei handelt es sich um schwerwiegende Mängel der Problemwahrnehmung und -antizipation sowie der Zieldiskussionsprozesse;
— die unzureichende Ausarbeitung praxisrelevanter Handlungskonzepte, z. B. bei der Ausländerarbeit oder der Arbeit mit sozial benachteiligten Kindern und Jugendlichen trotz bereitgestellter Ressourcen, also eine unzureichende Innovationsfähigkeit;
— die Politik der Kapazitätszugangssperre als wesentlicher Anpassungsmechanismus nahezu ohne Rücksicht auf die kapazitätserzeugenden Stellen, insbesondere Hochschulen und

---

[32]) Bremen-Plan, S. 63—65.
[33]) Ebd., S. 42f.

Bauwirtschaft, und ohne Rücksicht auf die später folgenden erneuten langfristigen Anpassungsprobleme, die bei neu entstehenden Kapazitätsengpässen auftreten werden, also kurz: die typischen Probleme einer „stop and go"-Politik;
— die Unfähigkeit ausreichender Kapazitätsumwidmung über administrative Grenzen hinweg, also die Fragmentierung von öffentlichem Handeln.

Bei der folgenden Darstellung der administrativen Situation und ihrer Veränderung — angestoßen durch die Bevölkerungsstrukturveränderung — beginnen wir mit einer kurzen Bestandsaufnahme der Situation der Planung in Bremen als wesentlichem Teil des Steuerungsinstrumentariums gegenüber der Leistungsverwaltung in 1978, gehen dann auf die inzwischen erarbeiteten instrumentellen Verbesserungen ein und behandeln schließlich neuere Entwicklungen im Verhältnis zwischen Planung und Fachverwaltung in Bremen.

*4.1 Der Stand der Planung in der Anfangsphase
administrativer Reaktionen auf das generative Verhalten*

Nach Ausbau des Planungsinstrumentariums 1973 und 1974 auf ein ressortübergreifendes integriertes System hin und nach Vorlage der ersten integrierten Prognosen von Bevölkerung, Arbeitsmarkt und Finanzentwicklung 1975[34] war die daran orientierte Ressortplanung bereits 1977 soweit entwickelt, daß die in 1977 und 1978 stattfindenden mehrtägigen Beratungen des Senats zur Überprüfung und Neuorientierung der Politik der 7. und 8. Wahlperiode der Bremischen Bürgerschaft mit perspektivischen, auf 1980 orientierten Bilanzierungen der Bedarfslagen mehrerer Infrastrukturbereiche, der Ausbildungsplatzsituation und des Arbeitsmarktes für Bremen vorbereitet werden konnten.

Diese Grundlagen sind zu kennzeichnen durch innerstädtisch undifferenzierte Bilanzen, mit wenigen Ausnahmen durch statistische Umrechnungen der Bevölkerungswerte auf Infrastrukturbedarfszahlen und durch die Prognoseperiode konstant gehaltene Werte der Angebotskapazität.

Wenn auch die Bevölkerungsprognose selbst nach Deutschen und Ausländern getrennt vorlag, so gab es keine zufriedenstellende Bedarfsdifferenzierung zwischen diesen Gruppen, entsprechend dem Mangel an inhaltlich differenzierten Versorgungskonzepten.

Trotzdem wurden selbstverständlich die wichtigsten Aufgaben, die aus der veränderten Bevölkerungsstruktur entstehen würden, deutlich, nämlich der Verschiebung der Bevölkerungsanteile zwischen Deutschen und Ausländern in den Altersjahrgängen bis zu 20 Jahren.

Die Inhalte der dann folgenden Politik sind in Ziffer 3.1 dargestellt. Die wesentlichen Mängel dieser Strategien haben wir eingangs dieses Abschnitts genannt.

Diese Mängel haben in den Jahren 1978 bis heute (1981) zwei Entwicklungen bewirkt, die zu einer Verbesserung der Planung als Teil des politischen Steuerinstrumentariums geführt haben: die Entwicklung differenzierterer Planungsinstrumente, also sozusagen der „Produktionstechnik" der Planung, und zu einer verbesserten Kooperation zwischen Planung und Fachabteilung in den wesentlichen Infrastrukturressorts.

Mit beidem wird eine Verbesserung der Entscheidungsgrundlagen und der innovativen Kapazitäten der Verwaltung eingeleitet.

---

[34] S. dazu THEILEN, B.; MARKUS, G.; BREMERMANN, W.: Konzeption eines Planungssystems für die Freie Hansestadt Bremen. Bremen 1973; Arbeitsgruppen der Langfristigen Globalplanung, „Bremen 1985", Bremen 1975.

4.2 Die Entwicklung eines verbesserten Planungsinstrumentariums

Das Planungsinstrumentarium ist in drei Richtungen weiterentwickelt worden. Bestehende Verfahren sind ergänzt und qualitativ verbessert worden, in weiteren Tätigkeitsbereichen sind Planungsinstrumente zur verbesserten Entscheidungsvorbereitung eingesetzt worden, neue Instrumente sind entwickelt. Diese Tendenzen überlagern sich in einigen Fällen.

Die bestehenden Verfahren, insbesondere das Prognosesystem von Bevölkerung, Arbeitsmarkt, Bruttoinlandsprodukt und Staatsanteil am Bruttoinlandsprodukt, die Schätzung der Ausbildungsbilanz, die Personalbedarfsplanung für die Schulen sind ergänzt und verfeinert worden. Ohne im einzelnen auf die technischen Details einzugehen, sind eine größere Schätzsicherheit und eine bessere Aussagekraft und eine insgesamt deutlich verbesserte Entscheidungsgrundlage für die Politik erreicht. Die Gegenüberstellung langfristiger Einnahme- und Ausgabenentwicklung macht die Vorbereitung der Diskussion von Strategien zur Sicherung der finanziellen Lage Bremens möglich.

Die Differenzierung der Prognose der Branchenentwicklung bei Arbeitsmarkt und Produktionsleistung erweitert die Einsichten in ökonomische Strukturwandlungen. Die Präzisierung der Ausbildungsplatzbilanzen zeigt besser als bisher die zu erwartenden Gefährdungspunkte der Ausbildungsentwicklung sowohl auf der Seite der Ausbildungsplatz-Suchenden als auch auf der Seite der Berufsstruktur des Ausbildungsplatzangebotes. Die derart präzisierten Einsichten in absehbare Problemlagen machen die Notwendigkeit verstärkter konzeptioneller Arbeiten zur Lösung dieser inhaltlichen Probleme deutlicher und regen entsprechende Arbeiten an.

Beispiele für die Einbeziehung weiterer Tätigkeitsfelder in die Planung sind die Behindertenplanung, die Prognose der Berufsstrukturentwicklung, die Sportstätten-Leitplanung, die Kulturentwicklungsplanung. In allen Fällen ist gleichzeitig die inhaltliche Seite der jeweiligen Tätigkeitsfelder in Frage gestellt und weiterentwickelt worden.

Neue Instrumente sind für den gesamten Infrastrukturbereich entwickelt. Im Rahmen eines Programms zur gemeinsamen soft-ware-Entwicklung der drei Stadt-Staaten und Niedersachsens sind Datenverwaltungsprogramme erstellt und eingeführt sowie Programmpakete für die Infrastrukturpolitik aufgebaut worden. Mit ihrem Einsatz wird die Möglichkeit real, langfristige Konsequenzen alternativer infrastrukturpolitischer Strategien bezüglich der Versorgungslage der Bevölkerung sowie der entstehenden Kosten zu übersehen. Damit wird die Politik in erheblich bessere Entscheidungspositionen versetzt. Eine Diskussion über die z. B. anläßlich des Rückgangs der Kinderzahlen eingeschlagenen Strategien wird möglich und Fehler, z. B. einer „stop and go"-Politik, werden vermeidbar.

4.3 Veränderte Kooperationen zwischen Planung und Fachabteilungen der Senatorischen Behörden

So unbestritten der Einfluß des Geburtenrückgangs auf die Bedürfnisse der Kapazitätspolitik und damit auf die der Kapazitätsplanung im instrumentellen Bereich ist, so schwierig ist es, die Auswirkung der Aufgabenstellung auf das Verhältnis von Fachabteilungen zu den Einrichtungen des Planungssystems, insbesondere auf das Verhältnis der Fachabteilungen zu den Planungsauftragten in den senatorischen Behörden, zu bestimmen. Das liegt ganz einfach daran, daß die Bewältigung dieser Steuerungsaufgabe die erste große umfassende Aufgabe des Planungssystems war. Vergleichsmöglichkeiten fehlen also, weil das Planungssystem erst 1975 eingerichtet worden ist. Trotzdem sind eine Reihe von Kooperationsformen entwickelt worden, nicht zuletzt bei der Bewältigung der hier beschriebenen Aufgaben.

Sofern keine ausreichende Kooperation zwischen Fachabteilungen und Planung zustande gekommen ist, und zwar innerhalb jedes einzelnen Ressorts, so sind die Planungsbeauftragten mit Beschluß von Ende April 1981 als Institution beseitigt worden. Das trifft auf 6 von 14 senatorischen Behörden zu. Nicht darunter sind die großen Infrastrukturressorts. Damit bleiben praktisch alle hier behandelten Tätigkeitsfelder planerisch auch in Zukunft abgedeckt.

Die erste wesentliche Forderung des Planungssystems an die Fachabteilungen der Ressorts im Zusammenhang mit der rückläufigen Bevölkerungsentwicklung war die nach Rückführung vorhandener Kapazitäten. Eine schwierigere Konfrontationsstellung für eine neu eingerichtete Planung dürfte noch zu suchen sein. Der Abbau dieser Konfrontation hat ca. 2 bis 3 Jahre gedauert, dabei haben sich drei unterschiedliche Kooperationsformen nunmehr herausgebildet:

— Die Reduktion der Planung auf die Erstellung mittelfristiger quantitativer Rahmenplanung.
  Dabei erhält die Planung aus den Fachabteilungen Daten über die jeweiligen Aufgaben und berechnet dann die zu ihrer Bewältigung notwendigen Ressourcen. Die Ergebnisse der Bedarfsberechnung gehen in die Finanzverhandlungen des Senats ein, wirken aber kaum auf die Fachabteilungen zurück, außer in Form der dann gefällten Entscheidungen des Senats.

— Die Planung übernimmt neben der eben genannten Funktion noch Entwurfsaufgaben für Planungen der Fachabteilungen und nutzt deren Kapazitäten quasi anleitend zur inhaltlichen planerischen Ausfüllung der Fachplanungskonzepte.

— Aus ihrer erstgenannten Funktion heraus kritisiert Planung den Stand der Entscheidungsgrundlagen, definiert Defizite und füllt diese in gemeinsamen Arbeitsprozessen mit den Fachabteilungen aus.

— Eine vierte Form der Kooperation, nämlich der vollständigen Planung der Tätigkeitsbereiche der Fachabteilungen und die dann erfolgende Weitergabe der Erkenntnisse als Handlungsvorgaben für die Fachabteilungen existieren in Bremen bei den Infrastrukturressorts nicht.

Wenn auch nicht zu bestreiten ist, daß die Steuerungsaufgaben, die sich aus dem veränderten generativen Verhalten für Politik und Verwaltung in Bremen ergeben haben, die erste langandauernde und tiefgreifende Aufgabe sind, der sich das Planungssystem zu stellen hat, so ist auch erkennbar, daß die jeweilige Form der Kooperation zwischen Fachabteilungen und Planung in ihrer konkreten Entwicklung nicht von der Bedeutung des veränderten generativen Verhaltens für die Ressortpolitik abhängig, sondern in erheblichem Maße von innerorganisatorischen Situationen der Ressorts bestimmt ist.

5. Anstöße der veränderten Bevölkerungsentwicklung für Politik und Verwaltung

Die bisherigen Erfahrungen, die in Bremen aus den Reaktionen von Politik und Verwaltung auf die erheblichen Umstrukturierungen der Bevölkerung (der jungen Jahrgänge) seit Ende der 60er Jahre zu ziehen sind, zeigen,

— daß die Verwaltung nicht flexibel genug auf derartige Änderungen reagieren:
  Alte Zielsetzungen werden bei Freiwerden der Ressourcen vorrangig verfolgt, ohne ausreichende Rücksicht auf neue Problemlagen zu nehmen. Umwidmungen von Ressourcen auf andere Bedarfsfelder sind bisher praktisch ausgeschlossen gewesen, wenn Ressortgrenzen zu überspringen waren. Die Kapazitäts-Anpassung erfolgt durch die Ressourcenzuweisung zu alten Zielen und durch den Stopp jeglicher Kapazitätszugänge, ohne Rücksicht auf die Folgen solcher Maßnahmen für die kapazitätserzeugenden Bereiche;

— daß trotzdem Strategien neuer Politik in nicht unerheblichem Umfang in Angriff genommen werden konnten, wofür das Ausmaß des Rückgangs der Kinderzahlen und die damit verbundene Ressourcenfreisetzung ausschlaggebend waren. Dabei ist der Spielraum politischer Entscheidungen auf Landes- und Gemeindeebene — allerdings unter besonderen verfassungsrechtlichen Bedingungen der Stadtstaaten — ebenso erkennbar geworden wie die Bedeutung von Sozialindikatoren für die Orientierung politischen Handelns;

— daß es dringlich ist, die Fähigkeit der Verwaltung zur Antizipation von sozialen Problemen zu erhöhen und ihre innovative Kapazität zu stärken. Dies dürfte nicht zuletzt dadurch zu erreichen sein, daß bei Entscheidungen über politische Zielsetzungen gleichzeitig die Realisierungsmöglichkeiten beachtet werden.

Auswirkungen des Geburtenrückganges auf den Wohnungsmarkt in Agglomerationen

von
Hansjörg Bucher, Bonn-Bad Godesberg

Gliederung

1. Zielsetzung der Arbeit
2. Die Entwicklung der Bevölkerung
   2.1 Die Annahmen zum generativen und Wanderungsverhalten
   2.2 Ergebnisse der Bevölkerungsmodellrechnung
3. Die Entwicklung der privaten Haushalte
   3.1 Das Haushaltsbildungsverhalten
   3.2 Die Zahl der privaten Haushalte
4. Die Auswirkungen auf den Wohnungsmarkt
   4.1 Der Wohnungsbestand
   4.2 Der Wohnflächenkonsum
      4.2.1 Die Wohnfläche pro Kopf
      4.2.2 Die Wohnfläche insgesamt
5. Schlußfolgerungen

Anhang

Literatur

1. Zielsetzung der Arbeit

Seit zehn Jahren nimmt die deutsche Bevölkerung ab, seit 1974 wird der Geburtenrückgang nur noch gelegentlich durch Außenwanderungsgewinne kompensiert. In der politischen wie auch wissenschaftlichen Diskussion hat sich weitgehend die Einsicht durchgesetzt, daß es sich hierbei nicht um eine vorübergehende Entwicklung handelt. Bevölkerungsprognosen und -modellrechnungen, die das veränderte generative Verhalten berücksichtigen, mögen zwar im Detail variieren, doch zeigen sie alle den gleichen langfristigen Trend zu einer nachhaltig schrumpfenden Bevökerungszahl.

In einer Gesellschaft, deren politische, ökonomische und soziale Funktionsmechanismen durchweg auf Wachstum — auch der Bevölkerung — abgestellt sind, muß eine solche Entwicklung zur Frage nach den möglichen Konsequenzen des Geburtenrückgangs führen. Folgerichtig wurden in den letzten Jahren intensive Diskussionen darüber geführt, ob die Abnahme der absoluten Bevölkerungszahl oder die Verschiebungen der Altersstruktur während des Schrumpfungsprozesses irgendwelche unerwünschten Folgen haben könnten und deshalb politische Reaktionen notwendig machten.

Im Bereich der Wohnungsversorgung wurde über die Frage spekuliert, ob bei abnehmender Bevölkerung überhaupt noch eine nennenswerte Bautätigkeit notwendig sei. Es wurde eine Kampagne für einen langfristigen Wohnungsbedarf von lediglich 200 000 Wohneinheiten p. a. durchgeführt[1]), während gleichzeitig die Bundesregierung an einer Bedarfsgröße von 450 000 Wohnungen p. a. festhielt[2]). Die Befürchtung wurde laut, der derzeitige Wohnungsbestand könne nicht mehr nachhaltig ausgelastet werden und müsse sich gesundschrumpfen. Die These, ein globaler Rückgang der Bevölkerung mache einen globalen Rückgang der Bautätigkeit notwendig, wurde vielfach akzeptiert, obschon längst bekannt war, daß die Nachfrage nach Wohnraum neben demographischen zunehmend auch ökonomische Bestimmungsgrößen hat. Noch im März 1981 schrieb ENGELS in der Frankfurter Allgemeinen Zeitung: „Die Bundesrepublik verliert derzeit eine Viertelmillion Einwohner pro Jahr. Der Bevölkerungsrückgang erreicht 0,5 bis 1 Million nach der Jahrtausendwende. Gleichzeitig ist der Wohnungsbestand im Durchschnitt so jung, daß man mit einem jährlichen Abgang von nur rund 100 000 Wohnungen zu rechnen hat. Selbst wenn überhaupt keine Wohnungen mehr gebaut würden, so verbesserte sich die Wohnungsversorgung von 1981 bis zum Jahr 2000 um rund 0,5 Prozent, ab dem Jahr 2000 um 1 Prozent pro Jahr. Wir erreichen also ohne Wohnungsbau im Jahr 2000 eine Wohnungsversorgung von 35 Quadratmetern pro Person und im Jahr 2010 von 38 Qaudratmetern pro Person"[3]). Anhand von Globaldaten wurden hier Globalthesen aufgestellt, die weder durch die Darstellung von Prognoseberechnungen noch durch die Offenlegung der Annahmen untermauert wurden. Offensichtlich wurde nicht die Veränderung im Haushaltsbildungsverhalten berücksichtigt und die Dynamik der Wohnflächenveränderung pro Kopf übersehen.

Nachdem nunmehr langfristige regionalisierte Bevölkerungsmodellrechnungen vorliegen, soll hier ein Versäumnis der Diskussion der letzten Jahre nachgeholt werden: Anhand von Anhangprognosen wird versucht, die Auswirkungen des Geburtenrückgangs auf Wohnungsbe-

---

[1]) Vgl. VON MONSCHAW, B.: 200 000 oder 600 000 Neubauwohnungen im Jahr? In: Zeitschrift für das Gemeinnützige Wohnungswesen in Bayern, Jg. 66 (1976), S. 259—261; SSCHULTZ, M.: Der langfristige Wohnungsbedarf — Kritik an zweifelhaften Prognosen. In: Gemeinnütziges Wohnungswesen, Jg. 28 (1975), S. 358—361; Derselbe: Wohnungsbedarf ohne Bevölkerungswachstum — Überhöhte Bedarfszahlen durch Programmierung? In: Gemeinnütziges Wohnungswesen, Jg. 30 (1977), S. 63—69.

[2]) Vgl. PFEIFFER, U.: Wohnungspolitik in der Wohlstandsgesellschaft. In: Bundesbaublatt, (1976) Heft 5, S. 208—216.

[3]) ENGELS, W.: Das Schlagwort von der Wohnungsnot. Artikel in der Frankfurter Allgemeinen Zeitung vom 7. März 1981.

Abb. 1   *Siedlungsstrukturelle Regionstypen (Grundtypen)*

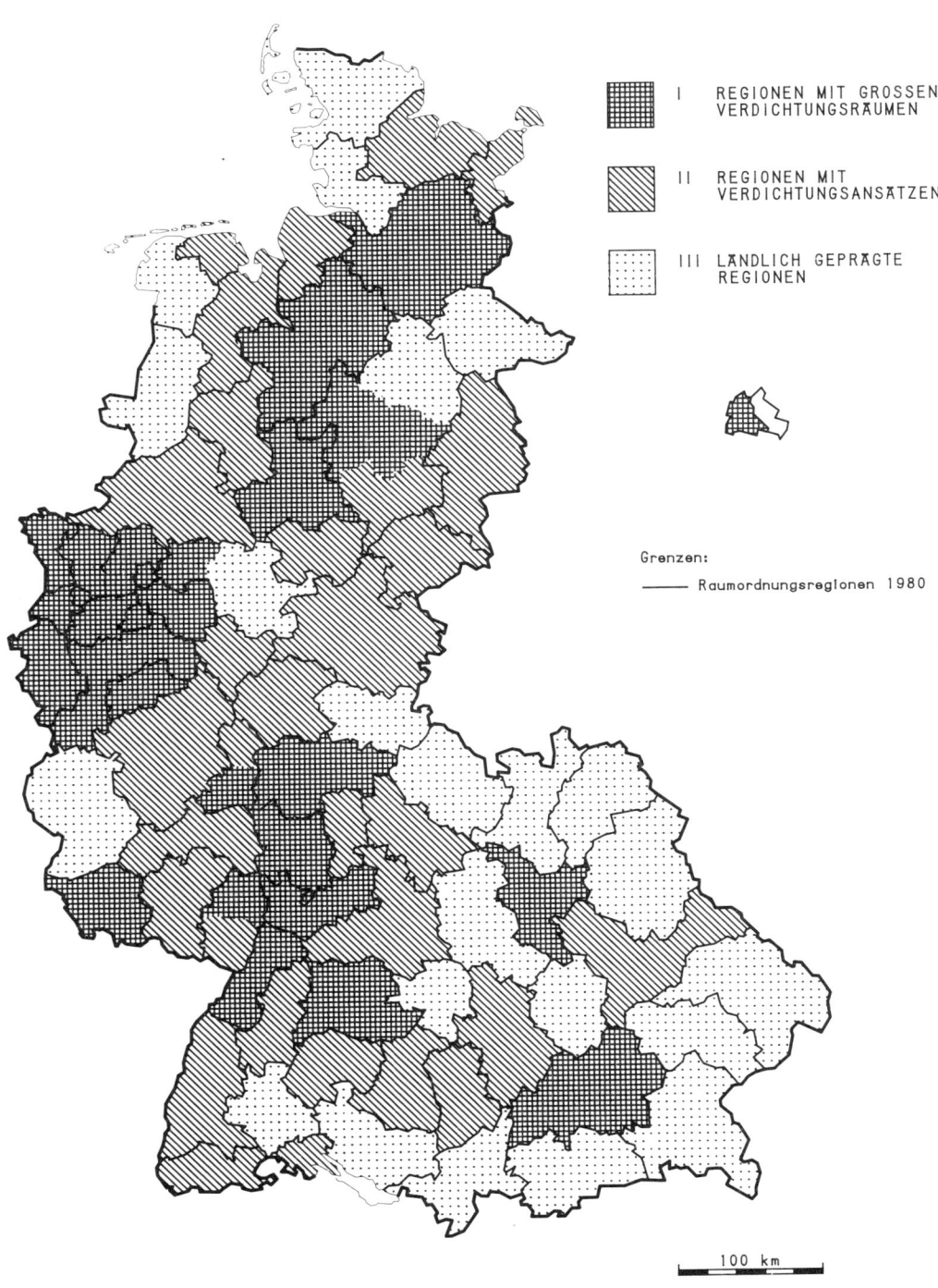

darf und Wohnflächennachfrage zu quantifizieren. Besonderes Augenmerk gilt dabei der Frage, ob die regionalen Wohnungsteilmärkte gleichzeitig oder zeitversetzt, mit gleicher oder unterschiedlicher Intensität betroffen werden. Ergebnis der Berechnungen sind die Wohnungszahl und die Wohnfläche, die in drei Typen von Regionen — den hochverdichteten, den ländlichen sowie den Regionen mit Verdichtungsansätzen — bereitgestellt werden müssen, um eine ausreichende Versorgung sicherzustellen.

Für die Modellrechnungen waren eine Reihe von Annahmen notwendig, die im einzelnen dargestellt und begründet werden. Sie betreffen überwiegend die zukünftige Entwicklung von Verhaltensmustern wie das generative Verhalten, das Wanderungsverhalten, das Haushaltsbildungsverhalten und das Nachfrageverhalten nach Wohnfläche. Bei der Auswahl möglicher Alternativen zukünftiger Entwicklungen wurde jeweils sehr vorsichtig verfahren. Es werden eher mehr Ausländer zuwandern, der Trend zu kleineren Haushalten wird eher stärker, der Wohnflächenkonsum eher größer sein, als hier angenommen wird. Die Ergebnisse der Anhangprognosen zum Wohnungsbestand und zum Wohnflächenkonsum stellen daher eher Untergrenzen dar. Die Tendenz der Aussage, insbesondere über die räumliche Verteilung und den zeitlichen Entwicklungsverlauf, wird davon nicht beeinträchtigt.

Im folgenden werden die einzelnen Rechenschritte beschrieben und die Ergebnisse kommentiert (vgl. Abb. 2). Ausgangspunkt ist eine in der BfLR durchgeführte regionalisierte Modellrechnung zur langfristigen Bevölkerungsentwicklung in der Bundesrepublik Deutschland[4]. Es werden Annahmen über das zukünftige Haushaltsbildungsverhalten getroffen —

Abb. 2 *Schematische Darstellung der Modellrechnungen zur Erfassung von Auswirkungen der Bevölkerungsentwicklung auf die regionalen Wohnungsmärkte*

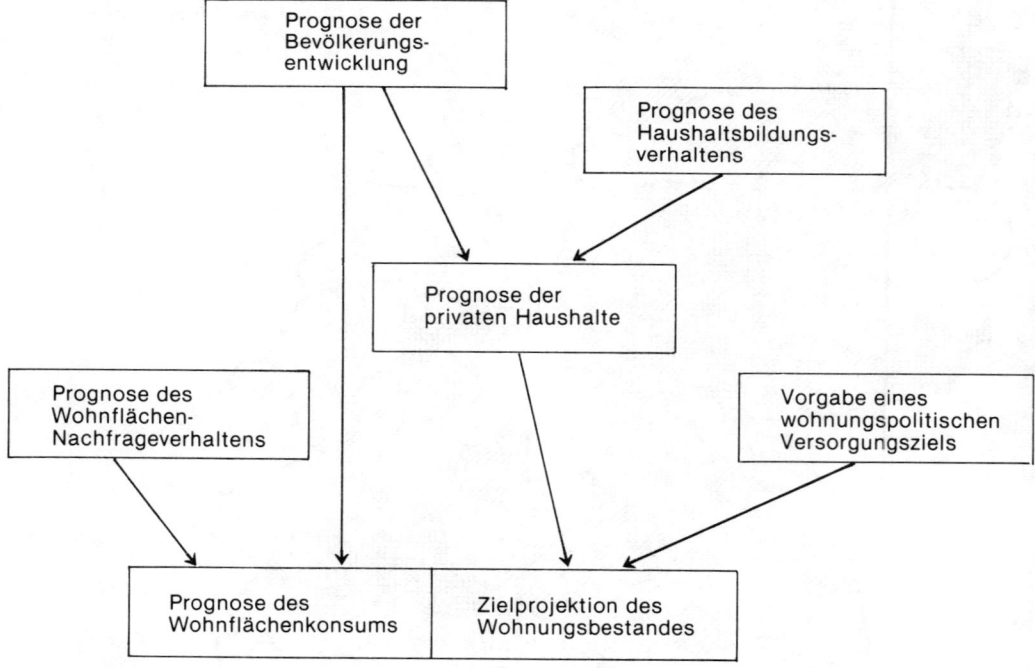

[4] Sinz, M.: Regionalisierte Modellrechnungen zur Langfristigen Bevölkerungsentwicklung in der Bundesrepublik Deutschland — Materialsammlung. Unveröffentlichtes Manuskript, Bonn 1981.

ausgedrückt durch die durchschnittliche Personenzahl je Haushalt. Die Verknüpfung der Bevölkerung mit den Verhaltensparametern ergibt die Zahl der privaten Haushalte insgesamt, also ohne Differenzierung nach ihrer Größe. Aus der Haushaltszahl und der Vorgabe eines normativen Versorgungsgrades erhalten wir eine Zielprojektion des Wohnungsbestandes. Die Prognose der Wohnflächennachfrage pro Kopf ergibt in Verbindung mit der Bevölkerungsmodellrechnung den Wohnflächenkonsum. Diese Größe hat keinen normativen Charakter, sondern orientiert sich an dem tatsächlichen Konsumverhalten der Vergangenheit.

Abschließend werden einige Konsequenzen aus den Prognoseergebnissen für die Wohnungspolitik gezogen.

2. Die Entwicklung der Bevölkerung

Die Daten zur Bevölkerungsentwicklung, die diesem Beitrag zugrunde liegen, entstammen Modellrechnungen, die kürzlich an der Bundesforschungsanstalt für Landeskunde und Raumordnung durchgeführt wurden. Identisch waren dabei jeweils das Basisjahr 1978, der räumliche Bezug der sechs siedlungsstrukturellen Gebietstypen und als Prognoseende das Jahr 2030. Unterschiedliche Annahmen wurden getroffen über das zukünftige generative Verhalten und über das Ausmaß der Wanderungen. Dadurch entstanden zahlreiche Varianten, von denen eine übernommen und modifiziert wurde. Der Prognosezeitraum wurde verkürzt auf das Jahr 2000, die sechs Gebietstypen wurde aggregiert zu den

— hochverdichteten Regionen
— Regionen mit Verdichtungsansätzen
— ländlichen Regionen.

2.1 Die Annahmen zum generativen und Wanderungsverhalten

Für die Modellrechnungen der Bevölkerungsentwicklung waren eine Reihe von Annahmen notwendig. Sie betreffen die zukünftige Entwicklung der Verhaltensmuster, die die Zahl der Geburten und Sterbefälle sowie das Ausmaß von Binnen- und Außenwanderungen mitbestimmen.

— Fruchtbarkeit: Bei den Deutschen wird auf Bundesebene eine zeitliche Konstanz der altersspezifischen Fruchtbarkeit des Basisjahres 1978 unterstellt. Dem entspricht eine Nettoreproduktionsrate von 62,7 v. H. Die regionssspezifischen Fruchtbarkeiten sollen bis 1990 gegen diesen Wert konvergieren, danach konstant bleiben. Dies bedeutet eine leichte Abnahme der Geburtenhäufigkeit in den ländlichen und eine leichte Zunahme in den verdichteten Regionen. Bei der ausländischen Bevölkerung wird eine leichte Anpassung der Fruchtbarkeit an die der Deutschen erwartet. Die Nettoreproduktionsrate dieser Bevölkerungsgruppe sinkt von 95 v. H. 1978 auf 84 v. H. im Jahr 2000. Eine regionale Differenzierung erfolgt nicht.

— Sterblichkeit: Die alters- und geschlechtsspezifischen Sterberaten der Vergangenheit werden bei der deutschen Wohnbevölkerung gleichbleibend für den gesamten Prognosezeitraum übernommen, die Ausländer gleichen sich diesem Niveau leicht an.

— Wanderungen: Wesentlichen Anteil an der Plausibilität einer Bevölkerungsmodellrechnung haben die Annahmen über das zukünftige Binnen- und Außenwanderungsverhalten. Im Vergleich zu den Geburten und Sterbefällen unterliegen die Wanderungen wesentlich kürzerfristigen und stärkeren Veränderungen. Der Wanderungsteil einer Bevölkerungsprognose ist daher mit größeren Unsicherheiten behaftet. Die Binnenwanderung führt zu Umverteilungen zwischen den Regionen und zu Altersstrukturverschiebungen innerhalb der Regionen, während die Außenwanderung neben diesen Struktureffekten noch die Bevölkerungszahl verändert.

Bei der Binnenwanderung der deutschen Bevölkerung werden die 1974 bis 1978 beobachteten Verflechtungsstrukturen für den gesamten Prognosezeitraum festgeschrieben. Die Wanderungsvolumina werden sich damit nicht gravierend ändern, die Austauscheffekte werden mit einer unveränderten geschlechts- und altersspezifischen Selektivität einhergehen. Die Binnenwanderung von Ausländern wird vernachlässigt.

Eine der kritischsten Annahmen betrifft das Außenwanderungsvolumen. Der Wanderungssaldo ist stark von der konjunkturellen Entwicklung der Wirtschaft abhängig. Seit Einführung des Anwerbestopps im Jahr 1973 ist die Außenwanderung eine politisch manipulierte Größe, deren Steuerbarkeit jedoch zunehmend an Grenzen stößt. Heute wird durchweg angenommen, daß die Bundesrepublik langfristig mit einem positiven Außenwanderungssaldo zu rechnen hat. Ein jährlicher Wanderungsgewinn von 75 000 Menschen wird derzeit in der politischen Diskussion für realistisch gehalten[5]). Deshalb geht dieser Wert in die Modellrechnung ein. Das Wanderungsvolumen der Ausländer über die Grenzen der Bundesrepublik ist wesentlich größer und führt zu einem Altersstruktureffekt, der wiederum einen nicht unerheblichen Einfluß auf die Zahl der Geburten hat.

2.2 Ergebnisse der Bevölkerungsmodellrechnung

Die Bevölkerung der Bundesrepublik Deutschland nimmt bis zum Jahr 2000 um 2,3 v. H. ab auf knapp 59,9 Mio. Menschen (vgl. Tabelle 1). Zwischen Deutschen und Ausländern besteht dabei eine gegenläufige Entwicklung: Während die deutsche Bevölkerung um fast 5 Mio. oder knapp 9 v. H. abnimmt, wächst die Zahl der Ausländer aufgrund der höheren Fruchtbarkeit und der Wanderungsgewinne um mehr als 3,5 Mio. oder fast 90 v. H.

Tab. 1 *Prognose der Wohnbevölkerung, differenziert nach der Staatsangehörigkeit, für drei Regionstypen bis zum Jahr 2000*
— *Personen in 1000* —

Zeitpunkt: Jahresende	Regionstyp									Bund		
	hochverdichtet			mit Verdichtungsansätzen			ländlich					
	Deutsche	Ausländer	insgesamt	Deutsche	Ausländer	insgesamt	Deutsche	Ausländer	insgesamt	Deutsche	Ausländer	insgesamt
1978	31 455	2 844	34 299	16 639	811	17 450	9 233	340	9 573	57 327	3 995	61 322
1980	31 149	3 302	34 451	16 610	970	17 580	9 229	398	9 627	56 988	4 670	61 658
1985	30 360	3 598	33 958	16 416	995	17 411	9 088	405	9 493	55 864	4 999	60 863
1990	29 599	4 180	33 779	16 266	1 143	17 410	8 999	458	9 457	54 865	5 781	60 645
1995	28 805	4 807	33 612	16 081	1 309	17 390	8 895	517	9 412	53 781	6 634	60 415
2000	27 844	5 473	33 317	15 776	1 489	17 265	8 722	583	9 305	52 341	7 546	59 887

Quelle: Bevölkerungsmodellrechnungen der Bundesforschungsanstalt für Landeskunde und Raumordnung.

Die regionale Verteilung der Bevölkerung auf die drei Regionstypen wird sich bis zum Jahr 2000 nur ganz unwesentlich ändern. Dafür sprechen ein ökonomisches und ein demographisches Argument. Starke Binnenwanderungsströme hin zu den hochverdichteten Regionen fallen zusammen mit Phasen hohen wirtschaftlichen Wachstums. Für die Zukunft wird jedoch

---

[5]) Im Bevölkerungsbericht der Bundesregierung werden noch Varianten mit Abwanderungs- bzw. Zuwanderungsüberschüssen von 20 000 p. a. durchgerechnet. Neuere Überlegungen der Ministerkonferenz für Raumordnung nennen Zuwanderungsüberschüsse von 50 000, 75 000 oder 100 000 p. a., während die neuesten Modellrechnungen des Statistischen Bundesamtes von einem jährlichen Wanderungsgewinn von etwa 75 000 ausgehen.

nur ein geringes reales Wachstum erwartet, das keine Vermehrung der Arbeitsplätze und damit eine verminderte Mobilität zur Folge hat. Während der letzten Hochkonjunkturphasen fanden bei der Stellenbesetzung im mittleren und oberen Management der Agglomerationen häufig Generationswechsel statt. Diese Arbeitsplätze werden daher vielfach von noch relativ jungen Arbeitnehmern besetzt, wodurch Aufstiegsmöglichkeiten für hochqualifizierte Arbeitskräfte geringer werden und Anreize zur Zuwanderung verschwinden. Ein verstärkter Sogeffekt der hochverdichteten Regionen auf die Bevölkerung der ländlichen Regionen wird daher nicht erwartet. Die stärkeren Abwanderungen der ländlichen Regionen werden durch die etwas höhere Fruchtbarkeit weitgehend kompensiert.

Bei den Deutschen vollzieht sich der stärkste Schrumpfungsprozeß in den hochverdichteten Regionen mit rund 11,5 v. H.; dort ist allerdings auch die Zunahme der Ausländer mit 92,4 v. H. am stärksten, so daß der gesamte Bevölkerungsrückgang lediglich 2,9 v. H. ausmacht. Der Umschichtungsprozeß hat eine Ausländerquote von 16,4 v. H. im Jahr 2000 zur Folge. Die Entwicklung in den Regionen mit Verdichtungsansätzen und in den ländlichen Regionen verläuft in jeder Beziehung gemäßigter: Die Deutschen nehmen relativ weniger ab, die Zahl der Ausländer wächst weniger stark, der Ausländeranteil ist etwa halb so hoch wie in den hochverdichteten Regionen.

Die großen Veränderungen in der Bevölkerungszahl werden erst nach dem Jahr 2000 eintreten, doch sind die Voraussetzungen für diesen Schrumpfungsprozeß durch den veränderten Altersaufbau bereits geschaffen. Die geringere Fruchtbarkeit führt jedoch nicht nur zu diesen Mengeneffekten, sondern auch zu einer veränderten Haushaltsgrößenstruktur.

3. Die Entwicklung der privaten Haushalte

Für eine Reihe von bevölkerungsbezogenen Tatbeständen ist nicht das Individuum, sondern der private Haushalt der sinnvolle Bezug. Dies gilt besonders für den Wohnungsmarktbereich. Einer Prognose der Bevölkerung einerseits und der Wohnungsnachfrage andererseits muß deshalb eine Haushaltsprognose zwischengeschaltet werden.

3.1 Das Haushaltsbildungsverhalten

Aus der Bevölkerung läßt sich mit verschiedenen Methoden Zahl und Struktur der privaten Haushalte ableiten. Am gebräuchlichsten ist die Verwendung von Haushaltsvorstandsquoten[6]. Eine neuerer, jedoch auch wesentlich aufwendigerer Ansatz ist das Mikrosimulationsmodell[7]. Eine einfache Methode ist die Verknüpfung der Bevölkerung mit der durchschnittlichen Haushaltsgröße. Die Division der Bevölkerung durch diese Größe ergibt die Zahl der privaten Haushalte. Allerdings erhält man bei dieser sehr groben Methode weder Aussagen über die Verteilung der Größenstruktur noch über sonstige demographische oder sozio-ökonomische Merkmale der Haushalte. Die Vorteile des Ansatzes sind dagegen leichte Prognostizierbarkeit, Überprüfung der Plausibilität, kein aufwendiges Rechenverfahren.

Beim Mikrozensus 1978 betrug die durchschnittliche Haushaltsgröße der Deutschen 2,48 Personen, bei den Ausländern 2,69 Personen und bei beiden zusammen 2,49 Personen. Die

---

[6] Vgl. Statistisches Bundesamt (Hrsg.): Entwicklung der Zahl der deutschen Privathaushalte 1961 bis 1990. In: Wirtschaft und Statistik, (1979) Heft 9, S. 649—651.

[7] Vgl. STEGER, A.: Haushalte und Familien bis zum Jahr 2000. Eine mikroanalytische Untersuchung für die Bundesrepublik Deutschland, Frankfurt/New York 1980.

Haushaltsgröße nimmt mit zunehmendem Verdichtungsgrad ab (vgl. Tabelle 2, 1. Zeile). Die zeitliche Entwicklung war in der Vergangenheit bei Deutschen und Ausländern gerade entgegengesetzt. Die durchschnittliche Haushaltsgröße nahm bei der deutschen Bevölkerung laufend ab. Ursachen waren die geringere Fruchtbarkeit, höhere Scheidungsraten, die unterschiedliche Entwicklung der geschlechterspezifischen Mortalität, das frühere Haushaltsbildungsverhalten Jugendlicher etc. Dagegen führte bei den Ausländern die höhere Fruchtbarkeit und die verstärkte Familienzusammenführung zu wachsenden Haushaltsgrößen.

Tab. 2 *Prognose der durchschnittlichen Haushaltsgröße in den drei Regionstypen bis zum Jahr 2000*
— *Personen je Haushalt* —

Zeitpunkt:	Regionstyp			Bundesgebiet		
	hochverdichtet	mit Verdichtungsansätzen	ländlich	deutsche	ausländische	alle
Jahresende	alle Haushalte			Haushalte		
1978	2,37	2,62	2,76	2,48	2,69	2,49
1980	2,35	2,59	2,73	2,46	2,79	2,47
1985	2,29	2,53	2,68	2,39	2,85	2,41
1990	2,26	2,48	2,61	2,33	2,90	2,36
1995	2,22	2,45	2,59	2,28	2,95	2,32
2000	2,20	2,40	2,55	2,24	3,00	2,30

Diese beiden Entwicklungen werden sich in Zukunft — jedoch in abgeschwächter Form — fortsetzen. Die Geburtenausfälle bei den Deutschen entfallen vorwiegend auf dritte Kinder und Kinder höherer Ordnung. Der Anteil der großen Haushalte nimmt daher laufend ab. Auch nehmen diejenigen Altersgruppen über 60 Jahre zu, die eine Tendenz zur Bildung kleiner Haushalte aufweisen. Dagegen nimmt die Zahl der Kriegerwitwen des Zweiten Weltkrieges ab, die den Anteil der Einpersonenhaushalte vergrößert hatten. Die durchschnittliche Haushaltsgröße der Deutschen wird von 2,48 (1978) auf etwa 2,24 Personen im Jahre 2000 zurückgehen. Bei den Ausländern wird der Umfang der Familienzusammenführungen zurückgehen, die Nettoreproduktionsrate wird sinken. Dies führt zu einer verlangsamten Haushaltsvergrößerung von 2,69 (1978) auf 3,00 Personen im Jahr 2000. Für Deutsche und Ausländer insgesamt ergibt sich daraus eine durchschnittliche Haushaltsgröße von 2,30 Personen[8]).

In den Regionen wird die Haushaltsgröße überall — jedoch mit unterschiedlicher Intensität — abnehmen. Die regionalen Unterschiede werden geringer werden, weil in den hochverdichteten Regionen der Anteil der Ausländer mit größeren Haushalten stärker zunehmen wird, während in den ländlichen Regionen die Abnahme der Fruchtbarkeit zu kleineren Haushalten führt.

3.2 Die Zahl der privaten Haushalte

Das veränderte Haushaltsbildungsverhalten führt zu einer gegenläufigen Entwicklung zwischen der Bevölkerung einerseits und den privaten Haushalten andererseits: Obwohl im Jahr

---

[8]) Zum gleichen Ergebnis kommt eine Studie der PROGNOS AG. Vgl. Wohnungspolitik und Stadtentwicklung, Heft 7, Grund-Szenario: Annahmen und Wirkungen, Basel 1979, S. 143 — STEGER berechnet bei ihrer Mikrosimulation insgesamt vier Varianten, bei denen die durchschnittliche Haushaltsgröße im Jahr 2000 zwischen 2,36 und 2,24 Personen schwankt. Vgl. STEGER, A., a.a.O., S. 300f. — Das Statistische Bundesamt rechnet mit einer Haushaltsgröße von 2,30 Personen bei den Deutschen im Jahr 1990. Vgl. Entwicklung der Zahl der deutschen Privathaushalte 1961 bis 1990, a.a.O., S. 650.

Tab. 3   Prognose der privaten Haushalte in den drei Regionstypen bis zum Jahr 2000
— Haushalte in 1000 —

Zeitpunkt: Jahresende	Regionstyp			Bundesgebiet
	hochverdichtet	mit Verdichtungsansätzen	ländlich	
1978	14 350	6 610	3 440	24 400
1980	14 700	6 780	3 520	25 000
1985	14 820	6 870	3 540	25 230
1990	15 000	7 030	3 620	25 650
1995	15 150	7 100	3 640	25 890
2000	15 140	7 190	3 650	25 980

2000 in der Bundesrepublik Deutschland 1,5 Mio. Menschen weniger als zum Jahresende 1978 leben werden, wird bis dahin die Zahl der Haushalte um mehr als 1,5 Mio. zugenommen haben (vgl. Tabelle 3 und Abbildung 3). Der Schwerpunkt dieser Entwicklung liegt vor 1990, danach schwächen sich die Zuwächse beträchtlich ab.

Zu 50 v. H. wird der Wachstumsprozeß von den hochverdichteten Regionen getragen. Die Nettohaushaltsbildung hält hier bis Mitte der 90er Jahre verstärkt an, es ist mit einem durchschnittlichen jährlichen Zuwachs von knapp 50 000 Haushalten zu rechnen. Dies bedeutet bis zum Jahr 1995 eine relative Zunahme von 5,6 v. H. Mitte der 90er Jahre wird diese Entwicklung abbrechen, doch wird die Abnahme der Haushaltszahl bis zum Jahr 2000 nur geringfügig sein. Anders stellt sich die zeitliche Entwicklung in den beiden anderen Regionstypen dar: Die Zahl der privaten Haushalte wird dort bis zum Jahr 2000 kontinuierlich zunehmen — in den Regionen mit Verdichtungsansätzen mit fast 9 v. H. am relativ stärksten, in den ländli-

Abb. 3   Zeitliche Entwicklung der Bevölkerung und der privaten Haushalte
in den Regionstypen der Bundesrepublik Deutschland bis zum Jahr 2000
Basis: 1978 = 100

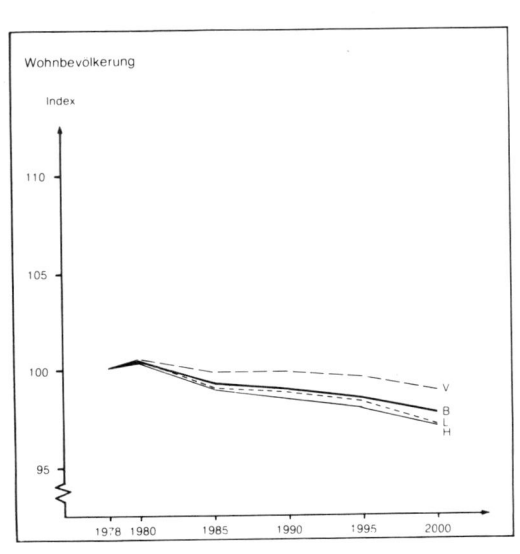
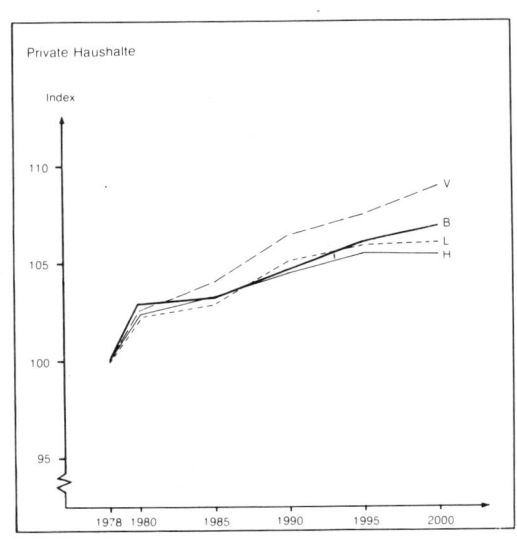

———— H = Hochverdichtet
— — — V = Mit Verdichtungsansätzen
- - - - - L = Ländlich
▬▬▬ B = Bundesgebiet

chen Regionen auch um immerhin gut 6 v. H. Die zu erwartende Umkehr der Entwicklung, nämlich abnehmende Haushaltszahl bei sinkender Bevölkerung, wird in den weniger verdichteten Regionen erst nach dem Jahr 2000 eintreten. Die Reaktion auf den Geburtenrückgang wird also mit einer größeren zeitlichen Verzögerung eintreten als vielfach erwartet — etwa nach dreißig Jahren. Verantwortlich hierfür sind die kompensatorischen Effekte der Außenwanderungen und die bereits skizzierte Entwicklung des Haushaltsbildungsverhaltens.

4. Die Auswirkungen auf den Wohnungsmarkt

Zwischen der Zahl der Haushalte und dem Bestand an Wohnungen besteht eine enge wechselseitige Beziehung.

— Die Verfügbarkeit einer Wohnung ist eine notwendige Bedingung für die Haushaltsbildung. Daher kann Wohnungsnot die Gründung von Haushalten verhindern oder zumindest zeitlich verzögern, während ein entspannter Wohnungsmarkt die Haushaltsbildung wenn nicht erleichtert, so doch zumindest keinen Engpaßfaktor bei der Entscheidungsfindung bildet.

— Die Nachfrage der Haushalte nach Wohnraum stimuliert mit zeitlicher Verzögerung die Bautätigkeit. Umgekehrt reagiert die Investitionstätigkeit im Wohnungsbausektor sehr elastisch auf Nachfrageausfälle und Leerbestände.

— Im wohnungspolitischen Zielsystem sind Haushalte und Wohnungen über die Vorgabe eines anzustrebenden Versorgungsgrades miteinander verknüpft. Jedem Haushalt wird ein Wohnungsbedarf zugestanden, so daß — nach Berücksichtigung von Ferien- und Zweitwohnungen sowie einer Mobilitätsreserve — der Wohnungsbestand die Zahl der Haushalte immer übersteigen muß. Aus den Haushalten und dem Versorgungsziel läßt sich leicht der Soll-Wohnungsbestand errechnen, der zum Erreichen einer befriedigenden Wohnungsversorgung notwendig ist.

Neben der demographischen Komponente beeinflussen immer stärker sozioökonomische Merkmale wie Einkommen, Stellung im Beruf, sozialer Status etc. die Nachfrageentscheidungen auf dem Wohnungsmarkt. Die großen ökonomisch induzierten Veränderungen in der Nachfragestruktur der jüngeren Vergangenheit betrafen dabei weniger die Wohnungszahl je Haushalt, sondern viel stärker die Wohnfläche je Person. Deshalb wird im folgenden neben den normativen, demographisch begründeten Ansatz zur Ermittlung des Soll-Wohnungsbestandes eine Prognose der tatsächlichen Wohnflächennachfrage gestellt, in die Erwartungen zur ökonomischen Entwicklung einfließen.

4.1 Der Wohnungsbestand

Bei der Wohnungsstichprobe 1978 existierten im Bundesgebiet 23,8 Mio. Wohnungen, davon

58,6 v. H. in hochverdichteten Regionen
27,2 v. H. in Regionen mit Verdichtungsansätzen
14,2 v. H. in ländlichen Regionen.

Bezieht man die Wohnungen auf die privaten Haushalte, dann bestand ein Versorgungsgrad von knapp 1,03, d. h. auf 100 Haushalte kamen rund 103 Wohnungen. Im Versorgungsgrad bestanden regionale Disparitäten von 1,026 (hochverdichtete) über 1,034 (mit Verdichtungsansätzen) bis 1,035 (ländlich).

Für die Prognose des Soll-Wohnungsbestands wird der vom BEIRAT FÜR RAUMORDNUNG als Mindestversorgung geforderte Standard von 103 Wohnungen auf 100 Haushalte übernommen⁹). Dieses Ziel gelte für alle Regionen und für den gesamten Prognosezeitraum. Dieser globale Mindeststandard war 1978 im Bundesgebiet mit 102,9 fast schon erreicht. In den ländlichen und Regionen mit Verdichtungsansätzen lag eine bessere Versorgung vor, allein in den hochverdichteten Regionen wurde der Zielwert noch nicht erreicht (vgl. Tabelle 7, Indikator 1).

Durch das zeitliche Konstanthalten des Mindeststandards wird die Dynamik der gewünschten Bestandsveränderung allein durch die Entwicklung der privaten Haushalte bestimmt. Einkommensinduzierte Mehrnachfrage nach Wohnungen führt zu einer Überschreitung der Mindestnorm (wie dies 1978 schon in den ländlichen und den Regionen mit Verdichtungsansätzen zu beobachten war), deren Umfang jedoch hier nicht quantifiziert werden soll. Der Haupteffekt der wohlstandsinduzierten Mehrnachfrage entfällt auf die Wohnfläche und wird in den Modellrechnungen durch die Steigerung des Pro-Kopf-Verbrauchs berücksichtigt.

Die Entwicklung der privaten Haushalte und die Aufrechterhaltung des Versorgungsziels erfordern eine erhebliche Ausweitung des Wohnungsbestands um mehr als 1,6 Mio. Einheiten bis zum Jahr 2000. Dies sind reine Nettoinvestitionen, zu denen noch sämtliche Ersatzinvestitionen für Abgänge und Umwidmungen zu rechnen sind, um letztlich auf die notwendige Bautätigkeit zu kommen. Dieses Ergebnis steht im krassen Widerspruch zu der Behauptungen ENGELS', die Wohnungsversorgung werde sich „von alleine" verbessern. Problemverschärfend kommt hinzu, daß der zeitliche Schwerpunkt des Wohnungsbedarfs vor dem Jahr 1990 liegt: knapp 80 v. H. der Bestandserweiterung entfallen auf die erste Hälfte des Prognosezeitraums und erhöhen damit die Dringlichkeit von Bauaktivitäten.

Tab. 4   *Zielprojektion der Wohnungszahl in den drei Regionstypen bis zum Jahr 2000 — Soll-Wohnungsbestand in 1000 —*

Zeitpunkt: Jahresende	Regionstyp			Bundesgebiet
	hochverdichtet	mit Verdichtungsansätzen	ländlich	
1978	14 790	6 800	3 540	25 130
1980	15 140	6 980	3 630	25 750
1985	15 250	7 080	3 660	25 990
1990	15 450	7 240	3 730	26 420
1995	15 600	7 320	3 750	26 670
2000	15 590	7 410	3 760	26 760

Neben dem zeitlichen existiert noch ein regionaler Schwerpunkt des Wohnungsbedarfs. Mehr als die Hälfte der notwendigen Nettoinvestitionen bis 1990 muß in den hochverdichteten Regionen stattfinden, gefolgt von den Regionen mit Verdichtungsansätzen mit gut einem Drittel. Gleichwohl erreichen die hochverdichteten Regionen noch vor dem Jahr 2000 einen Sättigungsgrad, während für den Rest ein — wenn auch abgeschwächtes — Wachstum notwendig ist. Diese regionale Phasenverschiebung der Entwicklung zeigt sich auch in den Wachstumsraten des Wohnungsbestandes. Die relative Ausweitung zwischen 1978 und 2000 ist mit 5,4 v. H. in den hochverdichteten Regionen am geringsten, in den Regionen mit Verdichtungsansätzen mit 9 v. H. am größten. Trotz der Stagnation in den hochverdichteten Regionen ist damit im Bundesgebiet insgesamt in den letzten zehn Jahren des Prognosezeitraums eine Bestandsausweitung um 1,3 v. H. notwendig.

---

⁹) BEIRAT FÜR RAUMORDNUNG: Empfehlungen vom 16. Juni 1976. In: Bundesminister für Raumordnung, Bauwesen und Städtebau (Hrsg.), Gesellschaftliche Indikatoren für die Raumordnung, Bonn 1976, S. 40.

4.2 Der Wohnflächenkonsum

Die großen Veränderungen im quantitativen Nachfrageverhalten betrafen im letzten Jahrzehnt nicht die Wohnungszahl je Haushalt, sondern die Wohnfläche je Person. Sie lag bei der Gebäude- und Wohnungszählung 1968 im Bundesdurchschnitt bei 23,8 qm, bei der Wohnungsstichprobe 1978 dagegen bei 32,7 qm. Dieser enorme Zuwachs verlief kontinuierlich und ohne Widerspiegelung unterschiedlicher Einkommenszuwächse[10]). Der Pro-Kopf-Verbrauch erhöhte sich seltener durch Umzüge von Haushalten in größere Wohnungen. Vielmehr, und dies wird durch die Ergebnisse verschiedener Wohnungsmarktuntersuchungen gestützt, war die Zunahme im Flächenkonsum der letzten Jahre in erster Linie auf die Verkleinerung seßhafter Haushalte zurückzuführen[11]).

4.2.1 Die Wohnfläche pro Kopf

Die zentrale Frage einer Wohnflächenkonsumprognose ist, ob in Zukunft eine Sättigung in der Entwicklung der Wohnfläche pro Kopf eintreten wird. Als wichtigste Bestimmungsfaktoren zählen bei einer solchen Sättigungsanalyse die Entwicklung der realen Einkommen, der Haushaltsgröße und der Wohneigentumsquote[12]). Auch Wirkungen von Energiepreisverteuerungen auf das Wohnverhalten werden diskutiert[13]). So könnten steigende Heizkosten zu geringerer Flächennachfrage führen. Die Verteuerung des Benzinpreises könnte zur einer Rückwanderung in die Zentren und zu flächensparendem Wohnen führen. Eine starke Beeinflussung der Nachfrage durch diese Faktoren wird jedoch für weniger wahrscheinlich gehalten[14]).

Daneben wirkt ein autonomer Trend hin zur Wohnflächenvergrößerung. Er wird ausgelöst durch das Älterwerden der Haushalte mit größerer Wohnfläche im Vergleich zu den heute alten Haushalten. Die größeren Wohnungen der heute mittelalten Haushalte werden, da diese Wohnungen nicht aufgegeben werden, die Wohnungen der alten Haushalte[15]). Selbst wenn die Nachfrage der neugegründeten Haushalte in der Zukunft auf dem Niveau der Gegenwart verharrt, sind durch die Flächenausweitungen der Vergangenheit und durch den Alterungsprozeß mit seinem Austauscheffekt der Kohorten Wohnflächensteigerungen pro Kopf zu erwarten.

Tab. 5 *Prognose der Wohnflächennachfrage pro Kopf in den drei Regionstypen bis zum Jahr 2000*
— *Quadratmeter je Person* —

Zeitpunkt: Jahresende	Regionstyp			Bundesgebiet
	hochverdichtet	mit Verdichtungsansätzen	ländlich	
1978	32,3	33,0	33,3	32,7
1980	32,6	33,4	33,6	33,0
1985	33,1	33,8	34,1	33,5
1990	33,6	34,4	34,6	34,0
1995	34,1	34,8	35,1	34,5
2000	34,6	35,3	35,6	35,0

---

[10]) Vgl. PROGNOS AG: Wohnungspolitik und Stadtentwicklung. Heft 9A, Wirkungs-Scenarien: Autonome Trends, Basel 1980, S. 57.

[11]) Vgl. STAHL, K. et al.: Synopse regionaler Wohnungsmarktanalysen. Dortmund 1980, S. 93.

[12]) Vgl. HECKING, G. et al.: Zur Expansion der Wohnflächennachfrage. In: Informationen zur Raumentwicklung, (1981), Heft 5/6, S. 312ff.

[13]) Vgl. PROGNOS AG: Wohnungspolitik und Stadtentwicklung. Heft 9A, S. 38ff.

[14]) Ebenda, S. 45.

[15]) Vgl. PROGNOS AG: Wohnungspolitik und Stadtentwicklung. Heft 9A, S. 30f.

Bereits existierende Prognosen sagen durchweg einen steigenden Pro-Kopf-Verbrauch an Wohnfläche für den Zeitraum bis 2000 voraus[16]. Die Ergebnisse der Tabelle 5 bewegen sich durchaus in diesem Rahmen, stellen aber wieder eher untere Varianten dar. HECKING prognostiziert 35 qm pro Kopf im Jahr 2000 unter der Annahme wirtschaftlichen Nullwachstums, bei einer durchschnittlichen Haushaltsgröße von 2,2 Personen und einer Wohnungseigentumsquote von 40 v. H.[17]. Diese Variante aus den Modellrechnungen HECKINGS wurde hier übernommen. Wie vorsichtig dieser Ansatz ist, zeigen die Ergebnisse der weiteren Berechnungen HECKINGS. Der Flächenkonsum reagiert sehr elastisch auf Einkommenssteigerungen. Schon eine Wachstumsrate des Einkommens von 2 v. H. würde — bei sonst gleicher Entwicklung der beiden Determinanten Haushaltsgröße und Eigentumsquote — den Flächenkonsum auf 44 m² pro Person stimulieren.

Neben diesen globalen Erwartungen über den zukünftigen Flächenkonsum sind gegenwärtig keine Anzeichen zu sehen, daß diese Entwicklung regional sehr differenziert oder im Zeitablauf variierend abläuft. Deshalb wird kurzerhand unterstellt, daß die zeitliche Entwicklung des Flächenkonsums linear verläuft (und somit keine Sättigung eintritt) und daß die regionalen Entwicklungen im Gleichschritt erfolgen. Diese Annahmen zum regionalen Nachfrageverhalten werden durch die Analyse der Vergangenheit gestützt, denn regionale Unterschiede im Flächenkonsum waren bereits 1978 recht gering. Es gibt keine Anzeichen dafür, daß sich hier gravierende Verschiebungen ergeben. Die Dynamik der Wohnflächennachfrage wird weitgehend unabhängig vom Verdichtungsgrad bleiben.

4.2.2 Die Wohnfläche insgesamt

Aus der Bevölkerung und der nachgefragten Fläche pro Kopf läßt sich leicht die ingesamt nachgefragte Wohnfläche ermitteln. Die Abnahme der Bevölkerung und die Zunahme der individuellen Nachfrage führen dabei zu einer gegenläufigen Entwicklung zwischen Bevölkerung und Flächenkonsum (vgl. Abbildung 4). Der Kompensationseffekt der Nachfrageänderung nimmt zwar kontinuierlich ab, doch er ist insgesamt so stark, daß er bis über das Jahr 2000 hinausreicht.

Tab. 6   *Prognose der Wohnflächennachfrage in den drei Regionstypen bis zum Jahr 2000 — Fläche in Mio. Quadratmeter —*

Zeitpunkt: Jahresende	Regionstyp			Bundesgebiet
	hochverdichtet	mit Verdichtungsansätzen	ländlich	
1978	1 099	571	316	1 986
1980	1 124	587	324	2 035
1985	1 125	589	325	2 039
1990	1 136	598	328	2 062
1995	1 147	606	331	2 084
2000	1 154	610	332	2 096

Die Flächennachfrage wird sich bis zum Jahr 2000 noch um 110 Mio. Quadratmeter ausweiten. Dies ist das auffälligste Ergebnis der Tabelle 6. Regionale Unterschiede in den Verän-

---

[16] Die Prognos schätzt den Flächenkonsum der privaten Haushalte bis 1990 sehr differenziert nach dem Alter der Haushaltsvorstände. Jährliche Wachstumsraten bei den bis unter 50jährigen schwanken dabei zwischen 1,95 v. H. und 2,65 v. H. (überwiegend Wohlstandseffekte), bei den über 50jährigen zwischen 1,21 v. H. und 1,36 v. H. (überwiegend Alterseffekte). Vgl. PROGNOS AG.: Wohnungspolitik und Stadtentwicklung. Forschungsvorhaben im Auftrag des BMBau, Teil II (Endbericht): Autonome Trends, Strategien, Wirkungs-Scenarien, Ergebnisse, Empfehlungen, Basel 1981, S. 23.

[17] HECKING, G. et al., a.a.O., S. 316.

Abb. 4 *Zeitliche Entwicklung der Bevölkerung, des Soll-Wohnungsbestandes und des Wohnflächenkonsums in den Regionstypen der Bundesrepublik Deutschland bis zum Jahr 2000*
Basis: 1978 = 100

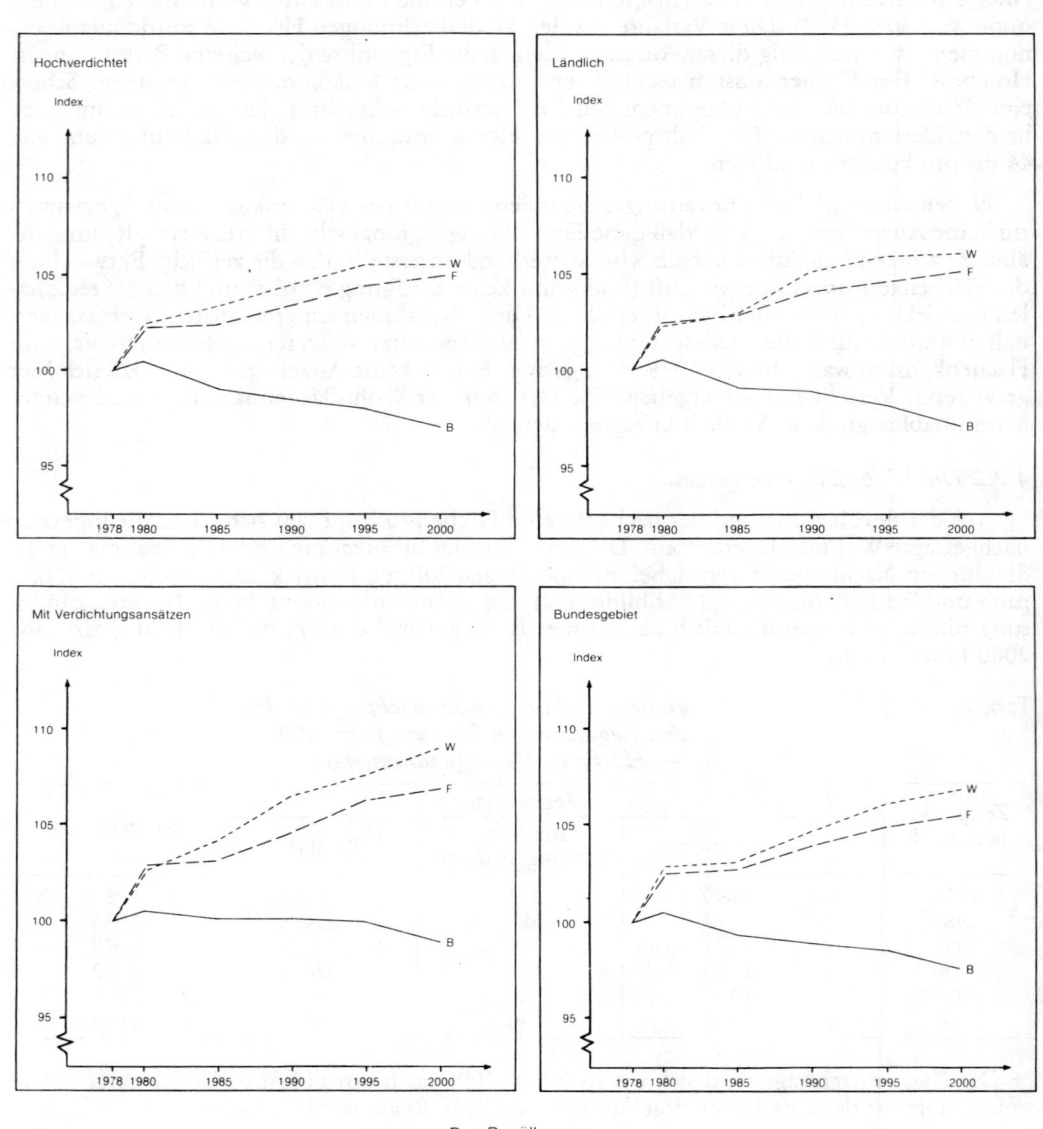

derungsraten sind weitgehend aus der Bevölkerungsentwicklung erklärbar. Die absolut höchste Neunachfrage entfällt mit 55 Mio. Quadratmetern auf die hochverdichteten Regionen. Im Gegensatz zu den Wohnungen tritt hier bei der Wohnfläche keine Sättigung oder Trendumkehr ein. In beiden anderen Regionstypen ist die Entwicklung von Wohnungen und Wohnfläche dagegen gleichgerichtet, wobei die Wohneinheiten sogar stärkere Zuwachsraten aufweisen als die Fläche. Die Wohnflächennachfrage wächst jedoch im Zeitablauf länger kontinuierlich, erst in den letzten fünf Jahren flacht die Entwicklung etwas ab.

5. Schlußfolgerungen

Die hier vorgestellten Untersuchungsergebnisse belegen, daß selbst bei sehr vorsichtigen und zurückhaltenden Annahmen über die demographische Entwicklung und das Nachfrageverhalten im Wohnbereich noch bis zum Jahr 2000 eine Ausweitung des Wohnungsbestandes und der Wohnfläche notwendig ist, um eine bedarfs- und nachfragegerechte Wohnungsversorgung zu gewährleisten. Die Ergebnisse weisen ferner ausgeprägte regionale und zeitliche Schwerpunkte aus.

Demgegenüber ist die Bautätigkeit seit Mitte der 70er Jahre durch eine Investitionsschwäche geprägt, die vor allem den Geschoßwohnungsbau in den hochverdichteten Regionen betrifft. Folge ist ein regional und sektoral unausgeglichener Wohnungsmarkt, der zu Verdrängungseffekten im Wohnungsbestand der Agglomerationen führte. Es darf nicht erwartet werden, daß die Ursachen der Investitionsschwäche kurzfristig und umfassend beseitigt werden können[18]).

Die starke zusätzliche Nachfrage nach Wohnungen und Wohnraum in den Agglomerationen wird somit bis 1990 vermutlich einer ungenügenden Ausweitung des Wohnungsbestandes gegenüberstehen. Gleichzeitig wird der Bestand an billigen Altbauwohnungen durch verstärkte Modernisierung und Sanierung laufend vermindert. Die Warteschlange von Haushalten, die nicht oder nur unzureichend mit Wohnraum versorgt sind, wird damit laufend länger. Der Marktmechanismus wird dafür sorgen, daß die am schwersten betroffenen Haushalte dem unteren Drittel der Einkommensbezieher angehören. Neben räumlichen und zeitlichen Schwerpunkten ist die Verschlechterung der Versorgungssituation somit konzentriert auf soziale Gruppen wie einkommensschwache kinderreiche Familien, Schwerbehinderte und alte Menschen oder junge Familien, die als neue Wohnungsnachfrager auftreten.

Das Problem der zu geringen Wohnungsbautätigkeit, die Konzentration auf bestimmte Gruppen und die regionalen Schwerpunkte des Wohnungsbedarfs sind von den Trägern der Wohnungspolitik klar erkannt[19]). Im Jahr 1981 wurden zwei Bündel von Gesetzentwürfen von der Bundesregierung eingebracht, mit denen die Wohnungsversorgung gezielt verbessert werden soll. Die vorgesehenen Maßnahmen sind auf ihre Tauglichkeit zu überprüfen, möglichst bald in den Brennpunkten des Wohnungsbedarfs eine Entlastung der Zielgruppen zu bewirken. Die Größenordnung des zukünftigen Wohnungsneubedarfs, die räumliche und soziale Konzentration und die zeitliche Dringlichkeit lassen befürchten, daß mit den Instrumenten, die das Wohnungsangebot durch Schaffung von Investitionsanreizen nur indirekt und mit zeitlicher Verzögerung beeinflussen, keine schnelle Abhilfe geschaffen werden kann.

Besonders schwierig scheint die regionale Steuerung der Bautätigkeit zu sein. Es muß bezweifelt werden, ob mit steuerlichen Erleichterungen Anreize gerade dort geschaffen werden

---

[18]) HAACK, D.: Regionale Aspekte der Wohnungspolitik — Einführung. In: Informationen zur Raumentwicklung, (1981) Heft 5/6, S. I.

[19]) HAACK, D.: Aufgaben der Wohnungsbaupolitik in der neuen Legislaturperiode. In: Wirtschaftsdienst, (1980) Heft 12, S. 579—582.

können, wo Wohnungsbau nottut. Die Entwicklung der letzten Jahre deutet darauf hin, daß regionale Disparitäten eher noch verschärft werden. Man muß deshalb der Frage nachgehen, ob zur Beseitigung oder Vermeidung solcher Wohnungsmarktengpässe regionalisierte Instrumente der Wohnungspolitik einen effizienten Beitrag leisten können. Diese Frage der räumlichen Differenzierung einzelner Instrumente wurde vom BEIRAT FÜR RAUMORDNUNG in seiner Stellungnahme „Zur Vereinbarkeit von Strategien der Wohnungspolitik mit den Zielen der Raumordnung" vom 19. Juni 1980 angesprochen[20]. Der Beirat sprach die Empfehlung aus, die Mittel zur Förderung des Wohnungsneubaus (sowohl Erster als auch Zweiter Förderungsweg) nach einem neuen regionalen Schlüssel zu verteilen.

Bisher wurden Mittel nach dem Ersten Förderungsweg entspechend der Bevölkerung auf die Bundesländer aufgeteilt. Hierbei blieb die tatsächliche, ungleichmäßige Versorgung mit Wohnungen unberücksichtigt. Orientierungsgröße für Mittelzuweisungen sollte statt dessen nach Auffassung des Beirats ein Soll-Ist-Vergleich sein, die Differenz zwischen dem angestrebten und dem tatsächlichen Wohnungsbestand. Die Verknüpfung der Fördermittelverteilung mit diesen Kriterien auf der Ebene von kreisfreien Städten und Landkreisen könnte dafür sorgen, daß die Regionen ihrem Bedarf entsprechend versorgt werden.

Ein weiterer Vorschlag geht dahin, die im Zweiten Förderungsweg des Sozialen Wohnungsbaus zur Verfügung stehenden Mittel (Aufwendungszuschüsse und -darlehen) stärker als bisher zum Abbau räumlicher Disparitäten der Eigentümerquote zu verwenden. Die räumliche Verteilung der Fördermittel sollte sich wiederum nicht an der Einwohnerzahl orientieren, sondern umgekehrt proportional zur Eigentümerquote erfolgen. Da hoher Wohnungsbedarf und niedrige Eigentümerquote in den Agglomerationen stark korrelieren, würde diese regionale Differenzierung auch gleichzeitig der Erfüllung des quantitativen Zieles dienen.

Die vorgeschlagene Regionalisierung einiger wohnungspolitischer Instrumente ist eine notwendige, aber noch keine hinreichende Bedingung für die Beseitigung der „Neuen Wohnungsnot" in unseren Städten. Die Ausweitung des Wohnungsbestandes muß rasch und gezielt erfolgen. Der BMBau selbst hatte das Ziel vorgegeben, daß die Wohnungspolitik „für einen längeren Zeitraum eine Ausweitung des Wohnungsneubaus in den Stadtregionen in einer Größenordnung von 40 000 bis 60 000 Wohnungen anstreben müsse"[21].

Diese richtige Erkenntnis fand jedoch keinen Niederschlag in den wohnungspolitischen Initiativen der letzten Jahre. Eine Ausweitung des wohnungspolitischen Budgets ist offenbar im Hinblick auf die finanzwirtschaftliche Situation der öffentlichen Haushalte derzeit nicht durchsetzbar. Bestenfalls scheint die Umverteilung der verfügbaren Mittel durch die zeitweilige Verschiebung der Prioritäten von der Bestands- zurück zur Neubaupolitik realisierbar. Die Rechtfertigung eines restriktiven Kurses durch den Hinweis auf eine angeblich in Kürze eintretende bedarfsmindernde Wirkung des Bevölkerungsrückgangs sollte dagegen nun nicht mehr möglich sein.

Anhang

In den Modellrechnungen wurde die zukünftige Entwicklung auf den regionalen Wohnungsmärkten aufgezeigt. Unberücksichtigt blieb dabei die Ausgangssituation der Wohnungsversorgung. Eine Auswertung der Wohnungsstichprobe 1978 zeigte bereits ausgeprägte

---

[20] Stellungnahme des BEIRATS FÜR RAUMORDNUNG „Zur Vereinbarkeit von Strategien der Wohnungspolitik mit den Zielen der Raumordnung" vom 19. Juni 1980. In: Schriftenreihe „Raumordnung" des Bundesministers für Raumordnung, Bauwesen und Städtebau, Heft 06.047, Bonn 1981. S. 45f.

[21] HAACK, D., a.a.O., S. 580.

Tab. 7 *Ausgewählte Indikatoren zur Beschreibung der Wohnungsversorgung in den drei Regionstypen im Jahr 1978*

Indikator	Regionstyp			Bundesgebiet
	hochverdichtet	mit Verdichtungsansätzen	ländlich	
1	102,6	103,4	103,5	102,9
2a	30,1	30,3	30,5	30,2
2b	38,0	36,5	36,2	37,1
2c	1,39	1,49	1,50	1,44
2d	20,8	17,1	16,3	19,1
2e	45,2	31,7	28,7	36,7
3	59,6	60,0	49,9	58,5
4a	31,3	47,0	50,9	36,0
4b	32,0	47,4	49,8	38,8
4c	36,8	57,8	64,0	49,3
5	4,03	3,35	3,00	3,67
6a	2095	2019	2018	2063
6b	3,18	2,80	2,73	3,00
7a	13,59	12,54	11,76	13,10
7b	15,14	13,99	13,27	14,60
8	75,3	85,5	88,9	81,0
9	1339	715	585	938

Definition der Indikatoren
(1) *Wohnungszahl:* Zahl der Wohnungen je 100 Haushalte
(2) *Wohnungsgröße / Flächenversorgung:*
(2a) Wohnfläche je Person in Hauptmieterhaushalten
(2b) Wohnfläche je Person in Eigentümerhaushalten
(2c) verfügbare Wohnfläche je Haushalt als Vielfaches der Kölner Empfehlungen
(2d) Anteil der — gemessen an den Kölner Empfehlungen — unterversorgten Haushalte insgesamt
(2e) Anteil der — gemessen an den Kölner Empfehlungen — unterversorgten Haushalte mit fünf und mehr Personen
(3) *Wohnungsausstattung:* Anteil der mit Bad, WC und Sammelheizung ausgestatteten Wohnungen
(4) *Eigentümerquote:*
(4a) Anteil der im Wohneigentum lebenden Einfamilienhaushalte insgesamt
(4b) Anteil der im Wohneigentum lebenden Einfamilienhaushalte mit 1 Kind unter 18 Jahren
(4c) Anteil der im Wohneigentum lebenden Einfamilienhaushalte mit 3 oder mehr Kindern unter 18 Jahren
(5) *Wohnkosten:* durchschnittlicher Mietpreis je m^2 in Hauptmieterwohnungen
(6) *Haushaltseinkommen:*
(6a) durchschnittlich verfügbarer DM-Betrag
(6b) Vielfaches des Sozialhilfesatzes je Haushalt
(7) *Mietbelastung bei Hauptmietern:*
(7a) DM-Betrag, der je 100 DM Einkommen von Einfamilienhaushalten mit 1 Kind für Miete aufgebracht werden muß
(7b) DM-Betrag, der je 100 DM Einkommen von Einfamilienhaushalten mit 3 und mehr Kindern für Miete aufgebracht werden muß
(8) *Eigenheimquote:* Anteil der Gebäude mit 1 oder 2 Wohnungen an allen Wohngebäuden
(9) *Wohnungsdichte:* Zahl der Wohnungen je km^2 Siedlungsfläche

Quelle: Regionalaufbereitung der 1 v.-H.-Gebäude- und Wohnungsstichprobe 1978 in der Bundesforschungsanstalt für Landeskunde und Raumordnung.

regionale und soziale Disparitäten auf[22]). Diese betrafen die quantitative und die qualitative Wohnungsversorgung sowie deren Kosten. In den hochverdichteten Regionen gab es weniger Wohnungen, weniger verfügbare Fläche, eine geringere Eigentümerquote, eine höhere Mietbelastung, einen geringeren Anteil an Eigenheimen und selbstverständlich eine höhere Wohnungsdichte. Allein in der qualitativen Ausstattung verlief das regionale Gefälle in der anderen Richtung (vgl. Tabelle 7).

Die Indikatoren belegen eindrucksvoll, daß die Problemregionen der Wohnungsversorgung schon 1978 feststanden. Dieses regionale Gefälle wird sich bis 1990 eher noch verschärfen, denn Wohnungsnachholbedarf und Wohnungsneubedarf entfallen auf dieselben Regionstypen.

Literatur

BEIRAT FÜR RAUMORDNUNG: Empfehlungen vom 16. Juni 1976. In: Bundesminister für Raumordnung, Bauwesen und Städtebau (Hrsg.), Gesellschaftliche Indikatoren für die Raumordnung, Bonn 1976.

Derselbe: Stellungnahme „Zur Vereinbarkeit von Strategien der Wohnungspolitik mit den Zielen der Raumordnung" vom 19. Juni 1980. In: Schriftenreihe „Raumordnung" des Bundesministers für Raumordnung, Bauwesen und Städtebau, Heft 06.047, Bonn 1981.

BUCHER, H.: Wohnbedingungen und Wohnumfeldsituation heute — eine regionalisierte Auswertung der Ergebnisse der Wohnungsstichprobe 1978. In: Innere Kolonisation Jg. 30 (1981) Heft 6, S. 195—200.

Bundesminister für Raumordnung, Bauwesen und Städtebau (Hrsg.): Wohnungspolitik und Stadtentwicklung, Teil 1: Klischees, Probleme, Instrumente, Wirkungen, Rahmenbedingungen. In: Schriftenreihe „Städtebauliche Forschung", Heft 03.084, Bonn 1980.

Deutscher Bundestag, 8. Wahlperiode, Bericht über die Bevölkerungsentwicklung in der Bundesrepublik Deutschland, 1. Teil: Analyse der bisherigen Bevölkerungsentwicklung und Modellrechnungen zur künftigen Bevölkerungsentwicklung, Bonn 1980.

ENGELS, W.: Das Schlagwort von der Wohnungsnot. In: Frankfurter Allgemeine Zeitung vom 7. März 1981.

GANSER, K.: Bevölkerungsabnahme — Warnung vor falschen Schlußfolgerungen. Festvortrag zum dreißigjährigen Bestehen der Arbeitsgemeinschaft der Kommunalen Spitzenverbände Niedersachsens am 11. März 1980, Hannover 1980.

HAACK, D.: Aufgaben der Wohnungsbaupolitik in der neuen Legislaturperiode. In: Wirtschaftsdienst, (1980) Heft 12, S. 579—582.

---

[22]) Zu einer ausführlicheren Analyse der Wohnungsversorgung im Jahr 1978 vgl. BUCHER, H.: Wohnbedingungen und Wohnumfeldsituation heute — Eine regionalisierte Auswertung der Ergebnisse der Wohnungsstichprobe 1978. In: Innere Kolonisation, Jg. 30 (1981), Heft 6, S. 195ff.

Derselbe: Regionale Aspekte der Wohnungspolitik — Einführung. In: Informationen zur Raumentwicklung, (1981) Heft 5/6, S. I—II.

HECKING, G.; KNAUSS, E.; SEITZ, U.: Zur Expansion der Wohnflächennachfrage. In: Informationen zur Raumentwicklung, (1981) Heft 5/6, S. 303—321.

VON MONSCHAW, B.: 200 000 oder 600 000 Neubauwohnungen im Jahr? In: Zeitschrift für das Gemeinnützige Wohnungswesen in Bayern, Jg. 66 (1976), S. 259—261.

PFEIFFER, U.: Wohnungspolitik in der Wohlstandsgesellschaft. In: Bundesbaublatt, (1976) Heft 5, S. 208—216.

PROGNOS A.G.: Wohnungspolitik und Stadtentwicklung, Forschungsvorhaben im Auftrag des BMBau, Zwischenberichte und Endbericht.
Heft 3: Aktuelle Probleme: Wirkungen und Zusammenhänge, Basel 1978.
Heft 7: Grund-Scenario: Annahmen und Wirkungen, Basel 1979.
Heft 9A: Wirkungs-Scenarien: Autonome Trends, Basel 1980.
Heft 9B: Wirkungs-Scenarien: Strategien für die Scenarien, Basel 1981. Teil II (Endbericht): Autonome Trends, Strategien, Wirkungs- Scenarien, Ergebnisse, Empfehlungen, Basel 1981.

SCHULTZ, M.: Der langfristige Wohnungsbedarf — Kritik an zweifelhaften Prognosen. In: Gemeinnütziges Wohnungswesen, Jg. 28 (1975), S. 358—361.

Derselbe: Wohnungsbedarf ohne Bevölkerungswachstum — überhöhte Bedarfszahlen durch Programmierung? In: Gemeinnütziges Wohnungswesen, Jg. 30 (1977), S. 63—69.

SCHWARZ, K.: Kinderzahl und Wohnen, in: Familie und Wohnen — Der Einfluß von Wohnung und Siedlung auf die Lebenssituation der Familie. Materialien einer Tagung in Hannover am 16. Juni 1979.

SINZ, M.: Regionalisierte Modellrechnungen zur langfristigen Bevölkerungsentwicklung in der Bundesrepublik Deutschland — Materialsammlung. Unveröffentlichtes Manuskript, Bonn 1981.

STAHL, K.; HOSEMANN, B.; HUNDT, B.: Synopse regionaler Wohnungsmarktanalysen, Dortmund 1980.

Statistisches Bundesamt (Hrsg.): Entwicklung der Zahl der deutschen Privathaushalte 1961 bis 1990. In: Wirtschaft und Statistik, (1979) Heft 9, S. 649—651.

STEGER, A.: Haushalte und Familien bis zum Jahr 2000 — Eine mikroanalytische Untersuchung für die Bundesrepublik Deutschland. Frankfurt/Main, New York 1980.

Zusammenfassung und Fazit

von

Karl Schwarz, Wiesbaden

In der Diskussion um den Geburtenrückgang nehmen die regionalen Aspekte einen breiten Raum ein. Im Vordergrund steht die Frage, ob aus der Geburtenentwicklung, aus der daraus zu erwartenden rückläufigen Bevölkerungsentwicklung und aus den damit einhergehenden Veränderungen des Altersaufbaus der Bevölkerung negative Auswirkungen auf die Siedlungsstruktur zu erwarten sind. In der politischen und wirtschaftlichen Diskussion wird eine „Entleerung", zumindest aber „Verarmung" peripherer ländlicher Räume befürchtet. So wird behauptet, daß es bei einer zu geringen Bevölkerungsdichte nicht mehr möglich sein werde, z. B. im Bereich der Schulen, der Berufsbildung, des öffentlichen Personenverkehrs oder der Versorgungseinrichtungen eine angemessene Infrastruktur aufrechtzuerhalten. Aus der hierdurch hervorgerufenen Verschlechterung der Lebensbedingungen könne sich sogar eine Beschleunigung der Bevölkerungsabnahme durch verstärkte Abwanderung ergeben. Aber auch für die Städte werden nachteilige Folgen erwartet. Sie haben wegen der besonders niedrigen Geburtenniveaus einen hohen Überschuß der Sterbefälle gegenüber den Geburten, und die Abwanderung in das Umland hält nach wie vor an. Andererseits hat der Zustrom aus ländlichen Gebieten stark nachgelassen. Infolgedessen gehen die großen Städte für die kommenden Jahre zumindest hinsichtlich der deutschen Bevölkerung von Bevölkerungsabnahmen aus, die erheblich über den Raten liegen, die für den Bundesdurchschnitt anzunehmen sind. Sie erwarten Minderauslastungen ihrer Infrastruktur, nachteilige Folgen für die Bevölkerungsstruktur und befürchten Einbußen ihrer Leistungskraft.

Treffen diese Aussagen zu, und wenn ja, wie kann nachteiligen Folgen begegnet werden, welche Handlungsalternativen bieten sich an?

Der Arbeitskreis „Regionale Aspekte der Bevölkerungsentwicklung unter den Bedingungen des Geburtenrückganges" hatte das Ziel, diesen Fragen nachzugehen. Dabei war er sich von vornherein darüber im klaren, daß er nicht alle Aspekte würde untersuchen können. Nach Möglichkeit sollten seine Untersuchungen jedoch zu Empfehlungen für die politische Praxis führen.

In einer umfänglichen Literaturrecherche (BALS) und bei der Auswertung der Aussagen im politischen Raum (SCHWARZ) hat sich bestätigt, daß die eingangs erwähnten negativen Aussagen und Unsicherheiten in der Beurteilung der regionalen Aspekte des Geburtenrückgangs dominieren. Das hängt zu einem erheblichen Teil damit zusammen, daß bislang zu wenig Fakten über das generative Verhalten in den Teilräumen des Bundesgebietes, von denen die jetzige und zukünftige regionale Bevölkerungsentwicklung stark abhängt, zusammengetragen worden waren. Als noch unbefriedigender erwies sich die Ursachenanalyse. Zu diesem Themenbereich wurden im Arbeitskreis vier Untersuchungsberichte (SCHWARZ, GRÖNER, KUTZENBERGER und FÜRST, HÖPFLINGER) vorgelegt, die eindeutig nachweisen, daß auch heute zwischen den Teilräumen des Bundesgebietes, wie auch in Österreich und der Schweiz, noch beträchtliche Unterschiede in der Kinderzahl der Familien bestehen, aber auch überall starke Rückgänge zu verzeichnen sind. So reicht nur noch in ganz wenigen Landkreisen des Bundesgebietes die Geburtenhäufigkeit aus, um den Bevölkerungsstand aus der natürlichen Bevölkerungsentwicklung (Geburten- und Sterbefälle) langfristig zu erhalten.

Die — wenn auch auf tieferem Niveau als früher — immer noch sehr großen regionalen Unterschiede des generativen Verhaltens, charakterisiert durch eine Nettoreproduktionsrate von etwas über 1 in den Landkreisen Westniedersachsens und einer Rate von nur noch 0,5 im Durchschnitt der Großstädte, also einem starken Land-Stadt-Gefälle, fordern dazu heraus, auch den Ursachen nachzugehen. Im Hinblick darauf, daß das generative Verhalten stark von sozio-ökonomischen Merkmalen wie Einkommen, Umfang der Frauenerwerbstätigkeit, Wohnungsstatus u. a. m. beeinflußt ist und die Bevölkerung in den Teilräumen des Bundesgebietes in dieser Hinsicht unterschiedliche Strukturen aufweist, lag es nahe, die Ursachen der regionalen Besonderheiten des generativen Verhaltens und seiner Veränderungen seit etwa 1965 darin zu suchen. Eine solche Vermutung hat sich jedoch weder bezüglich der Ursachen noch bezüglich der Veränderungen bestätigt. Übriggeblieben ist im Grunde genommen nur eine sehr negative Korrelation zwischen der Einwohnerdichte sowie den damit verbundenen weiteren Charakteristika einer Region und der Kinderzahl. Sieht man einmal davon ab, daß bestimmte sozio-kulturelle Traditionen das generative Verhalten einer Region bis in die Gegenwart mitbestimmen können, ist es wegen des Land-Stadt-Gefälles der Geburtenhäufigkeit naheliegend, wesentliche Bestimmungsgründe in der Siedlungsstruktur und in den davon mitgeprägten Wohn- und Wohnumfeldverhältnissen zu suchen. Es wäre nötig gewesen, dazu spezielle Untersuchungen durchzuführen. Doch konnten sie schon wegen des dazu erforderlichen finanziellen und personellen Aufwandes nicht geleistet werden. Sollte die Hypothese zutreffen, daß die Wohn- und Wohnumfeldverhältnisse wesentliche Bestimmungsgründe des generativen Verhaltens sind (wofür die höheren Kinderzahlen der Familien im eigenen Haus sprechen könnten), käme der Raumordnungs- und Wohnungspolitik als Instrumente einer Politik zum Abbau von Barrieren, die dem Kinderwunsch entgegenstehen, eine sehr wichtige Rolle zu. Im übrigen wären alle sonstigen politischen Entscheidungen mit Auswirkungen auf die Bevölkerungsentwicklung und insbesondere das generative Verhalten daraufhin zu überprüfen, ob sie eine kinderfreundliche Siedlungs- und Wohnungsstruktur fördern oder einem solchen Ziel widersprechen. Selbst wenn der Nachweis nicht gelingen sollte, daß eine kinderfreundliche Siedlungs- und Wohnungsbaupolitik nur wenig zu einer positiven Veränderung des generativen Verhaltens beitragen kann, würde sie in jedem Fall mithelfen, ganz allgemein die Lebensqualität der Familien mit Kindern zu verbessern.

Weitere Erkenntnisse haben regionalisierte Modellrechnungen zur Bevölkerungsentwicklung (Koch) gebracht. Eines der wichtigsten Ergebnisse besteht wohl darin, daß eine einseitige Abnahme der Bevölkerung ländlicher Räume zugunsten der Ballungsgebiete bei Zugrundelegung der heutigen Wanderungsmuster nicht zu befürchten ist. Dabei spielt eine erhebliche Rolle, daß für die ländlichen Gebiete auch in Zukunft höhere Geburtenraten als für die Ballungsgebiete zu erwarten sind.

Gegen derartige Modellrechnungen zur Bevölkerungsentwicklung kann eingewendet werden, daß sie sich zu sehr auf Vergangenheitsbeobachtungen stützen und zukünftige Veränderungen der technischen, wirtschaftlichen und sozialen Rahmenbedingungen sowie die damit verbundenen Handlungsalternativen und Verhaltensmuster außer Betracht lassen. Dieser Gefahr können zukunftswissenschaftliche Überlegungen vorbeugen. Dabei wird danach gefragt, ob die „Welt von morgen" in bezug auf Industriestandorte, Verkehrssysteme, Abmessungen der Infrastruktureinrichtungen, Wohnwünsche usw. noch so aussehen wird, wie die „Welt von heute". Die hierzu vorgestellten Szenarien (Stiens) lassen ebenfalls nicht auf eine Entleerung der ländlichen Räume schließen. Aus ökonomischer Sicht, dem Wandel der Wohnwünsche und dem verstärkten Umweltbewußtsein könnte sich sogar eine Aufwertung dieser Räume ergeben, es sei denn, daß gesellschaftliche Veränderungen, wie der Wandel in der Auffassung von Ehe und Familie oder der Rolle der Frau, dem entgegenwirken.

An mehreren Beispielen werden die Strategien zur Anpassung an eine veränderte demographische Lage erörtert. Geissler gibt hierzu Rezepte aus dem Bereich des Bildungswesens, welche in den dünnbesiedelten Räumen auf eine Verkleinerung der Einrichtungen, auf eine größere Variabilität ihrer Nutzung und auf eine größere Mobilität der Lehrpersonen zugunsten eines wohnortnahen Unterrichts hinauslaufen. Er plädiert für variable, vorurteilsfreie Lösungen. SCHRAMM ergänzt die Problematik der Erreichbarkeit der Infrastruktureinrichtungen durch Beispiele aus dem Bereich der Kindergärten, der Grundschulen, der ärztlichen Versorgung und der Sportplätze. Im Hinblick auf die Existenzgefährdung entfernter, isolierter Ortsteile vertritt er für den ländlichen Raum das „Prinzip der konzentrierten Dezentralisation". Wie differenziert die Konsequenzen der Bevölkerungsentwicklung zu beurteilen sind, geht schließlich aus den regional unterschiedlichen Auswirkungen auf dem Wohnungsmarkt (BUCHER) hervor. Es wird überzeugend nachgewiesen, daß in den kommenden Jahren zwar mit einem Bevölkerungsrückgang, aber noch lange nicht mit einem Rückgang der Nachfrage nach Wohnungen zu rechnen ist. Dies gilt insbesondere für die Agglomerationen. In den ländlichen Regionen rücken sogar bis Ende der 90er Jahre starke Geburtsjahrgänge in das Alter auf, in dem sich die nachwachsende Generation üblicherweise selbständig macht.

Wie werden Politik und Verwaltung mit den anstehenden Problemen fertig? Das Beispiel Bremen (MARKUS) macht deutlich, daß das vorherrschende Ressortdenken es offenbar schwer macht, Ressourcen, die durch die Bevölkerungsentwicklung frei werden, anderen notleidenden Bereichen zuzuführen. Die erforderlichen Anpassungsmaßnahmen setzen einen großen Konsens und starken Willen voraus.

Immer wieder zeigt sich, daß die Öffentlichkeit und die politischen Entscheidungsträger davor zurückschrecken, sich mit Problemen zu beschäftigen, die erst in 20 oder mehr Jahren voll akut werden. Politisches Handeln orientiert sich in der Regel an der Bewältigung von Gegenwartskrisen. Der zu erwartende Bevölkerungsrückgang erzeugt aber einen Handlungsbedarf, der selbst bei einer erheblichen Zunahme der Geburtenhäufigkeit nicht geringer wird. Die zukünftige Bevölkerungsentwicklung ist nämlich durch den zurückliegenden Geburtenrückgang und das gegenwärtig sehr niedrige Niveau der Geburtenhäufigkeit weitgehend vorprogrammiert. Eine erhöhte Zuwanderung würde zwar zahlenmäßig den Einwohnerstand erhöhen, wirft aber noch schwerwiegendere Probleme (z. B. der Integration) auf.

Forschungs- und Sitzungsberichte
der Akademie für Raumforschung und Landesplanung

Band 122

Zur Bedeutung rückläufiger Einwohnerzahlen für die Planung

Inhalt

		Seite
Karl Schwarz, Wiesbaden	Vorwort	VII
Paul Jost, Saarbrücken	Raumwirksame Effekte einer Bevölkerungsimplosion	1
Karl Schwarz, Wiesbaden	Auswirkungen der Wanderungen auf die Bevölkerungsentwicklung und die Altersstruktur	15
Welf Selke, Bonn-Bad Godesberg	Der Bevölkerungsrückgang in der Bundesrepublik Deutschland und seine Bedeutung für die Raumordnungspolitik	35
Gerhard Gröner, Stuttgart	Landwirtschaftliche Bevölkerung und ländlicher Raum seit 1960 in Baden-Württemberg	53
Wolfgang Schütte, Stuttgart	Planerische Richtwerte als Vorgaben für das künftige Entwicklungspotential der Regionen in Baden-Württemberg	91
Hans-Joachim Hoffmann-Nowotny, Zürich	Zur Soziologie demographischer Prozesse	105
Karl König, Augsburg	Geburtenrückgang und Konsequenzen für die Stadtentwicklung	129
Siegfried Schmeling, Kassel	Die Bedeutung sozialer Verhaltensweisen für die Vorbereitung von Planungsentscheidungen für die Stadtentwicklung	161
Heinrich Klose, Kassel	Bevölkerungsentwicklung und ihre Auswirkungen auf die Infrastruktur im Landkreis Kassel	187
Gerd Markus, Bremen	Bevölkerungsprognosen im Rahmen langfristiger städtischer Entwicklungs-Rahmen-Planung	207
Gerd Markus, Bremen	Infrastrukturelle Folgen abnehmender Einwohnerzahlen	229
Karl-Heinz Dehler, Hanau	Planungsprobleme bei städtischem Einwohnerrückgang	247

Der Band umfaßt 279 Seiten; Format DIN B 5; 1978; Preis 48,— DM
ISBN 3-87870-461-1

Auslieferung

CURT R. VINCENTZ VERLAG · HANNOVER

Forschungs- und Sitzungsberichte
der Akademie für Raumforschung und Landesplanung

Band 140

Gleichwertige Lebensbedingungen durch eine Raumordnungspolitik des mittleren Weges
— Indikatoren, Potentiale, Instrumente —

Inhalt

		Seite
Rainer Thoss, Münster	Einführung	IX
Rainer Thoss, Münster	I. Qualitatives Wachstum in den Raumordnungsregionen der Bundesrepublik Deutschland	1
	II. Ziele und Erfüllungsgrade	
Hans Peter Gatzweiler, Bonn	Die Ermittlung der Gleichwertigkeit regionaler Lebensbedingungen mit Hilfe von Indikatoren	25
Manfred Bahlburg, Hannover	Die Qualität der Arbeitsmärkte als Bestimmungsgröße für die Ausgeglichenheit von Raumordnungsregionen	63
	III. Potentiale	
Herwig Birg, Bielefeld	Die Entwicklung des Erwerbspotentials in den Regionen der Bundesrepublik Deutschland 1975—2000 — demographische Vorausberechnungen o. Wanderungen	73
Rainer Thoss/ Wolfgang Erfeld, Münster	Die Kapitalausstattung als Bestandteil des endogenen Entwicklungspotentials in den Regionen der Bundesrepublik Deutschland	101
Ulrich Brösse, Aachen	Die Begrenzung des regionalen Entwicklungspotentials durch die natürliche Ressource Wasser	145
	IV. Techniken zur Verbindung von Zielen und Potentialen	
Günter Strassert, Karlsruhe	Die Bedeutung der regionalen Branchenstruktur für die Raumordnungspolitik — Interdependenzen zwischen Variablen und Entscheidungsproblemen	195
Gerhard Stepper, Hannover	Indikatoren als Hilfsmittel zum regionalen und sektoralen Einsatz öffentlicher Mittel — Hinweise zur Verwirklichung der ausgeglichenen Funktionsräume	209
	V. Instrumente und institutionelle Regelungen	
Peter Treuner, Stuttgart	Instrumentelle Aspekte einer Neuorientierung in der Raumordnungspolitik	227
Gerhard Stiens, Bonn	Neue Ansatzpunkte für eine ausgleichsorientierte Infrastrukturpolitik	239
Bruno Dietrichs, München	Voraussetzungen und Bedingungen einer indikatorengeleiteten Raumordnungspolitik für Regionen	257
Carl-Heinz David, Dortmund	Zur rechtlichen Problematik der Verwirklichung bundesraumordnungspolitischer Zielsetzungen — unter besonderer Berücksichtigung der Restriktionen für eine raumordnerische Einflußnahme auf die Gewährung von Bundesinvestitionshilfen nach Art. 104a, Abs. 4 GG	285

Der Band umfaßt 297 Seiten; Format DIN B 5; 1983; Preis 69,— DM
ISBN 3-87870-501-8

Auslieferung

CURT R. VINCENTZ VERLAG · HANNOVER